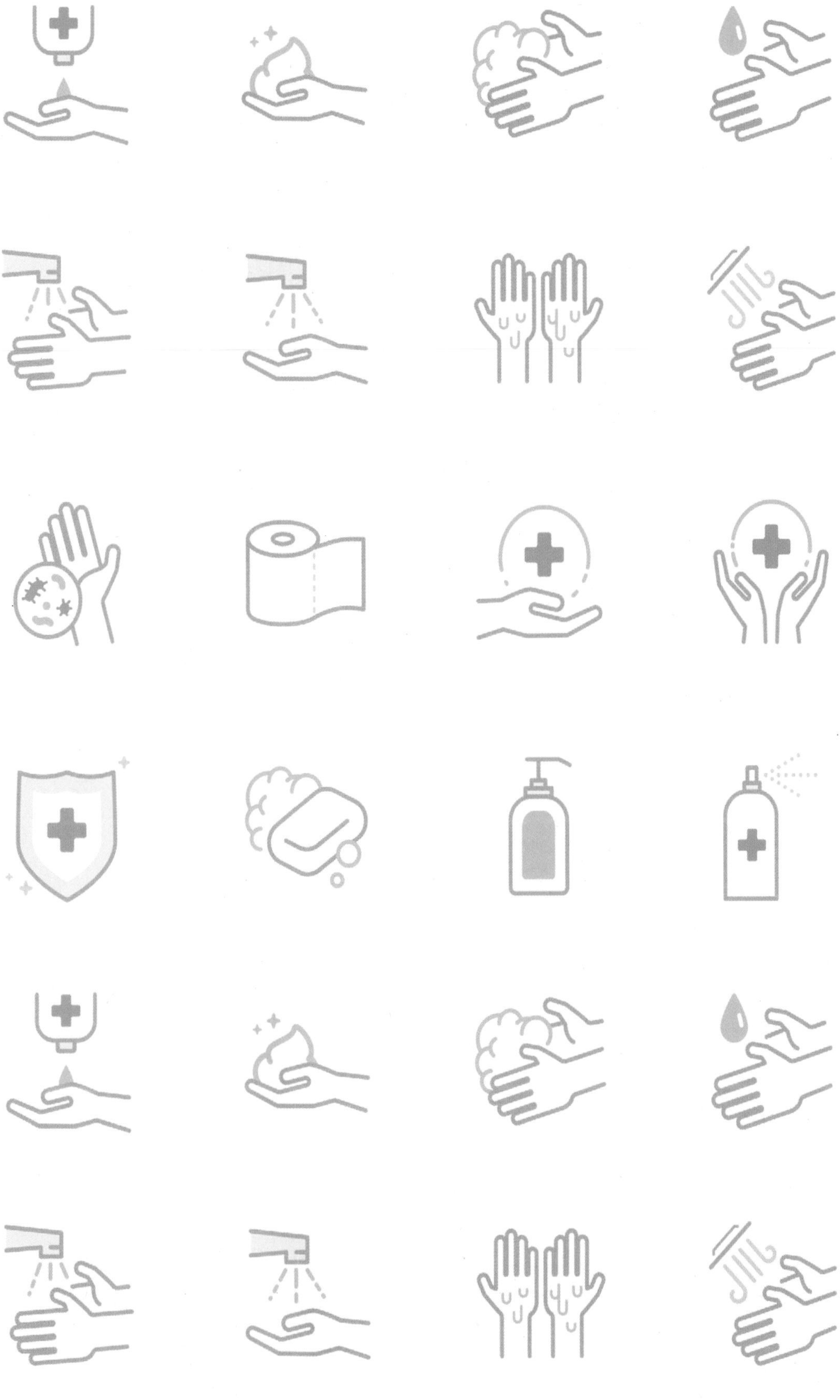

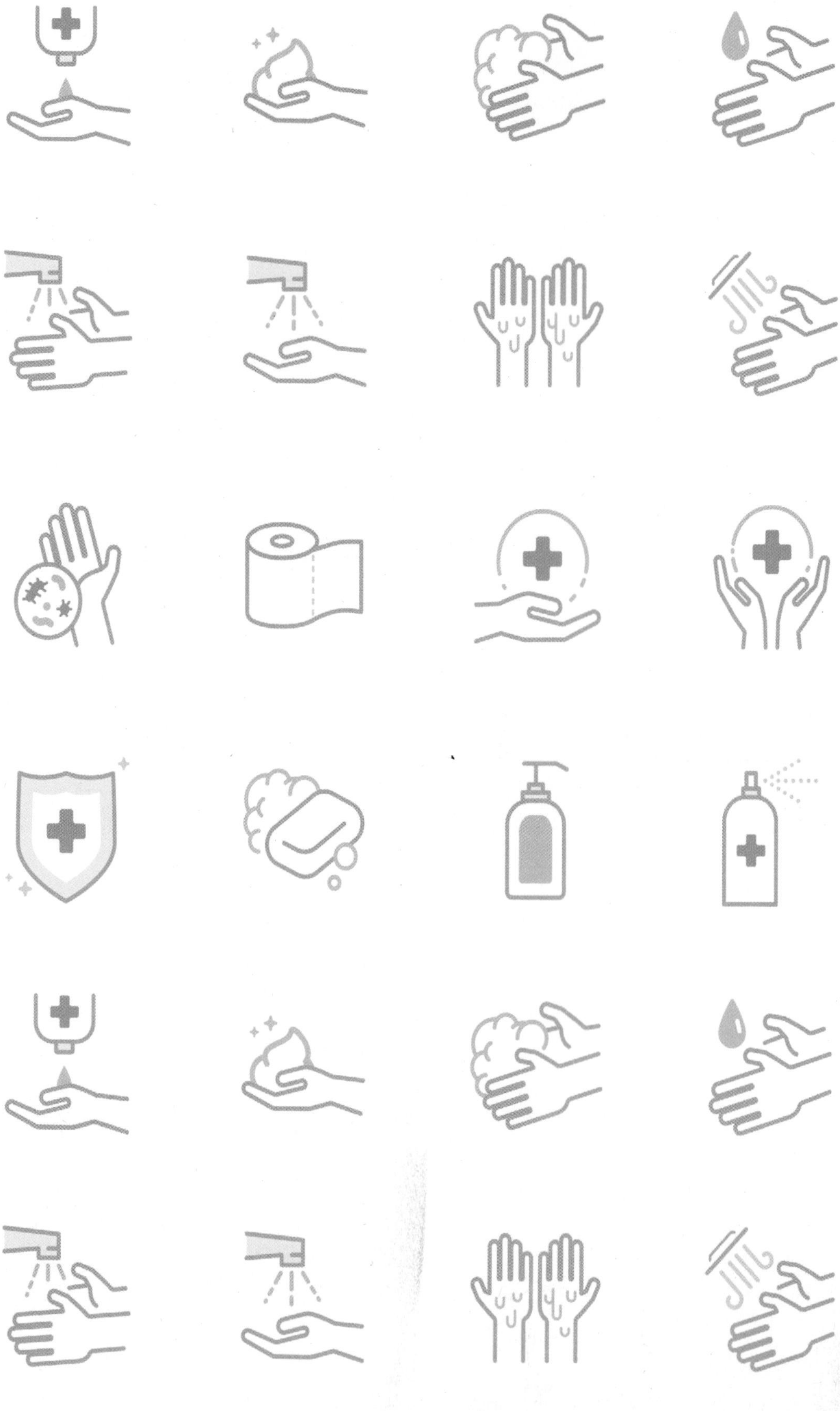

한국보건의료인 국가시험원 최근 출제경향에 따른 최신판!!

위생사

필기실기문제

한권으로 합격하기

대한민국 국가대표 브랜드

국가자격 시험문제 전문출판

에듀크라운
국가자격시험문제 전문출판

크라운출판사
국가자격시험문제 전문출판
http://www.crownbook.co.kr

머리말

이 문제집에서는 위생사 국가시험이 포괄하는 필기시험과 실기시험 분야를 다루었다.

① 필기시험 과목 : 공중보건학, 환경위생학, 식품위생학, 위생곤충학, 위생관계법령(위생사에 관한 법률, 식품위생법, 감염병의 예방 및 관리에 관한 법률, 먹는물관리법, 폐기물관리법 및 하수도법과 그 하위법령)

② 실기시험 과목(컬러 그림으로 수록) : 환경위생, 식품위생, 위생곤충 분야가 넓다보니 각 과목마다 핵심적이고 중요한 내용만을 포함시킬 수밖에 없었음을 이해해 주기 바란다.

이 교재의 특징은 다음과 같다.

첫째, 각 과목마다 간결하게 이론을 요약하였으며, 중요한 부분은 고딕체로 표시하였다.

둘째, 각 과목별로 최소한의 노력으로 최대한의 효과를 얻을 수 있도록 실전모의고사 문제를 해설과 함께 수록하였다.

셋째, 실전모의고사 문제(수험생들의 자료 중심으로 만들어진 것임)를 수록하여 출제문제 유형을 알게 하였다.

넷째, 최근 개정된 새 법령을 위생사 출제기준에 맞게 정리하여 수록하였다.

다섯째, 본 교재는 위생사 시험 방향을 부각(浮刻)시키고 문제를 적중시켜 누구나 단시일 내에 위생사 시험에 합격할 수 있도록 노력하였으므로

① 크라운출판사에서 출간하는"위생사 필기시험문제"와 "위생사 실기시험문제"를 보기 전(前)에 이 교재를 보면 위생사 시험을 준비하는 데 시간과 노력이 적게 들 것이라 생각한다.

② 크라운출판사에서 출간하는"위생사 필기시험문제"와"위생사 실기시험문제"를 보고난 후(後) 본 문제집을 보면 중요한 부분을 정확하게 알 수 있기 때문에 마지막 총정리가 될 것이라 생각한다.

여섯째, 실기시험 문제는 필기시험 과목 뒤에 최근 출제유형에 맞춘 실전모의고사를 컬러 그림으로 수록하였다(실기시험은 일반적으로 그림으로 출제되는데, 필기과목을 완전히 이해한 후에야 풀 수 있는 문제이므로 필기과목 뒤에 수록하였다).

일곱째, 이 교재의 실전모의고사 문제는 자주 출제되는 문제들만 편집한 것이므로 반드시 숙지하기 바란다.

끝으로 위생사 시험 교재의 발행에 많은 협조를 아끼지 않은 크라운출판사 회장님 이하 임직원 여러분에게 깊은 사의(謝意)를 표한다.

저자 하 재 남

위생사 시험문제

위생사 시험안내

1 시험일정

구 분		일 정	비 고
응시원서 접수	기간	• 인터넷 접수 : 2024년 8월 27일(화) ~ 9월 3일(화) 예정 다만, 외국대학 졸업자로 응시자격 확인 서류를 제출하여야 하는 자는 접수 기간 내에 반드시 국시원 별관(2층 고객지원센터)에 방문하여 서류 확인 후 접수 가능함	[응시수수료] 88,000원 [접수시간] • 인터넷 접수 : 해당 직종 원서접수 시작일 09:30부터 접수 마감일 18:00까지
	장소	• 인터넷 접수 : 국시원 홈페이지 [응시원서 접수] 메뉴	
응시표 출력 기간		시험장 공고일 이후부터 출력 가능	2024년 10월 23일(수) 이후 예정
시험 시행	일시	2024년 11월 16일(토) 예정	[응시자 준비물] 응시표, 신분증, 필기도구 지참(컴퓨터용 흑색 수성사인펜은 지급함) ※식수(생수)는 제공하지 않습니다.
	장소	[국시원 홈페이지]-[시험정보]-[직종별 시험정보]-[위생사]-[시험장소]	
최종 합격자 발표	일시	2024년 12월 4일(수) 예정	• 휴대전화번호가 기입된 경우에 한하여 카카오톡 알림톡 또는 SMS 통보
	장소	• 국시원 홈페이지 [합격자조회] 메뉴	

2 응시원서 접수 안내

(1) 인터넷 접수

① 인터넷 접수 대상자

보건복지부장관이 인정하는 외국학교 등 졸업자 중 국가시험에 처음 응시하는 사람을 제외하고 모두 인터넷 접수만 가능

② 인터넷 접수 준비 사항

㉮ 회원가입

㉯ 실명 인증

㉰ 응시원서 접수 : 국시원 홈페이지 [응시원서 접수]

㉠ 입력 사항 : 사진, 주소, 연락처(자택/휴대전화), 이메일, 졸업학교(학과), 졸업(예정)일자, 교과목 이수 관련 정보 또는 위생 업무 경력 기관명 및 재직 기간, 응시 지역

※ 주소 : 실제 거주지를 입력하여도 관계없음

※ 사진 파일 등록 : 등록된 사진은 면허(자격)증에 사용

㉡ 사진
- 모자를 쓰지 않은 정면 사진
- jpg, bmp, png 포맷
- 276×354 픽셀 이상 크기
- 해상도 200dpi 이상(600dpi 이상 권장)

③ **응시 수수료 결제**

㉮ 결제 방법 : [응시 원서 작성 완료] → [결제하기] → [응시 수수료 결제] → [시험 선택] → [온라인 계좌이체 / 가상계좌 이체 / 신용카드 / 감면 자격 확인] 중 선택

㉯ 마감 안내 : 인터넷 응시 원서 등록 후, 접수 마감일 18:00까지 결제하지 않았을 경우 미접수로 처리

④ **접수 결과 확인**

㉮ 방법 : 국시원 홈페이지 [응시 원서 접수] - [응시 원서 접수 결과] 메뉴

㉯ 영수증 발급 : http://www.tosspayments.com - [결제 내역 확인]

⑤ **응시 원서 기재 사항 수정**

㉮ 방법 : 국시원 홈페이지 [마이페이지] - [응시 원서 관리] - [응시 원서 선택] - [응시 원서 수정] 메뉴

㉯ 수정 기간 및 범위

㉠ 응시 원서 접수 기간 : 아이디, 성명, 주민등록번호를 제외한 나머지 항목

㉡ 응시 원서 접수 기간~시험 장소 공고 7일 전 : 응시 지역

㉢ 마감~시행 하루 전 : 주소, 전화번호, 전자 우편, 학과명 등

※ 단, 성명이나 주민등록번호는 개인정보(열람, 정정, 삭제, 처리정지) 요구서와 주민등록초본 또는 기본증명서, 신분증 사본을 제출하여야만 수정 가능(국시원 홈페이지 [시험 정보] - [서식 모음]에서 「개인정보(열람, 정정, 삭제, 처리정지)요구서」 참고)

⑥ **응시표 출력**

㉮ 방법 : 국시원 홈페이지 [마이페이지] - [응시 원서 관리] - [응시 원서 선택] - [응시표 출력]

㉯ 기간 : 응시표 출력 가능일부터 시험 시행일 아침까지 가능

㉰ 기타 : 흑백으로 출력하여도 관계없음

(2) 방문 접수

① **방문 접수 대상자**

보건복지부장관이 인정하는 외국학교 등 졸업자 또는 면허(자격)소지자 중 국가시험에 처음 응시하는 사람은 응시 자격 확인을 위해 방문 접수만 가능※ 그 외의 경우 인터넷 접수만 가능(단, 국시원 별관에 방문하여 민원 PC로 인터넷 접수 가능)

② **방문 접수처**

국시원 별관 고객지원센터 : 서울시 광진구 자양로 126 성지하이츠 2층

③ **방문 접수 시 준비 서류**

㉮ 외국학교 등 졸업자 제출 서류

㉠ 응시원서 1매(국시원 홈페이지 [시험 정보] - [서식모음]에서 「보건의료인국가시험 응시 원서 및 개인정보 수집 · 이용 · 제3자 제공 동의서(응시자)」 참고)

㉡ 동일 사진 2매(3.5×4.5cm 크기의 인화지로 출력한 컬러 사진)

㉢ 개인정보 수집 · 이용 · 제3자 제공 동의서 1매(국시원 홈페이지 [시험 정보] – [서식 모음]에서 「보건의료인국가시험 응시 원서 및 개인정보 수집 · 이용 · 제3자 제공 동의서(응시자)」 참고)

㉣ 면허증사본 1매(해당자에 한함)

㉤ 졸업증명서

㉥ 성적증명서 1매

㉦ 출입국사실증명서 1매

㉧ 응시수수료(현금 또는 카드 결제)

※ 면허증사본, 졸업증명서, 성적증명서는 현지의 한국 주재공관장(대사관 또는 영사관)의 영사 확인 또는 아포스티유(Apostille) 확인 후 우리말로 번역 및 공증하여 제출(단, 영문 서류는 번역 및 공증을 생략할 수 있음)

※ 외국학교 등 인정심사를 신청하여 응시자격이 인정(확인)된 자 및 기응시 경력자 중 이전에 서류를 제출한 경우에는 서류 제출 없이 인터넷 접수(회원 가입 – 로그인 – 마이 페이지 – 과거 시험 정보 찾기 – 실명 인증 – 로그인) 가능

※ 단, 제출한 면허증, 졸업증명서, 성적증명서, 출입국사실증명서 등의 서류는 서류 보존 기간(5년) 동안 다시 제출하지 않고 응시할 수 있음

④ **응시 수수료 결제**

㉮ 결제 방법 : 현금, 신용카드, 체크카드 가능

(3) 응시 수수료 감면

① 응시원서 접수일 현재 「국민기초생활 보장법」 제2조에 의한 국민기초생활수급자, 법정차상위계층, 「한부모가족지원법」 제5조 및 제5조의2에 의한 한부모가족지원대상자 중 응시 수수료를 면제받고자 신청하는 응시자에게는 응시 수수료를 전액 감면

㉮ 취약계층 응시 수수료 감면 신청 방법, 신청 장소 및 기간, 제출 서류 등은 국시원 홈페이지 [응시원서 접수] – [응시수수료 감면 안내]에서 확인

㉯ 응시 수수료 감면 신청 기간 : 응시원서 접수 시작일부터 마감일 이후 7일까지

※ 감면 신청 마감일이 토요일 또는 법정공휴일인 경우 「민법」 제161조를 준용하여 그 다음 최초 업무일까지로 함

3 응시자격

(1) 다음 각 호의 자격이 있는 자가 응시할 수 있습니다.

① 전문대학이나 이와 같은 수준 이상에 해당된다고 교육부장관이 인정하는 학교(보건복지부장관이 인정하는 외국의 학교를 포함한다. 이하 같다.)에서 보건 또는 위생에 관한 교육 과정을 이수한 사람

② 「학점인정 등에 관한 법률」 제8조에 따라 전문대학을 졸업한 사람과 같은 수준 이상의 학력이 있는 것으로 인정되어 같은 법 제9조에 따라 보건 또는 위생에 관한 학위를 취득한 사람

③ 보건복지부장관이 인정하는 외국의 위생사 면허 또는 자격을 가진 사람

참고사항

공중위생관리법 제6조의2제1항1호 중 "전문대학이나 이와 같은 수준 이상에 해당된다고 교육부장관이 인정하는 학교에서 보건 또는 위생에 관한 교육 과정을 이수한 자"라 함은 전공필수 또는 전공 선택과목으로 다음 각 호의 1과목 이상을 이수한 자를 말함

- 식품 보건 또는 위생과 관련된 분야
  식품학, 조리학, 영양학, 식품미생물학, 식품위생학, 식품분석학, 식품발효학, 식품가공학, 식품재료학, 식품보건 또는 저장학, 식품공학 또는 식품화학, 첨가물학
- 환경 보건 또는 위생과 관련된 분야
  공중보건학, 위생곤충학, 환경위생학, 미생물학, 기생충학, 환경생태학, 전염병관리학, 상하수도공학, 대기오염학, 수질오염학, 수질학, 수질시험학, 오물 · 폐기물 또는 폐수처리학, 산업위생학, 환경공학
- 기타분야 : 위생화학, 위생공학

(2) 다음 각 호에 해당하는 자는 응시할 수 없습니다.

① 정신건강증진 및 정신질환자 복지서비스 지원에 관한 법률(약칭 : 정신건강복지법) 3조제1호에 따른 정신질환자다만, 전문의가 위생사로서 적합하다고 인정하는 사람은 그러하지 아니 하다.

② 마약 · 대마 또는 향정신성의약품 중독자

③「공중위생관리법」,「감염병의 예방 및 관리에 관한 법률」, 「검역법」, 「식품위생법」, 「의료법」, 「약사법」, 「마약류 관리에 관한 법률」 또는「보건범죄 단속에 관한 특별조치법」을 위반하여 금고 이상의 실형을 선고받고 그 집행이 끝나지 아니 하거나 그 집행을 받지 아니 하기로 확정되지 아니 한 사람

4 시험시간표

(1) 시험과목수, 문제수 및 배점기준

시험종별		시험과목수	문제수	배 점	총 점	문제형식
위생사	필기	5	180	1점/1문제	180점	객관식 5지선다형
	실기	1	40	1점/1문제	40점	객관식 5지선다형

(2) 시험시간표

교시	시험시간	시험과목(문제수)	시험형식	수험생 입장 완료시간
1	09 : 00~10 : 30(90분)	1. 위생관계법령(25) 2. 환경위생학(50) 3. 위생곤충학(30)	객관식	08 : 30
2	11 : 00~12 : 05(65분)	1. 공중보건학(35) 2. 식품위생학(40)	객관식	10 : 50
3	12 : 35~13 : 15(40분)	실기시험(40)	객관식	12 : 25

5 합격자 결정 및 발표

(1) 합격자 결정

① 합격자 결정은 전과목 총점의 60% 이상, 매 과목 40% 이상 득점한 자를 합격자로 하고, 실기시험에 있어서는 총점의 60% 이상 득점한 자를 합격자로 함

② 응시 자격이 없는 것으로 확인된 경우에는 합격자 발표 이후에도 합격을 취소함

(2) 합격자 발표

① 합격자 명단은 다음과 같이 확인 가능

㉮ 국시원 홈페이지 [합격자 조회] 메뉴

㉯ 국시원 모바일 홈페이지

② 휴대 전화번호가 기입된 경우에 한하여 SMS로 합격 여부 통보(휴대 전화번호가 010으로 변경되어, 기존 01* 번호를 연결해 놓은 경우 반드시 변경된 010 번호로 입력(기재)하여야 함)

6 면허 · 자격 발급 신청 방법

(1) 신청 방법

① 우편, 방문 접수가 모두 가능함(단, 방문하여접수해도 즉시 발급은 불가능함)

② 우편으로 신청할 때는 가급적 등기우편을 이용하기 바람

③ 보내실 곳 : (05043) 서울특별시 광진구 자양로 126, 성지하이츠 2층 시험운영본부 자격관리부 면허교부신청 담당자 앞

(2) 면허(자격)증 발급 진행 상황

국시원 홈페이지 [면허 · 자격 · 증명서] – [면허 · 자격 신청 및 조회]에서 확인 가능

(3) 면허 신청 제출 서류

① 면허(자격)증 교부 신청서

② 졸업증명서

③ 성적증명서

④ 의사진단서

⑤ 개인정보 정정 요구서(사진, 성명 변경 시)

(4) 제출 서류 관련 유의 사항

① 면허(자격)증 교부 신청서 관련

㉮ 과거 서식에 직접 작성하거나 면허(자격)증 교부 신청서 없이 신청한 경우 접수 불가

㉯ 면허(자격)증 교부 신청서에 인쇄된 바코드가 훼손되지 않도록 주의

㉰ 면허(자격)증은 신청서에 기재한 주소지로 발송되므로 수령지 주소를 정확히 기재해야 함

㉱ 수취인이 없을 경우 반송되므로 실제 우편물 수령이 가능한 주소를 기재 바람

㉲ 국시원에 방문하여 면허(자격)증을 수령하고자 할 경우, 면허(자격)증 교부 신청서 작성 시 방문수령 선택 후 출력하여 발송이미 신청 서류를 발송 한 경우 고객상담센터(1544-4244)에 문의

㉳ 신청서 출력 : 국시원 홈페이지 [면허 · 자격 · 증명서] – [면허 · 자격 발급] – [면허 · 자격 신청 및 조회] – [면허 · 자격 신청서 작성]에서 작성 후 출력

② 졸업증명서 관련
   ㉮ 대학 및 기관에서 단체 신청할 경우에도 개인별 제출 서류(졸업증명서 포함)를 각각 첨부해야 함
      ※ 공문은 필요하지 않으며, 공문이 졸업 증명서 등을 대체 불가
   ㉯ 졸업예정증명서 불인정(졸업예정자는 졸업 후 면허(자격)증 발급 신청 가능)
      ※ 단, 위생사의 경우 3 · 4년제 대학에서 4학기 이상 수료자 제외
   ㉰ 사본 불인정
③ 성적증명서 관련
   ㉮ 과목 이수 구분(전공 여부)이 반드시 포함되어 있어야 함
   ㉯ 위생 관련 과목에 형광펜 표시할 것
④ 의사진단서 관련
   ㉮ 의사진단서는 대학병원, 병원, 의원 등 발급 의료기관에 대한 제한 없음
   ㉯ 의사진단서 발급을 위해 의료기관 방문 전, 반드시 법에서 정한 결격 사유 확인을 위한 아래 문구가 진단서에 포함되는지를 확인 후 방문

정신건강증진 및 정신질환자 복지서비스 지원에 관한 법률(약칭 : 정신건강복지법) 제3조제1호에 따른 정신질환자, 마약 · 대마 · 향정신성의약품 중독자가 아님

   ㉰ 의사진단서 필수 기재 사항 : 응시자의 성명 · 주민등록번호, 진단일(발급일), 의료기관 명칭 및 소재지, 의사 성명(서명 또는 직인) 및 면허번호
   ㉱ 의사진단서 유효 기간 : 면허교부신청서 도착일 기준 발급일로부터 30일 이내
   ㉲ 사본 불인정

7 기타 유의사항

① 응시자는 시험당일 입실 완료시간까지 해당 시험교실에 입실 완료하여야 하며, 시험시간표를 숙지하여 매교시의 입실 완료시간을 엄수하여야 함
② 응시자는 시험당일 응시표와 주민등록증을 항상 휴대하여야 하며, 응시표를 휴대하지 않은 자는 응시할 수 없음
③ 시험실 내에는 어떠한 통신장비(휴대용 전화기, PDA, 무선호출기 등)도 휴대할 수 없으며, 시험 도중 발견된 경우에는 부정행위로 간주하여 처리함
④ 시험시간 중에는 전자계산기, 수정액, 칼 등을 일체 사용할 수 없음
⑤ 시험종료 후 퇴장할 때에는 문제지와 답안카드를 함께 제출하여야 하며, 문제지를 제출하지 않은 자는 부정행위자로 간주함
⑥ 부정한 방법으로 국가시험에 응시하거나 동 시험에서 부정한 행위를 한 자에 대하여는 관련법령의 규정에 따라 그 수험을 정지시키거나 합격을 무효로 하고 향후 동 국가시험 응시를 제한할 수 있음
⑦ 시험시간 중에는 일체의 사담을 금하며, 질문사항이 있을 때에는 반드시 조용히 손을 들어 감독 위원의 지시를 따라야 함
⑧ 시험실 내에서는 흡연을 금하며, 특히 시험장(학교) 내의 시설물이 훼손되지 않도록 주의함
⑨ 응시자는 시험장에 차량을 이용하여 입장할 수 없으므로 대중교통을 이용하시기 바람
⑩ 기타 상세한 것은 국시원 시험관리국(전화 : 1544-4244)으로 문의하시기 바람

Contents

part 1 위생사 필기 요점정리

part 2 실전모의고사 필기편

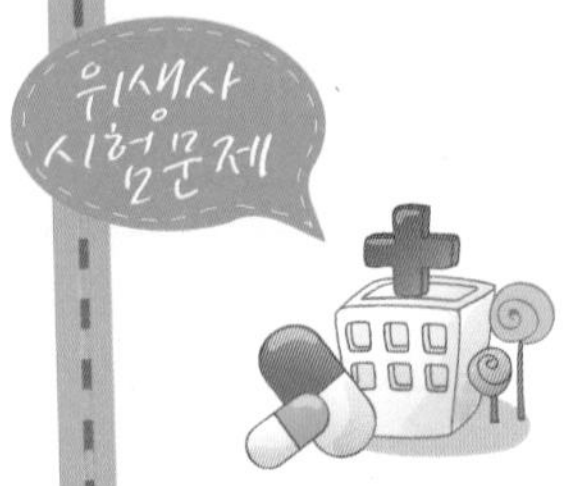

part 3 실전모의고사 실기편

위생사 시험문제

일반시험방법의 단위 및 기호

(1) 길 이

미터(m), 센티미터(cm), 밀리미터(mm), 마이크로미터(μm)＝미크로(μ),
나노미터(nm)＝밀리크론(mμ), 옹스트롬(Å)

1m＝10^2cm＝10^3mm＝10^6μm＝10^9nm＝10^{10}Å

1mm＝10^3μm

1μm＝10^3nm

1nm＝10Å

1ft＝0.3048m

(2) 무 게

킬로그램(kg), 그램(g), 밀리그램(mg), 마이크로그램(μg), 나노그램(ng)

1kg＝10^3g＝10^6mg＝10^9μg＝10^{12}ng

1mg＝10^3μg

1μg＝10^3ng

(3) 넓 이

제곱미터(m^2), 제곱센티미터(cm^2), 제곱밀리미터(mm^2)

$1m^2 = 10^4 cm^2 = 10^6 mm^2$

(4) 부 피

세제곱미터(m^3), 세제곱센티미터(cm^3), 세제곱밀리미터(mm^3)

$1m^3 = 10^6 cm^3 = 10^9 mm^3$

(5) 용 량

킬로리터(kl), 리터(l), 밀리리터(ml), 마이크로리터(μl)

1kl＝$10^3 l$＝10^6ml＝10^9μl

m^3＝kl

$1m^3$＝$10^3 l$

1l＝10^3ml

cm^3＝ml＝cc

(6) 압 력

기압(atm), 수은주밀리미터(mmHg), 수주밀리미터(mmH_2O)
1atm=760mmHg=10,332mmH_2O
mmH_2O=mmAq=kg/m^2

(7) 밀도단위

1g/cm^3=1,000kg/m^3(4℃ 물의 밀도)
1lb/ft^3=16.02kg/m^3
1lb/in^3=27,700kg/m^3

(8) 점도단위

1cp(centipois)=0.001kg/m·sec=10^{-3}kg/m·sec

(9) 중량단위

1lb=0.4536kg
lb ; libra(라틴어)=pound

(10) 온도의 표시

섭씨온도 : ℃(Celsius), 0℃=273°K, ℃=$\frac{5}{9}$(°F−32)
절대온도 : °K(Kelvin), 0°K=−273℃
표준온도 : 0℃
찬 곳 : 0~15℃
상온 : 15~25℃
실온 : 1~35℃

본 문제집(위생사 필기실기 한권으로 합격하기)을 보고난 후 크라운출판사에서 출간한 "위생사 필기시험문제"와 "위생사 실기시험문제"를 보면 위생사 시험 합격에 큰 무리가 없으리라 생각한다.

(11) 원소의 주기율표 및 분자의 명칭

원소의 표준 주기율표

주기＼족	1	2	3	4	5	6	7	8	9	10	11	12	13	14	15	16	17	18
1	$_{1}$H 수소 1.00794																	$_{2}$He 헬륨 4.00260
2	$_{3}$Li 리튬 6.941	$_{4}$Be 베릴륨 9.01218											$_{5}$B 붕소 10.811	$_{6}$C 탄소 12.011	$_{7}$N 질소 14.0067	$_{8}$O 산소 15.9994	$_{9}$F 플루오르 19.9984	$_{10}$Ne 네온 20.1797
3	$_{11}$Na 나트륨 22.989768	$_{12}$Mg 마그네슘 24.3050											$_{13}$Al 알루미늄 26.9815	$_{14}$Si 규소 28.0855	$_{15}$P 인 30.9738	$_{16}$S 황 32.066	$_{17}$Cl 염소 35.4527	$_{18}$Ar 아르곤 39.948
4	$_{19}$K 칼륨 39.0983	$_{20}$Ca 칼슘 40.078	$_{21}$Sc 스칸듐 44.9559	$_{22}$Ti 티탄 47.88	$_{23}$V 바나듐 50.9415	$_{24}$Cr 크롬 51.9961	$_{25}$Mn 망간 54.9381	$_{26}$Fe 철 55.847	$_{27}$Co 코발트 58.9332	$_{28}$Ni 니켈 58.6934	$_{29}$Cu 구리 63.546	$_{30}$Zn 아연 65.93	$_{31}$Ga 갈륨 69.723	$_{32}$Ge 게르마늄 72.61	$_{33}$As 비소 74.9216	$_{34}$Se 셀렌 78.96	$_{35}$Br 브롬 79.904	$_{36}$Kr 크립톤 83.80
5	$_{37}$Rb 루비듐 85.4678	$_{38}$Sr 스트론튬 87.62	$_{39}$Y 이트륨 88.9059	$_{40}$Zr 지르코늄 91.224	$_{41}$Nb 니오브 92.9064	$_{42}$Mo 몰리브덴 95.94	$_{43}$Tc 테크네튬 (98)	$_{44}$Ru 루테늄 101.07	$_{45}$Rh 로듐 102.906	$_{46}$Pd 팔라듐 106.42	$_{47}$Ag 은 107.868	$_{48}$Cd 카드뮴 112.411	$_{49}$In 인듐 114.88	$_{50}$Sn 주석 118.710	$_{51}$Sb 안티몬 127.757	$_{52}$Te 텔루르 127.60	$_{53}$I 요오드 126.904	$_{54}$Xe 크세논 131.29
6	$_{55}$Cs 세슘 132.905	$_{56}$Ba 바륨 137.327	$_{57}$La 란탄 138.906	$_{72}$Hf 하프늄 178.49	$_{73}$Ta 탄탈 180.948	$_{74}$W 텅스텐 183.84	$_{75}$Re 레늄 186.207	$_{76}$Os 오스뮴 190.23	$_{77}$Ir 이리듐 192.22	$_{78}$Pt 백금 195.08	$_{79}$Au 금 196.967	$_{80}$Hg 수은 200.59	$_{81}$Tl 탈륨 204.383	$_{82}$Pb 납 207.2	$_{83}$Bi 비스무트 208.980	$_{84}$Po 폴로늄 (209)	$_{85}$At 아스타틴 (210)	$_{86}$Rn 라돈 (222)

원자 번호 — $_{2}$He — 원소 기호
헬륨 — 원소 이름
4.00260 — 원자량

※ 원자량은 대략적인 값이고, ( ) 안의 원자량은 가장 안정한 동위체의 질량수이다.

원자 · 원자단의 산화수

원소기호	산화수	원소기호	산화수	원소기호	산화수
H	+1	P	−3, +5	Cu	+2
C	±4	S	±2, +4	As	+3, +5
N	−3, +5	Cl	±1, +3, +5	Ag	+1
O	−2	K	+1	Cd	+2
F	−1	Ca	+2	Hg	+1, +2
Na	+1	Cr	+3, +6	Pb	+2
Mg	+2	Mn	+2, +4	I	−1
Al	+3	Fe	+2, +3		

원자단	이름	산화수	원자단	이름	산화수	원자단	이름	산화수
OH	수산	−1	SO_4	황산	−2	Cr_2O_7	중크롬산	−2
HCO_3	탄산수소	−1	NH_4	암모늄	+1	OCl	차아염소산	−1
HSO_3	아황산수소	−1	NO_3	질산	−1	IO_3	요오드산	−1
HSO_4	황산수소	−1	CH_3COO	초산	−1	CN	시안	−1
CO_3	탄산	−2	MnO_4	과망간산	−1	S_2O_3	티오황산	−2
SO_3	아황산	−2	CrO_4	크롬산	−2	C_2O_4	수산	−2
						PO_4	인산	−3

① 산화수는 화학변화 즉, 산화 · 환원시 교환수의 역할을 한다.

예 산화수가 +1인 H와 산화수가 −2인 O와의 결합은 다음과 같다.

$H^{1+}+O^{2-} \rightarrow H_2O_1$

$H^{+}+O^{2-} \rightarrow H_2O$

$Na^{+}+Cl^{-} \rightarrow NaCl$

$Ca^{2+}+(OH)^{-} \rightarrow Ca(OH)_2$

$Al^{3+}+(SO_4)^{2-} \rightarrow Al_2(SO_4)_3$

② 분자

㉠ 분자란 원자 또는 화합물에서 휘발성 물질의 기본 구조단위를 말한다.

㉡ 화학식의 명칭

원소가 2개이면 : 뒤→ 화→ 앞

예 NaCl : 염화나트륨, $Ca(OH)_2$: 수산화칼슘

원소가 3개이면 : 중간→ 뒤→ 앞

예 K_2CrO_4 : 크롬산칼륨

분자의 명칭

분자식	이름	분자식	이름	분자식	이름	분자식	이름
H_2O	물	H_2S	황화수소	NaCl	염화나트륨 (소금)	CH_3COOH	식초산
H_2SO_4	황산	Na_2SO_4	황산나트륨	NaOH	수산화나트륨 (가성소다)	$C_6H_{12}O_6$	포도당
HNO_3	질산	$MgSO_4$	황산마그네슘			HCHO	폼알데하이드
HCl	염산	$Al_2(SO_4)_3$	황산알루미늄	KOH	수산화칼륨	C_6H_5OH	석탄산 (phenol)
HOCl	차아염소산	$KMnO_4$	과망간산칼륨	NH_4OH	수산화암모늄 (암모니아수)	C_2H_5OH	에틸알코올
$CaCO_3$	탄산칼슘	K_2CrO_4	크롬산칼륨			$CuSO_4$	황산구리
SiO_2	산화규소	$K_2Cr_2O_7$	중크롬산칼륨	CaO	산화칼슘 (생석회)	$FeCl_3$	염화제2철
Na_2CO_3	탄산나트륨 (소다)	KIO_3	요오드산칼륨	$Ca(OH)_2$	수산화칼슘 (소석회)	$FeSO_4$	황산제1철
$Ca(HCO_3)_2$	탄산수소칼슘	$Na_2S_2O_3$	티오황산나트륨	NH_3	암모니아	$C_2H_5O_2N$	글리신
Na_2SO_3	아황산나트륨	$Na_2C_2O_4$	수산나트륨	H_3PO_4	인산	$MnSO_4$	황산망간

한국보건의료인 국가시험원 최근 출제경향에 따른 최신판!!

위생사

필기실기문제 한권으로 합격하기

필기편

대한민국 국가대표 브랜드
국가자격 시험문제 전문출판
에듀크라운
국가자격시험문제 전문출판
크라운출판사
국가자격시험문제 전문출판
http://www.crownbook.co.kr

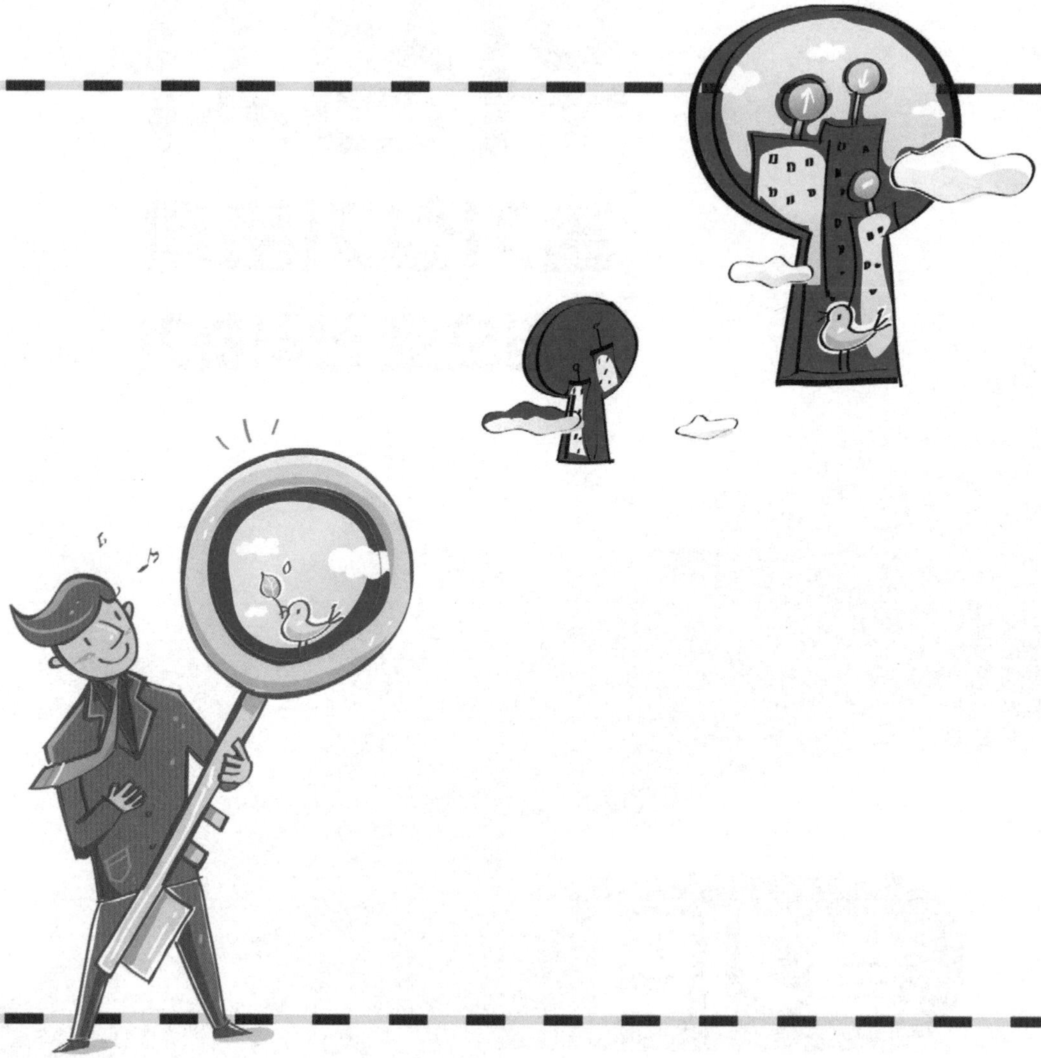

PART 1 위생사 필기 요점정리

제1장 공중보건학

제2장 환경위생학

제3장 식품위생학

제4장 위생곤충학

제5장 위생관계법령

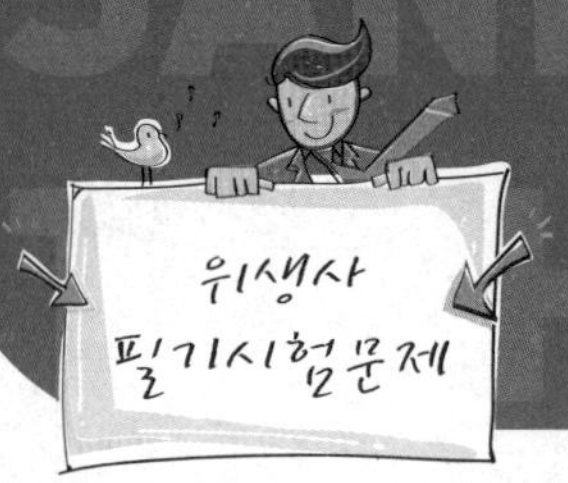

제1장 공중보건학

1 공중보건학의 발전단계

(1) 고대기(기원전～서기 500년)

그리스, 이집트, 로마의 위생시설을 볼 수 있으며, Hippocrates가 대표적 인물이다.

(2) 중세기(500～1500년)

중세기에는 나병, 흑사병, 천연두, 디프테리아, 홍역 등 많은 전염병이 유행하였으며, 방역의사 빈민구제의사 활동이 활발했다.

페스트는 1347～1348년 징기스칸이 유럽정벌시 전파되어 유럽인구의 1/4을 죽였던 무서운 질병이다. 이때 40일간 교통을 차단하였는데 여기서 검역제도가 유래되었으며, 검역법을 제정하여 검역소를 설치하였다.

(3) 여명기(요람기, 근세, 1500～1850년)

① 산업혁명으로 공중보건의 사상이 싹튼 시기였다.

② Ramazzini(1633～1714년) : 직업병의 저서

③ J.P.Frank(1745～1821년) : 전의사 경찰체계(최초의 보건학 저서)

④ 스웨덴 : 최초의 국세조사(1749년)

⑤ E.Jenner : 우두종두법 개발(1798년)

⑥ Edwin Chadwick(1800~1875(1890)년) : 열병환자를 조사하여 Fever report(위생상태보고서)를 작성, 정부에 보고하였다.

⑦ 세계 최초의 공중보건법 제정 · 공포(1848년, 영국) : 이 법에 기준하여 공중보건국과 지방보건국 설치로 보건행정의 기틀을 마련하였다.

(4) 확립기(근대, 1850～1900년)

① 예방의학적 사상이 시작된 시기이다.

② Pettenkofer : 위생학교실 창립(1866년, 뮌헨대학)

③ Pasteur : 질병의 자연발생설을 부인하고 미생물설을 주장하였다.

④ John Snow(1813～1858년) : 콜레라 역학조사에 관한 보고서(1855년)를 발표하였다.

(5) 발전기(현대, 20세기 이후)

① 보건소 설치 및 사회보장제도 발전, 1919년 영국의 보건부가 설립되었다.

② WHO 발족(1948. 4. 7), 사회보장제도 발전, 1차 보건의료, 건강증진사업, 포괄적 보건사업의 전개가 시작되었다.

2 역학의 분류(역학의 접근방법)

(1) 기술역학 : 건강수준 파악, 자연사 파악, 가설 유도

인간집단에서 발생되는 **질병의 분포, 경향** 등을 인적 · 지역적 · 시간적 특성에 따라 사실 그대로를 기술하여 조사 · 연구하는 **제1단계** 역학을 말한다.

(2) 분석역학 : 원인 규명

기술역학의 결과로 얻은 **가설을 규명하는 역학**으로 질병발생과 질병발생의 요인 혹은 속성과의 인과 관계를 밝혀내는 **제2단계 역학**이다.

① **단면적인 연구**(Cross Sectional Study, 단면 조사)

일정한 인구집단을 대상으로 **특정한 시점이나 기간 내에 그 질병과 그 인구집단**이 가지고 있는 속성과의 관계를 찾아내는 조사 방법이다.

(예 한 지역에 어떤 종류의 악성 종양이 가장 많은가를 알기 위하여 한 시점에서 집단 검진을 일률적으로 실시함)

② **환자-대조군 연구**(Case-control Study) 또는 **후향성 조사**(Retrospective Study)

질병에 이환되어 있는 환자군과 질병이 없는 건강한 대조군을 선정하여 질병의 원인이 된다고 보는 속성이나 요인에 폭로된 상태를 비교 검토, 질병과의 인과 관계를 규명하는 방법이다.

③ 전향성 조사(Prospective Study) 또는 **코호트 조사**(Cohort Study)

질병 발생의 원인과 관련되어 있다고 생각되는 인구집단과 관련이 없는 인구집단 간에 질병 발생률을 비교 분석하는 연구 방법이다.

단면조사와 코호트조사의 장단점

조사방법	장 점	단 점
단면조사	㉮ 비교적 단시간 내 결론을 얻는다. ㉯ 동시에 여러 종류의 질병과 발생요인과의 관련성에 대한 조사가 가능 ㉰ 저렴한 비용	㉮ 질병과 관련 요인간의 선후관계를 규명하기 어렵다. ㉯ 대상 인구집단이 커야함
전향성(코호트) 조사 (Prospective Study ; 추적 조사)	㉮ 속성 또는 요인에 편견이 들어가는 일이 적다(객관적이다). ㉯ 상대위험도와 귀속위험도의 산출이 가능하다. ㉰ 원인적 연관성을 확정하는데 도움이 되는 시간적 속발성 관계를 알 수 있다. ㉱ 흔한 질병에 적용(폐암)	㉮ 많은 대상자를 필요로 한다. ㉯ 오랜 기간 관찰해야 한다. ㉰ 비용이 많이 든다.

조사방법	장 점	단 점
후향성(코호트) 조사 (Retrospective Study ; 기왕 조사)	㉮ 비교적 비용이 적게 든다. ㉯ 대상자의 수가 적다. ㉰ 비교적 단시간 내에 결론 얻음 (시간이 적게 든다.) ㉱ 희귀한 질병 조사에 적합하다. (에이즈)	㉮ 정보 수집이 불확실하다. ㉯ 기억력이 흐려 착오가 생긴다. (편견이 크다 ; 주관적이다) ㉰ 대조군 선정이 어렵다. ㉱ 위험도 산출이 불가능

(3) 이론역학

감염병의 발생 모델과 유행 현상을 **수학적으로 분석**하여, 이론적으로 그 유행 법칙이나 현상을 **수식화**하는 3단계적 역학을 말하고, 어떤 감염병(전염병)의 발생이나 유행을 예측하는 데 활용한다.

(4) 실험역학(임상역학)

실험군을 원인에 의도적으로 노출시키는 역학으로서 가장 정확하나, 인간을 대상으로 하여야 하는 단점이 있다.

(5) 작전역학

보건의료 서비스의 효과 판정에 쓰인다(여러 보건관리 사업의 평가에 쓰임).

3 감염병(전염병) 생성 6개 요건

(1) 병원체

세균, 진균, 바이러스, 리케치아, 원충, 윤충 등을 병원체라 한다.

(2) 병원소

인간(**환자**, **보균자**), **동물**(개, 소, 돼지), **토양**(오염된 토양)

※ 식품은 병원소가 아님

① **건강(만성)보균자** : 감염에 의한 임상 증상이 전혀 없고 건강자와 다름없지만 병원체를 배출하는 자를 건강보균자라 하며, **영구보균자**라고도 한다.

예 장티푸스, 디프테리아, 콜레라 등

② **잠복기보균자** : 감염성(전염성) 질환의 잠복기간 중에 병원체를 배출하는 자, **호흡기계 감염병**은 일반적으로 잠복기보균자에 속한다.

예 디프테리아, 홍역, 백일해, 유행성이하선염, 수막구균성수막염 등

③ **병후(회복기)보균자** : 감염성(전염성) 질환에 이환된 후 그 임상 증상이 소실된 후에도 병원체를 배출하는 자, **소화기계 감염병**은 일반적으로 병후보균자에 속한다.

예 장티푸스, 파라티푸스, 세균성이질, 디프테리아 등

(3) 병원소로부터 병원체의 탈출

호흡기계, 소화기계, 비뇨생식기계, 개방병소(한센병, 피부병 등), 기계적 탈출(주사기 : 매독, 에이즈 등)

(4) 전파

① **직접전파** : **접촉**에 의한 전파(**성병**, **에이즈**), **비말**에 의한 전파(**디프테리아**, **결핵** 등)

② **간접전파** : 간접전파의 **필수조건**에는 전파체가 있어야 하며 **병원체가 병원소 밖으로 탈출하여 일정 기간 생존능력**이 있어야 한다.

㉮ 활성 전파체(생물 전파체)

㉠ 기계적 전파 : 파리, 가주성 바퀴 등에 의한 전파(소화기계 감염병)

㉡ 생물학적 전파 : 증식형 · 발육형 · 발육증식형 · 배설형 · 난소전이형 전파

㉯ 비활성 전파체(무생물 전파체) : 공기, 토양, 물, 우유, 음식물, 개달물에 의한 전파

㉠ 공기 전파(호흡기계 감염병, 비말 감염) : 디프테리아, 결핵, 홍역, 백일해, 풍진, 성홍열, 두창(천연두) 등

㉡ 토양 : 파상풍 등

㉢ 물(수인성 감염병) 전파 : 장티푸스, 파라티푸스, 콜레라, 소아마비, 이질, A형간염(유행성간염) 등

㉣ 우유 : 결핵, 파상열, Q열 등

㉤ 음식물 : 식중독, 콜레라 등

㉥ 개달물 : 공기, 토양, 물, 우유, 음식물(5가지)을 제외한 환자가 쓰던 모든 무생물을 개달물이라 한다. 예 환자의 손수건, 컵, 안경, 장신구 등(대표적인 질환 : 트라코마)

(5) 신숙주에의 침입

호흡기, 소화기, 성기 점막, 피부, 점막 피부

(6) 숙주의 감수성과 면역

① 감수성(Susceptibility, 접촉성)지수

두창 · 홍역(95%) > 백일해(60 ~ 80%) > 성홍열(40%) > 디프테리아(10%) > 소아마비(0.1%)

② 면역의 종류

㉮ 선천적 면역 : 인종, 종족, 개인 특이성 등

㉯ 후천적 면역

㉠ 능동면역

ⓐ 자연능동면역 : 질병에 감염된(질병이환) 후 형성되는 면역이다.

ⓑ 인공능동면역 : vaccine(병원체 자체)이나 toxoid(독소)의 예방접종 후 얻어지는 면역이다.

㉡ 수(피)동면역

ⓐ 자연수(피)동면역 : 모체로부터 태반이나 수유를 통해 받는 면역이다.

ⓑ 인공수(피)동면역 : 면역혈청(Antiserum), 항독성(Antitoxin), 항체(γ-globulin) 등 인공제제를 접종하여 얻는 면역이다.

4 감염병의 유행 현상(역학의 4대 현상)

(1) 생물학적 현상(사람) : 연령, 성, 인종, 사회경제적 상태와 직업에 따라 유행 현상이 다르다.

(2) 시간적 현상(시간)

① 추세변화(장기변화) : 수십년(10년 이상) 주기로 유행, 장티푸스(30 ~ 40년), 디프테리아(20년), 인플루엔자(20 ~ 30년)

② 순환변화(주기적 변화) : 수년(10년 미만)의 단기간을 주기로 반복 유행, 홍역(2～3년), 백일해(2～4년), 일본뇌염(3～4년)

③ 계절적 변화 : 1년 주기로 계절적 발생 및 유행(여름－소화기질환, 겨울－호흡기질환)

④ 불규칙 변화 : 외래 감염병(전염병)이 국내 침입시 돌발적 유행(수계 감염병 ; 콜레라)

(3) 지리적 현상(장소)

국가간 또는 지역간 감염병 발생 및 유행의 차이가 있다. 지방병적(endemic), 유행병적(epidemic), 산발적(sporadic), 범발적(pandemic ; 감염병이 다른 나라로 전파되는 것)

(4) 사회적 현상

인구밀도, 직업, 문화, 거주

5 인구보건

(1) 인구정태통계와 인구동태통계

① 인구정태통계(조사)

㉮ 일정 시점에 있어서 일정 지역의 인구의 크기, 구성, 분포, 밀도 등에 관한 통계이다.

㉯ 최초의 국세조사 실시 : 스웨덴(1749년)

㉰ 우리나라 인구조사 : 5년마다 조사(11월 1일)

※ 국세조사 : 일정한 시간 간격을 두고 전국적으로 실시하는 인구정태조사이다.

② 인구동태통계(조사) : 출생, 사망, 전입, 전출, 혼인, 이혼 등 인구의 변동을 중심으로 한 통계이다.

(2) C.P. Blacker가 분류한 인구성장 5단계

① 제1단계(고위정지기) : 고출생 · 고사망률인 인구정지형, 아프리카지역의 후진국형 인구

② 제2단계(초기확장기) : 고출생 · 저사망률인 인구증가형, 경제개발 초기 단계의 인구

③ 제3단계(후기확장기) : 저출생 · 저사망률인 인구성장둔화형, 한국 · 중미지역 국가

④ 제4단계(저위정지기) : 출생률과 사망률이 최저로 인구성장정지형, 일본 · 미국 등 선진국형의 인구

⑤ 제5단계(감퇴기) : 출생률이 사망률보다 낮아져 인구감소경향형, 스웨덴 · 유럽 · 호주 · 뉴질랜드

(3) 인구증가

① 인구증가 = 자연증가 + 사회증가

㉮ 자연증가 = 출생 − 사망

㉯ 사회증가 = 유입인구 − 유출인구

② $\text{인구증가율} = \dfrac{\text{자연증가} + \text{사회증가}}{\text{인구}} \times 1,000$

③ $\text{조자연증가율} = \dfrac{\text{연간출생수} - \text{연간사망수}}{\text{인구}} \times 1,000 = \text{조출생률} - \text{조사망률}$

④ $\text{동태지수(증가지수)} = \dfrac{\text{출생수}}{\text{사망수}} \times 100$

⑤ 재생산율

㉮ 합계생산율 : 한 여성이 일생 동안 낳은 아기의 수

㉯ 재생산율 : 여자가 일생 동안 낳는 여자아이의 평균수 또는 한 여성이 다음 세대에 남긴 어머니의 수를 재생산이라고 한다.

㉠ 총재생산율 : 어머니의 사망률을 무시하는 재생산율 또는 한 여성이 일생 동안 낳은 여아의 총수(어머니로 될 때까지의 사망은 무시)를 총재생산율이라 한다.

㉡ 순재생산율 : 어머니의 사망을 고려하는 경우에는 순재생산율이라 한다(총재생산율에 모성까지 생존을 곱한 율). (1.0 : 인구 정지, 1.0 이상 : 인구 증가, 1.0 이하 : 인구 감소)

(4) 인구의 구성형태(연령별)

① 피라미드형(Pyramid Form)

㉮ 출생률은 높고, 사망률이 낮은 형

㉯ 14세 이하가 50세 이상 인구의 2배 이상

㉰ 인구증가형

② 종형(Bell Form)

㉮ 가장 이상적인 인구 구성형태, 출생률과 사망률이 모두 낮은 형

㉯ 14세 이하가 50세 이상 인구의 2배 정도

㉰ 인구정지형

③ 항아리형(Pot Form)

㉮ 출생률이 사망률보다 더 낮은 형

㉯ 14세 이하가 50세 이상의 2배 이하

㉰ 인구감퇴형, 선진국형

④ 별형(Star Form, 星型)

㉮ 도시형, 생산층 인구가 전체 인구의 1/2 이상인 경우

㉯ 생산층 인구가 증가되는 형

㉰ 생산층 유입

⑤ 기타형(Guitar Form, 호로형, 표주박형)

㉮ 농촌형, 생산층 인구가 전체 인구의 1/2 미만인 경우

㉯ 생산층 인구가 감소하는 형

㉰ 생산층 유출

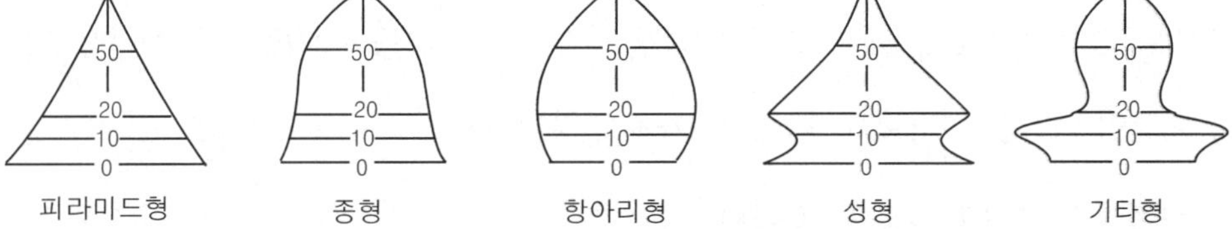

인구 구성의 일반적 정형

※ 인구의 구성형태에서 50세 이상 인구는 60세 또는 65세 이상의 인구를 뜻하기도 함

(5) 인구의 성별 구성

- 성비(Sex Ratio) : 여자 100에 대하여 남자 인구비를 표시하는 것
- 성비 = $\frac{\text{남자수}}{\text{여자수}} \times 100$

① 1차 성비(태아 성비) : 남 > 여

② 2차 성비(출생시 성비) : 남 > 여

③ 3차 성비(현재 인구의 성비) : 남 < 여

6 사회보장

(1) 사회보장제도의 창시자 : 독일의 Bismarck

(2) 최초의 사회보장법 : 1935년 미국

(3) 우리나라 최초의 사회보장법 : 1963년에 제정 · 공포

(4) 체계

① 사회보험

㉮ 보험료와 일반재정수입에 의존(본인부담)

㉯ 의료보장(의료보험, 산재보험), 소득보장(연금보험, 실업보험)

② 공적부조

㉮ 조세를 중심으로 한 일반재정수입에 의존

㉯ 생활보호, 의료보호(의료급여), 재해구호, 보훈사업

③ 공공복지서비스

㉮ 사회복지서비스 : 노인복지, 아동복지, 부녀자복지, 장애자복지

㉯ 보건의료서비스 : 무료보건의료서비스, 환경위생, 감염병관리, 위생적인 상수 등

※ 의료보험(현재 : 국민건강보험), 산재보험(산업 재해보험), 실업보험(고용보험), 연금보험(국민연금), 의료보호(현재 : 의료급여), 생활보호대상자(기초생활수급권자)

7 의료보험 진료체계(우리나라)

(1) **의료기관** : 종합병원, 병원, 의원, 치과병원, 치과의원, 한방병원, 한의원, 요양병원, 정신병원, 조산원

(2) 의료인 : 의사, 치과의사, 한의사, 간호사, 조산사

(3) 진료비 지불체계 : 제3자 지불제

제1자(피보험자=보험가입자), 제2자(의료기관), 제3자(보험자=보험관리공단)

(4) 진료비 지불제도

① **인두제** : 의료인이 맡고 있는 일정지역의 **주민 수**에 **일정금액을 곱하여 지급**하는 제도이다(등록된 환자 또는 사람 수에 따라 일정액을 보상하는 방식).

② **봉급제** : 기본급을 지불하는 제도이다.

③ **포괄수가제(DRG 제도)** : **진료의 종류나 양에 관계없이** 요양기관종별(종합병원, 병원, 의원) 및 입원일수별로 미리 정해진 **일정액의 진료비만을 부담**하는 제도이다. – 미국, 우리나라(일부 질병 **채택**)

④ **행위별수가제(점수제)** : 동일한 질병이라도 의료인의 **행위**에 **따라 수가가 다르게 지급되는 제도이다.** – 우리나라

⑤ **총액계약제** : 보험자와 의사단체가 미리 총액을 정해 놓고 치료하는 제도이다.

⑥ **굴신제** : 부유한 사람에게는 많이 받고, 가난한 사람에게는 경감해 주는 제도이다.

8 보건통계

(1) 보건통계 지표

① 조사망률 $= \dfrac{\text{연간 총사망자수}}{\text{연앙인구}} \times 1{,}000$

② 신생아 사망률 $= \dfrac{\text{연간 신생아 사망수(생후 4주 이내)}}{\text{연간 출생아수}} \times 1{,}000$

③ 영아사망률 $= \dfrac{\text{연간 영아 사망수}}{\text{연간 출생아수}} \times 1{,}000$

④ 모성사망률 $= \dfrac{\text{연간 임신 · 분만 · 산욕열에 의한 모성사망수}}{\text{연간 출생아수}} \times 10^3(10^5)$

※ 보건계열에서는 관행상 모성사망비(모성사망수 ÷ 출생아수)를 **모성사망률**로 쓰고 있음

⑤ 조출생률 $= \dfrac{\text{연간 출생아수}}{\text{연앙인구(기앙인구)}} \times 1{,}000$(**가족계획 판정**에 쓰임)

⑥ 일반출산율 $= \dfrac{\text{연간 총출생수}}{\text{가임연령의 여자인구}} \times 1{,}000$

⑦ 연령별 출산율 $= \dfrac{\text{해당 연령의 여자에 의한 출생아수}}{\text{해당 연령의 가임여성인구}} \times 1{,}000$

⑧ 주산기사망률 $= \dfrac{\text{임신 28주 이후의 태아 사망수 + 생후 1주일 이내 사망아수}}{\text{연간 28주 이후의 태아 사망수 + 연간 출생아수}} \times 10^3$

⑨ $\alpha - \text{Index} = \dfrac{\text{영아 사망자수(율)}}{\text{신생아 사망자수(율)}}$

⑩ **감염력**(infectivity) : 병원체가 **숙주에 침입하여** 알맞은 기관에 자리 잡고 **증식하는 능력**이다.

$$감염력 = \frac{감염자수(발병자 + 항체상승자)}{가족내\ 발단자와\ 접촉한\ 감수성자수}$$

⑪ **병원력**(pathogenicity = **병원성**) : 병원체가 감염된 숙주에게 **현성질환을 일으키는 능력**이다.

$$병원력 = \frac{발병자수}{전감염자수}$$

⑫ **독력**(virulence) : 질병의 **위중도와 관련된 개념**이다.

$$독력 = \frac{중증환자수(후유증\ 또는\ 사망)}{전발병자수}$$

⑬ **치명률** : 그 **질병에 걸렸을** 때 일정기간 내 **사망하는 확률**이다. (치명률 = $\frac{사망수}{발병자수} \times 100$)

⑭ **발생률** = $\frac{일정기간\ 내\ 새로\ 발생한\ 환자발생건수}{일정기간\ 인구} \times 10^3$

(**발생률**의 분모 : **면역자, 기감염자** 제외)

(어떤 질병의 **위험도 추정과 발생기전을 구명**하는 데 유용)

⑮ **유병률** = $\frac{그\ 당시의\ 환자수}{조사시\ 인구(시점인구)} \times 10^3$

(**유병률 분모 : 면역자, 기감염자 포함**)

(**병상수, 전문의 수, 약품생산의 수요** 등 추정하는 데 유용)

⑯ 2차 발병률 = $\frac{발병자\ 수}{접촉자\ 수(기감염자와\ 면역자는\ 제외)} \times 10^3$

(가구나 병영 같은 **폐쇄집단**에 전염병환자가 들어왔을 때 그로 인한 **유행의 확산정도**를 알기 위한 지표로 쓰임)

⑰ 발병률 = $\frac{새로운\ 환자}{위험에\ 폭로된\ 전체\ 인구} \times 10^x$

(**발병률 : 어떤 집단이 한정된 기간**에 한해서만 어떤 질병에 걸릴 위험에 놓여 있을 때 **전체기간** 중 주어진 **집단 내에 새로이 발병한 총수**의 비율) – 유행 전기간에 폭로된 인구

※ 보건통계에 사용되는 상수는 상황에 따라 변할 수 있음(100, 1,000, 100,000)
연앙인구(연중간인구, 기앙인구)란 7월 1일 인구를 말한다.

(2) 지역사회의 보건수준과 건강수준 평가

① **영아사망률** : 한 국가나 지역사회의 **보건수준을 평가**할 수 있는 대표적인 지표로 사용

② **α–Index** : **더욱 세밀한 평가**를 위해 α–Index를 계산하고 그 값이 **1.0에 가장 가까울** 때 **보건수준이 가장 높은** 것으로 평가하고 있다.

(3) 세계보건기구(WHO)가 제시한 건강지표

① WHO가 제시한 종합건강지표

㉮ 조사망률(Crude Ceath rate)

㉯ 비례사망지수(Proportional Mortality Indicator) = $\frac{\text{50세 이상 사망수}}{\text{총사망수}} \times 100$

전체사망자 중 50세 이상의 사망수를 백분율(%)로 표시한 지수

㉰ 평균수명(Expectation of Life) : 0세의 평균여명

※ 평균여명 : x세가 앞으로 몇 년을 더 살 수 있는가의 기대치 또는 x세에 달한 사람이 앞으로 몇 년을 더 살 수 있는가의 기대치

② 국가간 건강지표

㉮ 조사망률　㉯ 평균수명　㉰ 비례사망지수

㉱ 신생아사망률　㉲ 영아사망률　㉳ 모성사망률

㉴ 질병이환율 등

③ **국가간**이나 지역사회의 보건수준을 비교하는 3대 지표

㉮ 영아사망률　㉯ 비례사망지수　㉰ 평균수명

9 WHO 건강증진을 위한 국제회의

■ 제1차 오타와헌장

1986년 11월 캐나다 오타와에서 최초로 세계건강증진 대회가 개최되었으며, 여기에서 건강증진을 개인의 생활개선에 한정시키지 않고, 사회적 환경개선을 포함하는 "오타와헌장"이 채택됨. Ottawa 헌장 채택 내용은 다음과 같다.

(1) 오타와 헌장은 건강평등실현에 초점을 두고 있으며, 건강증진의 3대 원칙과 활동요소

① 옹호 : 건강에 대한 대중의 관심을 일으키고, 보건의료의 수요를 충족시킬 수 있는 건강한 보건정책을 도입해야한다.

② 역량 : 본인과 가족의 건강을 유지할 수 있게 하는 것을 권리로 인정하며, 스스로 건강관리에 적극 참여하여 자신의 행동에 책임을 느끼게 해야 한다.

③ 연합 : 모든 사람들이 건강하도록 건강에 영향을 미치는 관련분야 사람들이 연합해야한다.

(2) 건강증진이 무엇이라는 개념을 정립하였고, 그 개념을 실천하기 위해 5가지 전략을 제시

① 건강에 관한 공공정책의 수립(건강 공중정책개발 = 건전한 공공정책의 수립)

㉮ 모든 정책과 법령(교통, 환경, 주택, 교육, 사회적 서비스 등)에서 중요한 고려 사항으로 건강을 포함시키는 것(정책과 법령은 모두 건강에 양향을 주기 때문)

㉯ 그들의 의사결정 결과에서 건강을 고려하고 건강에 대한 책임을 받아들이기 위하여모든 부분과 모든 수준의 전역에서 모든 정부와 정책 입안자들의 협동 운영체제를 수립하는 것

② 지원적 환경의 조성(지원적 환경의 창조 = 건강 지향적 환경조성) : 건강에는 사회적, 생태학적과 관계가 있다. 작업, 생활, 여가 등의 행태, 변화는 건강에 중대한 영향을 미친다.
　㉮ 자연환경을 보살피기 위하여 모든 국가, 지역, 공동체 그리고 개인의 책임을 수립
　㉯ 천연자원을 보존하고, 자연환경과 인공환경을 보호하는 것
　㉰ 건강한 생활환경을 지원하는 것
③ 지역사회 활동의 강화(공동체 행동 강화=지역 활동 강화)
　㉮ 공동체에 권한을 부여하는 것
　㉯ 공적참여와 공동체 소유권과 건강문제의 방향 통제를 강화하는 것
　㉰ 정보, 자금과 지원에 대한 충분한 이용방법을 제공하는 것
④ 개인 건강기술의 개발(개인의 기능 발견=개인적 기술개발=자기 건강 돌보기 육성)
　㉮ 개인과 사회의 발전을 지원하는 것
　㉯ 정보, 교육을 제공하고 삶의 기능을 향상하는 것
⑤ 보건사업의 재정립(보건의료의 방향 재설정=보건 서비스 개혁=기존 보건의료체계의 방향 재설정)

■ **제2차 애들레이드(Adelaide = 아델레이드회의)(호주, 1988)**

건전한 공공보건정책을 건강증진의 수단으로 강조, 우선순위는

① 여성건강의 개선　　② 식품과 영양
③ 흡연과 음주　　④ 지원적 환경의 조성

■ **제3차 선즈볼(스웨덴, 1991)** : 건강을 지원하는 환경구축 강조

■ **제4차 자카르타(인도네시아, 1997)** : 건강증진을 보건의료개발의 중심에 둠

■ **제5차 멕시코시티(멕시코, 2000)** : 건강증진을 위한 과학적 근거 확보와 파트너십 형성

■ **제6차 방콕(태국, 2005)** : 건강 결정요소를 다루기 위한 정책과 파트너십

■ **제7차 케냐 나이로비(2009)** : 건강증진과 개발 - 수행역량격차 해소 과제

■ **제8차 핀란드 헬싱키(2012)**

■ **제9차 중국상하이(2016. 11월 21일~24일)** : 목표는 건강을 증진하는 것과 2030 지속가능한 발전 의제 간의 비평적 연결점들을 뚜렷하게 나타내는데 있다.

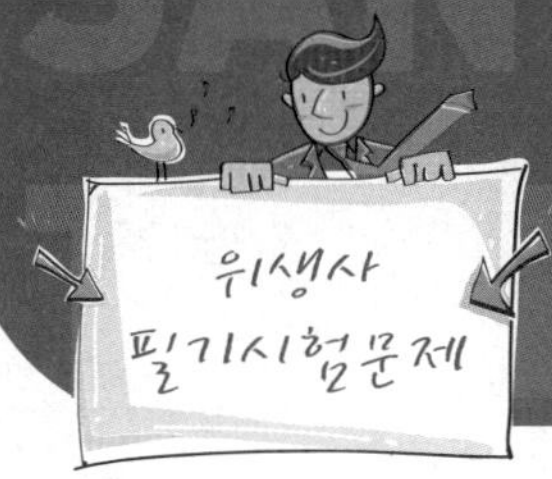

SANITARY TECHNICIAN

제2장 환경위생학

1 공기

(1) 공기의 성분과 농도(표준상태)

① 질소(N_2 78.09v/v%), 산소(O_2 20.95v/v%), 아르곤(Ar 0.93v/v%), 이산화탄소(CO_2 0.03～0.035v/v%), 기타

② 표준상태에서 공기의 평균분자량은 약 28.84g이고, 공기의 밀도는 1.293g/l이다.

(2) 실내공기오염

① 군집독 : 다수인이 밀폐된 공간에 있을 때 실내공기의 물리적 · 화학적 조성의 변화로 두통, 구토, 메스꺼움, 현기증, 불쾌감, 식욕부진 등을 유발하는 것을 군집독이라 한다.

㉮ 물리적 변화 : 실내온도 증가, 습도 증가

㉯ 화학적 변화 : CO_2 증가, O_2 감소, 악취 증가, 기타 가스의 증가

② 실내공기의 변화

㉮ 질소(N_2)

㉠ 공기의 78.09%로 가장 많다.

㉡ 고압상태에서 잠함병의 원인이 된다.

㉢ 잠함병 : 잠함병은 고압상태(이상고압)에서 질소가 혈액이나 지방조직에 용해되었다가 급격히 감압되면서 질소가 기포를 형성하여 발생되는 병이다.

㉣ 이상기압 : 0.7기압 이하

㉤ 이상고압 : 1기압 초과

㉯ 산소(O_2)

㉠ 1회 호흡시 4～5%의 산소를 소비한다.

㉡ 성인 한 사람이 1일 필요한 공기량 : 약 13kl(12～14kl)

㉢ 성인 한 사람이 1일 필요한 산소량 : 약 600～700l

㉣ 대기 중 산소의 변동범위 : 15～27%(21%)

㉤ 10% 이하 : 호흡곤란

㉥ 7% 이하 : 질식

㉰ 이산화탄소(CO_2)

㉠ 실내공기오염의 지표이다.

㉡ 적외선을 흡수하여 온실효과를 일으키는 가스이다.

㉢ 1시간 동안 이산화탄소 배출량(호출량) : 약 20～22l/hr · 인

㉣ 오염허용기준 : 1,000ppm 이하(실내기준)

㉤ 10% 이상 : 질식

㉥ 7% 이상 : 호흡곤란

㉱ 일산화탄소(CO)

㉠ 배출 : 탄소성분의 불완전연소로 발생한다.

㉡ 주배출원 : 자동차 배기가스 등에서 많이 배출된다.

㉢ 무색, 무취, 자극이 없다.

㉣ 오염허용기준 : 10ppm 이하(실내기준), 25ppm 이하(실내주차장기준)

㉤ 헤모글로빈(Hb)과의 친화력이 산소보다 200～300배 정도 강하다.

㉥ CO 중독시 후유증 : 중추신경계의 장애를 유발한다. 즉, 운동장애, 언어장애, 시력저하, 지능저하, 시야협착 등

㉦ 치료 : 고압산소에 의한 CO와 Hb의 해리를 촉진하기 위해 고압산소요법을 사용한다.

㉲ 먼지

㉠ 우리 인체에 영향을 미치는 입자의 크기 : 0.5～5μm이다.

㉡ 장애 : 알레르기 반응, 진폐증, 감염병(전염병) 등을 유발한다.

※ 전염병＝감염병

2 일광(Sun Light)

(1) 자외선

① 범위 : 파장 2,000～4,000Å(200～400nm)

② 오존층에서는 200～290nm의 파장이 흡수되기 때문에 대류권에 미치는 파장은 290nm 이상의 파장이다.

③ 살균력이 강한 선 : 2,400～2,900Å(240～290nm)

④ 도노라 선(건강선) : 2,800～3,200Å(280～320nm)

⑤ 오존층에서 자외선을 흡수하는 범위 : 200～290nm

⑥ 자외선의 인체에 대한 작용

㉮ 장애작용 : 피부의 홍반 및 색소침착 심할 때는 부종, 수포형성, 피부박리, 결막염, 설안염, 피부암, 백내장 등을 발생한다.

㉯ 긍정적인 작용 : 비타민 D의 형성으로 구루병 예방작용, 피부결핵 · 관절염의 치료작용, 신진대사촉진, 적혈구 생성촉진, 혈압강하작용, 살균작용 등을 한다.

※ nm＝mμ, 1nm = 10Å

(2) 가시광선

① 가시광선이란 명암을 구분할 수 있는 파장을 말한다.

② 범위 : 파장 4,000~7,000Å(400~700nm)

③ 가시광선 중 가장 강한 빛을 느끼는 파장 : 550nm(5,500Å)

④ 눈에 적당한 조도 : 100~1,000Lux

⑤ 낮은 조도로 인한 장애 : 안구진탕증, 안정피로, 시력저하, 작업능률 저하 등

(3) 적외선

① 범위 : 파장 7,800~30,000Å(780~3,000nm)

② 적외선은 열선이므로 온실효과를 유발한다.

③ 적외선의 장애 : 피부온도의 상승, 혈관확장, 피부홍반, 두통, 현기증, 열사병, 열경련, 백내장 등의 원인이 되기도 한다.

3 대기오염

(1) 대기의 수직구조

대기의 수직구조와 온도의 변화는 다음과 같다.

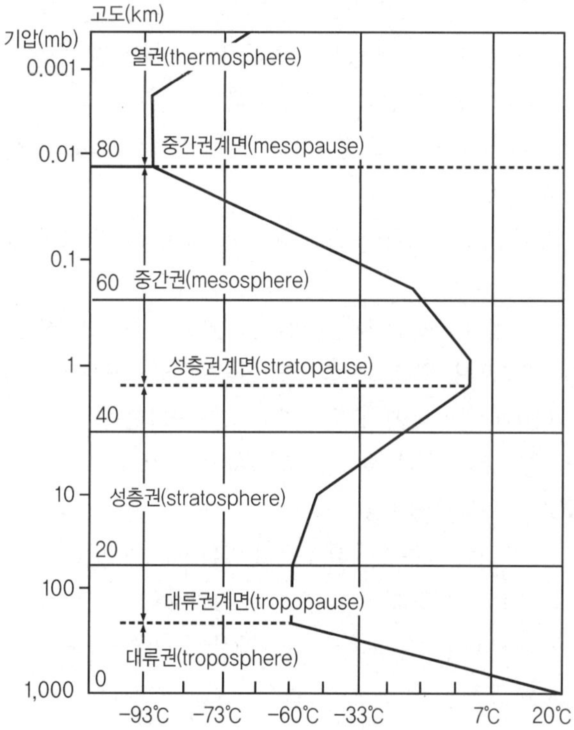

대기의 수직구조

대기의 수직구조 순서는 대류권(0~11km) → 성층권(11~50km) → 중간권(50~80km) → 열권(80~500km)이다.

① 대류권(0 ~ 11km)에서는 고도로 올라갈수록 온도가 떨어진다.

② 성층권(11 ~ 50km)의 오존층은 고도로 올라갈수록 온도가 올라간다.

③ 오존층은 지상 25 ~ 35km(25km에서 O_3 은 최대밀도(약 10ppm))의 기층을 말한다.

(2) 공기의 자정작용

대기오염 물질이 스스로 정화되어 깨끗해지는 것을 공기의 자정작용이라 한다. 공기의 자정작용 인자는 다음과 같다.

① 바람에 의한 희석작용

② 강우, 강설, 우박 등에 의한 세정작용

③ O_2 (산소), O_3 (오존), H_2O_2 (과산화수소) 등에 의한 산화작용

④ 식물의 CO_2와 O_2의 교환에 의한 탄소동화작용

⑤ 자외선에 의한 살균작용

⑥ 중력에 의한 침강작용 등

※ 여과는 공기의 자정작용이 아님

(3) 발생원에 따른 대기오염물질의 분류

① 1차 오염물질

1차 오염물질이란 각종 발생원으로부터 직접 대기로 방출되는 물질을 말한다.

㉮ 아침과 저녁, 밤에는 대기 중의 농도가 증가하나 낮에는 감소한다. 왜냐하면 1차 오염물질이 자외선과 반응하여 2차 오염물질을 형성하기 때문이다.

㉯ 1차 오염물질의 하루의 변화 : 오전 9시경 증가, 12시경 감소, 오후 6시경 증가
(즉 9시↑, 12시↓, 6시↑)

㉰ CO, CO_2, HC, H_2S, HCl, NH_3, Pb, Zn, Hg, SiO_2, 중금속산화물 등

② 2차 오염물질

오염물질이란 발생원에서 배출된 1차 오염물질 간 또는 1차 오염물질과 다른 물질이 반응하여 생성된 물질을 말하는 것으로서, 외부의 광합성도, 반응물질의 농도, 지형, 습도 등에 영향을 받는다.

㉮ 태양광선(자외선)이 있는 낮에 대기 중의 농도는 증가한다.
(12시경 증가, 오후 2시가 가장 높고, 오후 4시 이후 감소)

㉯ O_3, PAN, NOCl, H_2O_2, PBN 등

㉰ 광화학 반응 : 성층권의 오존층이 대부분의 자외선을 차단한 후 대류권으로 들어오는 태양 빛의 파장(Wavelength)은 280(290)nm 이상의 장파장이다. 따라서 광화학 대기오염에 영향을 미치는 물질은 280 ~ 700nm의 범위에 있는 빛을 흡수할 수 있는 물질이다.

㉠ 광화학 반응을 간단히 설명하면 다음과 같다.

NOx 자외선

HC(올레핀계탄화수소) ——→ O_3, PAN, H_2O_2, NOCl, HCHO, PBN 등

유기물

㉡ 대기의 NO_2의 광분해 사이클은 다음과 같다.

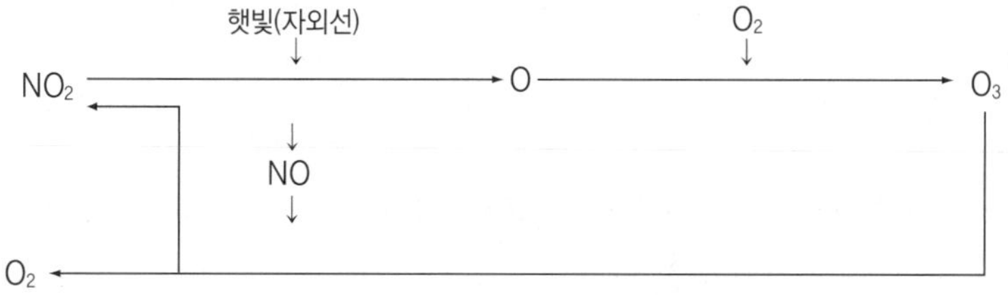

대기의 NO_2의 광분해 사이클

4 대기오염 사건

(1) 뮤즈계곡

① 1930년 : 뮤즈계곡(Meuse Valley) 사건, 벨기에에서 발생했다.

② 원인물질 : 공장의 아황산가스(SO_2), 황산미스트(H_2SO_4mist), 불소화합물 등

③ 기상상태 : 무풍, 기온역전

④ 피해 : 급성피해(3일 동안 약 60명 사망), 기관지 계통에 피해

(2) 도노라

① 1948년 : 도노라(Donora) 사건, 미국 피츠버그시 도노라에서 발생했다.

② 원인물질 : 공장의 아황산가스(SO_2), 황산미스트(H_2SO_4 mist) 등

③ 기상상태 : 무풍, 기온역전

④ 피해 : 호흡기 질환

(3) 포자리카

① 1950년 : 포자리카(Poza Rica) 사건, 멕시코에서 발생했다.

② 원인물질 : 공장의 황화수소(H_2S) 등

③ 기상상태 : 기온역전

④ 피해 : 호흡곤란

(4) 런던

① **1952년 12월** : 런던스모그(London Smog) 사건, 영국의 런던에서 발생했다.

② **원인물질** : 석탄 연소시 **아황산가스**(SO_2), 매연 등

③ **기상상태** : 무풍, **역전(복사역전)**, 하천의 평지, 아침(기온 0~5℃)

④ **피해** : 만성기관지염, 호흡기 질환자 발생, **급성피해**(사고 당시 4,000명이 사망)

⑤ **시정거리** : 100m 이하

⑥ **장소** : 하천의 평지

(5) 로스앤젤레스

① **1954년 7월** : 로스앤젤레스(Los Angeles) 사건(광화학 스모그 사건), 미국 로스앤젤레스에서 발생했다.

② **원인물질** : 석유 연소시 발생한 **올레핀계 탄화수소**(HC), **질산화물**(NOx) 등이 자외선과 반응하여 생성된 2차 오염물질을 생성했다.

③ **기상상태** : **침강성 역전**, 낮(기온 24~30℃)

④ **피해**

㉮ 사람 : 폐, 기도, 눈, 코

㉯ 고무제품 손상, 가죽제품의 피해, 건축물의 손상, 시정 악화, 과실의 손상 등

⑤ **장소** : 해안 분지에서 1년 내내 해안성 안개 발생

⑥ **시정거리** : 800~1,600m 이하

런던스모그 사건과 로스앤젤레스 광화학스모그 사건 비교

구 분	런던형 스모그(1952년 12월)	로스앤젤레스 스모그(1954년)
발생시의 기온	0~5℃	24~30℃
발생시의 습도	85% 이상(안개)	70% 이하
역전의 종류	방사성 역전(복사형)	침강성 역전(하강형)
시정거리	100m 이하	0.8~1.6km 이하
풍속	무풍	5mile/hr 이하
발생장소 및 사용된 연료	주택·공장의 석탄 및 석유계 연료	자동차의 석유계 연료
가장 발생하기 쉬운 때	12월, 1월	8월, 9월
주된 성분	SO_2, 입자상물질, 일산화탄소 등	질소산화물, 탄화수소, 유기물, 오존 등
반응의 형	열적	광화학적+열적
발생하기 쉬운 시각	아침	낮
인체에 대한 주된 영향	기관지의 자극, 즉 호흡기계 질환, 사망률 증가	단시간에 눈의 자극, 고무제품 손상
화학적 작용	환원	산화

5 오염물질의 확산

(1) 기온역전(Temperature Inversion)

대류권에서는 평균 기온감률이 0.65℃/100m(-0.65℃/100m)로서 하층에서 상공으로 올라갈수록 기온이 감소하는 것이 보통이다. 그러나 어떤 기층에서는 환경감률이 상공으로 올라가면서 일정하거나 또는 상승하기도 한다. 이러한 현상을 기온역전이라 하고, 이러한 층을 기온역전층이라 한다(즉, 상층기온이 하층기온보다 더 높은 현상).

① 역전일 때는 다음과 같은 결과가 발생한다.

㉮ 공기의 수직운동이 억제된다.

㉯ 대류현상이 생기지 않는다.

㉰ 하층에서 생긴 대류현상이라도 이 층에서는 저지당한다.

㉱ 대기오염물질이 대기층으로 쉽게 확산되지 못한다.

㉲ 지표 부근의 오염농도가 커진다.

② 역전의 종류

㉮ 복사역전(접지역전 ; Ground Inversion) : 복사냉각이 심하게 일어나는 때는 지표에 접한 공기가 상공의 공기에 비해 더 차가워져서 발생하는 역전을 복사역전이라 하고, 지면에 접하여 발생하기 때문에 접지역전이라고도 한다.

㉠ 발생 : 주로 가을~겨울, 일몰 후~해뜨기 전에 많이 발생한다.

㉡ 감소 : 봄이나 해가 뜨면 감소한다.

㉯ 침강역전(Subsidence Inversion) : 고기압 중심부분에서 기층이 서서히 침강하면서 기온이 단열압축 및 단열변화로 승온되면서 발생하는 현상이다.

㉠ 고기압 중심 부근에서 발생한다.

㉡ 기층이 서서히 침강하면서, 단열변화로 승온되어서 발생한다.

㉢ 장기적으로 지속된다.

㉣ 대기오염물질이 수직으로 확산되는 것을 방해한다.

(2) 대기안정도와 플륨(Plume)의 모양

플륨이란 굴뚝에서 배출되는 연기의 행렬을 말한다.

① 환상형(파상형=Looping)

㉮ 대기의 상태 : 절대 불안정

㉯ 맑은 날 오후나 풍속이 매우 강하여 상·하층간에 혼합이 크게 일어날 때 발생한다.

㉰ 풍하측 지면에 심한 오염의 영향을 미친다(지표농도 최대).

② 원추형(Conning)

㉮ 대기의 상태 : 중립

㉯ 플륨의 단면도가 전형적인 가우시안 분포(Gaussian Distriution)를 이룬다.

③ 부채형(Fanning)

㉮ 대기의 상태 : 안정

㉯ 역전층 내에서 잘 발생한다.

㉰ 오염농도 추정이 곤란하다.

㉱ 강한 역전을 형성하며, 대기가 매우 안정된 상태이고, 아침과 새벽에 잘 발생한다.

④ 상승형(지붕형=처마형=Lofting)

역전이 연기의 아래에만 존재해서 하향방향으로 혼합이 안 되는 경우에 일어난다.

⑤ 훈증형(끌림형=Fumigation)

㉮ 대기의 상태 : 하층이 불안정하다.

㉯ 오염물질이 지면에까지 영향을 미치면서 지표 부근을 심하게 오염시킨다.

⑥ 함정형(구속형=Trapping) : 침강역전과 복사역전이 있는 경우 양 역전층 사이에서 오염물이 배출될 때에 발생한다.

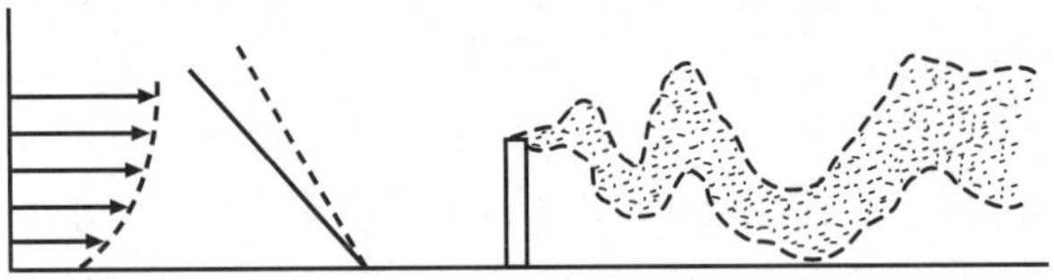

a) 환상형(Looping), 불안정

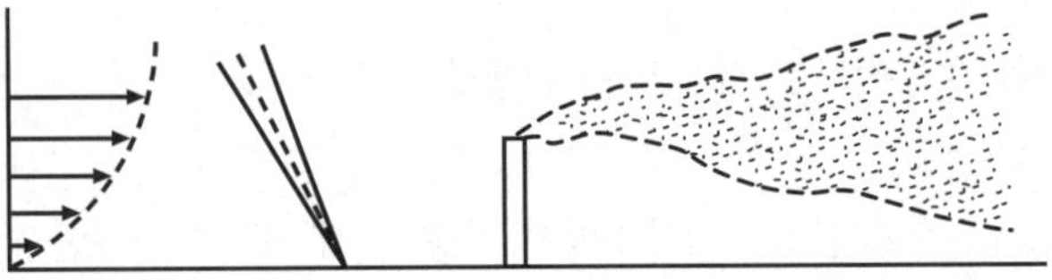

b) 원추형(Conning), 중립(약안정)

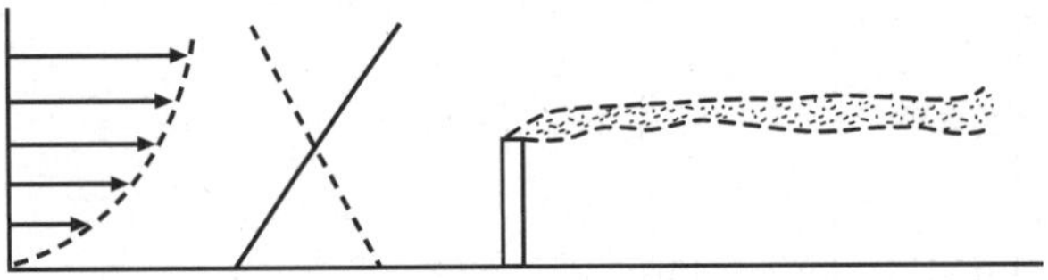

c) 부채형(Fanning), 안정(강안정)

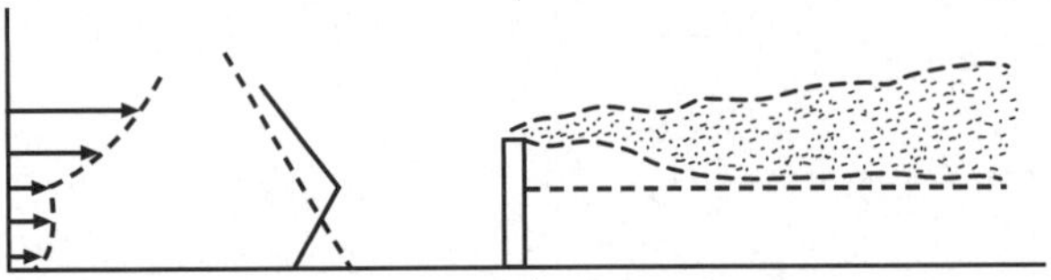

d) 지붕형(Lofting), 하층안정

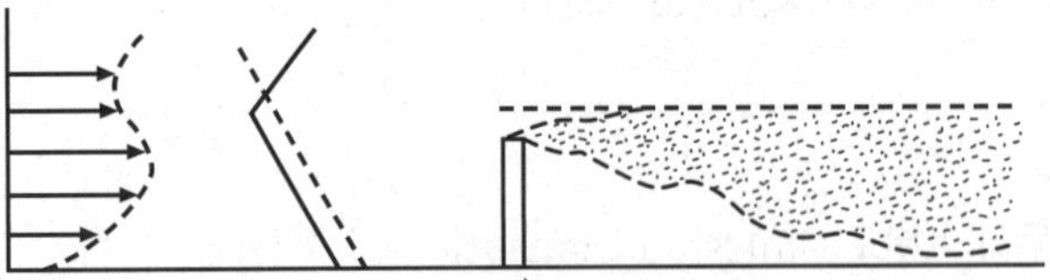

e) 훈증형(Fumigation), 상층안정

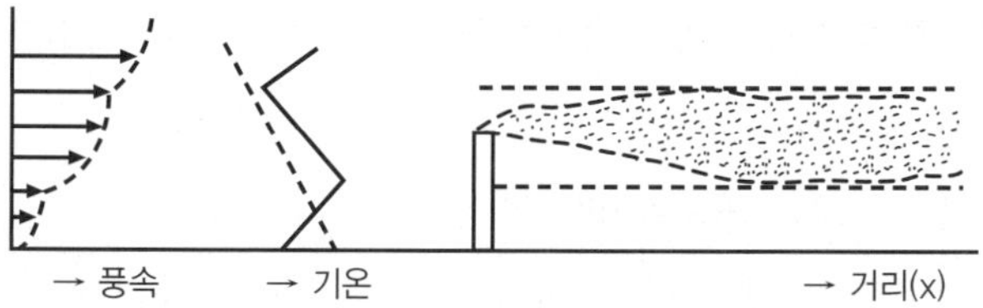

구속형(Trapping), 양 역전층 사이

굴뚝연기의 분산형태 (—— 환경감률, ------- 단열감률)

6 상수의 6단계 정수과정

- 상수처리에는 **폭기, 응집, 침전, 여과, 소독, 특수정수법** 등이 있다.
- 상수의 처리 계통도는 다음과 같다.

  취수 → 스크린 → 염소 전처리 → 침사지 → 응집제 투입(약품투입) → 교반 → 침전지 → 사(모래)여과 → 염소 후처리 → 정수지 → 송수(송수펌프) → 배수 → 급수

  또는 **취수 → 도수 → 정수 → 송수 → 배수 → 급수**

(1) 폭기

① 냄새와 맛을 제거한다.

② pH를 높이고, Fe, Mn 등을 제거한다.

③ 고온의 물을 냉각시킨다.

(2) 응집

① 목적 : 전기적 반발력(Zeta Potential)을 화학약품을 첨가하여 전기적 중화에 의해 **반발력을 감소**시키고, 입자를 충돌시켜 입자끼리 뭉치게 하여 침전시키기 위한 것이다.

② 응집제 종류 : 황산알루미늄[$Al_2(SO_4)_3 \cdot 8H_2O$=황산반토], 염화제2철, 황산제1철, 황산제2철 등

(3) 침전

① 보통침전 : 중력을 이용하여 침전시키는 것으로서 스토크법칙(Stokes 법칙)이 적용된다.

② 약품침전 : 약품을 이용하여 침전시키는 것

(4) 여과(Fliteration) : 여과 처리방법은 SS(부유물질)를 처리하는 것으로서, **완속여과는 1829년 영국**에서 처음으로 시작했으며, **급속여과는 1872년 미국**에서 사용하기 시작했다.

① 완속여과 : 완속여과란 물이 모래판 내를 **천천히 흘러감**에 따라서 불순물은 모래알 사이의 작은 틈 사이에 침전되어 제거되게 하는 원리를 이용한다.

② 급속여과 : 급속여과는 완속여과의 유속에 비해 빠른 속도로 여과되기 때문에 약품침전을 하여야 한다.

완속여과와 급속여과의 차이점

구 분	완속여과	급속여과
여과속도	3~5m/day	120~150m/day
예비처리	보통침전법(중력침전)	약품침전
제거율	98~99%	95~98%
모래층 청소	사면대치(표면층 삭제)	역류세척(back wash)
경상비	적다.	많다.
건설비	많다.	적다.
부유물질 제거	모래층 표면	
장점	세균제거율이 높다.	탁도, 색도가 높은 물에 좋다. 수면 동결이 쉬운 곳에 좋다.

(5) 소독 : 소독방법에는 염소, O_3, 자외선, Br_2, I_2, 은, 표백분 등이 있다.

① 표백분 : 표백분은 염소가스를 소석회에 흡수시킨 $Ca(OCl)_2$를 35% 함유한 것과 58% 함유한 것이 있다.

② 염소소독

㉮ 염소소독은 먹는물의 정수처리나 수처리의 방류수에 가장 많이 사용하는 소독방법이다.

㉯ 물을 살균처리하는 것은 병균을 죽여서 수인성 감염병(Mills-Reincke현상과 관련있는 질병)을 예방하는 데 있다.

㉰ 염소소독시 수중의 반응은 다음과 같다.

$Cl_2 + H_2O \rightarrow HOCl + H^+ + Cl^-$(낮은 pH(pH 5 ~ 6)

$HOCl \rightarrow OCl^- + H^+$(높은 pH, 즉 알칼리 상태(pH 9 ~ 10))

Cl_2 : pH$<$5

㉱ 살균력이 강한 순서 : HOCl > OCl^- > 클로라민

(HOCl은 OCl^-보다 살균력이 80배 정도 더 강하다)

㉲ HOCl과 OCl^-의 물속 용존량은 pH와 밀접한 관계가 있다.

㉠ pH가 낮을수록 OCl^-보다 HOCl이 물속에 많이 용존한다.

㉡ pH가 높을수록 $HOCl^-$보다 OCl^-이 물속에 많이 용존한다.

㉳ 유리잔류염소(遊離殘留鹽素) : 물속에 HOCl(차아염소산)이나 OCl^-(차아염소산이온)로 존재하는 염소이다.

㉴ 결합잔류염소 : 결합잔류염소란 염소가 암모니아나 유기성 질소와 반응하여 존재하는 것으로서 대표적인 형태가 클로라민(Chloramine)이다.

㉵ 염소주입량 = 염소요구량 + 잔류염소량

㉠ 염소요구량 : 수중 유기물질의 산화에 필요한 염소의 양

㉡ 잔류염소량 : 물속에 남아 있는 유리형 잔류염소량

㉶ 상수도 염소소독시 잔류염소량 기준 : 0.1ppm 이상(수도꼭지기준), 병원성 미생물에 의하여 오염되었거나 오염될 우려가 있는 경우에는 0.4ppm 이상(수도꼭지기준), 4.0ppm을 넘지 아니할 것(정수장기준)

㉷ 잔류염소의 장단점

㉠ 유리형 잔류염소

ⓐ 장점 : 살균력이 강하다.

ⓑ 단점 : 물에서 냄새가 난다.

㉡ 결합잔류염소(클로라민 ; chloramine)

ⓐ 장점 : 잔류성이 크다(살균이 오래 지속된다), 냄새가 적다.

ⓑ 단점 : 살균력이 약하다.

㉸ 염소소독과 오존소독과의 비교시 장단점

종류	장점	단점
염소소독	• 가격이 저렴하다. • 잔류성이 크다.	• 냄새가 난다. • 발암물질(THM ; Trihalomethan)을 생성한다.
오존(O_3) 소독	• pH 변화에 상관없이 강력한 살균력을 발휘한다. • THM을 형성하지 않는다. • 공기와 전력만 있으면 필요량을 쉽게 만들 수 있다.	• 잔류성이 없어 살균 후 미생물 증식에 의한 2차 오염의 위험이 있다. • 반감기가 짧아 처리장에 오존 발생기가 있어야 한다. • 오존 구입 시설 장비가 복잡하여 고도의 운전 기술이 필요하다. • 가격이 비싸다.

(6) 특수정수

① 경수의 연수화 : 석회소다법, 제오라이트법

② Fe 제거 : 폭기, 여과

③ Mn 제거 : 산화법, 망간제오라이트법, 양이온교환법, 폭기(소량 제거)

④ 조류 제거 : $CuSO_4$, 활성탄

⑤ 맛, 냄새, 탁도, ABS, 페놀 등 : 활성탄, 약품처리

7 수질오염 지표

(1) 용존 산소량(DO : Dissolved Oxygen)

물속에 녹아 있는 산소를 DO라 한다.

① 온도가 높을수록 DO의 포화농도는 감소한다.

② 20℃에서 DO의 포화농도는 9.17ppm이다.

③ 임계점 : 용존산소의 농도가 가장 부족한 지점을 말한다.

④ 변곡점 : 산소의 복귀율이 가장 큰 지점을 말한다.

(2) 생물화학적 산소 요구량(BOD ; Biochemical Oxygen Demand)

시료를 20℃에서 5일간 배양할 때 호기성 미생물에 의해 유기물을 분해시키는 데 소모되는 산소량을 BOD_5라 한다.

① 1단계 BOD

㉮ 탄소화합물이 산화될 때 소비되는 산소량을 1단계 BOD라 한다.

㉯ 보통 20일 정도 시간이 걸린다.

② 2단계 BOD(질소분해 BOD)

㉮ 질소화합물이 산화될 때 소비되는 산소량을 2단계 BOD라 한다.

㉯ 보통 100일 이상 시간이 소요된다.

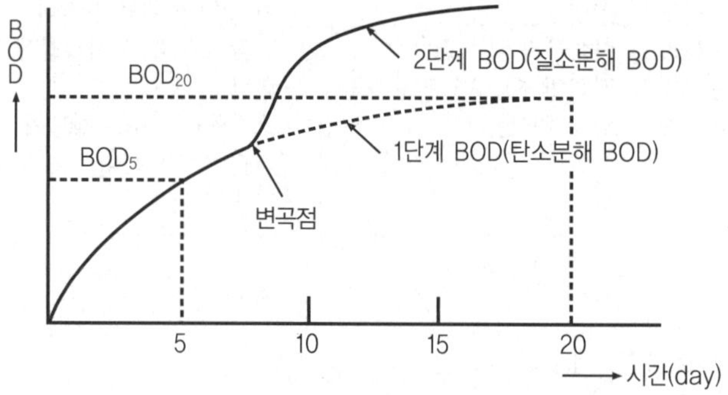

BOD곡선

(3) 화학적 산소 요구량(COD ; Chemical Oxygen Demand)

COD란 수중에 있는 유기물을 산화제($KMnO_4$, $K_2Cr_2O_7$)를 이용하여 측정하는 것으로 유기물이 산화되는 데 요하는 산소량을 ppm으로 나타낸 것이다.

(4) 경도 :
경도는 물속에 용해되어 있는 Ca^{2+}, Mg^{2+}, Mn^{2+}, Fe^{2+}, Sr^{2+} 등의 2가 양이온이 원인이 되며 이들의 양을 탄산칼슘($CaCO_3$)으로 환산하여 나타낸다.

① 단위 : ppm(mg/*l*)으로 표시한다.

② 종류

㉮ 일시경도(탄산경도)

㉠ 일시경도 유발물질 : OH^-, CO_3^{2-}, HCO_3^- 등

(예 $Ca(OH)_2$, $Ca(HCO_3)_2$, $Mg(HCO_3)_2$, $MgCO_3$, $Mg(OH)_2$)

㉡ 일시경도는 물을 **끓이면** 경도를 **제거**할 수 있다. 즉, 연수화시킬 수 있다.

㉯ 영구경도(비탄산경도)

㉠ 영구경도 유발물질 : Cl^-(염화물), SO_4^{2-}(황산염), NO_3^-(질산염) 등

(예 $MgCl_2$, $MgSO_4$, $CaSO_4$, $Mg(NO_3)_2$, $Ca(NO_3)_2$)

㉡ 영구경도는 끓여도 제거되지 않는다.

③ 제거방법 : **석회소다법**, 제오라이트법

(5) 질소화합물

① 질산화반응(호기성)

용존산소가 **풍부**한 수중에서 미생물에 의해 **단백질**이 **분해**될 때의 과정은 다음과 같다.

단백질 → Amino acid → NH_3-N → NO_2-N → NO_3-N

아미노산 → NH_4^+ → NO_2^- → NO_3^-

② 질산화반응 과정에서 생성된 물질의 특징

㉮ NH_3 – N(NH_4^+)

㉠ 상수에 대한 **분변오염**의 가장 **직접적인 지표**가 된다.

㉡ **암모니아성질소**가 **대량 검출**되면 가장 **최근**에 **오염**되었다는 것을 알 수 있다.

㉯ NO_2–N(NO_2^-)

수중에 유기질소가 유입되었을 때 유기질소는 미생물에 의하여 여러 단계를 거치면서 변화된다. 이 과정에서 가장 적은 양으로 존재한다.

㉰ NO_3–N(NO_3^-)

㉠ 질산성질소는 단백질이 질산화 과정을 거친 후 생긴 **최종산물**이다.

㉡ 질산성질소만 다량 검출되면 **하수처리**가 **잘 되었음**을 알 수 있다.

㉢ 질산성질소는 Blue babies(Methemoglobinemia ; **유아청변증**)문제를 유발하는 물질이다.

참고

NH_3-N : 암모니아성질소	NO_2-N : 아질산성질소
NO_3-N : 질산성질소	NH_4^+ : 암모늄이온(암모늄염)
NO_2^- : 아질산이온(아질산염)	NO_3^- : 질산이온(질산염)

8 수질오염의 기전

(1) 호수의 부영양화

부영양화(Eutrophication, 富榮養化)는 **정체수역**(호수, 하천)에 질소(N), 인(P) 등의 무기성 영양소가 다량 유입시 **플랑크톤이 폭발적으로 증가**하여 결국 늪 모양으로 변화하는 현상을 말한다.

① 부영양화를 일으키는 인자

㉮ **정체수역**에서 발생하기 쉽다.

㉯ 부영양화에 관계되는 오염물질은 **탄산염(100), 질산염(15 또는 16), 인산염(1)** 등이 있는데 이 중에서 **한계인자**가 되는 것은 **P이다**.

② 부영양화를 일으키는 오염물질 배출원

㉮ 농지에서 사용되는 비료

㉯ 합성세제

㉰ 자연산림지대 등에 있는 썩은 식물

㉱ 목장지역의 축산폐수

㉲ 처리되지 않은 가정하수, 공장폐수 등의 유입 등

③ 부영양화 발생시 피해

㉮ 수질의 **색도 증가**

㉯ 수서생물의 종류변화

㉰ 화학적 산소요구량(**COD**) **값이 증가**한다.

㉱ 식물성 플랑크톤의 번식이 증가하여 다량의 **산소가 소비**된다.

㉲ **투명도가 저하**한다.

④ 부영양화 방지대책

㉮ **$CuSO_4$(황산동)** 등의 화학약품을 **살포**한다.

㉯ **활성탄, 황토 등을 주입**한다.

㉰ 인을 사용하는 합성세제 사용을 금한다(유역 내 무린(無燐)세제 사용을 한다).

㉱ 정수장의 에너지 공급을 차단한다.

㉲ 질소, 인 등의 영양원 공급을 차단한다.

㉳ 유입 하수를 고도처리한다.

(2) 적조 : 적조(Red Tide)현상이란 식물성 **플랑크톤**의 **이상 증식**으로 **해수가 변색**되는 것을 말한다. 플랑크톤의 색에 따라 적조, 백조 등으로 구분한다.

① 적조발생의 요인

㉮ **정체성 수역**일 것(수괴의 연직 안정도가 작다.)

㉯ 수중의 **탄소(100), 질소(15 또는 16), 인(1)** 등의 **영양염류**의 **증가**

㉰ 염분농도가 적당할 것(염분농도는 적조발생에 크게 관여 안함)

㉱ 수온의 상승

② 적조현상이 발생했을 때의 피해

㉮ 어떤 조류는 독소를 방출한다.

㉯ 과영양상태로 진행되면 용존산소를 소비한다.

㉰ 수중의 용존산소가 소비되어 어류 등 다른 생물이 살 수 없게 된다.

㉱ 적조생물이 어패류의 아가미에 부착하여 질식시킨다.

③ 적조현상의 방지 대책

㉮ 황산동, 활성탄, 황토 등을 주입한다.

㉯ 인을 사용하는 합성세제 사용을 금한다.

9 하수도의 시설 및 특징

(1) 합류식

합류식이란 우수와 오수를 합쳐서 처리하는 방식으로서 평상시 오수만 유입시 유속이 작아져 관내에 고형물이 퇴적되기 쉽다.

① 장점

㉮ 건설비가 적게 든다.

㉯ 관이 크므로 보수 · 점검 · 청소를 하기가 용이하다.

㉰ 하수관이 우수에 의해 자연적으로 청소가 된다.

② 단점

㉮ 강우시 하수량이 많아져 수처리가 어렵다.

㉯ 강우시 큰 유량에 대비하여 단면적을 크게 하므로 가뭄이 계속되는 여름철에는 침전물이 생겨 부패하기 쉽다.

(2) 분류식

우수와 오수를 분리하는 것으로서 항상 일정한 유량을 유지할 수 있으며 장 · 단점은 합류식의 반대가 된다.

10 폐기물

(1) 폐기물의 정의

폐기물이라 함은 쓰레기 · 연소재 · 오니 · 폐유 · 폐산 · 폐알칼리 · 동물의 사체 등으로서 사람의 생활이나 사업활동에 필요하지 아니하게 된 물질을 말한다.

(2) 폐기물의 분류

① **생활 폐기물** : 생활 폐기물이라 함은 **사업장 폐기물** 외의 폐기물을 말한다.

② **사업장 폐기물** : 산업장 폐기물이라 함은 대기환경보전법 · 물환경보전법 또는 소음 · 진동관리법의 규정에 의하여 배출시설을 설치 · 운영하는 사업장, 기타 대통령이 정하는 사업장에서 발생되는 폐기물을 말한다.

③ 지정 폐기물 : 지정 폐기물이라 함은 사업장 폐기물 중 **폐유 · 폐산** 등 주변환경을 오염시킬 수 있거나 **의료폐기물** 등 인체에 위해를 줄 수 있는 **유해한 물질**을 말한다. 지정 폐기물의 종류는 다음과 같다.

㉮ **폐산** : 수소이온농도(pH)가 2.0 이하인 것에 한한다.

㉯ **폐알칼리** : 수소이온농도(pH)가 12.5 이상인 것에 한한다.

㉰ **폐유** : 기름성분을 5% 이상 함유한 것에 한한다.

㉱ **폐합성 고분자 화합물** : 폐합성 수지, 폐합성 고무

㉲ **폐석면** : 건조고형물의 함량을 기준으로 석면이 1% 이상 함유된 제품 · 설비 등의 해체 · 제거시 발생되는 것

㉳ **오니** : 고형물 함량이 5% 이상인 것에 한한다.

㉴ **의료폐기물** : 보건 · 의료기관, 동물병원, 시험 · 검사기관 등에서 배출되는 폐기물 중 인체에 감염 등 위해를 줄 우려가 있는 폐기물과 인체 조직 등 적출물, 실험동물의 사체 등 보건 · 환경보호상 특별한 관리가 필요하다고 인정되는 폐기물로서 대통령령으로 정하는 폐기물을 말한다.

(3) 폐기물처리 시설의 분류 : 폐기물처리 시설은 중간처리와 최종처리로 분류한다.

① **중간처리** : 소각 · 중화 · 파쇄 · 고형화 등에 의한 처리를 중간처리라 한다.

② **최종처리** : 매립 등에 의한 최종처리를 말한다.

(4) 폐기물처리 계통도

발생원 → 쓰레기통 → 손수레 → 적환장 → 차량 → 최종처리(매립)

(쓰레기통 ~ 적환장: 수거비용(60% 이상), 적환장 ~ 최종처리: 운반)

① **수거노선 설정시 유의사항**

㉮ 길 양 옆에 폐기물을 동시에 수거한다.

㉯ 반복 운행을 피한다.

㉰ 교통신호를 적게 받는 노선을 선택한다.

㉱ 출퇴근 시간을 피해 수거한다.

㉲ 고지대에서 저지대로 하향수거 노선을 선택한다.

㉳ U자 회전을 피해 수거한다.

㉴ 출발점을 차고와 가까운 곳으로 한다.

② 적환장의 기능

㉮ 옮겨 하적

㉯ 분쇄, 절단, 압축

㉰ 혼합, 분리

③ 적환장을 설치하는 이유

㉮ 발생원과 처리장이 멀 때

㉯ 수거차량이 소형일 때

㉰ 수거형태가 압축식 수거 시스템일 때

㉱ 주거지역의 밀도가 낮을 때

(5) 폐기물 처리

① 소각 : 우리나라는 일본, 독일, 미국의 도시폐기물의 성분과 비교시 종이류가 적고 채소류가 높아 발열량이 적다. 폐기물을 소각 처리할 때에는 가연분의 함유도 가장 먼저 고려하여야 한다.

㉮ 장점

㉠ 남은 열의 회수가 가능하다.

㉡ 매립에 비해 넓은 토지를 필요로 하지 않는다.

㉢ 기후에 영향을 거의 받지 않는다.

㉣ 도시의 중심부에 설치가 가능하다.

㉤ 의료폐기물의 처리에 좋다.

㉥ 폐기물의 부피감소

㉦ 폐열 이용

㉯ 단점

㉠ 건설비가 비싸고, 운전관리비가 비싸다.

㉡ 대기오염물질이 발생한다.

㉰ 도시폐기물 소각시 배기가스의 성분

㉠ 불완전연소가 될 때 CO, 분진 발생

㉡ 폐기물 중의 성분에 의한 SOx 등 발생

㉢ 소각로 내의 고온시 NOx 발생

㉣ 플라스틱류에 들어 있는 염소에 의한 염화수소, 다이옥신 등 발생

② 퇴비화

㉮ 농촌이나 도시주변의 도시에서 4~5개월 발효시켜서 퇴비로 이용한다.

㉯ 미생물을 이용하여 퇴비화를 하는 방법으로 퇴비화의 조건은 다음과 같다.

㉠ 공기(산소)공급 : 호기성

㉡ C/N : 30 내외

㉢ 최적온도 : 65～75℃(고온균)

㉣ 수분 : 50～70%

㉤ pH : 6～8

③ 동물사료 : 폐기물을 동물의 먹이로 주는 방법이다.

④ 매립 : 매립장소는 인가에서 멀어야 하고 수질오염이 없는 곳에 설치한다.

㉮ 위생적인 매립방식 : 위생적인 매립에는 도랑식, 경사식, 지역식이 있다.

㉠ 도랑식

ⓐ 도랑을 2.5～7m정도 파고 폐기물을 묻은 후 다시 흙을 덮는 방식이다.

ⓑ 복토할 흙을 다른 장소로부터 가지고 오지 않아도 된다.

㉡ 경사식 : 경사면에 폐기물을 쌓은 후 그 위에 흙을 덮는 방법이다. 경사식 매립 시 표면은 30° 경사가 좋다.

㉢ 지역식(저지대 매립법) : 어느 지역에 폐기물을 살포시키고 다진 후에 흙을 덮는 방법이다. 지역식은 다른 장소로부터 복토할 흙을 가지고 와야 한다.

㉯ 폐기물 매립 시 복토

㉠ 폐기물 매립 시 복토를 하는 이유

ⓐ 미관상(종이 등이 바람에 날리는 것 방지)

ⓑ 위생해충의 발생방지

ⓒ 침출수의 유출방지 등

㉡ 복토의 두께

ⓐ 일일복토 : 매립작업이 끝난 후 투수성이 낮은 흙, 고화처리물 또는 건설폐재류를 재활용한 토사 등을 사용하여 15cm 이상의 두께로 다져 일일복토를 하여야 한다.

ⓑ 중간복토 : 매립작업이 7일 이상 중단되는 때에는 노출된 매립층의 표면부분에 30cm 이상의 두께로 다져 기울기가 2% 이상이 되도록 중간복토를 하여야 한다.

※ 소각재 · 도자기조각 · 광재류 · 폐석고 · 폐석회나 폐각류 등 악취의 발생이나 흩날릴 우려가 없는 폐기물은 일일복토와 중간복토를 하지 아니 할 수 있다.

ⓒ 최종복토 : 매립시설의 사용이 끝났을 때에는 최종복토층을 기울기가 2% 이상이 되도록 설치하여야 한다.

- 가스배제층 : 두께 30cm 이상
- 배수층 : 모래, 재생골재 등으로 두께 30cm 이상
- 차단층 : 점토 · 점토광물혼합토 등으로 두께 45cm 이상
- 식생대층 : 식물심기와 생장이 가능한 양질의 토양으로 두께 60cm 이상 설치한다.

※ 복토란 흙을 덮는 것을 말한다.

㉰ 매립 후 사후처리
  ㉠ 침출수 처리
  ㉡ 가스 배출장치 설치
  ㉢ 악취 제거장치 설치
  ㉣ 해충, 쥐 등의 번식 방지

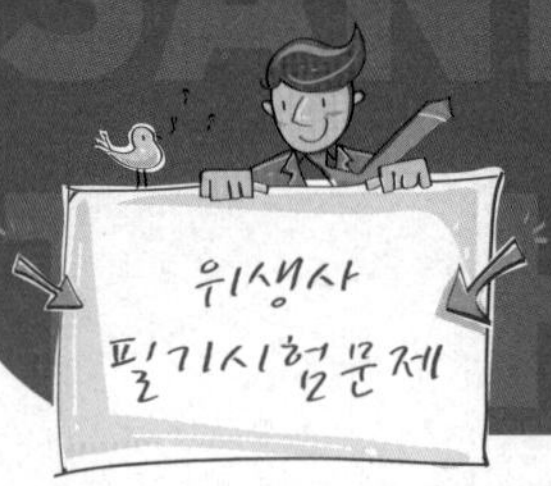

SANITARY TECHNICIAN

제3장 식품위생학

1 식품위생학의 개념

(1) 식품의 정의

식품이라 함은 모든 음식물을 말한다. 다만, 의약으로 섭취하는 것은 제외한다.

(2) 식품위생의 정의

식품위생이란 식품 · 식품첨가물 · 기구 또는 용기 · 포장을 대상으로 하는 식품에 관한 위생을 말한다.

(3) 식품의 위생적인 보관방법

① 물리적 처리

㉮ 냉동 · 냉장법(저온저장법)

㉠ 냉장고는 벽에서 10cm 정도 떨어진 위치에 설치한다.

㉡ 냉장고에 식품은 전체용량의 80% 정도만 저장하는 것이 좋다.

㉢ 냉장고 문은 자주 열지 않는 것이 좋다.

㉣ 냉장고는 깨끗하게 청소를 하여야 세균의 오염을 막을 수 있다.

㉤ 냉장고 내부에 온도계를 비치하여야 한다.

㉥ 온도계는 냉장고의 중간에 설치한다.

㉦ 냉장고의 식품저장 방법은 다음과 같다.

ⓐ 냉동실(영하 18℃ 이하) : 육류의 냉동보관, 건조한 김 등을 보관한다.

ⓑ 냉장실(0~10℃)

- 1단 온도 0~3℃ : 육류, 어류 등
- 중간온도 5℃ 이하 : 유지가공품 등
- 하단온도 7~10℃(10℃ 이하) : 과일, 야채류 등

㉧ 냉장의 목적은 다음과 같다.

ⓐ 자기소화를 지연시킨다.

ⓑ 미생물의 증식을 저지한다.

ⓒ 변질을 지연시킨다.

ⓓ 식품의 신선도를 단기간 유지시킨다.

㉯ 가열살균법 : 미생물의 사멸과 효소의 파괴를 위하여 100℃ 정도로 가열한다.

㉰ 건조 · 탈수법 : 건조식품은 수분함량이 15%(14%) 이하가 되도록 보관한다.

㉱ 자외선 조사법 : 자외선을 이용하여 살균한다.

㉲ 농축법

② 화학적 처리

㉮ 방부제(보존제) 첨가법

㉠ 데이히드로초산(DHA ; dehydroacetic acid) – 〈삭제〉

㉡ 안식향산나트륨(sodium benzoate)

㉢ 프로피온산나트륨(sodium propionate)

㉣ 프로피온산칼슘(calcium propionate)

㉯ 산화방지제 첨가법

㉠ 디부틸 히드록시 톨루엔(BHT ; dibutyl hydroxy toluene)

㉡ 부틸 히드록시 아니졸(BHA ; butyl hydroxy anisole)

㉢ 몰식자산 프로필(propyl gallate)

㉣ DL-α-토코페롤(DL-α-tocopherol)

㉰ 식염 · 설탕 첨가법 : 10% 이상의 식염(염장법)이나 50% 이상의 설탕(당장법)으로 저장하면 미생물의 발육을 억제할 수 있다.

NaCl이 미생물의 생육을 억제하는 이유는 다음과 같다.

㉠ 식품 내의 수분활성을 저하

㉡ 삼투압에 의한 원형질 분리

㉢ Cl^-의 독작용

㉣ 산소분압의 감소 등

㉱ 산저장법 : pH4.7(5) 이하(초산이나 젖산 이용)

㉲ 훈증법

③ 미생물처리법 : 미생물을 이용한 처리방법 – 간장, 된장, 고추장, 김치, 요구르트, 치즈 등

※ DHA : 현재 "식품공전"에는 "삭제"되었으나 "위생사시험"에는 출제되고 있음

2 식품의 변질과 수분량

(1) 식품의 변질

식품을 자연상태로 방치했을 때 미생물, 햇볕, 산소, 효소, 수분의 변화 등에 의하여 식품의 성분의 변화가 생겨 영양가 파괴, 맛 등에 손상을 가져오는 것을 식품의 변질이라 한다.

① 부패 : 미생물의 번식으로 단백질이 분해되어 아미노산, 아민, 암모니아, 악취 등을 발생하는 현상을 부패라 한다.

② 변패 : 당질, 지방이 미생물에 의해 변질되는 현상을 변패라 한다.

③ 산패 : 지방의 산화로 aldehyde, ketone, ester, alcohol 등이 생성되는 현상을 말한다. 산패는 미생물에 의한 것이 아니고 산소에 의해 변질되는 것이다.

④ 발효(fermentaion) : 탄수화물이 산소가 없는 상태에서 분해되는 것을 말한다.

(2) 부패판정

① 부패(Putrefaction)란 단백질 및 유기물이 변화된 것을 말한다(단백질 변질이 주).

② 부패에는 기온, 습도, pH, 열 등의 인자가 관여한다.

③ 부패생성물 : methane, H_2S, mercaptan, 함질소화합물 등

④ 초기 부패판정

㉮ 관능검사 : 부패판정의 제일 기본이 되는 검사로서, 판정하는 항목에는 냄새, 맛, 외관, 색깔, 조직의 변화상태 등이 있다.

㉯ 물리학적 판정 : 물리학적 검사로는 경도, 점성, 탄성, 색도, 탁도, 전기저항 등의 변화를 본다.

㉰ 화학적 판정 : 화학적 판정에 이용되는 것은 트리메틸아민(trimethylamine), dimethylamine, 휘발성 염기질소(휘발성 아민류, 암모니아 등), 휘발성 유기산, 질소가스, 히스타민, pH, K값 측정 등이 있다.

㉠ amine : 아미노산의 탈탄산 반응으로 생성된 물질이다.

㉡ trimethylamine : 어류의 비린내의 원인물질인 부패생성물이다.

㉱ 미생물학적(생물학적) 판정

㉠ 생균수 측정 : 식품은 1g당 세균수가 10^8 이상(10^8/g)일 때 쉰 냄새가 나게 되어 먹지 못하게 된다. 즉, 초기 부패로 판정할 수 있는 세균수는 식품 1g당 10^8이다.

㉡ 식품 중의 생균수를 측정하는 목적은 신선도의 여부를 알기 위해서이다.

㉢ 1g당 세균수가 10^5 이하이면 안전하다(10^5 이하/g).

(3) 대장균군

대장균군이란 Gram음성의 무아포성 단간균으로서 젖당(유당)을 분해하여 산과 가스(gas)를 생성하는 호기성 또는 통성혐기성균을 말한다.

대장균이 검출되는 음료수를 오염수라고 하는 가장 중요한 이유는 대장균이 검출되면 병원성 미생물이 생존해 있을 가능성 때문이다.

① 시험방법 : 우유 및 유제품의 대장균군 시험에는 정성시험과 정량시험이 있는데, 시험방법은 다음과 같다.

㉮ 정성시험

㉠ 일정량의 시료 중에 1개 이상의 대장균의 유무를 측정하는 방법이다.

㉡ LB(Lactose Broth)발효관 배지를 이용할 때의 3단계 시험순서는 다음과 같다.

추정시험 → 확정시험 → 완전시험

㉢ BGLB(Brillant Lactose Bile Broth)배지나 고형배지를 사용하는 경우에는 3단계의 시험 순서를 구분하지 않고 완전시험까지 연속해서 실시한다.

㉣ LB(Lactose Broth)발효관 배지를 이용한 시험

ⓐ 추정시험

- LB(Lactose Broth)발효관 배지에 접종하여 35~37℃, 24±2시간 배양했을 때 가스(gas)가 생성되면 **대장균의 존재가 추정**된다.
- 고형배지에 접종한 것은 배지의 종류에 따라 특유색상의 집락을 형성한다.

ⓑ 확정시험

- 추정시험에서 가스발생을 본 발효관으로부터 BGLB발효관에 이식하여 35~37℃, 48±3시간 배양했을 때 gas가 생성된 것을 1 백금이를 취해서 EMB한천배지, Endo평판배지에 도말해서 분리배양한 후 전형적인 대장균군의 집락을 증명할 경우에 확정시험은 양성이다.
- EMB배지에서 금속광택의 **청동색깔의 집락**(colony)이 나타나면 **확정시험은 양성**이다.

ⓒ 완전시험

- LB발효관 배지에서 가스발생, 사면배양에서 그람음성, 무아포성 간균인 것이 증명될 경우 대장균군은 양성으로 판정된다.
- 배지 : Endo평판배지, EMB한천배지를 사용한다.

㉯ 정량시험 : 사용하는 배지에는 액체배지와 고형배지가 있다. 액체배지는 LB발효관 배지 또는 BGLB발효관 배지를 사용한다. 고형배지에는 desoxycholate agar가 사용된다.

3 식중독

(1) 식중독의 정의

식중독이란 유독 · 유해물질이 음식물에 흡인되어 경구적으로 섭취시 일어나는 질병을 말한다.

(2) 식중독 분류

- 세균성 식중독
  - 감염형 : **살모넬라, 장염비브리오, 병원성 대장균, 프로테우스, 아리조나** 식중독 등
  - 독소형 : **포도상구균, 보툴리누스** 식중독 등
- 화학성 식중독 : 유해첨가물, 유해금속, 농약 중독 등
- 자연독 식중독 : 식물성, 동물성, 곰팡이(Mycotoxin) 중독 등

① **세균성 식중독** : 우리나라에서 세균성 식중독의 발생빈도가 **가장 높은 계절**은 **여름**이고, 식중독 중 발생률이 가장 높은 것은 세균성 식중독이다.

㉮ 살모넬라(Salmonella) 식중독

Salmonella 식중독에 해당되는 균은 Sal. typhimurium, Sal. thompson, Sal. enteritidis, Sal. derby 등이 있다(장티푸스균, 파라티푸스균은 제외).

㉠ 외부형태 : Gram음성, 무포자 간균, 주모균

㉡ 원인균의 특징 : 생육 최적온도는 **37℃**이고, **pH 7~8**이다.

㉢ 증세 : 식중독 환자는 **38~40℃의 심한 고열**이 나는 것이 특징이다. 치사율은 낮다.

㉣ 원인식품 및 감염경로 : 감염된 동물, 어육제품, **샐러드**, **마요네즈**, 유제품 등을 섭취시 발생한다.

㉤ 잠복기 : 12~24(48)시간(**길다**)

㉥ **예방** : **60℃에서 20분간 가열**한다.

㉯ 장염 Vibrio 식중독

㉠ 외부형태 : Gram음성, 간균, 단모균, 무포자

㉡ 원인균 : Vibrio parahaemolyticus(**호염균**)

㉢ 원인균의 특징 : **3~4%의 식염농도**(NaCl)에서 잘 자라는 중온균이며, 열에 약하다.

㉣ 원인식품 및 감염경로 : **어패류**, **생선** 등

㉤ 콜레라균(Vibrio cholera)과 유사한 형태이다.

㉥ 주요 증상 : 설사, 위장장애

㉦ 잠복기 : 평균 10~18시간

㉧ 배지 : TCBS agar 배지

㉨ **예방** : 어패류를 **담수로** 씻거나, **가열 후 섭취**한다.

㉩ Vibrio vulnificus : 날것의 어패류를 섭취하므로 감염되는 비브리오 패혈증의 원인균이다.

㉰ 병원성 대장균

㉠ 외부형태 : Gram음성, 주모균, 간균, 무아포성

㉡ 외부형태는 일반 대장균과 차이가 없다(항원으로 구별).

㉢ 원인균 : Escherichia coli

㉣ 증세 : 영 · 유아에게 감염성(전염성) 설사, 성인에게는 급성장염을 유발한다.

㉱ 포도상구균 식중독

㉠ 외부형태 : Gram양성, 구균, **무(無)아포성**, 무편모로 비운동성이다.

㉡ 원인균 : Staphylococcus aureus

㉢ 원인균의 특징 : **장독소인 enterotoxin**을 생성한다. enterotoxin은 **식중독의 원인독소**이며 끓여도 잘 파괴되지 않는다.

㉣ 원인식품 : 우유 및 유제품 등

ⓜ 감염원 : 화농성환자이다.

ⓗ 잠복기 : 1~6시간(평균 3시간), 짧다.

ⓢ 증세 : 열이 없다.

ⓞ 예방대책 : 화농성 환자는 식품취급을 금한다.

㉮ 보툴리누스 식중독

㉠ 외부형태 : Gram양성, 간균, 주모균, 아포형성, 혐기성 등

㉡ 원인균 : Clostridium botulinum

㉢ 원인균의 특징 : 신경독소인 neurotoxin을 생성한다.

㉣ 원인식품 및 감염경로 : 밀봉상태의 통조림 식품에서 잘 자란다.

㉤ 증세 : 신경마비 증세, 치명률이 높고, 호흡곤란, 연하곤란, 복시, 실성 등의 현상이 일어나고 발열이 없다.

㉥ 치사율 : 15~20%이다.

㉦ 잠복기 : 12~36시간이다.

㉧ 아포는 120℃에서 4분 이상 가열해야 사멸한다.

㉯ 세균성 식중독의 특징

㉠ 많은 양의 세균이나 독소에 의해 발생한다.

㉡ 면역이 생기지 않는다.

㉢ 2차 감염이 없다.

㉣ 식품에서 사람으로 최종 감염된다(식중독은 종말감염이다).

㉤ 잠복기가 짧다(잠복기는 경구감염병보다 짧다).

㉥ 식중독 세균의 적온은 25~37℃이다.

㉰ 세균성 식중독 예방법

㉠ 위생 처리된 식품재료를 고른다.

㉡ 70℃ 이상의 열을 가해 잘 익힌다(세균성 식중독은 음식물 섭취 전 가열에 의하여 대부분 예방할 수 있다).

㉢ 조리된 식품은 가능하면 바로 먹는다(가급적이면 조리 직후에 먹는다).

㉣ 냉장 보관했던 음식을 먹을 때에는 다시 익힌다.

㉤ 설사환자나 화농성 질환이 있는 사람은 식품을 취급하지 못하도록 한다.

② 화학성 식중독 : 화학성 식중독에 속하는 독성물질에는 사카린, 메탄올, 인공색소, 둘신, 카드뮴, 불소화합물, 수은, 비소, 바륨 등이 있다.

③ 자연독 식중독

㉮ 식물성 식중독

㉠ 독버섯 : 독성분은 muscarine, muscaridine, coprin, choline, lampterol, neurine이다.

㉡ 감자 : 독성분은 솔라닌(solanine), 셉신(sepsin)이다.

㉢ 독미나리 : 독성분은 시큐톡신(cicutoxin)이다.

㉣ 면실유 : 독성분은 고시폴(gossypol)이다.

㉤ 청매 : 독성분은 아미그달린(amygdaline)이다.

㉥ 독보리 : 독성분은 테물린(temuline)이다.

㉦ 피마자 : 독성분은 ricin, ricinin, allergen이다.

㉧ 오두, 바꽃 : 독성분은 aconitine이다.

㉨ 가시독말풀, 미치광이풀 : 독성분은 scopolamine, atropine, hyoscyamine이다. 참깨와 비슷하므로 참깨로 잘못 알고 섭취하여 중독을 일으키는 가시독말풀의 중독성분은 Scopolamine이다.

㉩ 붓순나무 : 독성분은 shikimin, hananomin, anisatin 등이 있다.

㉪ 고사리 : 독성분은 프타퀼로시드(ptaquiloside)이다.

㉯ 동물성 식중독

㉠ 복어 중독

ⓐ 복어의 독력이 계절적으로 가장 강한 시기는 5~7월이다.

ⓑ tetrodotoxin : 복어의 생식기(고환, 난소), 창자, 간, 피부 등에 들어 있는 독소이다. 이 중에서 독성분이 제일 강한 곳은 난소(알)이다.

ⓒ 식중독 야기시 cyanosis(청색증) 현상을 나타낸다.

ⓓ 치사율이 높다.

ⓔ 증세 : 운동마비, 언어장애, 지각이상, 호흡마비, 구순 및 혀의 지각마비 등

㉡ 모시조개, 바지락, 굴

ⓐ 독성분 : Venerupin(3~4월 발생)

ⓑ 중독증상 : 구토, 두통, 미열, 점막출혈, 황달, 피하출혈, 입냄새, 권태감 등

㉢ 대합조개, 섭조개, 홍합

ⓐ 독성분 : Saxitoxin(5~9월 발생)의 독소를 분비하며, Saxitoxin은 마비성 패독을 유발한다.

ⓑ 특징 : Plankton(플랑크톤)이 생성한 독소를 조개가 섭취, 체내에 축적

㉰ 곰팡이 중독 : 곰팡이의 대사물질인 mycotoxin은 만성 장애를 일으킨다. mycotoxin 생산 곰팡이는 Aspergillus, Penicllium, Fusarium속 등이 있다.

㉠ 아플라톡신(aflatoxin) : 진균독인 아플라톡신(aflatoxin)은 간장·된장 담글 때 발생 가능한 독성분으로서 간암을 유발시킨다(Aspergillus flavus는 aflatoxin을 생성한다).

㉡ 황변미 : 황변미 독에는 citrinin, islanditoxin, citreoviridin, luteoskyrin, cyclohlorotin 등이 있다.

㉢ 맥각독 : ergotamine과 ergotoxin은 보리, 밀 등을 기질로 번식하는 곰팡이가 분비하는 독성분이다.

4 경구감염병

(1) 정의

병원체가 음식물, 손, 기구, 위생동물 등을 거쳐 경구적(입)으로 체내에 침입하여 일으키는 질병을 경구감염병이라 한다.

(2) 경구감염병의 분류

① 세균 : 장티푸스, 파라티푸스, 콜레라, 세균성이질, 파상열 등

② 바이러스 : 폴리오(소아마비), A형간염(유행성간염) 등

③ 리케치아 : Q열 등

④ 원충류 : 아메바성이질 등

(3) 경구감염병의 예방대책

① 환자 · 보균자의 조기발견 및 격리 치료한다.

② 환자 · 보균자의 조리를 금한다.

③ 음료수의 위생적 관리와 소독을 한다.

④ 환경위생을 철저히 한다.

⑤ 병균을 매개하는 파리, 바퀴벌레, 쥐 등을 구제한다.

⑥ 날 음식의 섭취를 피하고 위생처리를 한다.

(4) 경구감염병과 감염형 식중독과의 차이점

① 경구감염병에서는 병원체가 고유 숙주와의 사이에 infection cycle을 성립한다.

② 세균성 식중독에서는 세균에서 사람으로 terminal infection(최종 감염)된다.

③ 세균성 식중독은 다량의 균이 필요하다.

④ 경구감염병은 세균성 식중독에 비하여 잠복기가 비교적 길다.

⑤ 경구감염병은 2차 감염률이 드물지만 있다.

5 인축공통 감염병(인수공통 감염병)

(1) 정의

인간과 척추동물 사이에 전파되는 질병을 인축공통 감염병이라 한다.

(2) 분류

- 세균성 질병 : 탄저병, 돼지단독(돈단독), 결핵, 야토병, 브루셀라(파상열), 장출혈성대장균감염증 등
- 바이러스에 의한 질병 : 일본뇌염, 광견병(공수병), 동물(조류)인플루엔자 인체감염증, 중증급성호흡기증후군(SARS), 앵무병, New castle병 등
- 리케치아에 의한 질병 : Q열 등
- 원충성 질병 : Toxoplasma병 등
- Prion(단백질 일종) : 변종 크로이츠펠트-야콥병(vCJD)

※ "조류인플루엔자 인체감염증"이 법적으로는 "동물인플루엔자 인체감염증"임

① 결핵(Tuberculosis)

㉮ 결핵균에 오염된 우유로 감염된다.

㉯ 인형결핵균인 것은 Mycobacterium tuberculosis이다.

㉰ 우형결핵균(M. bovine)이 사람에 감염될 수 있는 매개경로는 우유이다.

② 파상열(Brucellosis)

㉮ 소, 염소, 양, 돼지의 동물에게 유산을 일으키며, 사람에게는 열을 발생시키는 질병이다.

㉯ 종류

㉠ Brucella abortus : 소에 감염되어 유산을 일으키는 병원체이다.

㉡ Brucella suis : 파상열 중 돼지에 감염되는 병원체이다.

㉢ Brucella melitensis : 염소, 양에 유산을 일으키는 병원체이다.

6 기생충 감염경로와 외부형태

(1) 야채를 통한 기생충 질환

① 회충

㉮ 경구침입, 위에서 부화한 유충은 심장, 폐포, 기관지를 통과하여 소장에 정착한다.

㉯ 장내 군거생활을 한다.

㉰ 인체에 감염 후 75(70)일이면 성충이 되어 산란한다.

㉱ 충란은 여름철 자연조건에서 2주일 정도 후면 인체에 감염력이 있는 충란이 된다.

㉲ 충란은 70℃로 가열하면 사멸된다.

㉳ 일광에서 사멸된다.

㉴ 충란 제거를 위해서는 흐르는 물에 5회 이상 씻는다.

② 요충

㉮ 경구침입을 한다.

㉯ 집단생활하는 곳에 많이 발생한다.

㉰ 항문 주위에서 산란한다(항문 소양증).

㉱ Scatch tape(스카치 테이프) 검출법을 이용하여 검사한다.

③ 구충(십이지장충, 아메리카구충)

㉮ 피부감염(경피감염)되므로 인분을 사용한 채소밭에서는 피부를 보호해야 한다.

㉯ 경피감염은 유충이 침입한 피부국소에 소양감, 작열감이 생기면서 소위 풀독(채독증)이라 부르는 피부염을 일으킨다.

㉰ 소장에 기생한다.

④ 편충

㉮ 말채찍 모양을 한 기생충이다.

㉯ 맹장 또는 대장에 기생한다.

⑤ 동양모양 선충

(2) 어패류로부터 감염되는 기생충

- 간디스토마와 폐디스토마의 인체 감염형은 피낭유충(Metacercaria)이다.
- 충란 → Miracidium(유모유충) → Sporocyst(포자낭유충) → Redia(Redi유충) → Cercaria(유미유충) → Metacercaria(피낭유충) 형태로 인체에 감염된다.

① 간디스토마(간흡충) : 제1중간숙주 → 왜우렁, 제2중간숙주 → 민물고기(붕어, 잉어, 모래무지)

② 폐디스토마(폐흡충) : 제1중간숙주 → 다슬기, 제2중간숙주 → 가재, 게, 참게

③ 광절열두조충 : 제1중간숙주 → 물벼룩, 제2중간숙주 → 민물고기(연어, 송어, 숭어)

④ 아니사키스(anisakis, 고래회충) : 제1중간숙주 → 갑각류(크릴새우), 제2중간숙주 → 바다생선(고등어, 갈치, 오징어 등) → 최종숙주(고래, 물개 등)

⑤ 요코가와흡충 : 제1중간숙주 → 다슬기, 제2중간숙주 → 담수어(붕어, 은어 등)

⑥ 유구악구충 : 제1중간숙주 → 물벼룩, 제2중간숙주 → 민물고기(미꾸라지 · 가물치 · 뱀장어), 최종숙주 → 개 · 고양이 등

(3) 수육(육식)을 통한 기생충 질환

① 유구조충(갈고리촌충) : 중간숙주 - 돼지

② 무구조충(민촌충) : 중간숙주 - 소

③ 선모충 : 중간숙주 – 돼지

7 식품첨가물

(1) 보존료(방부제)

미생물의 증식에 의해 일어나는 식품의 부패나 변질을 방지하기 위하여 사용되는 물질을 보존료라 한다. 보존료는 식품 중에서 미생물에 대해 정균작용(bacteriostatic)이나 효소의 발효작용을 억제한다.

① 보존료의 효과

현재 허용되고 있는 보존료는 파라옥시안식향산에스테르류를 제외하면 모두 유기산이나 그 염류인데, 이러한 산형보존료는 산성 영역에서 그 효과를 발휘한다. 원인은 중성용액에서는 완전히 해리하나 산성용액에서는 비해리 분자가 증가하기 때문이다.

② 보존료의 특징

㉮ 디히드로초산 및 디히드로초산 나트륨(DHA ; dehydroacetic acid, sodium dehydroacetate) : DHA는 pH가 낮을수록 효과가 증대된다.

㉯ 소르빈산 및 소르빈산칼륨(sorbic acid, potassium sorbate) : pH가 낮을수록 효과가 크나 안식향산과는 달리 pH가 6~7에서도 어느 정도의 효력을 나타낸다. 젖산균이나 혐기성 포자성균에는 거의 효과가 없으나 그 외의 세균이나 곰팡이, 효모에는 동일하게 작용하는 것이 특징이다.

㉰ 안식향산 및 안식향산나트륨(benzoic acid, sodium benzoate) : pH 4 이하에서는 저농도로서도 각종 부패 미생물의 증식을 억제하지만, pH 5 이상에서는 그 효과가 격감한다.

(2) 산화방지제(항산화제)

항산화제라고도 하며, 공기 중의 산소에 의해 일어나는 변질, 즉 유지의 산패에 의한 이미, 이취, 식품의 변색 및 퇴색 등을 방지하기 위하여 사용되는 첨가물이 산화방지제이다. 식품 중의 유지는 공기 중에서 산패 등을 일으킨다. 그 이유는 유지 중의 불포화지방산이 그 중 결합부위에 산소분자와 결합하여 peroxide를 거쳐 aldehyde 등으로 변화하기 때문이다.

(3) 호료(중점제)

식품에 대하여 점착성을 증가시키고, 유화안정성을 좋게 하며, 가공할 때의 가열이나 보존 중의 경시변화에 관하여 점도를 유지하고 형체를 보존하는 데 도움을 주며, 미각에 대해서도 점활성을 줌으로써 촉감을 좋게 하기 위하여 식품에 첨가되는 것이 호료이며 증점제라고도 한다.

(4) 착색료

인공적으로 착색을 시켜 천연색을 보완 · 미화하며, 식품의 매력을 높여 소비자의 기호를 끌기 위하여 사용되는 물질을 착색료라 한다.

① 식용 tar 색소

㉮ tar 색소란 명칭은 석탄의 col tar에서 만들어지는 benzene, xylene, toluene, naphthalene 등을 원료로 하기 때문에 허가되어 있는 tar 색소는 모두 수용성의 산성색소이다.

㉯ 화학구조별로 분류하면 다음과 같다.

(적색 2 · 3 · 40호, 황색 4 · 5호, 청색 1 · 2호, 녹색 3호)

② 식용 tar 색소 알루미늄레이크

식용 tar 색소와 염기성 알루미늄염을 작용시켜서 얻은 복잡한 화합물을 알루미늄레이크라 하며 색소 함량이 10~30%이다.

③ β-카로틴(β-carotene)

자연계에 널리 존재하는 색소이지만 합성에 의해서도 얻으므로 그 합성품을 지정한 것이다. 적자색~암적색의 결정성인 분말로서 약간의 특유한 냄새와 맛이 있다.

지용성 색소이므로 유지성 식품에 적합하여 치즈, 버터, 마가린 등에 많이 사용되지만, 수용화시킨 것도 있어서 수성식품에도 사용할 수 있다. 그러나 산이나 광선 등에 의하여 분해되기 쉽고, 산화되기 쉬운 결점이 있다.

④ 황산동(황산구리, $CuSO_4$)

채소류, 과일류, 다시마 등의 착색료로 많이 사용되는데 황산동의 사용기준은 구리로서 규정이 되어 있다.

(5) 발색제

발색제는 그 자체에 의하여 착색되는 것이 아니고, 식품 중에 존재하는 유색물질과 결합하여 그 색을 안정화하거나 선명하게 또는 발색되게 하는 물질이다.

① 아질산나트륨(sodium nitrite ; $NaNO_2$)

아질산나트륨은 고기 중의 myoglobin이나 hemoglobin과 결합하여 공기, 열, 세균 등에 대하여 비교적 안정한 nitrosomyoglobin이나 nitrosohemoglobin을 생성하여 붉은색을 유지하게 한다.

$$NaNO_2 + RCOOH \rightleftarrows HNO_2 + RCOONa$$

$$2HNO_2 \rightleftarrows H_2O + NO_2 + NO$$

myoglobin(Mb) + NO → Mb-NO(nitrosomyoglobin)

hemoglobin(Hb) + NO → Hb-NO(nitrosohemoglobin)

② 질산칼륨 및 질산나트륨

③ 황산 제1철

과채 등의 발색제로서 특히 가지를 소금에 절임할 때 변색방지에 이용되는데, 이것은 과채 중의 천연색소인 anthocyanin 색소류가 철이온과 결합하여 선명한 빛깔을 나타낸다고 한다.

(6) 감미료

감미료란 당질을 제외한 감미를 지닌 화학적 제품을 총칭한다.

① 허용 감미료

사카린 나트륨, 글리실리친산 2나트륨, D-소르비톨, 아스파탐

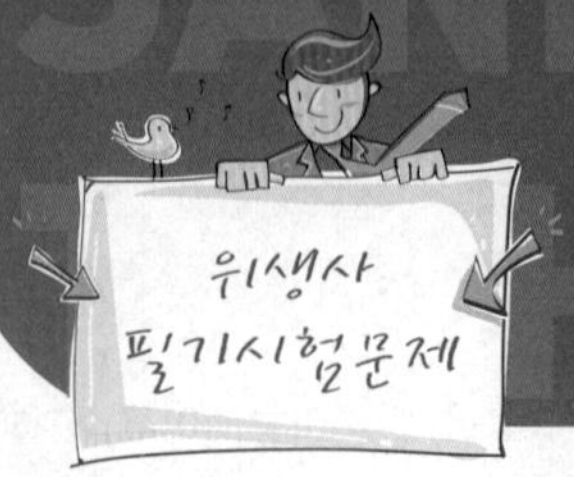

제4장 위생곤충학

1 살충제에 대한 곤충의 저항성

(1) 저항성(resistance)

① 저항성이란 한 살충제에 대해 감수성을 보이던 곤충이 동일지역에서 본 살충제에 의해 방제가 불가능한 경우를 저항성이 생겼다고 한다(즉, 대다수의 해충을 치사시킬 수 있는 농도에서 대다수가 생존할 수 있는 능력이 발달되었을 때).

② 저항성은 후천적 적응이 아니고 선천적인 단일 유전자에 의한 것이므로 저항성 발전요인은 살충제 사용 이전에 이미 개체군의 일부 개체에 존재하고 있다.

③ 저항성이 생기는 정도나 속도는 개체군의 크기, 접촉빈도, 곤충의 습성이나 유전인자의 성격 등 여러 요인에 의하여 결정된다.

④ 단일 유전자에 의한 저항성을 생리적 저항성(physiological resistance)이라 한다.

⑤ 살충제 자체가 저항성을 나타내는 유전자의 돌연변이를 유발하지 않으며, 정상적으로 일어나는 돌연변이 발생비율이 증가하지도 않는다.

(2) 내성(vigour tolerance)

① 단일 유전자에 의한 특수방위기능(specific defence mechanism)이 아닌 다른 요인에 의하여 살충제에 대항하는 힘이 증강되었을 경우를 내성이라 한다.

② 내성요인 : 체중증가, 다리 부절의 각질이 두꺼워지는 것, 2차적 생리적 기능을 강하게 발전시키는 것 등

(3) 생태적 저항성(behavior resistance)

① 살충제에 대한 습성적(習性的) 반응이 변화함으로써 치사량 접촉을 피할 수 있는 능력을 생태적 저항성이라 한다.

예 DDT가 가장 대표적인 예로써 모기는 옥내 휴식습성이 옥외 휴식습성으로 변한 경우가 있다.

② 단일 유전인자에 의한 발현이다.

(4) 교차저항성(cross resistance)

① 어떤 약제에 저항성일 때 유사한 다른 약제에도 자동적으로 저항성이 생기는 것을 교차저항성이라 한다.

② 단일 유전인자에 의한 생리적 저항성의 경우에만 해당된다.

2 곤충의 일반적인 특징

① 다소 앞뒤가 길고 원통이며 좌우대칭이다.
② 곤충은 모두 환절(環節) 또는 체절(體節)로 되어 있다.
③ 두부, 흉부, 복부가 뚜렷이 구분된다.
④ 두부에는 눈, 촉각(1쌍), 구부(口部)가 있다.
⑤ 흉부에는 3쌍의 다리와 날개가 있다.
⑥ 복부에는 말단부(末端部)에만 부속지(附屬肢)가 있다.
⑦ 곤충의 부속지는 마디로 되어 있다.

3 곤충의 외피(Integument)

(1) 표피층

① 구조 : 복잡한 구조로 되어 있다.
② 화학성분 : 각질(Chitin), 단백질, 색소 등
③ 표피층의 최외부(最外部)인 시멘트층(Cement)과 밀랍층(wax layer)은 얇은 층으로 손상을 입으면 다시 진피세포층에서 분비물이 세도관(Pore Canal)을 통해 나와 재형성된다.
④ 밀납층 : 두께 1/4μ의 박층(薄層)이지만 내수성이 가장 강한 부분이다.

(2) 진피층

진피층은 진피세포(epitherial cell)로 형성되어 있는데, 표피층을 생성하며 일부는 변형되어 극모(Satae) 등을 형성하는 조모세포(造毛細胞, Trichogen)로 되어 있다.

(3) 기저막

① 기저막은 진피 밑에 얇은 막으로 되어 있다.
② 진피와 체강 사이에 경계를 이루고 있는 층이며, 진피세포의 분비로 형성된다.

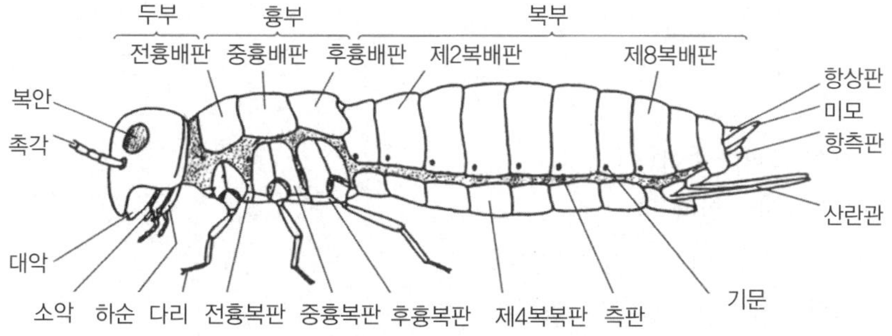

곤충의 일반적인 형태

- 외피(integument)
  - 표피(cuticle)
    - 외표피(epicuticle)
      - 시멘트층(cement layer)
      - 밀랍층(wax layer)
      - 단백성표피층(protein epicuticle)
    - 원표피(procuticle)
      - 외원표피(exocuticle)
      - 내원표피(endocuticle)
  - 진피(epidermis)
  - 기저막(basement membrane)

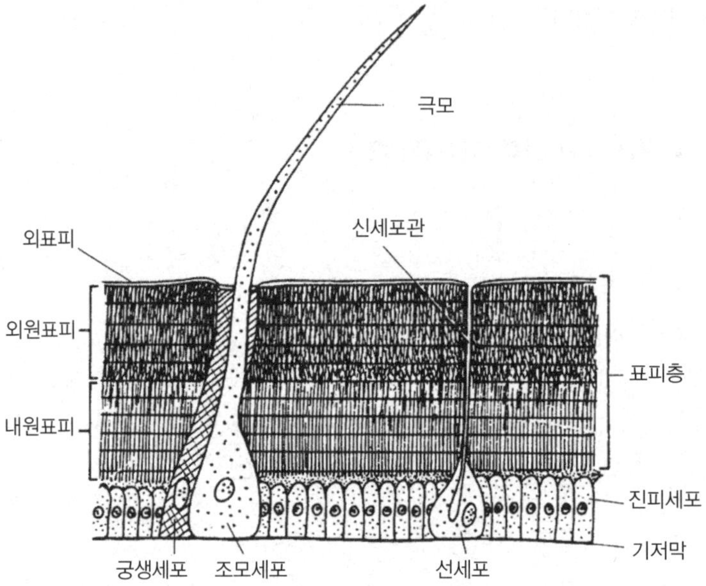

◘ 곤충 외피의 구조

4 바퀴(Cockroaches)

(1) 형태

① 두부

㉮ 두부는 역삼각형이고 작다.

㉯ Y자형의 두개선이 있다.

㉰ 촉각은 길고 편상이며, 100절 이상이다.

㉱ 1쌍의 복안은 대형이고 단안은 1쌍이다.

㉲ 구기 : 저작형

② 흉부

㉮ 날개 : 2쌍 후시는 막질로 부채모양

㉯ 다리 : 질주에 적합하다.

③ 복부

㉮ 복부는 크고 폭이 넓으며 10절로 되어 있다.

㉯ 암수 모두 미모(尾毛, cercus)를 1쌍 갖고 있다.

㉰ 수컷(♂)은 1~2개의 미돌기(尾突起)가 있다.

(2) 생활사 및 습성

① 불완전변태 : 알 → 유충 → 성충, 바퀴 유충과 성충의 서식처가 같다.

② 식성 : 잡식성, 필요영양물질은 단백질, 탄수화물, 비타민, 콜레스테롤 및 무기염, 물

③ 서식장소 : 위생문제가 되는 가주성(家住性) 바퀴는 먹이를 구할 수 있고 온도나 습도가 있는 으슥한 곳(주방벽틈, 천장, 서랍 밑, 싱크대 등)

④ 야간활동성 : 밤이 되면 민활한 동작으로 활동한다.

⑤ 군거성(군서성) : 바퀴는 여러 마리가 한곳에 모여 군서생활(群棲生活)을 한다.

⑥ 다리 : 질주성

⑦ 서식장소로서 적당한 온도 : 28~33℃

⑧ 바퀴분 : 집합페로몬(aggregation pheromone)이 있어 동족을 찾는다. 종 특이성은 강하지 않아 다른 종도 유인한다.

(3) 한국산 바퀴의 주요 종

① 바퀴 또는 독일바퀴(Blattella germanica)

㉮ 분포 : Blattella germanica(독일바퀴)는 우리나라에서도 전국적으로 분포하고 있다.

㉯ 형태

㉠ 가주성 바퀴 중 가장 소형이다.

㉡ 암수 모두 밝은 황갈색이고 암컷은 약간 검다.

㉢ 전흉배판에 2줄의 흑색 종대가 있으며, 약충은 두줄의 흑색종대가 전흉, 중흉 및 복부에 걸쳐 뚜렷하게 있다.

㉰ 생활사 및 습성

㉠ 암컷은 일생동안 4~8회의 난협(알주머니)을 산출(産出)하는데 후기의 것일수록 알수가 적어진다.

㉡ 난협은 알이 부화할 때까지 어미 품에 붙어 있다.

㉢ 30℃ 정도가 최적온도이고 20℃ 이하의 낮은 온도에서는 활동을 중지한다.

㉣ 날개는 잘 발달되어 있으나 날지는 못하며, 민활한 동작으로 질주(疾走)한다.

㉤ 잡식성, 저작형 구기

㉥ 군거성이며, 야행성이다.

② 이질바퀴(Periplaneta americana)

㉮ 분포 : 국내에서는 목포, 광주, 여수, 부산 등 남부지방에 분포되어 있다.

㉯ 형태

㉠ 바퀴의 전흉배판 가장자리에 현저한 황색무늬가 윤상으로 있고 가운데는 거의 흑색이며, 약충은 동일한 크기의 전흉, 중흉 및 후흉이 뚜렷하다.

㉡ 우리나라 옥내서식 종 가운데서 가장 대형인 바퀴이다.

㉰ 생활사 및 습성 : 온도와 습도가 높은 장소에서 서식한다. 최적온도 29(23~33)℃, 20℃ 이하에서 활동을 정지한다.

주요 바퀴의 비교

구 분	독일바퀴 (Blattella Germanica)	이질바퀴 (Periplaneta Americana)	먹바퀴 (Periplaneta Fuliginosa)	집바퀴 (Periplaneta Japonica)
분포	전국적	남부지방	제주도, 남부지방	중부지방
체장	10~15mm	35~40mm	30~38mm	20~25mm
체색	밝은 황색	광택성 적갈색	광택성 암갈색 암적갈색	무광택의 흑갈색
전흉배판	2줄의 흑색 종대	가장자리에 황색 무늬가 윤상으로 있고 가운데는 거의 흑색이다.	–	약간 오목볼록형
날개	♂ : 복부전체 덮음 ♀ : 복부선단 약간 노출	♂ : 복부와 같음 ♀ : 복부보다 길다.	♂ : 복부전체를 덮음 ♀ : 복부전체를 덮음	♂ : 복부전체를 덮음 ♀ : 복부 반만 덮음
난협산출수	4~8개	21~59개	20개 내외	14개
최적 온도	30℃	29℃	–	–

5 모기(Mosquitoes)

(1) 모기의 일반적 형태

① 성충의 형태

㉮ 장각아목 중에서 모기과는 시맥(wing venation)의 특징으로 분류된다.

㉯ 주둥이 : 전방으로 길게 돌출한 주둥이가 있다.

㉰ 촉각 : 긴 촉각이 있다.

㉱ 촉수 : 모기의 촉각과 주둥이 사이에는 촉수(촉빈)가 있다.

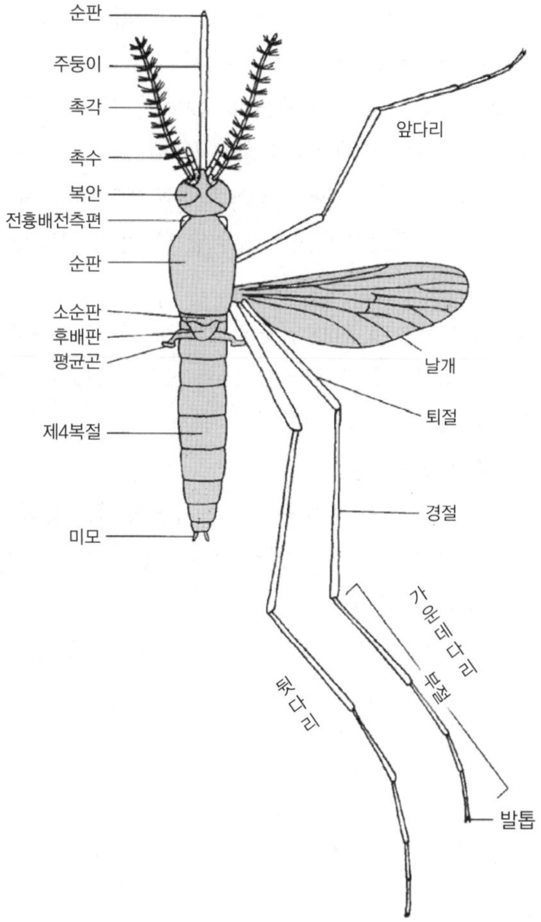

모기의 형태(♀의 배면)

② 유충의 형태

㉮ 모기 유충은 **수서생활**(水捿生活)을 하며, 모기 유충을 장구벌레라 한다.

㉯ 두부

㉠ 먹이 : 저작형 구기가 있으며 **유기물을 섭취**하거나 다른 모기유충이나 곤충을 잡아 먹는 포식성인 종류도 있다.

㉡ 두부의 각종 털은 분류상 중요한 특징이 된다.

㉰ **흉부 : 전흉 1 · 2 · 3번**을 각각 **내견모**(內肩毛, inner shoulder hair), **중견모**(中肩毛, middle shoulder hair), **외견모**(外肩毛, outer shoulder hair)라 부르며 **종 감별**에 **주요한 특징**이 된다.

㉱ 복부

㉠ 제8절에는 **호흡관**(呼吸管)이 있고 끝에 1쌍의 기문(氣門)이 열려 있다.

㉡ 호흡관의 형태와 여기에 나 있는 호흡관모(siphonal hair) 및 즐치(櫛齒, fecten)는 분류학상 중요하다(복부의 미절에 즐치가 있다).

㉢ 호흡관의 길이와 최대폭과의 비(比)를 호흡관비(siphon index)라 하며 중요한 특징이 된다.

㉣ 학질모기아과 유충은 1번 털이 부채모양의 장상모(palmate hair)로 변형되었다. 호흡관이 없기 때문에 장상모를 수면에 펴서 몸을 수평으로 유지하여 떠 있게 한다(장상모의 역할은 수면에 수평으로 뜨게 한다). 제8복절 배면에 기문(氣門) 1쌍이 열려 있다.

③ 번데기

㉮ 모기의 번데기는 수서생활을 하는데, 다른 곤충의 번데기와는 다르게 활발하게 움직인다.

㉯ 두흉부에는 배면(背面)에 1쌍의 호흡각(呼吸角, trumpet)이 있는데 끝에 기문이 열려 있어 유충처럼 대기의 산소를 호흡한다.

㉰ 호흡각은 모기속 분류의 특징으로 사용된다.

㉱ 두흉부낭(頭胸部囊)이 있어 번데기의 무게를 물보다 가볍게 하고 움직이지 않으면 수면에 뜬다.

㉲ 유영편은 난형(卵形)이고 테두리에 연모가 있는 경우도 있고 또 수 개의 유영편모(遊泳片毛)를 갖고 있는데, 이것은 종 분류에 사용된다.

㉳ 번데기는 복절의 굴곡과 유영편을 이용하여 수중에서 빠른 속도로 움직인다.

(2) 모기의 생태

① 모기의 생활사

㉮ 모기는 완전변태를 한다.

㉯ 산란방식 : 중국얼룩날개모기속(물표면에 1개씩), 집모기속(물표면에 난괴 형성), 숲모기속(물밖에 1개씩)

㉰ 유충 : 모기의 유충은 4령기(4th larval instar)이며 4회 탈피로 번데기가 되고, 유충은 제8절에 있는 1쌍의 기문(氣門, spiracle)을 통해 대기 중의 산소를 호흡한다.

㉱ 우화 : 번데기에서 성충이 되는 발육과정을 우화라 한다.

㉲ 성충의 수명 : 1개월 정도이다.

② 교미의 습성

㉮ 군무는 수컷이 떼를 지어 상하로 비상운동(飛翔運動)을 하는 현상으로 20~30마리에서 수백마리를 이룬다.

㉯ 군무의 장소 : 지상 1~3m 높이에서 군무를 한다.

㉰ 교미는 1마리의 암컷이 수컷의 무리 속으로 날아 들어가 땅으로 떨어지면서 이루어진다.

㉱ 암모기가 찾아올 수 있는 요인 : 움직임에서 오는 음파장, 즉 모기소리가 종 특이성이어서 같은 종의 모기소리를 식별할 수 있기 때문이다.

㉲ 숲모기는 군무현상 없이 1 : 1로 교미를 한다.

㉳ 모기는 일생에 1번 교미한다.

㉴ 정자는 수정낭에 저장되어 있다가 매 산란 시 수정된다.

③ 흡혈습성

㉮ 암모기는 산란하기 위해 흡혈을 한다.

㉯ 모기의 암컷은 흡혈 후 2~3일 휴식을 필요로 한다.

㉰ 암모기의 침에는 항혈응고성분이 있어 흡혈하는 동안 숙주의 혈액을 응고하지 못하게 한다.

㉱ 숙주 발견 : 지상 1~2m 높이로 바람을 거슬러가며 지그재그로 비상(飛翔)한다.

㉲ 숙주동물 찾아가는 요인 : 1차적으로 이산화탄소(탄산가스, CO_2), 2차적으로 시각, 체온, 습기 등

㉳ 모기가 숙주의 피를 흡혈할 때 숙주로부터 가장 먼 거리에서 숙주를 찾을 수 있는 것은 체취이다.

㉴ 체취 : 체취란 많은 분비물에서 발산하는 냄새의 혼합물이다.

㉵ 흡혈활동 시간 : 야간활동(집모기, 학질모기, 늪모기), 주간활동성(숲모기)

㉶ 종에 따라 숙주 선택성을 갖지만 엄격하지는 않다.

④ 계절적 소장

㉮ 모기의 개체 밀도에 크게 작용하는 요인은 기온과 강수량이다.

㉯ 기온이 높으면 발육기간이 짧아진다. – 개체수가 증가

㉰ 비가 많이 오면 – 개체수 증가

㉱ 높은 기온과 많은 강수량 – 개체수가 폭발적으로 증가

㉲ 모기 밀도의 증가는 질병발생률도 높아진다.

⑤ 월동

㉮ 월동의 시기는 기후의 변동에 의해 결정된다.

㉯ 특히 일조시간이 중요한 요인이다.

㉰ Diapause : 모기는 일조시간이 10시간 이하가 되면 유충이 월동시기임을 감지하게 되고, 이와 같은 유충으로부터 우화(羽化)한 암컷은 이미 지방체(fat body)를 충분히 축적하고 있어 월동준비를 완료한 상태가 되는데 이러한 생리적 현상을 Diapause라 한다.

㉱ 월동형태

㉠ 성충으로 월동 : 얼룩날개모기속, 집모기속

㉡ 알로 월동 : 숲모기

(3) 모기과의 분류

학질모기아과와 보통모기아과의 비교

구분	학질모기아과	보통모기아과
알	낱개로 산란	• 집모기속 : 난괴형성 • 숲모기속 : 낱개로 산란, 늪모기 : 난괴형성
	방추형, 부낭이 있음	포탄형, 부낭이 없음
유충	호흡관 : 퇴화	호흡관 : 발달
	장상모 : 있음	장상모 : 없음
	배판 : 있음	배판 : 없음
	수면에 수평으로 뜬다.	수면에 각도를 갖고 매달린다.
번데기	호흡각 : 짧고 굵다.	호흡각 : 길고 가늘다.
성충	촉수 : 암컷은 주둥이와 거의 같고, 수컷은 끝이 곤봉상이다.	촉수 : 암컷은 현저히 짧고, 수컷은 길고 낫 모양이다.
	날개 : 대부분 반점이 있음	날개 : 대부분 반점이 없음
	소순판 : 타원형	소순판 : 3엽상
	휴식시 : 45~90도 유지	휴식시 : 수평
	수정낭 : 1개	수정낭 : 2~3개

숲모기속 · 집모기속 · 늪모기속 비교

구분	숲모기속	집모기속	늪모기속
흉복부, 다리	무늬나 띠가 있음	뚜렷한 무늬가 없음	흑색 비늘로 된 무늬
알	타원형, 포탄형, 낱개형성	난괴형성	한쪽 끝이 가시모양의 돌기, 난괴형성
호흡관	짧다. 1쌍의 호흡관모	길다. 3쌍의 호흡관모	짧다. 끝부분이 각질화, 끝이 뾰족하다.
서식장소(유충)	나무구멍, 바위에 고인 물, 인공용기 등	다양함	식물의 줄기나 뿌리
흡혈활동	주로 주간, 옥내 흡혈성	주로 야간, 흡혈성	주로 야간, 옥외 흡혈성

(4) 국내 서식 모기

① 작은빨간집모기(Culex tritaeniorhynchus)

㉮ 일본뇌염 바이러스를 매개하는 모기이다.

㉯ 성충의 특징

㉠ 뇌염모기는 집모기속에 속한다.

㉡ 크기는 4.5mm 정도의 소형이다.

㉢ 전체적으로 암갈색을 띠고 뚜렷한 무늬가 없다.

㉣ 다리 각 절(節) 끝에 작고 흐린 백색 띠가 있다.

㉤ 주둥이 중앙에 넓은 백색 띠가 있다. 이 띠로부터 기부로 내려가면서 복면에 백색 비늘이 산재해 있는 것이 특징이다.

㉥ 흡혈활동 : 가장 활발히 흡혈하는 시간은 저녁 8~10시이다.

㉦ 휴식시 수평으로 휴식한다.

㈐ 유충의 형태적 특징

㉠ 흉부에 있는 3쌍의 견모(肩毛, shoulder hair)는 모두 단모(單毛)이다.

㉡ 호흡관이 가늘고 길다.

㉢ 호흡관모는 아복측부에 5쌍, 측부에 1쌍이 있다.

㉣ 즐치(pecten)는 11~14개이다.

㉤ 측즐(comb scale)은 30~40개인데 끝이 뭉툭하다.

㉥ 주로 논, 늪, 호수, 고인 웅덩이 등 비교적 깨끗한 물에서 서식하나, 오염된 물에서도 발생 가능하다.

㉦ 수면에 각도를 갖고 매달린다.

② 중국얼룩날개모기(Anopheles sinensis, 학질모기)

㈎ 말라리아를 매개하는 모기이다.

㈏ 성충의 형태적 특징

㉠ 날개의 전연맥(costa vein)에 백색반점(白色斑點)이 2개 있다.

㉡ 전맥(anal vein)에 흑색반점(黑色斑點)이 2개 있다.

㉢ 촉수의 각 마디의 말단부에 좁은 흰 띠가 있다.

㉣ 전체적으로 흑색의 중형 모기이다.

㉤ 휴식시 45~90도를 유지한다.

㈐ 유충의 특징

㉠ 호흡관이 퇴화되어 있다.

㉡ 복절배판에 장상모(palmate hair)를 갖고 있어 수면에 평행으로 뜬다.

㉢ 서식장소 : 깨끗한 곳에서 서식한다(논, 개울, 관개수로, 늪, 빗물고인 웅덩이 등), 하수구 등에는 서식하지 않는다.

㈑ 알 : 얼룩날개모기의 알은 하나씩 낱개로 산란되는데 방추형이고, 공기주머니인 부낭이 있어 수면에 뜬다.

③ 토고숲모기

㈎ 성충은 5.6mm의 중형이다.

㈏ 흉부의 순판(scutum)에는 흑갈색 바탕에 금색 비늘로 된 종대(縱帶)가 중앙선에 2줄, 아중앙선(亞中央線)에 2줄, 봉합선을 따라 아크(arc)형으로 2줄이 있다.

㈐ 유충 서식장소 : 유충은 해변가의 바위에 고인 물(염분이 섞인 물)에 주로 서식한다. 해변지역이면 담수와 염분 어느 곳에서나 서식한다.

㉣ 숲모기 체내에서 사상충 유충이 발육하는 기간은 9~12일이다.

㉤ 숲모기속 알 : 타원형 또는 포탄형이다.

㉥ 흡혈대상동물 : 사람(사람을 더 좋아함), 돼지, 소 등

(5) 모기매개 질병

모기가 옮기는 질병에는 말라리아, 뇌염, 사상충증, 황열, 뎅기열 등이 있다.

① 말라리아

㉮ 중국얼룩날개모기(Anopheles sinensis)가 매개한다.

㉯ 우리나라에서 유행하는 말라리아의 병원체는 Plasmodium vivax(삼일열원충)이다.

② 뇌염(일본뇌염) : 작은빨간집모기(Culex tritaeniorhynchus)가 매개한다.

③ 사상충 : 토고숲모기(Aedes togoi)가 매개한다.

④ 황열병 : 에집트숲모기(Aedes aegypti)가 매개한다.

⑤ 뎅기열 및 뎅기출혈열 : 에집트숲모기(Aedes aegypti)가 매개한다.

6 파리의 분류

(1) 집파리과

집파리과에는 집파리, 딸집파리(아기집파리), 큰집파리, 침파리가 있다.

구기(口器)는 집파리의 경우처럼 액상물질을 흡입하는 형과 침파리와 같은 흡혈형이 있다.

① 집파리

집파리는 각종 질병의 기계적 전파자로서 중요한 구실을 하는 것은 다음과 같은 특징이 있기 때문이다.

㉮ 음식물, 배설물이나 분비물(변, 침, 콧물, 고름, 뇨 등)을 섭취하고

㉯ 다리에 강모가 있고

㉰ 구기에 털이 있으며

㉱ 욕반에 점액성 물질을 분비하며

㉲ 소낭의 내용물(분비물, 배설물 등을 먹고)을 토함

② 딸집파리(아기집파리)

㉮ 유충

㉠ 특유한 형태를 하고 있어 쉽게 구별할 수 있다.

㉡ 길이가 5~6mm의 난형(卵形)으로 상하 편평(扁平)하다.

㉢ 유충은 각 체절에 현저하게 돌출되어 있는 여러 쌍이 육질돌기(肉質突起)가 있다.

㉯ 성충 : 음식물에 앉는 빈도가 낮고, 비상시 공중 한 지점에 꼼짝 않고 정지하는 습관이 있다.

(2) 검정파리과

① 검정파리과는 위생상 크게 문제가 되지 않는다.

② 검정파리과에는 띠금파리속, 금파리속, 검정파리속 등이 있다.

(3) 쉬파리과

① 쉬파리과에는 쉬파리속, Wohlfahrtia속이 있다.

② 쉬파리과의 암컷은 모두 유생생식을 한다.

(4) 체체파리과

① 체체파리과에는 체체파리속 1개속뿐이다.

② 체체파리는 아프리카수면병을 전파한다.

③ 유충 : 1개의 알이 자궁에서 부화하고 유충은 자궁 속에서 모체로부터 영양공급을 받으며 발육한 후 밖으로 나온다.

7 벼룩

(1) 형태

① 성충의 형태

㉮ 벼룩의 성충은 좌우측면(左右側面)이 편평(扁平)하여 동물의 털 사이를 기어다니는 데 적응되어 있다.

㉯ 주둥이 : 흡혈에 적합하다.

㉰ 벼룩의 구부에서 소악의 기능 : 날카로운 구조를 하고 있으나 피부를 뚫는 데 사용되지 않고 숙주의 털을 가르며 빠져나가는 데 쓰인다.

㉱ 촉각 : 숙주감지(따뜻한 기류)에 이용한다.

② 유충의 형태

㉮ 벼룩의 유충은 다리가 전혀 없는 구더기 모양을 하고, 미세한 유기물을 섭취한다.

㉯ 벼룩 알의 부화기간 : 1주(평균 5일)이다.

㉰ 유충의 발육기간 : 약 2주이다.

㉱ 대부분의 종은 2회 탈피하면서 3령기를 거치는데, 극소수의 종류가 2령기로 유충시기를 마친다.

③ 번데기 : 유충은 고치를 치고 번데기가 된다.

(2) 생활사 및 습성 : 완전변태를 하며, 성충의 특징은 다음과 같다.

① 성충의 수명은 약 6개월이다.

② 암수 모두 흡혈한다.

③ 체장의 약 100배 정도 점프를 한다.

④ 숙주 선택이 엄격하지 않다(숙주가 아니더라도 공격한다. 예 쥐벼룩은 사람도 흡혈한다.)

⑤ 흑사병균에 감염된 벼룩은 정상적인 벼룩보다 자주 흡혈한다.

⑥ 흑사병균에 감염된 벼룩은 수명이 짧다.

⑦ 숙주가 죽으면 재빨리 떨어져 다른 동물로 옮긴다.

⑧ 벼룩이 알을 낳는 장소 : 마루의 갈라진 틈, 먼지 속, 부스러기, 숙주동물의 등지에 산란한다.

(3) 벼룩매개 질병 : 벼룩이 사람에게 주는 피해는 다음과 같다.

① 자교에 의한 직접적 피해 : 물리면 가려우므로 수면을 방해한다.

② 흡혈을 하므로 자극적이고 불쾌하다.

③ 성충이 되면 사람과 동물에 기생하며 흡혈하면서 흑사병(페스트), 발진열을 옮긴다.

④ 조충의 중간숙주 : 기생충(개조충과 축소조충)의 중간숙주 역할을 한다.

8 쥐류

(1) 국내 위생 쥐류의 분류

- 들쥐 : 들(野)에서 서식하는 것을 들쥐(野鼠, field rodent)라 한다(가주성 쥐를 제외한 모든 쥐).
  - 등줄쥐(Apodemus agrarius)
- 가주성 쥐 : 마을 내 가옥(家屋) 안팎에서 사는 쥐를 가주성 쥐(家柱性 鼠)라 한다(시궁쥐, 곰쥐, 생쥐).
  - 시궁쥐(Rattus norvegicus, Norway rat)
  - 곰쥐(지붕쥐, 집쥐, Rattus rattus, Roof rat)
  - 생쥐(Mus musculus, House mouse)

① 등줄쥐(Apodemus agrarius)

㉮ 등줄쥐는 들쥐 중 전국적으로 가장 많이 차지하고 있다.

㉯ 등줄쥐는 들쥐의 일종으로 농촌지역에 많이 분포되어 있다.

㉰ 체색

㉠ 배면은 회색이 섞인 연한 적갈색이다.

㉡ 검은줄이 머리 위로부터 꼬리의 기부(基部)까지 있다(등에 종(縱)으로 검은 줄이 나 있다).

㉢ 복면은 회백색이다.

㉱ 무게 : 20g 내외

㉲ 크기, 형태 등이 모두 생쥐와 비슷하나, 등의 검은 줄로 쉽게 구별이 된다.

㉳ 두동장(頭胴長) : 90~120mm이다.

㉴ 뒷발의 크기 : 18~22mm이다.

㉵ 꼬리 : 82~88mm로 두동장보다 언제나 짧다.

㉶ 둥지 : 구멍을 S자로 1~2m 파고 그 속에 둥지가 있다.

㉷ 월동식량을 별도로 저장하는 습성이 없어, 겨울에도 먹이를 찾아 활동한다.

② 시궁쥐(Rattus norvegicus)

㉮ 시궁쥐는 애굽쥐라고도 하고 영어로 Norway rat이다.

㉯ 체중 : 400~500g

㉰ 꼬리길이가 16~20cm로 두동장(19~25cm)보다 짧거나 같은 것이 곰쥐와 구별되는 특징이다.

③ 곰쥐(Rattus rattus)

㉮ 곰쥐는 지붕쥐 또는 집쥐라고도 하고 Roof rat, House rat, Black rat 등 여러 이름으로 불린다.

㉯ 무게 : 300~400g

㉰ 꼬리길이가 250mm로 두동장(145~200mm)보다 긴 것이 시궁쥐와 구별되는 특징이다.

④ 생쥐(Mus musculus)

㉮ 평균 무게 : 20g ㉯ 꼬리길이와 두동장(80~100mm)이 비슷하다.

(2) 쥐의 생활사

① 쥐는 포유류에 속한다.

② 생후 10일 정도면 귀가 열려 제대로 들을 수 있다.

③ 2주 후에 눈을 뜨고 사물을 볼 수 있다.

④ 새끼는 약 5주까지 어미에게 의존한다.

⑤ 교미활동

㉮ 생쥐 : 8주 ㉯ 곰쥐, 시궁쥐 : 10~12주

⑥ 임신기간 : 22일이다.

⑦ 쥐는 출산 후 2일 만에 교미한다.

⑧ 새끼 수

㉮ 생쥐 : 5.8(4~7)마리 ㉯ 곰쥐 : 보통 6.2(4~8)마리 ㉰ 시궁쥐 : 평균 8~10마리

⑨ 수명

㉮ 생쥐 : 1년 ㉯ 곰쥐, 시궁쥐 : 2년

(3) 쥐의 습성

① 갉는 습성

㉮ 2쌍의 문치(incisor)는 빠른 속도로 성장한다.

㉯ 쥐의 문치는 연간 평균 11~14cm 자란다.

㉰ 생후 2주부터 죽을 때까지 단단한 물질을 갉아서 자라는 길이만큼 마모시켜야 한다.

② 서식처 : 쥐는 먹이와 물이 있는 조용한 곳이면 어디든지 서식한다.

③ 감각기관

㉮ 후각 : 후각이 예민하여 이성이나 가족을 식별할 때 후각을 사용한다.

㉯ 촉각 : 촉각은 발달되어 있어 야간의 모든 활동을 촉각에 의존한다.

㉰ 청각 : 어둠 속에서 활동하기 때문에 청각은 대단히 예민하다.

㉱ 시각 : 야간활동성이지만 시력은 빈약하여 근시이다(색맹이며 근시이다).

㉲ 미각(味覺) : 맛을 아는 미각은 고도로 발달되어 있다.

④ 쥐의 활동

㉮ 가주성 쥐는 야간활동성으로 일몰 직후부터 활동하기 시작하여 12~1시까지 계속되며, 새벽까지 계속되기도 한다.

㉯ 쥐는 점프(jump)에 능하다. 쥐는 선 자리에서 60cm까지 점프할 수 있다(생쥐는 25cm 점프).

㉰ 곰쥐와 생쥐는 각종 파이프의 외부와 내부 또는 전선을 타고 이동한다(시궁쥐는 파이프나 전선을 타고 이동 못함).

㉱ 쥐는 달리다 넘을 때 수직벽을 1m까지 뛰어오를 수가 있다.

㉲ 수평거리는 1.2m를 뛸 수 있다.

㉳ 활동범위

㉠ 생쥐 : 3~10m

㉡ 곰쥐 : 15~50m

㉢ 시궁쥐 : 30~50m

㉴ 수영능력

㉠ 생쥐 : 0.7km/hr

㉡ 곰쥐, 시궁쥐 : 1km/hr

⑤ 이물질에 대한 반응 : 경계심이 강하여 무엇이든(먹이도) 조심스럽게 피한다.

⑥ 식성

㉮ 잡식성이며, 구토하는 능력이 없다.

㉯ 도시지역에 있어서 쥐 먹이의 주요 출처는 부엌쓰레기이다.

㉰ 설치류의 먹이 선택은 환경의 먹이에 의하여 결정된다.

(4) 쥐의 개체군 밀도

① 쥐의 개체군 크기 : 출산, 사망, 이동의 3요인에 의해 결정된다.

② 쥐의 활동범위는 극히 제한적이기 때문에 이동에 의한 개체군의 변동은 크지 않다.

③ 제한요인(또는 억제요인) : 쥐의 사망수보다 출생수가 훨씬 높은데, 개체군이 일정하게 머물러 있는 것은 주위의 환경요인이 개체군 증가를 억제시키고 있기 때문인데, 이러한 현상을 제한요인이라 한다. 제한요인에는 물리적 환경, 천적, 경쟁률을 들 수 있다.

④ 개체군 증가의 제한요인

㉮ 물리적 환경 : 먹이, 은신처, 기후

(개체군의 밀도 : 겨울 < 여름 < 가을 < 봄의 순으로 높다)

㉯ 천적 : 족제비, 개, 고양이, 매, 말똥가리, 부엉이, 뱀 등이 쥐의 천적이다.

㉰ 경쟁 : 개체군의 밀도가 높아질수록 이종간 또는 동종 간의 경쟁이 심해진다.

(5) 쥐 매개 질병

설치동물인 쥐가 옮기는 질병 : 흑사병(페스트), 발진열, 쯔쯔가무시병, 리케치아폭스, 살모넬라증, 서교열, 렙토스피라증, 신증후군출혈열(유행성출혈), 선모충, 리슈만편모증, 샤가스병 등

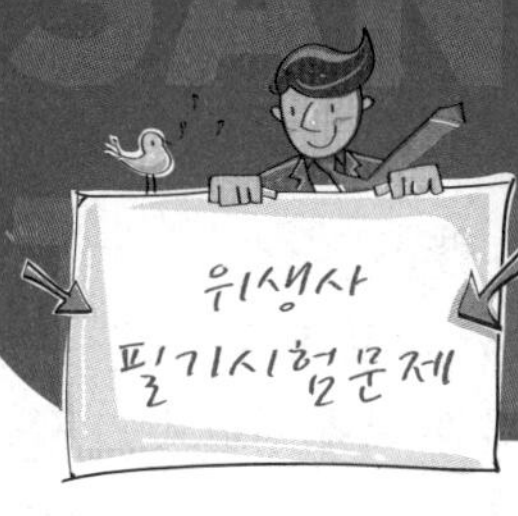

제5장 위생관계법령

> **참고**
> ① 위생관계법령 : 2024.5.30. 현재 기준임.
> ② 2024.5.30. 기준의 의미 : 2024.5.30.까지 공포된 법의 내용 중 2024.11.16.까지 시행 예정되는 법의 내용도 포함된 것임.
> ③ "위생관계법령"은 2020년부터 "위생사 국가시험 문제"의 기준은 "시험일 기준"으로 변경되었음. 따라서 시험일 "10일"전에 반드시 "크라운출판사 홈페이지"에 "변경"된 내용의 여부를 확인하기 바람.
> ※ 변경된 내용은 크라운출판사 홈페이지(www.crownbook.com) → 학습자료실을 참고하기 바람

1 공중위생관리법

제1조 【목적】 이 법은 공중이 이용하는 영업의 위생관리등에 관한 사항을 규정함으로써 위생수준을 향상시켜 국민의 건강증진에 기여함을 목적으로 한다.

제2조 【정의】 "공중위생영업"이라 함은 **다수인을 대상**으로 위생관리서비스를 제공하는 영업으로서 **숙박업 · 목욕장업 · 이용업 · 미용업 · 세탁업 · 건물위생관리업**을 말한다.

제5조【공중위생영업자의 불법카메라 설치금지】 **공중위생영업자**는 영업소에 「성폭력범죄의 처벌 등에 관한 특례법」 제14조제1항에 위반되는 행위에 이용되는 **카메라**나 그 밖에 이와 유사한 기능을 갖춘 **기계장치를 설치해서는 아니** 된다.

제6조의2 【위생사의 면허 등】

① **위생사**가 되려는 사람은 다음 각 호의 어느 하나에 해당하는 사람으로서 위생사 국가시험에 합격한 후 **보건복지부장관의 면허**를 받아야 한다.
1. **전문대학**이나 이와 같은 수준 이상에 해당된다고 교육부장관이 인정하는 학교(보건복지부장관이 정하여 고시하는 인정기준에 해당하는 외국의 학교를 포함한다. 이하 같다)에서 **보건 또는 위생**에 관한 교육과정을 **이수**한 사람
2. 「**학점인정 등에 관한 법률**」 제8조에 따라 **전문대학**을 졸업한 사람과 같은 **수준 이상의 학력**이 있는 것으로 인정되어 같은 법 제9조에 따라 **보건 또는 위생**에 관한 학위를 **취득**한 사람
3. **외국의 위생사 면허 또는 자격**(보건복지부장관이 정하여 고시하는 인정기준에 해당하는 면허 또는 자격을 말한다)을 **가진 사람**

② 제1항에 따른 위생사 국가시험은 **매년 1회 이상 보건복지부장관이 실시**하며, 시험과목 · 시험방법 · 합격기준과 그밖에 시험에 필요한 사항은 **대통령령**으로 정한다.

③ **보건복지부장관**은 위생사 국가시험의 실시에 관한 업무를 「한국보건의료인국가시험원법」에 따른 **한국보건의료인국가시험원**에 **위탁**할 수 있다.

④ 위생사 국가시험에서 대통령령으로 정하는 **부정행위**를 한 사람에 대하여는 그 **시험을 정지**시키거나 **합격을 무효**로 한다.

⑤ 제4항에 따라 시험이 정지되거나 합격이 무효가 된 사람은 해당 위생사 **국가시험 후**에 치러지는 위생사 국가시험에 **2회 응시할 수 없**다.

⑥ **보건복지부장관**은 위생사 면허를 부여하는 경우에는 보건복지부령으로 정하는 바에 따라 면허대장에 등록하고 **면허증을 발급**하여야 한다.

⑦ 다음 각 호의 어느 하나에 해당하는 사람은 위생사 면허를 받을 수 없다.

1. 「정신건강증진 및 정신질환자 복지서비스 지원에 관한 법률」 제3조제1호에 따른 정신질환자. 다만, 전문의가 위생사로서 적합하다고 인정하는 사람은 그러하지 아니하다.
2. 「마약류 관리에 관한 법률」에 따른 마약류 중독자
3. 이 법, 「감염병의 예방 및 관리에 관한 법률」, 「검역법」, 「식품위생법」, 「의료법」, 「약사법」, 「마약류 관리에 관한 법률」 또는 「보건범죄 단속에 관한 특별조치법」을 위반하여 금고 이상의 실형을 선고받고 그 집행이 끝나지 아니하거나 그 집행을 받지 아니하기로 확정되지 아니한 사람

⑧ 제6항에 따른 면허의 등록, 수수료 및 면허증에 필요한 사항은 보건복지부령으로 정한다.

⑨ 제6항에 따라 면허증을 발급받은 사람은 다른 사람에게 그 면허증을 빌려주어서는 아니 되고, 누구든지 그 면허증을 빌려서는 아니 된다.

⑩ 누구든지 제9항에 따라 금지된 행위를 알선하여서는 아니 된다.

제7조의2 【위생사 면허의 취소 등】

① 보건복지부장관은 위생사가 다음 각 호의 어느 하나에 해당하는 경우에는 그 면허를 취소한다.

1. 제6조의2제7항 각 호의 어느 하나에 해당하게 된 경우
2. 면허증을 대여한 경우

② 위생사가 제1항제1호에 따라 면허가 취소된 후 그 처분의 원인이 된 사유가 소멸된 때에는 보건복지부장관은 그 사람에 대하여 다시 면허를 부여할 수 있다.

제8조의2 【위생사의 업무범위】 위생사의 업무범위는 다음 각 호와 같다.

1. 공중위생영업소, 공중이용시설 및 위생용품의 위생관리
2. 음료수의 처리 및 위생관리
3. 쓰레기, 분뇨, 하수, 그 밖의 폐기물의 처리
4. 식품 · 식품첨가물과 이에 관련된 기구 · 용기 및 포장의 제조와 가공에 관한 위생관리
5. 유해곤충 · 설치류 및 매개체 관리
6. 그 밖에 보건위생에 영향을 미치는 것으로서 대통령령으로 정하는 업무

제12조 【청문】 보건복지부장관 또는 시장 · 군수 · 구청장은 다음 각 호의 어느 하나에 해당하는 처분을 하려면 청문을 하여야 한다.

2. 제7조에 따른 이용사와 미용사의 면허취소 또는 면허정지
3. 제7조의2에 따른 위생사의 면허취소
4. 제11조에 따른 영업정지명령, 일부 시설의 사용중지명령 또는 영업소 폐쇄명령

제13조 【위생서비스수준의 평가】

① 시 · 도지사는 공중위생영업소(관광숙박업의 경우를 제외한다. 이하 이 조에서 같다)의 위생관리수준을 향상시키기 위하여 위생서비스평가계획(이하 "평가계획"이라 한다)을 수립하여 시장 · 군수 · 구청장에게 통보하여야 한다.

② 시장 · 군수 · 구청장은 평가계획에 따라 관할 지역별 세부평가계획을 수립한 후 공중위생영업소의 위생서비스수준을 평가(이하 "위생서비스평가"라 한다)하여야 한다.

③ 시장 · 군수 · 구청장은 위생서비스평가의 전문성을 높이기 위하여 필요하다고 인정하는 경우에는 관련 전문기관 및 단체로 하여금 위생서비스평가를 실시하게 할 수 있다.

④ 제1항 내지 제3항의 규정에 의한 위생서비스평가의 주기 · 방법, 위생관리등급의 기준 기타 평가에 관하여 필요한 사항은 보건복지부령으로 정한다.

제14조【위생관리등급 공표등】

① 시장 · 군수 · 구청장은 보건복지부령이 정하는 바에 의하여 위생서비스평가의 결과에 따른 위생관리등급을 해당공중위생영업자에게 통보하고 이를 공표하여야 한다.

② 공중위생영업자는 제1항의 규정에 의하여 **시장 · 군수 · 구청장**으로부터 통보받은 **위생관리등급의 표지를** 영업소의 명칭과 함께 영업소의 **출입구에 부착**할 수 있다.

③ **시 · 도지사** 또는 **시장 · 군수 · 구청장**은 **위생서비스평가의 결과 위생서비스의 수준이 우수**하다고 인정되는 영업소에 대하여 **포상을 실시**할 수 있다.

제17조【위생교육】

① **공중위생영업자**는 **매년 위생교육을 받아**야 한다.

② 제3조제1항 전단의 규정에 의하여 신고를 하고자 하는 자는 **미리 위생교육을 받아**야 한다. 다만, 보건복지부령으로 정하는 부득이한 사유로 **미리 교육을 받을 수 없는 경우**에는 영업개시 후 **6개월 이내에 위생교육**을 받을 수 있다.

제19조의3【같은 명칭의 사용금지】 위생사가 아니면 **위생사라는 명칭**을 사용하지 **못한**다.

제20조(벌칙) ④ 다음 각 호의 어느 하나에 해당하는 사람은 **300만원 이하의 벌금**에 처한다.

3. 제6조의2제9항을 위반하여 **다른 사람에게 위생사의 면허증을 빌려주**거나 **빌린 사람**
4. 제6조의2제10항을 위반하여 **위생사의 면허증을 빌려주**거나 **빌리는 것을 알선한 사람**

제22조【과태료】

③ 제19조의3을 위반하여 **위생사의 명칭을 사용**한 자에게는 **100만원 이하의 과태료**를 부과한다.

④ 제1항부터 제3항까지의 규정에 따른 과태료는 대통령령으로 정하는 바에 따라 **보건복지부장관 또는 시장 · 군수 · 구청장이 부과 · 징수**한다.

> 참고
> 법에 쓰이는 용어
> ① : 1항 ... 1. : 1호 ... 가 : 가목 ...

2 공중위생관리법 시행령

제6조의2【위생사 국가시험의 시험방법 등】

① **보건복지부장관**은 법 제6조의2제1항에 따른 위생사 국가시험(이하 "위생사 국가시험"이라 한다)을 실시하려는 경우에는 **시험일시, 시험장소** 및 **시험과목** 등 위생사 국가시험 시행계획을 시험실시 **90일 전까지 공고**하여야 한다. 다만, 시험장소의 경우에는 **시험실시 30일 전까지 공고**할 수 있다.

② 위생사 국가시험은 다음 각 호의 구분에 따라 **필기시험과 실기시험**으로 실시한다.

1. **필기시험** : 다음 각 목의 시험과목에 대한 검정(檢定)
   가. **공중보건학**
   나. **환경위생학**
   다. **식품위생학**
   라. **위생곤충학**
   마. **위생 관계 법령**(「공중위생관리법」, 「식품위생법」, 「감염병의 예방 및 관리에 관한 법률」, 「먹는물관리법」, 「폐기물관리법」 및 「하수도법」과 그 하위법령)
2. **실기시험** : 위생사 **업무수행에 필요**한 **지식 및 기술** 등의 실기방법에 따른 **검정**

③ 위생사 국가시험의 합격자 결정기준은 다음 각 호의 구분에 따른다.

1. **필기시험** : 각 과목 총점의 **40퍼센트 이상**, 전 과목 **총점의 60퍼센트 이상** 득점한 사람
2. **실기시험** : 실기시험 총점의 **60퍼센트 이상** 득점한 사람

④ 보건복지부장관은 위생사 국가시험을 실시할 때마다 시험과목에 대한 **전문지식 또는 위생사 업무**에 대한 풍부한 경험을 갖춘 사람 중에서 시험위원을 **임명하거나 위촉**한다. 이 경우 해당 시험위원에 대해서는 예산의 범위에서 수당과 여비를 지급할 수 있다.

⑤ **보건복지부장관**은 법 제6조의2제3항에 따라 위생사 **국가시험의 실시에 관한 업무**를 「한국보건의료인국가시험원법」에 따른 **한국보건의료인국가시험원에 위탁**한다.

⑥ 법 제6조의2제4항에서 "대통령령으로 정하는 **부정행위"란** 다음 각호의 어느 하나에 **해당하는 행위**를 말한다.

1. **대리시험을 의뢰**하거나 **대리로 시험에 응시**하는 행위
2. **다른 수험생**의 **답안지를 보거**나 본인의 답안지를 **보여 주는 행위**
3. **정보통신기기**나 그 밖의 **신호 등을 이용**하여 해당 시험내용에 관하여 **다른 사람과 의사소통**하는 행위
4. **부정한 자료**를 가지고 있거나 **이용**하는 행위
5. 그 밖의 부정한 수단으로 **본인 또는 다른 사람**의 **시험결과에 영향을 미치는 행위**로서 보건복지부령으로 정하는 행위

⑦ 제1항부터 제6항까지에서 규정한 사항 외에 **위생사 국가시험의 실시절차, 실시방법, 실시비용 및 업무위탁 등에 필요한 사항**은 **보건복지부장관이 정하여 고시**한다.

제6조의3 【위생사의 업무】 법 제8조의2제6호에서 "대통령령으로 정하는 업무"란 다음 각 호의 업무를 말한다.

1. **소독업무**
2. **보건관리업무**

제10조의3 【민감정보 및 고유식별정보의 처리】

① **보건복지부장관**(법 제6조의2제3항에 따라 **보건복지부장관**의 업무를 **위탁받은 자를 포함**한다)은 다음 각 호의 사무를 수행하기 위하여 불가피한 경우 「개인정보 보호법」 제23조에 따른 **건강에 관한 정보**, 같은 법 시행령 제19조제1호 또는 제4호에 따른 **주민등록번호** 또는 **외국인등록번호**가 포함된 **자료를 처리**할 수 있다.

1. 법 제6조의2에 따른 **위생사 면허** 및 **위생사 국가시험에 관한 사무**
2. 법 제7조의2에 따른 **위생사 면허의 취소** 및 **면허 재부여**에 관한 사무
3. 법 제12조제3호에 따른 **청문에 관한 사무**

3 공중위생관리법 시행규칙

제11조 【위생사 국가시험의 부정행위】 영 제6조의2제6항제5호에서 "보건복지부령으로 정하는 행위"란 다음 각 호의 어느 하나에 해당하는 행위를 말한다.

1. 시험 중 **다른 수험자**와 **시험과 관련**된 **대화를 하는 행위**
2. **답안지(실기작품을 포함**한다)를 **교환**하는 행위
3. 시험 중 **시험문제 내용과 관련**된 **물건을 휴대하여 사용**하거나 이를 **주고받는 행위**
4. **시험장 내외의 자**로부터 **도움을 받고 답안지**(실기작품을 포함한다)를 **작성**하는 행위
5. **미리 시험문제를 알고 시험을 치른** 행위
6. 다른 수험자와 **성명 또는 수험번호를 바꾸어 제출**하는 행위

제11조의2 【위생사 면허증의 발급】 ① 법 제6조의2제6항에 따라 **위생사 면허**를 **받으려는 사람**은 별지 제10호의2서식의 위생사 면허증 발급신

청서(전자문서로 된 신청서를 포함한다)에 다음 각 호의 서류(전자문서를 포함한다)를 첨부하여 보건복지부장관에게 제출하여야 한다.

1. 다음 각 목의 구분에 따른 서류
   가. 법 제6조의2제1항제1호에 해당하는 사람 : 보건 또는 위생에 관한 이수증명서
   나. 법 제6조의2제1항제2호에 해당하는 사람 : 보건 또는 위생에 관한 학위증명서 또는 졸업증명서
   다. 법 제6조의2제1항제3호에 해당하는 사람 : 외국의 위생사 면허증 또는 자격증 사본
   라. 법률 제13983호 공중위생관리법 일부개정법률 부칙 제5조에 따라 위생사 국가시험에 응시하여 합격한 사람 : 위생업무에 종사한 경력증명서
2. 법 제6조의2제7항제1호 본문에 해당하지 아니함을 증명하는 의사의 진단서 또는 같은 호 단서에 해당한다는 사실을 증명할 수 있는 전문의의 진단서
3. 법 제6조의2제7항제2호에 해당하지 아니함을 증명하는 의사의 진단서
4. 사진 2장

② 보건복지부장관은 제1항에 따른 면허증의 발급 신청이 적합하다고 인정하는 경우에는 다음 각 호의 사항이 포함된 면허대장에 해당 사항을 등록하고, 별지 제10호의3서식의 위생사 면허증을 신청인에게 발급하여야 한다.

1. 면허번호 및 면허연월일
2. 성명 · 주소 및 주민등록번호
3. 위생사 국가시험 합격연월일
4. 면허취소 사유 및 취소연월일
5. 면허증 재교부 사유 및 재교부연월일
6. 그밖에 보건복지부장관이 면허의 관리에 특히 필요하다고 인정하는 사항

제11조의3【위생사 면허증 재발급】 ① 위생사는 면허증을 잃어버리거나 못쓰게 된 경우에는 별지 제10호의4서식의 위생사 면허증 재발급 신청서(전자문서로 된 신청서를 포함한다)에 다음 각 호의 서류(전자문서를 포함한다)를 첨부하여 보건복지부장관에게 제출하여야 한다.

1. 면허증 원본(면허증을 못쓰게 된 경우만 해당한다)
2. 분실사유서(면허증을 잃어버린 경우만 해당해당한다)
3. 사진 2장

② 위생사 면허증을 잃어버린 후 재발급 받은 사람이 잃어버린 면허증을 찾은 때에는 지체없이 보건복지부장관에세 그 면허증을 반납하여야 한다.

제12조의2【위생사 면허의 재부여】 법 제7조의2제1항제1호에 따라 위생사 면허가 취소된 사람이 같은 조 제2항에 따라 다시 면허를 받으려는 경우에는 별지 제10호의4호서식의 위생사 면허증 재부여 신청서(전자문서로 된 신청서를 포함한다)에 다음 각 호의 서류(전자문서를 포함한다)를 첨부하여 보건복지부장관에게 제출하여야 한다.

1. 면허취소의 원인이 된 사유가 소멸한 것을 증명하는 서류
2. 사진 2장

제21조【위생관리등급의 구분 등】

① 법 제13조제4항의 규정에 의한 위생관리등급의 구분은 다음 각호와 같다.

1. 최우수업소 : 녹색등급
2. 우수업소 : 황색등급
3. 일반관리대상 업소 : 백색등급

② 제1항의 규정에 의한 위생관리등급의 판정을 위한 세부항목, 등급결정 절차와 기타 위생서비스평가에 필요한 구체적인 사항은 보건복지부장관이 정하여 고시한다.

제23조(위생교육)

① 법 제17조에 따른 위생교육은 집합교육과 온라인 교육을 병행하여 실시하되, 교육시간은 3시간으로 한다.

② 위생교육의 내용은 「공중위생관리법」 및 관련 법규, 소양교육(친절 및 청결에 관한 사항을 포함한다), 기술교육, 그밖에 공중위생에 관하여 필요한 내용으로 한다.

④ 법 제17조제1항 및 제2항에 따른 위생교육 대상자 중 보건복지부장관이 고시하는 섬·벽지지역에서 영업을 하고 있거나 하려는 자에 대하여는 제9항에 따른 교육교재를 배부하여 이를 익히고 활용하도록 함으로써 교육에 갈음할 수 있다.

⑥ 법 제17조제2항 단서에 따라 영업신고 전에 위생교육을 받아야 하는 자 중 다음 각 호의 어느 하나에 해당하는 자는 영업신고를 한 후 6개월 이내에 위생교육을 받을 수 있다.

1. 천재지변, 본인의 질병·사고, 업무상 국외출장 등의 사유로 교육을 받을 수 없는 경우
2. 교육을 실시하는 단체의 사정 등으로 미리 교육을 받기 불가능한 경우

4 감염병의 예방 및 관리에 관한 법률

제2조 【정의】 이 법에서 사용하는 용어의 뜻은 다음과 같다.

1. 감염병이란 제1급감염병, 제2급감염병, 제3급감염병, 제4급감염병, 기생충감염병, 세계보건기구 감시대상 감염병, 생물테러감염병, 성매개감염병, 인수(人獸)공통감염병 및 의료관련감염병을 말한다.
2 "제1급감염병"이란 생물테러감염병 또는 치명률이 높거나 집단 발생의 우려가 커서 발생 또는 유행 즉시 신고하여야 하고, 음압격리와 같은 높은 수준의 격리가 필요한 감염병으로서 다음의 감염병을 말한다. 다만, 갑작스러운 국내 유입 또는 유행이 예견되어 긴급한 예방·관리가 필요하여 질병관리청장이 보건복지부장관과 협의하여 지정하는 감염병을 포함한다.

가. 디프테리아
나. 탄저
다. 두창
라. 보툴리눔독소증
마. 야토병
바. 신종감염병증후군
사. 페스트
아. 중증급성호흡기증후군(SARS)
자. 동물인플루엔자 인체감염증
차. 신종인플루엔자
카. 중동호흡기증후군(MERS)
타. 마버그열
파. 에볼라바이러스병
하. 라싸열
거. 크리미안콩고출혈열
너. 남아메리카출혈열
더. 리프트밸리열

3. "제2급감염병"이란 전파가능성을 고려하여 발생 또는 유행 시 24시간 이내에 신고하여야 하고, 격리가 필요한 다음 각 목의 감염병을 말한다. 다만, 갑작스러운 국내 유입 또는 유행이 예견되어 긴급한 예방·관리가 필요하여 질병관리청장이 보건복지부장관과 협의하여 지정하는 감염병을 포함한다.

가. 백일해 나. 홍역
다. 폴리오 라. 유행성이하선염
마. 풍진 바. 수두
사. b형헤모필루스인플루엔자
아. 폐렴구균 감염증 자. A형간염
차. 콜레라 카. 장티푸스
타. 파라티푸스 파. 세균성이질

하. 장출혈성대장균감염증
거. 결핵
너. 한센병
더. 성홍열
러. 수막구균 감염증
머. 반코마이신내성황색포도알균(VRSA) 감염증
버. 카바페넴내성장내세균속균종(CRE) 감염증
서. E형 간염

4. **"제3급감염병"**이란 그 발생을 **계속 감시**할 필요가 있어 발생 또는 유행 시 **24시간 이내에 신고**하여야 하는 다음 각 목의 감염병을 말한다. 다만, 갑작스러운 국내 유입 또는 유행이 예견되어 긴급한 예방·관리가 필요하여 질병관리청장이 보건복지부장관과 협의하여 지정하는 감염병을 포함한다.

가. 파상풍
나. B형간염
다. C형간염
라. 일본뇌염
마. 말라리아
바. 레지오넬라증
사. 비브리오패혈증
아. 발진티푸스
자. 발진열
차. 쯔쯔가무시증
카. 렙토스피라증
타. 브루셀라증
파. 공수병
하. 신증후군출혈열
거. 후천성면역결핍증(AIDS)
너. 크로이츠펠트-야콥병(CJD) 및 변종크로이츠펠트-야콥병(vCJD)
더. 황열　　러. 뎅기열
머. 큐열(Q熱)
버. 웨스트나일열
거. 후천성면역결핍증(AIDS)

너. 크로이츠펠트-야콥병(CJD) 및 변종크로이츠펠트-야콥병(vCJD)
더. 황열　　러. 뎅기열
머. 큐열(Q熱)　　버. 웨스트나일열
서. 라임병　　어. 진드기매개뇌염
저. 유비저(類鼻疽)　　처. 치쿤구니야열
커. 중증열성혈소판감소증후군(SFTS)
터. 지카바이러스감염증　　퍼. 매독

5. **"제4급감염병"**이란 **제1급감염병부터 제3급감염병까지의 감염병 외**에 유행여부를 조사하기 위하여 표본감시 활동이 필요한 다음 각 목의 감염병을 말한다. 다만, 질병관리청장이 지정하는 감염병을 포함한다.

가. 인플루엔자　　나. 〈삭제 : 2023. 8. 8.〉
다. 회충증　　라. 요충증
마. 편충증　　바. 간흡충증
사. 폐흡충증　　아. 장흡충증
자. 수족구병　　차. 임질
카. 클라미디아감염증
타. 연성하감　　파. 성기단순포진
하. 첨규콘딜롬
거. 반코마이신내성장알균(VRE) 감염증
너. 메티실린내성황색포도알균(MRSA) 감염증
더. 다제내성녹농균(MRPA) 감염증
러. 다제내성아시네토박터바우마니균(MRAB) 감염증
머. 장관감염증　　버. 급성호흡기감염증
서. 해외유입기생충감염증
어. 엔테로바이러스감염증
저. 사람유두종바이러스 감염증

6. **"기생충감염병"**이란 기생충에 감염되어 발생하는 감염병 중 **질병관리청장이 고시**하는 감염병을 말한다.

8. **"세계보건기구 감시대상 감염병"**이란 세계보건기구가 **국제공중보건의 비상사태에 대**

비하기 위하여 감시대상으로 정한 질환으로서 질병관리청장이 고시하는 감염병을 말한다.

9. "**생물테러감염병**"이란 **고의 또는 테러 등을 목적**으로 **이용된 병원체**에 의하여 발생된 감염병 중 **질병관리청장이 고시**하는 감염병을 말한다.
10. "**성매개감염병**"이란 성 접촉을 통하여 전파되는 감염병 중 **질병관리청장이 고시**하는 감염병을 말한다.
11. "**인수공통감염병**"이란 **동물과 사람 간**에 서로 **전파**되는 병원체에 의하여 발생되는 감염병 중 **질병관리청장이 고시**하는 감염병을 말한다.
12. "**의료관련감염병**"이란 **환자나 임산부 등**이 **의료행위를 적용받는 과정**에서 **발생**한 **감염병**으로서 감시활동이 필요하여 질병관리청장이 고시하는 감염병을 말한다.
13. "**감염병환자**"란 감염병의 **병원체가 인체에 침입**하여 **증상을 나타내는 사람**으로서 제11조 제6항의 진단 기준에 따른 **의사, 치과의사 또는 한의사의 진단**이나 제16조의2에 따른 **감염병병원체확인기관**의 실험실 검사를 통하여 **확인된 사람**을 말한다.
14. "**감염병의사환자**"란 감염병병원체가 **인체에 침입한 것으로 의심**이 되나 감염병환자로 **확인되기 전 단계**에 있는 사람을 말한다.
15. "**병원체보유자**"란 임상적인 증상은 없으나 **감염병병원체를 보유**하고 있는 사람을 말한다.

15의2. "**감염병의심자**"란 다음 각 목의 어느 하나에 해당하는 사람을 말한다.

가. 감염병환자, 감염병의사환자 및 병원체 보유자(이하 "**감염병환자등**"이라 한다)와 접촉하거나 접촉이 의심되는 사람(이하 "**접촉자**"라 한다)

나. 「검역법」 제2조제7호 및 제8호에 따른 **검역관리지역 또는 중점검역관리지역에 체류하거나 그 지역을 경유한 사람**으로서 **감염이 우려**되는 사람

다. **감염병병원체** 등 위험요인에 **노출되어 감염이 우려**되는 사람

16. "**감시**"란 감염병 발생과 관련된 자료, 감염병병원체 · 매개체에 대한 자료를 체계적이고 지속적으로 수집, 분석 및 해석하고 그 결과를 제때에 필요한 사람에게 배포하여 감염병 예방 및 관리에 사용하도록 하는 일체의 과정을 말한다.

16의2. "**표본감시**"란 감염병 중 감염병환자의 **발생빈도가 높아 전수조사가 어렵**고 중증도가 비교적 낮은 감염병의 발생에 대하여 **감시기관을 지정**하여 **정기적이고 지속적인 의과학적 감시를 실시**하는 것을 말한다.

17. "**역학조사**"란 감염병환자등이 발생한 경우 **감염병의 차단과 확산 방지 등을 위하여** 감염병환자등의 발생 규모를 파악하고 감염원을 추적하는 등의 활동과 감염병 예방접종 후 이상반응 사례가 발생한 경우나 감염병 여부가 불분명하나 그 발병원인을 조사할 필요가 있는 사례가 발생한 경우 그 **원인을 규명**하기 위하여 하는 활동을 말한다.
18. "**예방접종 후 이상반응**"이란 예방접종 후 그 접종으로 인하여 발생할 수 있는 모든 증상 또는 질병으로서 해당 예방접종과 시간적 관련성이 있는 것을 말한다.
19. "**고위험병원체**"란 **생물테러의 목적**으로 **이용되거나 사고** 등에 의하여 **외부에 유출**될 경우 국민 건강에 **심각한 위험을 초래**할 수 있는 감염병병원체로서 보건복지부령으로 정하는 것을 말한다.
20. "**관리대상 해외 신종감염병**"이란 **기존 감염병의 변이 및 변종** 또는 기존에 알려지지 아

니한 새로운 병원체에 의해 발생하여 국제적으로 보건문제를 야기하고 국내 유입에 대비하여야 하는 감염병으로서 질병관리청장이 보건복지부장관과 협의하여 지정하는 것을 말한다.

21. "의료·방역 물품"이란 「약사법」 제2조에 따른 의약품·의약외품, 「의료기기법」 제2조에 따른 의료기기 등 의료 및 방역에 필요한 물품 및 장비로서 질병관리청장이 지정하는 것을 말한다.

제11조 【의사 등의 신고】

① 의사, 치과의사 또는 한의사는 다음 각 호의 어느 하나에 해당하는 사실(제16조제6항에 따라 표본감시 대상이 되는 제4급감염병으로 인한 경우는 제외한다)이 있으면 소속 의료기관의 장에게 보고하여야 하고, 해당 환자와 그 동거인에게 질병관리청장이 정하는 감염 방지 방법 등을 지도하여야 한다. 다만, 의료기관에 소속되지 아니한 의사, 치과의사 또는 한의사는 그 사실을 관할 보건소장에게 신고하여야 한다.

1. 감염병환자등을 진단하거나 그 사체를 검안(檢案)한 경우
2. 예방접종 후 이상반응자를 진단하거나 그 사체를 검안한 경우
3. 감염병환자등이 제1급감염병부터 제3급감염병까지에 해당하는 감염병으로 사망한 경우
4. 감염병환자로 의심되는 사람이 감염병병원체 검사를 거부하는 경우

② 감염병병원체 확인기관의 소속 직원은 실험실 검사 등을 통하여 보건복지부령으로 정하는 감염병환자등을 발견한 경우 그 사실을 그 기관의 장에게 보고하여야 한다.

③ 제1항 및 제2항에 따라 보고를 받은 의료기관의 장 및 제16조의2에 따른 감염병병원체 확인기관의 장은 제1급감염병의 경우에는 즉시, 제2급감염병 및 제3급감염병의 경우에는 24시간 이내에, 제4급감염병의 경우에는 7일 이내에 질병관리청장 또는 관할 보건소장에게 신고하여야 한다.

④ 육군, 해군, 공군 또는 국방부 직할 부대에 소속된 군의관은 제1항 각 호의 어느 하나에 해당하는 사실(제16조제6항에 따라 표본감시 대상이 되는 제4급감염병으로 인한 경우는 제외한다)이 있으면 소속 부대장에게 보고하여야 하고, 보고를 받은 소속 부대장은 제1급감염병의 경우에는 즉시, 제2급감염병 및 제3급감염병의 경우에는 24시간 이내에 관할 보건소장에게 신고하여야 한다.

⑤ 제16조제1항에 따른 감염병 표본감시기관은 제16조제6항에 따라 표본감시 대상이 되는 제4급감염병으로 인하여 제1항제1호 또는 제3호에 해당하는 사실이 있으면 보건복지부령으로 정하는 바에 따라 질병관리청장 또는 관할 보건소장에게 신고하여야 한다.

제12조 【그 밖의 신고의무자】

① 다음 각 호의 어느 하나에 해당하는 사람은 제1급감염병부터 제3급감염병까지에 해당하는 감염병 중 보건복지부령으로 정하는 감염병이 발생한 경우에는 의사, 치과의사 또는 한의사의 진단이나 검안을 요구하거나 해당 주소지를 관할하는 보건소장에게 신고하여야 한다.

1. 일반가정에서는 세대를 같이하는 세대주. 다만, 세대주가 부재 중인 경우에는 그 세대원
2. 학교, 사회복지시설, 병원, 관공서, 회사, 공연장, 예배장소, 선박·항공기·열차 등 운송수단, 각종 사무소·사업소, 음식점, 숙박업소 또는 그 밖에 여러 사람이 모이는 장소로서 보건복지부령으로 정하는 장소의 관리인, 경영자 또는 대표자

3. 「약사법」에 따른 약사·한약사 및 약국개설자

② 제1항에 따른 신고의무자가 아니더라도 감염병환자등 또는 감염병으로 인한 사망자로 의심되는 사람을 발견하면 보건소장에게 알려야 한다.

제16조의2【감염병병원체 확인기관】

① 다음 각 호의 기관(이하 "감염병병원체 확인기관"이라 한다)은 실험실 검사 등을 통하여 감염병병원체를 확인할 수 있다.

1. 질병관리청
2. 질병대응센터
3. 「보건환경연구원법」제2조에 따른 보건환경연구원
4. 「지역보건법」 제10조에 따른 보건소
5. 「의료법」 제3조에 따른 의료기관 중 진단검사의학과 전문의가 상근(常勤)하는 기관
6. 「고등교육법」제4조에 따라 설립된 의과대학 중 진단검사의학과가 개설된 의과대학
7. 「결핵예방법」제21조에 따라 설립된 대한결핵협회(결핵환자의 병원체를 확인하는 경우만 해당한다)
8. 「민법」제32조에 따라 한센병환자 등의 치료·재활을 지원할 목적으로 설립된 기관(한센병환자의 병원체를 확인하는 경우만 해당한다)
9. 인체에서 채취한 검사물에 대한 검사를 국가, 지방자치단체, 의료기관 등으로부터 위탁받아 처리하는 기관 중 진단검사의학과 전문의가 상근하는 기관

제24조【필수예방접종】 ① 특별자치시장·특별자치도지사 또는 시장·군수·구청장은 다음 각 호의 질병에 대하여 관할 보건소를 통하여 필수예방접종을 실시하여야 한다.

1. 디프테리아
2. 백일해
3. 파상풍
4. 홍역
5. 폴리오
6. 풍진
7. 유행성이하선염
8. B형간염
9. 수두
10. 일본뇌염
11. 결핵
12. b형헤모필루스인플루엔자
13. 폐렴구균
14. 인플루엔자
15. A형간염
16. 사람유두종바이러스 감염증
17. 그룹 A형 로타바이러스 감염증

제26조【예방접종의 공고】 특별자치시장·특별자치도지사 또는 시장·군수·구청장은 임시예방접종을 할 경우에는 예방접종의 일시 및 장소, 예방접종의 종류, 예방접종을 받을 사람의 범위를 정하여 미리 공고하여야 한다.

제27조【예방접종증명서】 ① 질병관리청장, 특별자치시장·특별자치도지사 또는 시장·군수·구청장은 필수예방접종 또는 임시예방접종을 받은 사람 본인 또는 법정대리인에게 보건복지부령으로 정하는 바에 따라 예방접종증명서를 발급하여야 한다.

제29조【예방접종에 관한 역학조사】 질병관리청장, 시·도지사 또는 시장·군수·구청장은 다음 각 호의 구분에 따라 조사를 실시하고, 예방접종 후 이상반응 사례가 발생하면 그 원인을 밝히기 위하여 제18조에 따라 역학조사를 하여야 한다.

1. 질병관리청장 : 예방접종의 효과 및 예방접종 후 이상반응에 관한 조사
2. 시·도지사 또는 시장·군수·구청장 : 예방접종 후 이상반응에 관한 조사

제40조의3【수출금지 등】

① 보건복지부장관은 제1급감염병의 유행으로 그 예방·방역 및 치료에 필요한 의료·방역 물품 중 보건복지부령으로 정하는 물품(이하 "의약외품등"이라 한다)의 급격한 가격상승 또는 공급부족으로 국민건강을 현저하게 저해할 우려가 있을 때에는 그 의약외품등의 수출이나 국외 반

출을 금지할 수 있다.

② 보건복지부장관은 제1항에 따른 금지를 하려면 미리 관계 중앙행정기관의 장과 협의하여야 하고, 금지 기간을 미리 정하여 공표하여야 한다.

제42조【감염병에 관한 강제처분】 ① 질병관리청장, 시·도지사 또는 시장·군수·구청장은 해당 공무원으로 하여금 다음 각 호의 어느 하나에 해당하는 감염병환자 등이 있다고 인정되는 주거시설, 선박·항공기·열차 등 운송수단 또는 그 밖의 장소에 들어가 필요한 조사나 진찰을 하게 할 수 있으며, 그 진찰 결과 감염병환자 등으로 인정될 때에는 동행하여 치료받게 하거나 입원시킬 수 있다.

1. 제1급감염병
2. 제2급감염병 중 결핵, 홍역, 폴리오, A형간염, 콜레라, 장티푸스, 파라티푸스, 세균성이질, 장출혈성대장균감염증, 성홍열, 수막구균감염증 또는 질병관리청장이 정하는 감염병
4. 제3급감염병 중 질병관리청장이 정하는 감염병
5. 세계보건기구 감시대상 감염병

② 질병관리청장, 시·도지사 또는 시장·군수·구청장은 제1급감염병이 발생한 경우 해당 공무원으로 하여금 감염병의심자에게 다음 각 호의 조치를 하게 할 수 있다. 이 경우 해당 공무원은 감염병 증상 유무를 확인하기 위하여 필요한 조사나 진찰을 할 수 있다.

1. 자가(自家) 또는 시설에 격리

1의2. 제1호에 따른 격리에 필요한 이동수단의 제한

2. 유선·무선 통신, 정보통신기술을 활용한 기기 등을 이용한 감염병의 증상 유무 확인이나 위치정보의 수집. 이 경우 위치정보의 수집은 제1호에 따라 격리된 사람으로 한정한다.
3. 감염 여부 검사

③ 질병관리청장, 시·도지사 또는 시장·군수·구청장은 제2항에 따른 조사나 진찰 결과 감염병환자등으로 인정된 사람에 대해서는 해당 공무원과 동행하여 치료받게 하거나 입원시킬 수 있다.

④ 질병관리청장, 시·도지사 또는 시장·군수·구청장은 제1항·제2항에 따른 조사·진찰이나 제13조제2항에 따른 검사를 거부하는 사람(이하 이 조에서 "조사거부자"라 한다)에 대해서는 해당 공무원으로 하여금 감염병관리기관에 동행하여 필요한 조사나 진찰을 받게 하여야 한다.

⑤ 제1항부터 제4항까지에 따라 조사·진찰·격리·치료 또는 입원 조치를 하거나 동행하는 공무원은 그 권한을 증명하는 증표를 지니고 이를 관계인에게 보여주어야 한다.

⑥ 질병관리청장, 시·도지사 또는 시장·군수·구청장은 제2항부터 제4항까지 및 제7항에 따른 조사·진찰·격리·치료 또는 입원 조치를 위하여 필요한 경우에는 관할 경찰서장에게 협조를 요청할 수 있다. 이 경우 요청을 받은 관할 경찰서장은 정당한 사유가 없으면 이에 따라야 한다.

⑦ 질병관리청장, 시·도지사 또는 시장·군수·구청장은 조사거부자를 자가 또는 감염병관리시설에 격리할 수 있으며, 제4항에 따른 조사·진찰 결과 감염병환자등으로 인정될 때에는 감염병관리시설에서 치료받게 하거나 입원시켜야 한다.

⑧ 질병관리청장, 시·도지사 또는 시장·군수·구청장은 감염병의심자 또는 조사거부자가 감염병환자등이 아닌 것으로 인정되면 제2항 또는 제7항에 따른 격리 조치를 즉시 해제하여야 한다.

제46조【건강진단 및 예방접종 등의 조치】 질병관리청장, 시·도지사 또는 시장·군수·구청장은 보건복지부령으로 정하는 바에 따라 다음 각 호의 어느 하나에 해당하는 사람에게 건강진단을 받거나 감염병 예방에 필요한 예방접종을 받게 하는 등의 조치를 할 수 있다.

1. 감염병환자등의 가족 또는 그 동거인

2. 감염병 발생지역에 거주하는 사람 또는 그 지역에 출입하는 사람으로서 감염병에 감염되었을 것으로 의심되는 사람
3. 감염병환자등과 접촉하여 감염병에 감염되었을 것으로 의심되는 사람

제47조【감염병 유행에 대한 방역조치】 질병관리청장, 시·도지사 또는 시장·군수·구청장은 감염병이 유행하면 감염병 전파를 막기 위하여 다음 각 호에 해당하는 모든 조치를 하거나 그에 필요한 일부 조치를 하여야 한다.

1. 감염병환자등이 있는 장소나 감염병병원체에 오염되었다고 인정되는 장소에 대한 다음 각 목의 조치
   가. 일시적 폐쇄
   나. 일반 공중의 출입금지
   다. 해당 장소 내 이동제한
   라. 그 밖에 통행차단을 위하여 필요한 조치
2. 의료기관에 대한 업무 정지
3. 감염의심자를 적당한 장소에 일정한기간 입원 또는 격리시키는 것
4. 감염병병원체에 오염되었거나 오염되었다고 의심되는 물건을 사용·접수·이동하거나 버리는 행위 또는 해당 물건의 세척을 금지하거나 태우거나 폐기처분하는 것
5. 감염병병원체에 오염된 장소에 대한 소독이나 그 밖에 필요한 조치를 명하는 것
6. 일정한 장소에서 세탁하는 것을 막거나 오물을 일정한 장소에서 처리하도록 명하는 것

제49조【감염병의 예방 조치】

① 질병관리청장, 시·도지사 또는 시장·군수·구청장은 감염병을 예방하기 위하여 다음 각 호에 해당하는 모든 조치를 하거나 그에 필요한 일부 조치를 하여야 하며, 보건복지부장관은 감염병을 예방하기 위하여 제2호, 제2호의2부터 제2호의4까지 및 제12호의2에 해당하는 조치를 할 수 있다.

1. 관할 지역에 대한 교통의 전부 또는 일부를 차단하는 것
2. 흥행, 집회, 제례 또는 그 밖의 여러 사람의 집합을 제한하거나 금지하는 것

2의2. 감염병 전파의 위험성이 있는 장소 또는 시설의 관리자·운영자 및 이용자 등에 대하여 출입자 명단 작성, 마스크 착용 등 방역지침의 준수를 명하는 것

2의3. 버스·열차·선박·항공기 등 감염병 전파가 우려되는 운송수단의 이용자에 대하여 마스크 착용 등 방역지침의 준수를 명하는 것

2의4. 감염병 전파가 우려되어 지역 및 기간을 정하여 마스크 착용 등 방역지침 준수를 명하는 것

3. 건강진단, 시체 검안 또는 해부를 실시하는 것
4. 감염병 전파의 위험성이 있는 음식물의 판매·수령을 금지하거나 그 음식물의 폐기나 그 밖에 필요한 처분을 명하는 것
5. 인수공통감염병 예방을 위하여 살처분(殺處分)에 참여한 사람 또는 인수공통감염병에 드러난 사람 등에 대한 예방조치를 명하는 것
6. 감염병 전파의 매개가 되는 물건의 소지·이동을 제한·금지하거나 그 물건에 대하여 폐기, 소각 또는 그 밖에 필요한 처분을 명하는 것
7. 선박·항공기·열차 등 운송 수단, 사업장 또는 그 밖에 여러 사람이 모이는 장소에 의사를 배치하거나 감염병 예방에 필요한 시설의 설치를 명하는 것
8. 공중위생에 관계있는 시설 또는 장소에 대한 소독이나 그 밖에 필요한 조치를 명하거나 상수도·하수도·우물·쓰레기장·화장실의 신설·개조·변경·폐지 또는 사용을 금지하는 것
9. 쥐, 위생해충 또는 그 밖의 감염병 매개동물의 구제(驅除) 또는 구제시설의 설치를 명하

는 것

10. 일정한 장소에서의 어로(漁撈) · 수영 또는 일정한 우물의 사용을 제한하거나 금지하는 것
11. 감염병 매개의 중간 숙주가 되는 동물류의 포획 또는 생식을 금지하는 것

12의2. 감염병 유행기간 중 의료기관 병상, 연수원 · 숙박시설 등 시설을 동원하는 것

13. 감염병병원체에 오염되었거나 오염되었을 것으로 의심되는 시설 또는 장소에 대한 소독이나 그 밖에 필요한 조치를 명하는 것
14. 감염병의심자를 적당한 장소에 일정한 기간 입원 또는 격리시키는 것

제52조【소독업의 신고 등】

① 소독을 업으로 하려는 자(제51조제4항 단서에 따른 주택관리업자는 제외한다)는 보건복지부령으로 정하는 시설 · 장비 및 인력을 갖추어 특별자치도지사 또는 시장 · 군수 · 구청장에게 신고하여야 한다. 신고한 사항을 변경하려는 경우에도 또한 같다.

5 감염병의 예방 및 관리에 관한 법률 시행령

제24조【소독을 해야 하는 시설】 법 제51조제3항에 따라 감염병 예방에 필요한 소독을 해야 하는 시설은 다음 각 호와 같다.

1. 「공중위생관리법」에 따른 숙박업소(객실수 20실 이상인 경우만 해당한다), 「관광진흥법」에 따른 관광숙박업소
2. 「식품위생법 시행령」 제21조제8호(마목은 제외한다)에 따른 연면적 300제곱미터 이상의 식품접객업소
3. 「여객자동차 운수사업법」에 따른 시내버스 · 농어촌버스 · 마을버스 · 시외버스 · 전세버스 · 장의자동차, 「항공안전법」에 따른 항공기 및 「항공시설법」에 따른 공항시설, 「해운법」에 따른 여객선, 「항만법」에 따른 연면적 300제곱미터 이상의 대합실, 「철도사업법」 및 「도시철도법」에 따른 여객운송 철도차량과 역사(驛舍) 및 역시설
4. 「유통산업발전법」에 따른 대형마트, 전문점, 백화점, 쇼핑센터, 복합쇼핑몰, 그밖의 대규모 점포와 「전통시장 및 상점가 육성을 위한 특별법」에 따른 전통시장
5. 「의료법」 제3조제3호에 따른 병원급 의료기관
6. 「식품위생법」 제2조제12호에 따른 집단급식소(한 번에 100명 이상에게 계속적으로 식사를 공급 하는 경우만 해당한다)

6의2. 「식품위생법 시행령」 제21조제8호마목에 따른 위탁급식영업을 하는 식품접객업소 중 연면적 300제곱미터 이상의 업소

7. 「건축법 시행령」 별표 1 제2호라목에 따른 기숙사

7의 2. 「소방시설 설치 및 관리에 관한 법률 시행령」 별표2 제8호 가목에 따른 합숙소 (50명 이상을 수용할 수 있는 경우만 해당한다)

8. 「공연법」에 따른 공연장(객석 수 300석 이상인 경우만 해당한다)
9. 「초 · 중등교육법」 제2조 및 「고등교육법」 제2조에 따른 학교
10. 「학원의 설립 · 운영 및 과외교습에 관한 법률」에 따른 연면적 1천제곱미터 이상의 학원
11. 연면적 2천제곱미터 이상의 사무실용 건축물 및 복합용도의 건축물
12. 「영유아보육법」에 따른 어린이집 및 「유아교육법」에 따른 유치원(50명 이상을 수용하는 어린이집 및 유치원만 해당한다)
13. 「공동주택관리법」에 따른 공동주택(300세대 이상인 경우만 해당한다)

6 감염병의 예방 및 관리에 관한 법률 시행규칙

제8조 【그 밖의 신고대상 감염병】 ① 법 제12조제1항 각 호 외의 부분 중에서 "보건복지부령으로 정하는 감염병"이란 다음 각 호의 감염병을 말한다.

1. **결핵** 2. **홍역**
3. **A형간염** 4. **콜레라**
5. **장티푸스** 6. **파라티푸스**
7. **세균성이질** 8. **장출혈성대장균감염증**

제31조의4 【수출금지 등】 법 제40조의3제1항에서 "**의약외품, 의약품** 등 보건복지부령으로 정하는 물품"이란 다음 각 호의 어느 하나에 해당하는 물품을 말한다.

1. 「약사법」제2조제7호에 따른 의약외품에 해당하는 **마스크**
2. 「약사법」제2조제7호에 따른 의약외품에 해당하는 **손 소독용 외용 소독제**
3. **감염병 예방을 위**하여 **착용하는 보호장비**
4. 그 밖에 **제1급감염병의 예방 · 방역 및 치료에 필요한 물품**으로서 **보건복지부장관이 정하여 고시하는 물품**

제33조 【업무 종사의 일시 제한】 ① 법 제45조제1항에 따라 **일시적으로** 업무 종사의 **제한을 받는 감염병환자등**은 다음 각 호의 감염병에 해당하는 감염병환자등으로 하고, 그 **제한 기간**은 **감염력이 소멸되는 날까지**로 한다.

1. **콜레라** 2. **장티푸스**
3. **파라티푸스** 4. **세균성이질**
5. **장출혈성대장균감염증**
6. **A형간염**

② 법 제45조제1항에 따라 업무 종사의 제한을 받는 업종은 다음 각 호와 같다.

1. 「식품위생법」 제2조제12호에 따른 **집단급식소**
2. 「식품위생법」 제36제1항제3호 따른 **식품접객업**

7 식품위생법

제2조 【정의】

이 법에서 사용하는 용어의 뜻은 다음과 같다.

1. **"식품"**이란 **모든 음식물(의약으로 섭취**하는 것은 **제외**한다)을 말한다.
2. **"식품첨가물"**이란 식품을 **제조 · 가공 · 조리 또는 보존**하는 과정에서 **감미, 착색, 표백** 또는 **산화방지** 등을 **목적**으로 식품에 사용되는 물질을 말한다.
3. **"화학적 합성품"**이란 화학적 수단으로 원소 또는 화합물에 **분해 반응 외**의 화학 반응을 일으켜서 얻은 물질을 말한다.
4. **"기구"**란 다음 각 목의 어느 하나에 해당하는 것으로서 식품 또는 식품첨가물에 직접 닿는 기계 · 기구나 그 밖의 물건(**농업과 수산업**에서 식품을 채취하는 데에 쓰는 기계 · 기구나 그 밖의 **물건 및 위생용품은 제외**한다)을 말한다.
   가. 음식을 먹을 때 **사용하거나 담는 것**
   나. 식품 또는 식품첨가물을 **채취 · 제조 · 가공 · 조리 · 저장 · 소분**[(소분): 완제품을 나누어 유통을 목적으로 재포장하는 것을 말한다. 이하 같다] · **운반 · 진열**할 때 사용하는 것
5. **"용기 · 포장"**이란 식품 또는 식품첨가물을 넣거나 싸는 것으로서 식품 또는 식품첨가물을 주고받을 때 함께 건네는 물품을 말한다.

5의2. **"공유주방"**이란 **식품의 제조 · 가공 · 조리 · 저장 · 소분 · 운반에 필요한 시설 또는 기계 · 기구 등**을 여러 **영업자가 함께 사용**하거나, 동일한 영업자가 여러 종류의 영업에 사용할 수 있는 시설 또는 기계 · 기구 등이 갖춰진 **장소를 말한**다.

6. **"위해"**란 식품, 식품첨가물, 기구 또는 용기 · 포장에 존재하는 **위험요소**로서 **인체의 건강을 해치거나 해칠 우려**가 있는 것을 말한다.

7. "표시" 〈2019. 6. 12. 삭제〉
8. "영양표시" 〈2019. 6. 12. 삭제〉
9. "영업"이란 식품 또는 식품첨가물을 채취·제조·가공·조리·저장·소분·운반 또는 판매하거나 기구 또는 용기·포장을 제조·운반·판매하는 업(농업과 수산업에 속하는 식품 채취업은 제외한다. 이하 이 호에서 "식품제조업등"이라 한다)을 말한다. 이 경우 공유주방을 운영하는 업과 공유주방에서 식품제조업등을 영위하는 업을 포함한다.
10. "영업자"란 제37조제1항에 따라 영업허가를 받은 자나 같은 조 제4항에 따라 영업신고를 한 자를 말한다.
11. "식품위생"이란 식품, 식품첨가물, 기구 또는 용기·포장을 대상으로 하는 음식에 관한 위생을 말한다.
12. "집단급식소"란 영리를 목적으로 하지 아니하면서 특정 다수인에게 계속하여 음식물을 공급하는 다음 각 목의 어느 하나에 해당하는 곳의 급식시설로서 대통령령으로 정하는 시설을 말한다.
    가. 기숙사
    나. 학교, 유치원, 어린이집
    다. 병원
    라. 사회복지시설
    마. 산업체
    바. 국가, 지방단체 및 공공기관
    사. 그 밖의 후생기관 등
13. "식품이력추적관리"란 식품을 제조·가공단계부터 판매단계까지 각 단계별로 정보를 기록·관리하여 그 식품의 안전성 등에 문제가 발생할 경우 그 식품을 추적하여 원인을 규명하고 필요한 조치를 할 수 있도록 관리하는 것을 말한다.
14. "식중독"이란 식품 섭취로 인하여 인체에 유해한 미생물 또는 유독물질에 의하여 발생하였거나 발생한 것으로 판단되는 감염성 질환 또는 독소형 질환을 말한다.

제4조 【위해식품 등의 판매 등 금지】 누구든지 다음 각 호의 어느 하나에 해당하는 식품 등을 판매하거나 판매할 목적으로 채취·제조·수입·가공·사용·조리·저장·소분·운반 또는 진열하여서는 아니 된다.

1. 썩거나 상하거나 설익어서 인체의 건강을 해칠 우려가 있는 것
2. 유독·유해물질이 들어 있거나 묻어 있는 것 또는 그러할 염려가 있는 것. 다만, 식품의약품안전처장이 인체의 건강을 해칠 우려가 없다고 인정하는 것은 제외한다.
3. 병을 일으키는 미생물에 오염되었거나 그러할 염려가 있어 인체의 건강을 해칠 우려가 있는 것
4. 불결하거나 다른 물질이 섞이거나 첨가된 것 또는 그 밖의 사유로 인체의 건강을 해칠 우려가 있는 것
5. 제18조에 따른 안전성 심사 대상인 농·축·수산물 등 가운데 안전성 심사를 받지 아니하였거나 안전성 심사에서 식용으로 부적합하다고 인정된 것
6. 수입이 금지된 것 또는 「수입식품안전관리 특별법」 제20조제1항에 따른 수입신고를 하지 아니하고 수입한 것
7. 영업자가 아닌 자가 제조·가공·소분한 것

제5조 【병든 동물 고기 등의 판매 등 금지】 누구든지 총리령으로 정하는 질병에 걸렸거나 걸렸을 염려가 있는 동물이나 그 질병에 걸려 죽은 동물의 고기·뼈·젖·장기 또는 혈액을 식품으로 판매하거나 판매할 목적으로 채취·수입·가공·사용·조리·저장·소분 또는 운반하거나 진열하여서는 아니 된다.

제48조 【식품안전관리인증기준】

① 식품의약품안전처장은 식품의 원료관리 및 제조·가공·조리·소분·유통의 모든 과정에서 위해한 물질이 식품에 섞이거나 식품이 오염되는 것을 방지하기 위하여 각 과정의 위해요소를 확인·평가하여 중점적으로 관리하는 기준(이하 "식품안전관리인증기준"이라 한다)을 식품별로 정하여 고시할 수 있다.

8 식품위생법 시행령

제2조 【집단급식소의 범위】 「식품위생법」 제2조제12호에 따른 집단급식소는 1회 50인 이상에게 식사를 제공하는 급식소를 말한다.

제23조 【허가를 받아야 하는 영업 및 허가관청】 허가를 받아야 하는 영업 및 해당 허가관청은 다음 각 호와 같다.

1. 식품조사처리업 : 식품의약품안전처장
2. 단란주점영업과 유흥주점영업 : 특별자치시장·특별자치도지사 또는 시장·군수·구청장

제25조 【영업신고를 하여야 하는 업종】

① 특별자치시장·특별자치도지사 또는 시장·군수·구청장에게 신고를 하여야 하는 영업은 다음 각 호와 같다.

2. 즉석판매제조·가공업 4. 식품운반업
5. 식품소분·판매업 6. 식품냉동·냉장업
7. 용기·포장류제조업
8. 휴게음식점영업, 일반음식점영업, 위탁급식영업, 제과점영업

제26조의2【등록하여야 하는 영업】 ① 법 제37조제5항 본문에 따라 특별자치시장·특별자치도지사 또는 시장·군수·구청장에게 등록하여야 하는 영업은 다음 각 호와 같다. 다만, 제1호에 따른 식품제조·가공업 중 「주세법」 제3조제1호의 주류를 제조하는 경우에는 식품의약품안전처장에게 등록하여야 한다.

1. 제21조제1호의 식품제조·가공업
2. 제21조제3호의 식품첨가물제조업
3. 제21조제9호의 공유주방운영업

9 식품위생법 시행규칙

제38조 【식품소분업의 신고대상】

① 영 제21조제5호가목에서 "총리령으로 정하는 식품 또는 식품첨가물"이란 영 제21조제1호 및 제3호에 따른 영업의 대상이 되는 식품 또는 식품첨가물(수입되는 식품 또는 식품첨가물을 포함한다)과 벌꿀[영업자가 자가채취하여 직접 소분(小分)·포장하는 경우를 제외한다]을 말한다. 다만, 다음 각 호의 어느 하나에 해당하는 경우에는 소분·판매해서는 안 된다.

1. 어육 제품
2. 특수용도식품(체중조절용 조제식품은 제외한다)
3. 통·병조림 제품
4. 레토르트식품
5. 전분
6. 장류 및 식초(제품의 내용물이 외부에 노출되지 않도록 개별 포장되어 있어 위해가 발생할 우려가 없는 경우는 제외한다)

제61조 【우수업소·모범업소의 지정 등】

① 법 제47조제1항에 따른 우수업소 또는 모범업소의 지정은 다음 각 호의 구분에 따른 자가 행한다.

1. 우수업소의 지정 : 식품의약품안전처장 또는 특별자치시장·특별자치도지사·시장·군수·구청장
2. 모범업소의 지정 : 특별자치시장·특별자치도지사·시장·군수·구청장

10 먹는물 관리법

제3조 【정의】 이 법에서 사용하는 용어의 뜻은 다음과 같다.

1. **"먹는물"**이란 먹는 데에 일반적으로 사용하는 자연 상태의 물, 자연 상태의 물을 먹기에 적합하도록 처리한 수돗물, 먹는샘물, 먹는염지하수, 먹는해양심층수 등을 말한다.
2. **"샘물"**이란 **암반대수층** 안의 **지하수 또는 용천수** 등 수질의 안전성을 계속 유지할 수 있는 자연 상태의 깨끗한 물을 **먹는 용도로 사용할 원수**를 말한다.
3. **"먹는샘물"**이란 **샘물**을 먹기에 적합하도록 물리적으로 처리하는 등의 방법으로 제조한 물을 말한다.

3의2. **"염지하수"란** 물속에 녹아있는 **염분(鹽分) 등의 함량(含量)이** 환경부령으로 정하는 기준 이상인 **암반대수층 안의 지하수**로서 수질의 안전성을 계속 유지할 수 있는 **자연 상태의 물을 먹는 용도로 사용할 원수**를 말한다.

3의3. **"먹는염지하수"**란 **염지하수를 먹기에 적합하도록 물리적으로 처리**하는 등의 방법으로 제조한 물을 말한다.

4. **"먹는해양심층수"**란 「해양심층수개발 및 관리에 관한 법률」 제2조제1호에 따른 해양심층수를 먹는 데 적합하도록 물리적으로 처리하는 등의 방법으로 제조한 물을 말한다.
5. **"수처리제"**란 자연 상태의 물을 **정수 또는 소독**하거나 먹는물 공급시설의 **산화방지** 등을 위하여 **첨가하는 제제**를 말한다.
6. **"먹는물공동시설"**이란 **여러 사람에게 먹는 물을 공급할 목적**으로 개발했거나 **저절로 형성된 약수터, 샘터, 우물** 등을 말한다.
7. **"정수기"**란 **물리적 · 화학적 또는 생물학적 과정**을 거치거나 이들을 결합한 과정을 거쳐 먹는물을 제5조제3항에 따른 먹는물의 수질기준에 맞게 취수 꼭지를 통하여 공급하도록 제조된 기구[해당 기구에 냉수 · 온수 장치, 제빙(製氷) 장치 등 환경부장관이 정하여 고시하는 장치가 결합되어 냉수 · 온수, 얼음 등을 함께 공급할 수 있도록 제조된 기구를 포함한다]로서 유입수 중에 들어있는 오염물질을 감소시키는 기능을 가진 것을 말한다.
9. **"먹는물관련영업"**이란 **먹는샘물 · 먹는염지하수의 제조업 · 수입판매업 · 유통전문판매업, 수처리제 제조업 및 정수기의 제조업 · 수입판매업**을 말한다.

제8조 【먹는물공동시설의 관리】

① 먹는물공동시설 소재지의 **특별자치시장 · 특별자치도지사 · 시장 · 군수 또는 구청장**(자치구의 구청장을 말한다. 이하 같다)은 국민들에게 양질의 먹는물을 공급하기 위하여 먹는물공동시설을 개선하고, 먹는물공동시설의 수질을 정기적으로 검사하며, 수질검사 결과 먹는물공동시설로 이용하기에 **부적합한 경우**에는 **사용금지** 또는 **폐쇄조치**를 하는 등 먹는물공동시설의 알맞은 관리를 위하여 필요한 조치를 하여야 한다.

제8조의2 【냉·온수기 또는 정수기의 설치·관리】

① 냉 · 온수기 설치 · 관리자 또는 정수기 설치 · 관리자는 환경부령으로 정하는 바에 따라 냉 · 온수기 또는 정수기의 **설치 장소, 설치 대수** 등을 **시장 · 군수 · 구청장에게 신고**하여야 한다. 신고한 사항 중 환경부령으로 정하는 중요한 사항을 변경하려는 때에도 또한 같다.

제8조의3 【샘물보전구역의 지정】

① **시 · 도지사**는 샘물의 수질보전을 위하여 다음 각 호의 어느 하나에 해당하는 지역 및 그 주변지역을 샘물보전구역(이하 **"샘물보전구역"**이라 한다)으로 **지정**할 수 있다.

1. **인체에 이로운 무기물질이 많이 들어**있어 먹는샘물의 원수(原水)로 이**용가치가 높은 샘**

물이 부존(賦存)되어 있는 지역

2. 샘물의 **수량이 풍부하게 부존**되어 있는 지역
3. 그밖에 샘물의 수질보전을 위하여 필요한 지역으로서 대통령령으로 정하는 지역

제9조 【샘물 또는 염지하수의 개발허가 등】

① 대통령령으로 정하는 규모 이상의 샘물 또는 염지하수를 개발하려는 자는 **환경부령**으로 정하는 바에 따라 **시 · 도지사의 허가**를 받아야 한다.

11 먹는물 관리법 시행령

제7조(부담금의 부과대상) ① 법 제31조제1항에 따른 **수질개선부담금**(이하 "**부담금**"이라 한다)의 부과대상은 다음 각 호와 같다.

1. 법 제9조에 따라 개발허가를 받은 자로서 다음 각 목의 구분에 따른 자가 취수한 샘물등
   가. 기타**샘물의 개발허가를 받은 자가 취수한 샘물**등
   나. **음료류를 제조하기 위하여 먹는샘물**등의 제조설비를 사용하는 자가 **취수한 샘물**등
2. 법 제21조제1항에 따라 **먹는샘물등의 제조업 허가를 받은 자**(이하 "먹는샘물등의 제조**업자**"라 한다)가 **취수한 샘물**등
3. 법 제21조제3항에 따라 먹는샘물등의 수입판매업의 등록을 받은 자(이하 "**먹는샘물등의 수입판매업자**"라 한다)가 **수입한 먹는샘물**등

② 제1항에 따른 부과대상 중 다음 각 호의 어느 하나에 해당하는 것은 부담금의 **부과대상에서 제외**한다.

1. **수출하는 것**
2. 우리나라에 주재하는 **외국군대** 또는 **주한외국공관에 납품**하는 것
3. 「재난 및 안전관리 기본법」 제66조제3항제1호에 따라 이재민의 **구호를 위하여 지원 · 제공**하는 것
4. 법 제13조제1항에 따른 환경영향조사 및 법 제18조제1항에 따른 환경영향심사를 위하여 취수한 샘물등

제15조 【수질개선부담금의 용도】 법 제33조제3호에서 "대통령령으로 정하는 용도"란 다음 각 호의 어느 하나에 해당하는 용도를 말한다.

1. 「지하수법」 제12조에 따른 **지하수보전구역의 지정을 위한 조사**의 실시
2. 지하수자원의 개발 · 이용 및 보전 · 관리를 위한 **기초조사와 복구사업의 실시**
3. 법 제31조제9항에 따른 **샘물보전구역을 지정한 시 · 도지사에 대한 지원**

12 먹는물 관리법 시행규칙

[별표 6] 먹는샘물등 제조업자의 자가품질검사기준

(제33조제1호 관련)

구분	검 사 항 목	검사 주기
먹는샘물 · 먹는염지하수	**냄새, 맛, 색도, 탁도, 수소이온농도**(5개 항목)	**매일 1회 이상**
	일반세균(저온균 · 중온균), **총대장균군**, 녹농균(4개 항목)	**매주 2회 이상** 3~4일 간격으로 실시
	분원성연쇄상구균, 아황산환원혐기성포자형성균, 살모넬라, 쉬겔라(4개 항목)	매월 1회 이상
	「먹는물수질기준 및 검사 등에 관한 규칙」별표 1에서 정하는 모든 항목	매반기 1회 이상
샘물 · 염지하수	**일반세균**(저온균 · 중온균), 총대장균군, 분원성연쇄상구균, 녹농균, 아황산환원혐기성포자형성균(6개 항목)	**매주 1회 이상**
	「먹는물수질기준 및 검사 등에 관한 규칙」별표 1에서 정하는 모든 항목	매반기 1회 이상

13 먹는물 수질기준 및 검사 등에 관한 규칙

제4조 【수질검사 횟수】

① 「수도법」 제29조제1항 · 제53조 및 제55조제1항에 따라 일반수도사업자 · 전용상수도설치자 및 소규모급수시설을 관할하는 시장 · 군수 · 구청장(자치구의 구청장을 말한다. 이하 같다)는 다음 각호 구분에 따라 수질검사를 실시하여야 한다.

1. **광역상수도 및 지방상수도의 경우**

   가. **정수장**에서의 **검사**

   (1) 별표 1 중 **냄새 · 맛 · 색도 · 탁도 · 수소이온농도 및 잔류염소**에 관한 검사 : **매일 1회 이상**

   (2) 별표 1 중 **일반세균, 총대장균군, 대장균 또는 분원성대장균군, 암모니아성질소, 질산성질소, 과망간산칼륨소비량 및 증발잔류물**에 관한 검사 : **매주 1회 이상**

   (3) 별표 1의 제1호부터 제3호까지 및 제5호에 관한 검사 : 매월 1회 이상

   (4) 별표 1의 제4호에 관한 검사 : 매분기 1회 이상

2. **마을상수도 · 전용상수도 및 소규모급수시설의 경우**

   별표 1 중 **일반세균, 총대장균군, 대장균 또는 분원성대장균군, 불소, 암모니아성질소, 질산성질소, 냄새, 맛, 색도, 망간, 탁도, 알루미늄, 잔류염소, 붕소 및 염소이온**에 관한 검사 : **매분기 1회** 이상

[별표 1] 먹는물의 수질기준

① 미생물에 관한 기준

㉮ 일반세균은 1ml 중 100CFU(Colony Forming Unit)를 넘지 아니할 것

㉯ 총대장균군은 100ml(샘물 · 먹는샘물, 염지하수 · 먹는염지하수 및 먹는해양심층수의 경우에는 250ml)에서 검출되지 아니할 것

㉰ 대장균 · 분원성 대장균군은 100ml에서 검출되지 아니할 것

㉱ 분원성 연쇄상구균 · 녹농균 · 살모넬라 및 쉬겔라는 250ml에서 검출되지 아니할 것

㉲ 아황산환원혐기성포자형성균은 50ml에서 검출되지 아니할 것

㉳ 여시니아균은 2l에서 검출되지 아니할 것(먹는물공동시설의 물의 경우에만 적용한다)

② 건강상 유해영향 무기물질에 관한 기준

㉮ 납은 0.01mg/l를 넘지 아니할 것

㉯ 불소는 1.5mg/l (샘물 · 먹는샘물 및 염지하수 · 먹는염지하수의 경우에는 2.0mg/l)를 넘지 아니할 것

㉰ 비소는 0.01mg/l (샘물 · 염지하수의 경우에는 0.05mg/l)를 넘지 아니할 것

㉱ 셀레늄은 0.01mg/l (염지하수의 경우에는 0.05mg/l)를 넘지 아니할 것

㉲ 수은은 0.001mg/l를 넘지 아니할 것

㉳ 시안은 0.01mg/l를 넘지 아니할 것

㉴ 크롬은 0.05mg/l를 넘지 아니할 것

㉵ 암모니아성 질소는 0.5mg/l를 넘지 아니할 것

㉶ 질산성 질소는 10mg/l를 넘지 아니할 것

㉷ 카드뮴은 0.005mg/l를 넘지 아니할 것

㉸ 붕소는 1.0mg/l를 넘지 아니할 것

③ 건강상 유해영향 유기물질에 관한 기준

㉮ 페놀은 0.005mg/l를 넘지 아니할 것

㉯ 다이아지논은 0.02mg/l를 넘지 아니할 것

㉰ 파라티온은 0.06mg/l를 넘지 아니할 것

㉱ 페니트로티온은 0.04mg/l를 넘지 아니할 것

㉲ 카바릴은 0.07mg/l를 넘지 아니할 것

㉳ 1,1,1-트리클로로에탄은 0.1mg/l를 넘지 아니할 것

㉴ 테트라클로로에틸렌은 0.01mg/l를 넘지 아

니할 것

㉮ 트리클로로에틸렌은 0.03mg/l를 넘지 아니할 것

㉯ 디클로로메탄은 0.02mg/l를 넘지 아니할 것

㉰ 벤젠은 0.01mg/l를 넘지 아니할 것

㉱ 톨루엔은 0.7mg/l를 넘지 아니할 것

㉲ 에틸벤젠은 0.3mg/l를 넘지 아니할 것

㉳ 사염화탄소는 0.002mg/l를 넘지 아니할 것

④ 소독제 및 소독부산물질에 관한 기준(샘물 · 먹는샘물 · 염지하수 · 먹는염지하수 · 먹는해양심층수 및 먹는물공동시설의 물의 경우에는 적용하지 아니한다)

㉮ 잔류염소(유리잔류염소를 말한다)는 4.0mg/l를 넘지 아니할 것

㉯ 총트리할로메탄은 0.1mg/l를 넘지 아니할 것

㉰ 클로로포름은 0.08mg/l를 넘지 아니할 것

㉱ 포름알데히드는 0.5mg/l를 넘지 아니할 것

⑤ 심미적 영향물질에 관한 기준

㉮ 경도(硬度)는 1,000mg/l (수돗물의 경우 300 mg/l, 먹는염지하수 및 먹는해양심층수의 경우 1,200mg/l)를 넘지 아니할 것

㉯ 과망간산칼륨 소비량은 10mg/l 를 넘지 아니할 것

㉰ 냄새와 맛은 소독으로 인한 냄새와 맛 이외의 냄새와 맛이 있어서는 아니될 것

㉱ 동은 1mg/l를 넘지 아니할 것

㉲ 색도는 5도를 넘지 아니할 것

㉳ 세제(음이온 계면활성제)는 0.5mg/l 를 넘지 아니할 것

㉴ 수소이온 농도는 pH 5.8 이상 pH 8.5 이하이어야 할 것

㉵ 아연은 3mg/l를 넘지 아니할 것

㉶ 염소이온은 250mg/l를 넘지 아니할 것

㉷ 증발잔류물은 수돗물의 경우에는 500mg/l 를 넘지 아니할 것

㉸ 철은 0.3mg/l를 넘지 아니할 것.

㉹ 망간은 0.3mg/l (수돗물의 경우 0.05mg/l)를 넘지 아니할 것

㉺ 탁도는 1NTU(Nephelometric Turbidity Unit)를 넘지 아니할 것. 다만, 지하수를 원수로 사용하는 마을상수도, 소규모급수시설 및 전용상수도를 제외한 수돗물의 경우에는 0.5NTU를 넘지 아니하여야 한다.

㉻ 황산이온은 200mg/l를 넘지 아니할 것

㉼ 알루미늄은 0.2mg/l를 넘지 아니할 것

⑥ 방사능에 관한 기준(염지하수의 경우에만 적용한다)

㉮ 스트론튬(Sr-90)은 3.0mBq/l 를 넘지 아니할 것

㉯ 세슘(Cs-137)은 4.0mBq/l를 넘지 아니할 것

㉰ 삼중수소는 6.0Bq/l를 넘지 아니할 것

14 폐기물 관리법

제2조 【정의】 이 법에서 사용하는 용어의 정의는 다음과 같다.

1. "폐기물"이라 함은 쓰레기, 연소재, 오니, 폐유, 폐산, 폐알칼리, 동물의 사체 등으로서 사람의 생활이나 사업활동에 필요하지 아니하게 된 물질을 말한다.
2. **"생활폐기물"**이라 함은 **사업장폐기물 외의** 폐기물을 말한다.
3. **"사업장폐기물"**이라 함은 「대기환경보전법」, 「물환경보전법」 또는 「소음 · 진동관리법」에 따라 배출시설을 설치 · 운영하는 사업장 기타 대통령령으로 정하는 사업장에서 발생되는 폐기물을 말한다.
4. **"지정폐기물"**이라 함은 **사업장폐기물 중 폐유 · 폐산** 등 **주변환경을 오염시킬 수 있**

거나 의료폐기물 등 인체에 위해를 줄 수 있는 유해한 물질로서 대통령령으로 정하는 폐기물을 말한다.

5. "**의료폐기물**"이란 **보건 · 의료기관, 동물병원, 시험 · 검사기관** 등에서 **배출되는 폐기물** 중 **인체에 감염** 등 위해를 줄 우려가 있는 폐기물과 **인체 조직** 등 **적출물, 실험동물의 사체** 등 보건 · 환경보호상 **특별한 관리가 필요**하다고 인정되는 폐기물로서 대통령령으로 정하는 폐기물을 말한다.

5의2. "**의료폐기물 전용용기**"란 의료폐기물로 인한 **감염 등의 위해 방지**를 위하여 **의료폐기물을 넣어 수집 · 운반 또는 보관**에 사용하는 **용기**를 말한다.

5의3. "**처리**"란 폐기물의 **수집, 운반, 보관, 재활용, 처분**을 말한다.

6. "**처분**"이란 폐기물의 소각(燒却) · 중화(中和) · 파쇄(破碎) · 고형화(固形化) 등의 **중간처분과 매립하거나 해역**(海域)으로 배출하는 등의 **최종처분**을 말한다.

7. "**재활용**"이란 다음 각 목의 어느 하나에 해당하는 활동을 말한다.
   가. 폐기물을 **재사용 · 재생이용**하거나 재사용 · 재생이용할 수 있는 **상태**로 **만드는** 활동
   나. 폐기물로부터 「에너지법」에 따른 **에너지를 회수**하거나 회수할 수 있는 상태로 만들거나 폐기물을 **연료**로 **사용**하는 활동으로서 환경부령으로 정하는 활동

8. "**폐기물처리시설**"이란 폐기물의 **중간처분시설, 최종처분시설** 및 **재활용시설**로서 대통령령으로 정하는 시설을 말한다.

9. "**폐기물감량화시설**"이란 생산 공정에서 발생하는 **폐기물의 양을 줄**이고, 사업장 내 재활용을 통하여 **폐기물 배출을 최소화하는 시설**로서 대통령령으로 정하는 시설을 말한다.

제25조 【폐기물처리업】

⑤ 폐기물처리업의 **업종 구분과 영업 내용**은 다음과 같다.
1. 폐기물 **수집 · 운반업** : 폐기물을 수집하여 재활용 또는 처분 장소로 운반하거나 폐기물을 수출하기 위하여 수집 · 운반하는 영업
2. 폐기물 **중간처분업** : 폐기물 중간처분시설을 갖추고 폐기물을 소각 처분, 기계적 처분, 화학적 처분, 생물학적 처분, 그 밖에 환경부장관이 폐기물을 안전하게 중간처분할 수 있다고 인정하여 고시하는 방법으로 중간처분 하는 영업
3. 폐기물 **최종처분업** : 폐기물 최종처분시설을 갖추고 폐기물을 **매립** 등(해역 배출은 제외한다)의 방법으로 최종처분 하는 영업
4. 폐기물 **종합처분업** : 폐기물 중간처분시설 및 최종처분시설을 갖추고 폐기물의 중간처분과 최종처분을 함께 하는 영업
5. 폐기물 **중간재활용업** : 폐기물 **재활용시설**을 갖추고 **중간가공 폐기물**을 만드는 영업
6. 폐기물 **최종재활용업** : 폐기물 재활용시설을 갖추고 중간가공 폐기물을 제13조의2에 따른 폐기물의 재활용 원칙 및 준수사항에 따라 재활용하는 영업
7. 폐기물 **종합재활용업** : 폐기물 재활용시설을 갖추고 중간재활용업과 최종재활용업을 함께 하는 영업

15 폐기물 관리법 시행령

[별표 1] 지정폐기물의 종류(제3조 관련)

1. **특정시설에서 발생되는 폐기물**
   가. **폐합성고분자화합물**

1) 폐합성수지

2) 폐합성고무

나. **오니류**(수분함량이 95퍼센트 미만이거나 **고형물함량이 5퍼센트 이상**인 것)

1) 폐수처리오니　2) 공정오니

다. **폐농약**(농약의 제조 · 판매업소에서 발생되는 것)

2. **부식성폐기물**

가. **폐산**(액체상태의 폐기물로서 수소이온농도지수가 **2.0 이하**인 것)

나. **폐알칼리**(액체상태의 폐기물로서 수소이온농도지수가 **12.5 이상**인 것)

3. **유해물질함유 폐기물**

가. 광재　나. 분진

다. 폐주물사 및 샌드블라스트 폐사

마. 소각재　사. 폐촉매

아. 폐흡착제 및 폐흡수제 등

4. **폐유기용제**

5. **폐페인트 및 폐래커**

6. **폐유**(기름성분을 **5퍼센트 이상** 함유한 것)

7. **폐석면**

8. **폴리클로리네이티드비페닐 함유 폐기물**

가. 액체상태의 것(1리터당 2밀리그램이상 함유한 것)

나. 액체상태 외의 것

9. **폐유독물**

10. **의료폐기물**

11. **수은폐기물**

[별표 2] 의료폐기물의 종류

1. **격리의료폐기물** : 「감염병의 예방 및 관리에 관한 법률」 제2조1호의 **감염병으로부터** 타인을 보호하기 위하여 **격리된 사람에** 대한 의료행위에서 **발생한 일체의 폐기물**

2. **위해의료폐기물**

가. **조직물류폐기물** : **인체 또는 동물의 조직 · 장기 · 기관 · 신체의 일부**, 동물의 **사체, 혈액 · 고름 및 혈액생성물**(혈청, 혈장, 혈액제제)

나. **병리계폐기물** : 시험 · 검사 등에 사용된 배양액, 배양용기, 보관균주, 폐시험관, 슬라이드, 커버글라스, 폐배지, 폐장갑

다. **손상성폐기물** : **주사바늘, 봉합바늘, 수술용 칼날, 한방침**, 치과용침, 파손된 유리재질의 시험기구

라. **생물 · 화학폐기물** : 폐백신, **폐항암제**, 폐화학치료제

마. **혈액오염폐기물** : 폐혈액백, 혈액투석 시 사용된 폐기물, 그 밖에 혈액이 유출될 정도로 포함되어 있어 특별한 관리가 필요한 폐기물

3. **일반의료폐기물** : 혈액 · 체액 · 분비물 · 배설물이 함유되어 있는 탈지면, 붕대, 거즈, 일회용 기저귀, 생리대, 일회용 주사기, 수액세트

※ 비고

1. 의료폐기물이 아닌 폐기물로서 **의료폐기물과 혼합되거나 접촉된 폐기물**은 혼합되거나 접촉된 **의료폐기물과 같은 폐기물**로 본다.

2. 채혈진단에 사용된 **혈액이 담긴 검사튜브, 용기** 등은 제2호 가목의 **조직물류폐기물**로 본다.

3. 제3호 중 **일회용 기저귀**는 다음 각 목의 일회용 기저귀로 한정한다.

가. 「감염병의 예방 및 관리에 관한 법률」 제2조제13호부터 제15호까지의 규정에 따른 감염병환자, 감염병의사환자 또는 병원체보유자(이하 "**감염병환자등**"이라 한다)가 **사용한 일회용 기저귀**. 다만, 일회용 기저귀를 매개로 한 **전염 가능성이 낮**다고 판단되는 감염병으로서 환경

부장관이 고시하는 감염병 관련 감염병 환자등이 사용한 일회용 기저귀는 **제외**한다.

나. **혈액이 함유**되어 있는 **일회용 기저귀**

16 하수도법

제2조 【정의】 이 법에서 사용하는 **용어의 정의**는 다음과 같다.

1. **"하수"**라 함은 **사람의 생활이나 경제활동**으로 인하여 **액체성 또는 고체성의 물질**이 **섞이어 오염된 물**(이하 **"오수"**라 한다)과 **건물·도로 그 밖의 시설물**의 부지로부터 하수도로 **유입되는 빗물·지하수**를 말한다. 다만, **농작물의 경작**으로 인한 것은 **제외**한다.
2. **"분뇨"**라 함은 **수거식 화장실**에서 수거되는 **액체성 또는 고체성의 오염물질**을 말한다.
3. **"하수도"**라 함은 **하수와 분뇨를 유출** 또는 **처리하기 위하여 설치**되는 **하수관로·공공하수처리시설·하수저류시설·분뇨처리시설·배수설비·개인하수처리시설** 그 밖의 공작물·시설의 총체를 말한다.
4. **"공공하수도"**라 함은 **지방자치단체가 설치** 또는 **관리하는 하수도**를 말한다. 다만, **개인**하수도는 **제외**한다.
5. **"개인하수도"**라 함은 건물·시설 등의 설치자 또는 소유자가 해당 건물·시설 등에서 발생하는 하수를 유출 또는 처리하기 위하여 설치하는 **배수설비·개인하수처리시설**과 그 부대시설을 말한다.
6. **"하수관로"**라 함은 하수를 **공공하수처리시설로 이송**하거나 **하천·바다 그 밖의 공유수면으로 유출시키기 위하여 지방자치단체가 설치 또는 관리하는 관로**와 그 부속시설을 말한다.
7. **"합류식하수관로"**라 함은 **오수와 하수도**로 유입되는 **빗물·지하수**가 **함께 흐르도록** 하기 위한 **하수관로**를 말한다.
8. **"분류식하수관로"**라 함은 **오수와 하수도**로 유입되는 **빗물·지하수**가 **각각 구분**되어 **흐르도록 하기 위한 하수관로**를 말한다.
9. **"공공하수처리시설"**이라 함은 **하수를 처리**하여 **하천·바다** 그 밖의 **공유수면에 방류**하기 위하여 지방자치단체가 설치 또는 관리하는 처리시설과 이를 보완하는 시설을 말한다.
10. **"하수저류시설"**이란 하수관로로 유입된 **하수**에 포함된 **오염물질이 하천·바다**, 그 밖의 **공유수면으로 방류되는 것**을 **줄이고** 하수가 원활하게 유출될 수 있도록 하수를 **일시적으로 저장**하거나 **오염물질을 제거** 또는 **감소**하게 하는 시설을 말한다.
11. **"분뇨처리시설"**이라 함은 **분뇨를 침전·분해** 등의 방법으로 처리하는 시설을 말한다.
12. **"배수설비"**라 함은 **건물·시설 등에서 발생하는 하수를 공공하수도에 유입시키기 위하여 설치하는 배수관과** 그 밖의 **배수시설**을 말한다.
13. **"개인하수처리시설"**이라 함은 건물·시설 등에서 발생하는 **오수를 침전·분해** 등의 방법으로 처리하는 시설을 말한다.
14. **"배수구역"**이라 함은 **공공하수도**에 의하여 **하수를 유출시킬 수 있는 지역**으로서 제15조의 규정에 따라 공고된 구역을 말한다.
15. **"하수처리구역"**이라 함은 하수를 **공공하수처리시설**에 **유입하여 처리**할 수 있는 **지역**으로서 제15조의 규정에 따라 공고된 구역을 말한다.

제4조 【국가하수도종합계획의 수립】

① **환경부장관**은 국가 하수도정책의 체계적 발전을 위하여 **10년 단위**의 **국가하수도종합계획**(이

하 "**종합계획**"이라 한다)을 수립하여야 한다.

제5조【하수도정비기본계획의 수립권자 등】

① **특별시장 · 광역시장 · 특별자치시장 · 특별자치도지사 · 시장 또는 군수**(**광역시의 군수를 제외**한다)는 사람의 건강을 보호하는 데 필요한 공중위생 및 생활환경의 개선과 「환경정책기본법」에서 정한 수질환경기준을 유지하고, 관할 구역의 침수를 예방하기 위하여 종합계획 및 유역하수도정비계획을 바탕으로 관할구역 안의 유역별로 **하수도의 정비에 관한 20년 단위의 기본계획**(이하 "**하수도정비기본계획**"이라 한다)을 수립하여야 한다.

제41조【분뇨처리 의무】

① **특별자치시장 · 특별자치도지사 · 시장 · 군수 · 구청장**은 관할구역 안에서 발생하는 **분뇨를 수집 · 운반 및 처리**하여야 한다.

② 특별자치시 · 특별자치도 · 시 · 군 · 구(자치구를 말한다. 이하 같다)는 **오지 · 벽지 등 분뇨의 수집 · 운반** 및 처리가 어려운 지역에 대하여 **환경부령**으로 정하는 기준에 따라 제1항의 규정을 적용하지 아니할 수 있는 지역을 당해 지방자치단체의 조례로 정할 수 있다.

제44조【분뇨의 재활용】

① 환경부령으로 정하는 양 이상의 **분뇨를 재활용**하려는 자는 **특별자치시장 · 특별자치도지사 · 시장 · 군수 · 구청장에게 신고**하여야 한다.

제45조【분뇨수집 · 운반업】

① **분뇨를 수집 · 운반하는 영업**(이하 "**분뇨수집 · 운반업**"이라 한다)을 하고자 하는 자는 대통령령으로 정하는 기준에 따른 시설 · 장비 및 기술인력 등의 요건을 갖추어 **특별자치시장 · 특별자치도지사 · 시장 · 군수 · 구청장의 허가**를 받아야 하며, 허가받은 사항 중 환경부령으로 정하는 중요한 사항을 변경하고자 하는 때에는 특별자치시장 · 특별자치도지사 · 시장 · 군수 · 구청장에게 변경신고를 하여야 한다.

17 하수도법 시행령

제26조【개인하수처리시설의 운영 · 관리】

① 법 제39조제3항에서 "대통령령으로 정하는 부득이한 사유"란 다음 각 호의 어느 하나에 해당하는 경우를 말한다.

1. 개인하수처리시설을 **개선, 변경 또는 보수**하기 위하여 필요한 경우
2. 개인하수처리시설의 **주요 기계장치 등의 사고로 인하여 정상 운영할 수 없**는 경우
3. **단전이나 단수**로 개인하수처리시설을 정상적으로 운영할 수 없는 경우
4. **기후의 변동 또는 이상물질의 유입** 등으로 인하여 개인하수처리시설을 정상 운영할 수 없는 경우
5. **천재지변, 화재, 그 밖의 부득이한 사유**로 인하여 개인하수처리시설을 정상 운영할 수 없는 경우

18 하수도법 시행규칙

제37조【분뇨수집 등의 의무제외 지역】 법 제41조제2항에 따라 **특별자치시 · 특별자치도 · 시 · 군 · 구의 조례**로 분뇨의 **수집 · 운반 및 처리가 어려운 지역**으로 정할 수 있는 지역은 **다음 각 호**의 어느 하나에 해당하는 지역으로 한다. 다만, **국립공원** 등 많은 사람이 모이는 관광지로서 **청결을 유지**할 필요가 있는 **지역은 제외**한다.

1. **오지나 벽지 등**에 위치한 마을로서 가구 수가 **50호 미만인 지역**
2. **차량 출입이 어려워** 분뇨의 **수집 · 운반이 어려**운 지역

참고 이 책의 내용변경과 개정법령은 홈페이지(www.crownbook.com) 학습자료실을 참고하기 바람

PART 2 실전모의고사 필기편

제1회 실전모의고사

제2회 실전모의고사

제3회 실전모의고사

제4회 실전모의고사

제5회 실전모의고사

최 종 실전모의고사

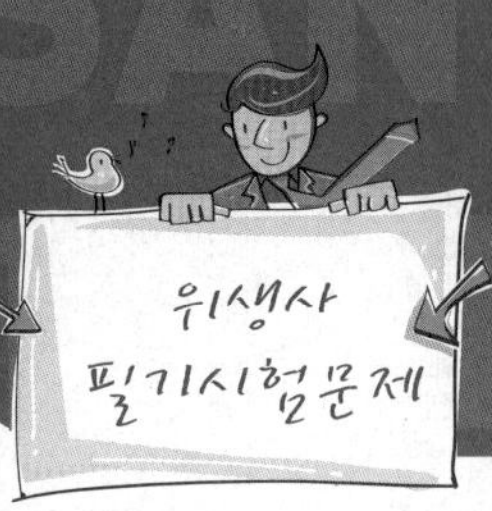

제1회 실전모의고사

정답 145쪽

1 공중보건학

01 공중보건의 정의에 포함된 내용이라고 볼 수 없는 것은?

① 질병의 예방　② 정신적 효율 증진　③ 신체의 질병 치료
④ 수명의 연장　⑤ 지역사회의 공동 노력

해설 공중보건의 목적(3대 요소) : 질병예방, 수명연장, 건강증진

02 다음 중 3차 보건의료에 관한 것은?

① 환경관리　② 급성감염병관리　③ 노인건강관리
④ 모자보건사업　⑤ 예방접종

해설 보건의료
① 1차 보건의료 : 예방접종사업, 식수위생관리사업, 모자보건사업, 영양개선사업, 풍토병관리사업, 통상질병의 일상적 치료사업 등을 말한다.
② 2차 보건의료 : 2차 보건의료사업은 주로 응급처치를 요하는 질병이나 급성질환의 관리사업과 병원에 입원치료를 받아야 하는 환자관리사업이다.
③ 3차 보건의료 : 재활을 요하는 환자, 노인의 간호 등 장기요양이나 만성질환자의 관리사업이다. 3차 보건의료는 노령화 사회에서 노인성 질환의 관리에 큰 기여를 하고 있다.

03 보건행정의 발전단계 중 여명기에 속하는 단계는?

① 고대기　② 중세기　③ 요람기
④ 확립기　⑤ 발전기

해설 고대기 → 중세기 → 여명기(요람기, 산업혁명시대) → 확립기 → 발전기
(고대)　(중세)　(근세)　(근대)　(현대)

04 역학조사에서 어떤 사실에 대해 계획적 조사를 실시하는 1단계 역학은?

① 기술역학　② 분석역학　③ 이론역학
④ 실험역학(임상역학)　⑤ 작전역학

해설 기술역학 : 인간을 대상으로 질병발생 분포 · 경향 등을 파악하는 1단계적 역학, 사실을 그대로 기록(인적, 지역, 시간)하여 상황을 파악한다.

05 전향성 조사의 장점이라 할 수 있는 것은?

① 대상자가 많이 탈락한다.
② 위험도(Risk)의 산출이 가능하다.
③ 장기간의 관찰이 필요하다.
④ 후향성조사에 비해서 노력이 많이 든다.
⑤ 조사경비가 많이 든다.

해설 전향성 조사(코호트 조사)
① 장점 : 흔한 병(폐암)에 적합, 객관적(편견이 적다), 위험도 산출이 가능하다.
② 단점 : 조사경비가 많이 들고, 장기간의 관찰이 필요하며, 조사노력이 많이 들고, 탈락률이 높다.

06 질병발생의 3대 요소로 바르게 짝지어진 것은?

① 숙주, 환경, 감염
② 병인, 숙주, 환경
③ 병인, 환경, 소질
④ 병인, 숙주. 유전
⑤ 환경, 소질, 감수성

해설 ① 질병(역학)의 3대 요인 : 병인(병원체), 숙주, 환경이다.
② 질병의 3대 요인 중 매개곤충(파리, 모기)은 환경인자에 속한다.

07 잠복기(incubation period)를 가장 잘 설명한 것은?

① 병원체가 인체에 침입하여 감염력이 가장 클 때까지의 기간
② 병원체가 인체에 침입 후 임상적으로 타각증상이 발현되기까지의 기간
③ 병원체가 인체에 침입 후 임상적으로 자각 및 타각증상이 발현되기까지의 기간
④ 병원체가 인체에 침입 후 다른 숙주에 감염 이환되기까지의 기간
⑤ 병원체가 인체에 침입 후 임상적으로 자각증상이 발현되기까지의 기간

해설 ③번 : 잠복기, ①번 : 세대기간

08 다음 중 병원소가 아닌 것은?

① 환자
② 건강보균자
③ 불현성 환자
④ 식품
⑤ 동물

해설 병원소 : 사람(환자, 보균자), 동물(개, 소, 돼지), 토양(오염된 토양)
※ 개달물, 식품은 병원소가 아님

09 병원소로부터 병원체의 탈출 경로가 아닌 것은?

① 비뇨기계
② 호흡기계
③ 소화기계
④ 피부, 점막
⑤ 순환기계

해설 병원소로부터 병원체의 탈출 : 호흡기계, 소화기계, 비뇨생식기계(소화기계, 성병), 개방병소(한센병, 피부병 등), 기계적 탈출(주사기에 의한 매독 · 에이즈, 모기에 의한 말라리아 등)

10 비말감염이 이루어지지 않는 감염병은?

① 유행성이하선염 ② 성홍열 ③ A형간염
④ 홍역 ⑤ 디프테리아

해설 침입구별 감염병의 종류
① 호흡기(비말감염, 공기전파) : 디프테리아, 백일해, 성홍열, 유행성이하선염, 홍역, 인플루엔자(독감), 풍진, 수막구균성수막염, 한센병(나병), 결핵, 두창, 감기, 폐렴, 수두 등
② 소화기 : 파라티푸스, 장티푸스, 세균성이질, 콜레라, 파상열, 폴리오, A형간염(유행성간염), 살모넬라 등
③ 점막피부 : 옴, 유행성결막염, 페스트, 발진티푸스, 야토병, 일본뇌염, 파상풍, 트라코마 등
④ 성기점막 : 매독, 임질, 연성하감 등

11 감염지수가 큰 것부터 차례로 나열된 것은?

① 홍역－백일해－성홍열－디프테리아－소아마비
② 홍역－디프테리아－성홍열－백일해－소아마비
③ 홍역－디프테리아－백일해－소아마비－성홍열
④ 천연두－홍역－백일해－소아마비－디프테리아
⑤ 천연두－백일해－디프테리아－성홍열－소아마비

해설 ① 감수성(Susceptibility)지수 : De Rudder는 급성호흡기계 감염병에 있어서 감수성 보유자가 감염되어 발병하는 율을 %로 표시하였다.
② 두창 · 홍역(95%) > 백일해(60 ~ 80%) > 성홍열(40%) > 디프테리아(10%) > 소아마비(0.1%)

12 자연능동면역이 가장 강력하게 형성되는 질병은?

① 매독, 임질 ② 두창, 홍역 ③ 이질, 말라리아
④ 수막구균성수막염 ⑤ 인플루엔자, 폐렴

해설

자연능동면역과 질병

면역의 종류	질 병
영구면역(현성 감염 후)	홍역, 수두, 유행성이하선염, 백일해, 콜레라, 두창, 성홍열, 발진티푸스, 장티푸스, 페스트, 황열 등
영구면역(불현성 감염 후)	일본뇌염, 폴리오, 디프테리아 등
약한 면역	폐렴, 수막구균성수막염, 세균성이질
감염면역(면역 형성이 안 됨)	성병(매독, 임질), 말라리아

13 인공능동면역으로 생균백신을 이용하는 감염병은?

① 홍역 ② 디프테리아 ③ 백일해
④ 일본뇌염(Salk) ⑤ 콜레라

해설

인공능동면역 방법과 질병

방 법	질 병
생균백신(Live Vaccine)	두창, 탄저, 광견병, 결핵, 폴리오, 홍역, 황열, 수두, 일본뇌염 등
사균백신(Killed Vaccine)	장티푸스, 파라티푸스, 콜레라, 백일해, 일본뇌염, 폴리오, A형간염, B형간염 등
순화독소(Toxoid)	디프테리아, 파상풍

※ 생균(Sabin), 사균(Salk), 백신(왁친)

14 3~4년을 주기로 발생하는 백일해, 홍역은 질병발생의 시간적 특성으로 구분하면 어떻게 분류되는가?

① 추세변화 ② 불시변화 ③ 주기적 변화
④ 계절적 변화 ⑤ 불규칙 변화

해설 ① 추세변화(장기변화) : 10년 이상 주기로 발생(장티푸스, 디프테리아, 인플루엔자)
② 주기적 변화(순환변화) : 3~4년 주기로 발생(홍역, 백일해, 일본뇌염)

15 BCG에 대한 설명이다. 맞는 것 모두를 고르시오.

㉮ 결핵 예방약이다.	㉯ 결핵 생균제이다.
㉰ PPD 음성자에게 접종한다.	㉱ 결핵 감염여부 판단 약이다.

① ㉮, ㉯, ㉰ ② ㉮, ㉰ ③ ㉯, ㉱
④ ㉱ ⑤ ㉮, ㉯, ㉰, ㉱

해설 ㉮ · ㉯ · ㉰번은 BCG에 대한 설명이다.

참고 "K형의 문제"란 "보기"가 다음과 같이 된 것을 말한다.
① ㉮, ㉯, ㉰ ② ㉮, ㉰ ③ ㉯, ㉱
④ ㉱ ⑤ ㉮, ㉯, ㉰, ㉱

16 검역법에 규정된 검역감염병인 것은?

① 황열, 말라리아 ② 페스트, 장티푸스 ③ 콜레라, 두창
④ 콜레라, 페스트, 황열, 샤스, 동물인플루엔자, 메르스, 에볼라바이러스병, 신종인플루엔자
⑤ 세균성이질, 중동호흡기증후군(MERS, 메르스)

해설 검역감염병의 최대 잠복 기간
① 콜레라 : 5일 ② 페스트 : 6일
③ 황열 : 6일 ④ 중증급성호흡기증후군(SARS) : 10일
⑤ 동물인플루엔자 인체감염증 : 10일 ⑥ 중동호흡기증후군(MERS, 메르스) : 14일
⑦ 에볼라바이러스병 : 21일 ⑧ 신종인플루엔자 : 최대잠복기까지

17 호흡기계 질환의 이상적인 관리방법은?

① 보균자 관리 ② 접촉자 색출 ③ 예방접종 실시
④ 발병시 치료 ⑤ 환경위생 철저

해설 ① 호흡기 감염병 예방 : 예방접종
② 소화기계 감염병 예방 : 환경위생 철저
③ 성병 질환의 이상적인 관리 예방 : 접촉자 색출 및 보건교육

18 **다음 중 현성감염보다 불현성감염이 더 많은 것으로 알려진 질병은?**

① 말라리아 ② 공수병
③ 디프테리아 ④ 홍역 ⑤ 일본뇌염

해설 일본뇌염의 현성감염 : 불현성감염=1 : 100(또는 500)

19 **급성감염병의 역학적 특성을 잘 표현한 것은?**

① 발생률은 높고 유병률은 낮다. ② 발생률과 유병률이 모두 높다.
③ 발생률과 유병률이 모두 낮다. ④ 발생률은 낮고 유병률은 높다.
⑤ 발생률과 유병률이 같다.

해설 ① 급성 감염병(전염병) : 발생률은 높고 유병률은 낮다.
② 만성 감염병(전염병) : 발생률은 낮고 유병률은 높다.
③ 이환기간이 짧은 질병(사망이 거의 없고, 기간이 1년일 때) : 발생률과 유병률이 거의 같다.

20 **흡연자에게서 발생할 수 있는 암은?**

㉮ 폐암 ㉯ 후두암 ㉰ 식도암 ㉱ 위암

① ㉮, ㉯, ㉰ ② ㉮, ㉰ ③ ㉯, ㉱
④ ㉱ ⑤ ㉮, ㉯, ㉰, ㉱

해설 흡연자에게서는 모든 암에 걸릴 확률이 높다.
식도암(4.4배), 폐암(8.8배), 후두암(3배), 방광암, 췌장암, 위암 등

21 **다음은 맬더스에 의한 인구증가 억제요소이다. 틀린 것은?**

① 빈곤 ② 피임 ③ 만혼
④ 금욕주의 ⑤ 도덕적 억제

해설 인구의 규제방법
① Malthus : 도덕적 억제(성순결, 만혼주의), 빈곤 등
② Francis Place : 피임에 의한 산아조절을 주장한 신맬더스주의의 인구학자이다.

22 **C. P. Blacker는 인구성장을 몇 단계로 나누었는가?**

① 1단계 ② 2단계 ③ 3단계
④ 4단계 ⑤ 5단계

해설 C. P. Blacker가 분류한 인구성장 5단계
① 제1단계(고위정지기) : 고출생 · 고사망률인 인구정지형 – 아프리카지역의 후진국형 인구
② 제2단계(초기확장기) : 고출생 · 저사망률인 인구증가형 – 경제개발 초기 단계의 인구
③ 제3단계(후기확장기) : 저출생 · 저사망률인 인구성장둔화형 – 한국, 중미지역 국가
④ 제4단계(저위정지기) : 출생률이 사망률보다 최저로 인구성장정지형 – 일본, 미국 등 선진국형의 인구
⑤ 제5단계(감퇴기) : 출생률이 사망률보다 낮아져 인구감소경향형 – 스웨덴, 유럽, 호주, 뉴질랜드

23 인구증가란?

① 자연증가
② 사회증가
③ 인구의 이동
④ 베이비 붐
⑤ 자연증가(출생 – 사망) + 사회증가(유입 – 유출)

해설 인구증가 = 자연증가(출생 – 사망) + 사회증가(전입 – 전출)

24 인구의 구성에 관한 설명이다. 맞는 것은?

> ㉮ 피라미드형 – 출생률은 높고 사망률이 낮은 형, 14세 이하가 50세 이상 인구의 2배 이상, 인구증가형
> ㉯ 종형 – 출생률과 사망률이 모두 낮은 형, 14세 이하가 50세 이상 인구의 2배 정도, 인구정지형
> ㉰ 항아리형 – 출생률이 사망률보다 더 낮은 형, 14세 이하가 50세 이상의 2배 이하, 인구감퇴형
> ㉱ 별형(성형) – 도시형, 생산층 인구가 전체 인구의 1/2 이상인 경우, 생산층 유입

① ㉮, ㉯, ㉰
② ㉮, ㉰
③ ㉯, ㉱
④ ㉱
⑤ ㉮, ㉯, ㉰, ㉱

해설 인구의 구성 : ⑤번 외, 기타형(호로형, 표주박형) – 농촌형, 생산층 인구가 전체 인구의 1/2 미만인 경우, 생산층 유출

25 제2차 성비란 다음 중 어느 것인가?

① 혼령기 성비
② 출생 전 성비
③ 노인의 성비
④ 사망시 성비
⑤ 출생시 성비

해설 성비 : 1차성비(태아의 성비, 출생전 성비), 2차성비(출생시의 성비), 3차성비(현재의 성비)

26 우리나라는 세계보건기구에 언제 몇 번째로 가입하였는가?

① 1946년, 50번째
② 1948년, 65번째
③ 1949년, 65번째
④ 1950년, 70번째
⑤ 1952년, 75번째

해설 ① 세계보건기구는 1948년 4월 7일 발족, 본부는 스위스 제네바
② 우리나라는 1949년 8월 17일에 65번째 회원국으로 가입

27 공적부조의 소요자금이 되는 것은?

① 재단운영수익금 ② 보험료와 일반재정수입 ③ 보험료
④ 일반재정수입(조세) ⑤ 기부금

해설 공적부조의 자금은 ④번이고, 의료보험(건강보험)의 자금은 ②번이다.

28 다음 연결 중 옳지 않은 것은?

① 감염병 관장 – 질병관리청 ② 학교보건 관장 – 교육부
③ 직업병 관장 – 고용노동부 ④ 상하수도건설 – 국토교통부
⑤ 환경정책 관장 – 보건복지부

해설 환경정책 : 환경부

29 다음 중 집단접촉교육방법이 아닌 것은?

① 강습회 ② 심포지엄 ③ 진찰
④ 부녀회 ⑤ 집단토론

해설 집단접촉교육방법 : 패널디스커션, 심포지엄(6–6법), 강습회, 부녀회, 청년회, 전람회, 반상회, 견학 등

30 보건교육방법 중 가장 효과적이고 중요한 것은?

① 가정보건교육 ② 의료인교육 ③ 대중교육
④ 학교보건교육 ⑤ 보건소 직원교육

해설 보건교육은 가정보건교육, 학교보건교육, 지역사회 보건교육 및 전문적 보건교육으로 분류할 수 있는데, 공중보건학적 효과로 볼 때 학교보건교육이 가장 많은 효과를 가져올 수 있다.

31 어떤 사람의 체중이 120kg, 신장이 2m일 때, 체질량지수(BMI)로 판단한 비만정도는 어떻게 되는가?

① 저체중 ② 정상체중 ③ 과체중
④ 비만 ⑤ 보통

해설 BMI(Body Mass Index ; 체질량지수) $= \frac{\text{체중(kg)}}{[\text{신장(m)}]^2} = \frac{\text{체중(kg)}}{\text{키(m)} \times \text{키(m)}} = \frac{120}{2 \times 2} = 30$

BMI 수치에 따른 체질량지수 및 비만관련 질환 위험도

분 류	BMI(kg/㎡)	비만관련 질환의 위험
저체중	< 18.5	낮음
정상체중	$18.5 \sim 22.9$	보통
과체중	≥ 23	–
위험체중	$23.0 \sim 24.9$	위험증가
비만Ⅰ단계	$25.0 \sim 29.9$	중등도 위험
비만Ⅱ단계	> 30.0	고도 위험
비만Ⅲ단계	≤ 40.0	극심한 위험

※ 비만시 관련질병 : 당뇨병, 심장질환, 심혈관계질환, 고혈압 등

32 측정값의 산술평균 둘레에 분포되는 분포상태를 표시하는 산포성은?

① 분산 ② 조화평균 ③ 중간값
④ 최빈값 ⑤ 범위

해설 분산이란 한 변수의 측정값들이 이들 산술평균 둘레에 평균 얼마나 떨어져 있는가를 표시하는 값이다.

33 다음 중 신생아를 뜻하는 것은?

① 출생 후 1주 이내의 어린이 ② 출생 후 4주 이내의 어린이
③ 출생 후 1년 이내의 어린이 ④ 출생 후 6년 이내의 어린이
⑤ 출생 후 7년 이내의 어린이

해설 ① 초생아 : 생후 1주일까지 ② 신생아 : 생후 1개월(4주)까지
③ 영아 : 생후 1년까지 ④ 유아 : 생후 6년까지

34 지역사회 보건수준을 평가하기 위한 가장 대표적인 지표는?

① 질병유병률 ② 모성사망률 ③ 영아사망률
④ 평균수명 ⑤ 조사망률

해설 영아사망률 : 어느 국가나 지역사회의 보건수준을 나타내는 가장 대표적인 보건지표이다.

35 보건통계에서 α-Index란?

① 출생수－사망수 ② 영아 사망수/신생아 사망수
③ 신생아 사망수－영아 사망수 ④ 출생수 사망수×100
⑤ 만 1세 미만 남아수÷만 1세 미만 여아수

해설 알파지수(α-index) $= \dfrac{\text{영아 사망수(율)}}{\text{신생아 사망수(율)}}$

2 환경위생학

01 CO_2를 실내공기의 오탁 측정지표로 사용하는 이유는?

① 미량으로도 인체에 해를 끼치므로
② O_2와 반비례하므로
③ CO_2가 CO가스로 변하였으므로
④ 공기오탁의 전반적인 사태를 추측할 수 있으므로
⑤ 다른 것은 측정하는 방법이 없으므로

해설 군집독 : 다수인이 밀폐된 공간에 있을 때 실내공기의 물리적·화학적 조성의 변화로 두통, 구토, 메스꺼움, 현기증, 불쾌감, 식욕부진 등을 유발하는 것을 군집독이라 한다.
① 물리적 변화 : 실내온도 증가, 습도 증가
② 화학적 변화 : CO_2 증가, O_2 감소, 악취 증가, 기타 가스의 증가

02 호흡곤란과 질식을 일으키는 산소와 이산화탄소의 함량은?

㉮ 산소(O_2) : 10% 이하 – 호흡곤란
㉯ 산소(O_2) : 7% 이하 – 질식
㉰ 이산화탄소(CO_2) : 10% 이상 – 질식
㉱ 이산화탄소(CO_2) : 7% 이상 – 호흡곤란

① ㉮, ㉯, ㉰
② ㉮, ㉰
③ ㉯, ㉱
④ ㉱
⑤ ㉮, ㉯, ㉰, ㉱

해설 ① 산소(O_2) : 10% 이하–호흡곤란, 7% 이하–질식
② 이산화탄소(CO_2) : 10% 이상–질식, 7% 이상–호흡곤란

03 연탄가스 중 자극증상을 나타내는 것은?

㉮ N_2 ㉯ CO_2 ㉰ CO ㉱ SO_2

① ㉮, ㉯, ㉰
② ㉮, ㉰
③ ㉯, ㉱
④ ㉱
⑤ ㉮, ㉯, ㉰, ㉱

해설 ① SO_2 : 무색, 자극성, 액화성이 강함 ② CO : 무색, 무취

04 온도, 습도, 기류의 3가지 인자에 의해 이루어지는 체감을 무엇이라 하는가?

① 감각온도
② 복사온도
③ 온열온도
④ 쾌적온도
⑤ 지적온도

해설 감각온도(체감온도=실효온도)
① 온도, 습도(100% 습도, 포화습도), 기류(무풍)의 3가지 인자에 의해 이루어지는 체감을 감각온도라 한다. 온도 18℃, 습도 100%, 무풍에서의 감각온도는 18℃이다. 온도 66℉, 습도 100%, 무풍에서의 감각온도는 66℉이다.
② 겨울철의 최호적 감각온도는 66℉이고, 여름철의 최호적 감각온도는 71℉이다.

05 일교차의 설명 중에서 옳은 것은?

① 일출 30분 전의 온도와 14시경의 온도와의 차이
② 일출 2시간 전의 온도와 16시경의 온도와의 차이
③ 일교차는 산악의 분지에서는 작고 삼림 속에서는 크다.
④ 일교차는 내륙이 해양보다 작다.
⑤ 일출 30분 후의 온도와 14시경의 온도와의 차이

해설 ① 일교차 : 일출 30분 전의 온도와 14시경의 온도와의 차이
② 일교차는 산악의 분지에서는 크고 삼림 속에서는 작다.
③ 일교차는 내륙이 해양보다 크다

06 실내의 적당한 지적온도 및 습도는?

① 18±2℃, 40~70% ② 20±2℃, 30~60% ③ 20±2℃, 60~80%
④ 22±2℃, 60~80% ⑤ 16±2℃, 40~70%

해설 실내의 쾌적온도 및 습도 : 18±2℃, 40~70%이다.

07 인간이 순응할 수 있는 온도의 범위는 어느 정도인가?

① 5~35℃ ② 20~50℃ ③ 15~40℃
④ 10~35℃(40℃) ⑤ 40~45℃

08 기류를 측정할 때 사용하는 카타(Kata) 온도계의 상부온도의 눈금은 얼마인가?

① 70°F ② 85°F ③ 90°F
④ 95°F ⑤ 100°F

해설 카타 온도계의 눈금 : 최상눈금 100°F, 최하눈금 95°F

09 다음 중 자외선의 생물학적 작용이 아닌 것은?

① 비타민 D 생성작용 ② 온열작용(열선) ③ 살균작용
④ 색소 침착작용 ⑤ 홍반 형성작용

해설 온열작용 : 적외선이다.
① 자외선의 인체에 대한 작용
㉮ 장애작용 : 피부의 홍반 및 색소침착 심할 때는 부종, 수포형성, 피부박리, 결막염(각막염증), 설안염, 피부암, 백내장 등
㉯ 긍정적인 작용 : 비타민 D의 형성으로 구루병 예방작용, 피부결핵, 관절염의 치료작용, 신진대사촉진, 적혈구생성촉진, 혈압강하작용, 살균작용 등
② 가시광선의 장애 : 안구진탕증, 안정피로, 시력저하, 작업능률 저하 등
③ 적외선의 장애 : 피부온도의 상승, 혈관확장, 피부홍반, 두통, 현기증, 열경련, 열사병, 백내장 등

10 다음 중 공기의 자정작용과 관계가 없는 것은 어느 것인가?

① 희석작용 ② 세정작용 ③ 태양광선에 의한 살균작용
④ 여과작용 ⑤ 산화작용

해설 공기의 자정작용 : 대기오염물질이 스스로 정화되어 깨끗해지는 것을 자정작용이라 하는데 자정작용 인자는 다음과 같다.
① 바람에 의한 희석작용
② 강우, 강설, 우박 등에 의한 세정작용
③ O_2(산소), O_3(오존), H_2O_2(과산화산소) 등에 의한 산화작용

④ 식물의 탄소동화작용
⑤ 자외선에 의한 살균작용
⑥ 중력에 의한 침강작용 등

11 **다음 물질 중 로스앤젤레스 사건과 가장 관계가 깊은 물질은?**

① SO_x ② HNO_3 ③ CO
④ HF ⑤ O_3

해설 로스앤젤레스 사건의 원인물질 : 석유연소시 발생한 올레핀계탄화수소(HC), 질소산화물(NO_x) 등이 자외선과 반응하여 생성된 2차 오염물질(O_3, PAN, H_2O_2, NOCl 등)을 생성했다.

12 **광화학 스모그는 자동차 등으로부터 대기 중에 배출되는 탄화수소와 ( )이 태양광선을 받아 반응한 결과로 생긴다. ( )에 알맞은 것은?**

① 일산화탄소(CO) ② 질소산화물(NO_x) ③ 황산화물(SO_x)
④ 메탄가스(CH_4) ⑤ 산화제(Oxidant)

해설 광화학 반응을 간단히 설명하면 다음과 같다.
NO_x
HC(올레핀계탄화수소) $\xrightarrow{\text{자외선}}$ O_3, PAN, H_2O_2, NOCl, HCHO, PBN 등
유기물

13 **폐에 침착하여 진폐증을 유발시킬 수 있는 입자의 크기는?**

① 0.1μ 이하 ② 0.5~50μ ③ 0.5~5.0μ
④ 10~20μ ⑤ 20~50μ

해설 진폐증
① 원인 : 먼지의 흡인으로 발생한다. 가장 영향을 많이 미치는 입자의 크기는 0.5~5μm이다.
② 종류 : 규폐증, 탄폐증, 석면폐증, 흑연폐증, 면폐증, 농부폐증, 연초폐증 등

14 **PAN((페록실아세틸나트레이트, Peroxyacetyl Nitrate)에 예민한 지표식물은 어느 것인가?**

① 레몬 ② 강낭콩 ③ 무궁화
④ 담배 ⑤ 자주개나리

해설 지표식물(약한 식물) : 대기오염을 사람보다 빨리 감지하여 환경파괴의 정도를 알리는 식물을 밀한다.

대기오염물질과 지표식물

대기오염물질	지표식물
아황산가스(SO_2)	알파파(자주개나리), 참깨
불소(F) 및 불화수소(HF)	글라디올러스, 메밀
오존(O_3)	담배(연초)
페록실아세틸나트레이트(PAN)	강낭콩
염소(Cl_2)	장미

15 다음 그림은 대기 중에서 퍼져 나가는 연기의 모양을 나타낸 것이다. 강한 역전을 형성하며, 대기가 매우 안정된 상태이고, 아침과 새벽에 잘 발생하는 것은 어느 것인가?

① 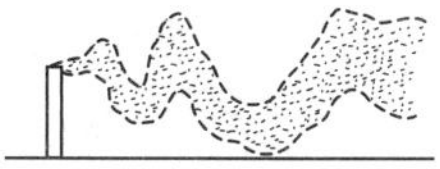

② 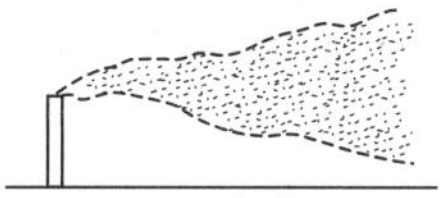

③ 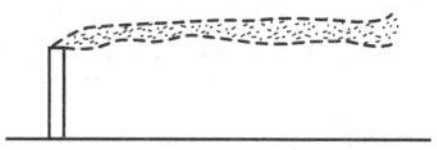

④ 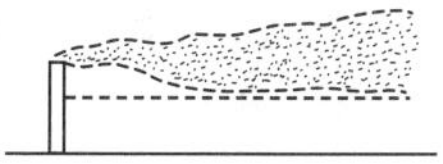

⑤ 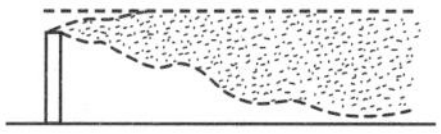

해설 ①번 : 환상형, ②번 : 원추형, ③번 : 부채형, ④번 : 지붕형, ⑤번 : 훈증형

① 환상형(파상형=Looping)
- ㉮ 대기의 상태 : 절대 불안정
- ㉯ 맑은 날 오후나 풍속이 매우 강하여 상 · 하층간에 혼합이 크게 일어날 때 발생한다.
- ㉰ 풍하측 지면에 심한 오염의 영향을 미친다(지표농도 최대).

② 원추형(Conning)
- ㉮ 대기의 상태 : 중립조건
- ㉯ 플륨의 단면도가 전형적인 가우시안 분포(Gaussian Distriution)를 이룬다.

③ 부채형(Fanning)
- ㉮ 대기의 상태 : 안정
- ㉯ 역전층 내에서 잘 발생한다.
- ㉰ 오염농도 추정이 곤란하다.
- ㉱ 강한 역전을 형성하며, 대기가 매우 안정된 상태이고, 아침과 새벽에 잘 발생한다.

④ 상승형(지붕형=처마형=Lofting) : 역전이 연기의 아래에만 존재해서 하향방향으로 혼합이 안 되는 경우에 일어난다.

⑤ 훈증형(끌림형=Fumigation)
- ㉮ 대기의 상태 : 하층이 불안정하다.
- ㉯ 오염물질이 지면에까지 영향을 미치면서 지표 부근을 심하게 오염시킨다.

⑥ 함정형(Trapping) : 침강역전과 복사역전이 있는 경우 양 역전층 사이에 오염물질이 배출될 때 발생한다.

16 다음 내용은 산성 강우에 대한 설명이다. (   ) 안에 적당한 말은?

> 산성 강우는 pH (   ) 이하의 강우를 말하며, 대기 중의 (   )가 강우에 포화되어 위의 산도를 지니게 된 것이다.

① 5.0, CO_2　② 6.5, NO_2　③ 5.6, CO_2
④ 5.0, NO_2　⑤ 4.5, SO_2

해설 산성비

① 인위적(공장, 자동차 등)으로 대기 중에 다량 방출된 황산화물(SOx)과 질소산화물(NOx)이 수분과 결합하여 황산(H_2SO_4)과 질산(HNO_3)으로 되고 이들이 우수에 용해되어 pH 5.6 이하의 강수가 되는 것을 산성비라 한다.

② pH 5.6은 지구상의 이산화탄소(CO_2) 약 330ppm과 평형을 이루었을 때의 산도를 나타낸 것이다.

③ 원인물질 : 황산 65%, 질산 30%, 염산 5%

17 엘니뇨에 대한 설명으로 타당하지 않는 것은?

① 남아메리카 페루 연안에서 형성되는 따뜻한 해류이다.

② 신의 아들이란 별칭을 가지고 있다.

③ 비교적 드물게 일어나는 현상이다.

④ 해수면의 온도가 평년보다 0.5℃ 이상 높게 6개월 이상 지속된다.

⑤ 비교적 자주 일어나는 현상이다.

해설 엘리뇨
① 엘리뇨란 적도 부근의 동태평양 수온이 서태평양 수온보다 5(6)개월 이상 0.5℃ 이상 높게 지속되는 현상을 말하며, 동태평양부터 중태평양에 이르는 광범위한 지역에서 발생한다.
② 피해 : 폭풍우와 홍수, 해일, 고온, 건조와 산불, 생태계의 변화 등 심각한 기상재해를 발생한다.

18 지하수에 속하지 않는 것은?

① 천층수 ② 심층수 ③ 하천수
④ 복류수 ⑤ 용천수

해설 하천 : 지표수이다.

19 다음 중 다른 물에 비해 각종 미생물을 많이 함유하고 있고, 탁도가 높은 수원은?

① 지하수 ② 지표수 ③ 천층수
④ 천수 ⑤ 복류수

해설 ① 지하수 : 경도가 높고, 유기물이 적다.
㉮ 천층수 : 소독하고 식수로 사용하여야 한다.
㉯ 심층수 : 위생적으로 깨끗한다.
② 지표수 : 탁도 · 유기물 · 용존산소량 · 미생물이 많으며, 경도가 낮다.

20 다음 내용은 수원지에서부터 가정까지의 급수계통을 나타낸 것이다. 옳은 것은?

① 취수 → 도수 → 정수 → 송수 → 배수 → 급수

② 취수 → 도수 → 송수 → 정수 → 배수 → 급수

③ 취수 → 도수 → 소독 → 정수 → 배수 → 급수

④ 취수 → 송수 → 정수 → 도수 → 배수 → 급수

⑤ 취수 → 도수 → 정수 → 배수 → 송수 → 급수

21 음료수의 소독목적은?

① 세균발육 억제 ② 세균 분비독소 파괴 ③ 모든 미생물의 사멸
④ 대장균군 사멸 ⑤ 병원균 사멸

해설 물을 살균 처리하는 것은 병균을 죽여서 수인성 감염병을 예방하는 데 있다.

22 물 1kl를 40%의 유효염소를 함유한 표백분을 사용하여 0.2ppm 농도로 염소소독할 때 필요한 표백분의 양은?

① 30mg ② 40mg ③ 50mg
④ 400mg ⑤ 500mg

해설 $0.2mg/l \times 1{,}000l = 200mg$

$200mg \times \frac{100}{40} = 500mg$

23 다음 중 상수도의 약품침전에 있어서 사용되는 응집제로 가장 적당한 것은?

① 황산동 ② 황산알루미늄 ③ 활성탄
④ 황산마그네슘 ⑤ 황산망간

24 조류의 번식을 방지하기 위해 주입하는 약품은 어느 것인가?

① 명반 ② 염화제2철 ③ 황산마크네슘
④ 황산동 ⑤ 황산제2철

해설 부영양화 방지대책
① $CuSO_4$(황산동) 등의 화학약품을 살포한다.
② 활성탄, 황토 등을 주입한다.
③ 인을 사용하는 합성세제 사용을 금한다.
④ 정수장의 에너지 공급을 차단한다.
⑤ 질소, 인 등의 영양원 공급을 차단한다.
⑥ 유입 하수를 고도처리한다.

25 물속에서 DO의 농도는 온도의 하강에 따라 어떤 변화를 일으키는가?

① 변화가 없다. ② 증가한다. ③ 감소한다.
④ 수질에 따라 다르다. ⑤ 알 수 없다.

해설 수중 DO의 농도증가 조건 : 온도↓, BOD↓, Cl^-↓, 유량↑, 유속↑, 난류↑, 기압(산소분압)↑ 등

26 광합성 작용으로 산소를 방출함으로써 주간에 연못이나 호수 등에 DO의 과포화상태를 일으키는 미생물은?

① 로티퍼 ② virus ③ 조류
④ 박테리아 ⑤ fungi

해설 조류는 광합성 작용을 하므로 DO를 과포화시킨다.

27 BOD란 무엇을 말하는가?

① 물에 함유된 유기물질이 혐기성 박테리아에 의하여 분해되는 동안 소모되는 산소량
② 물에 함유된 유기물질이 화학적으로 산화되는 데 필요한 산소량
③ 분해가능한 유기물질이 호기성 박테리아에 의하여 분해되는 동안 소모되는 산소량
④ 물에 용존되어 있는 산소량
⑤ 물에 함유된 유기물을 응집시키는 데 필요로 하는 산소량

해설 생물화학적 산소요구량(BOD ; Biochemical Oxygen Demand) : 시료를 20℃에서 5일간 배양할 경우 호기성 미생물에 의해 유기물이 분해될 때 소모되는 산소량
① 1단계 BOD
㉮ 탄소화합물이 산화될 때 소비되는 산소량 ㉯ 보통 20일 정도 시간이 걸린다.
② 2단계 BOD(질소분해 BOD)
㉮ 질소화합물이 산화될 때 소비되는 산소량 ㉯ 보통 100일 이상 시간이 소요된다.

28 **음료수의 대장균군의 검출 의의는?**

① 바이러스의 존재여부를 파악하기 위하여
② 대장균 자체가 병원균이므로
③ 분변의 오염여부를 파악하기 위하여
④ 대장균의 생존여부로 다른 병원균의 존재여부를 확인할 수 있으므로
⑤ 대장균의 존재는 유독물질이 없다는 것을 증명하므로

해설 대장균군의 검출 의의는 대장균의 생존여부로 다른 병원균의 존재여부를 확인할 수 있기 때문이다.

29 **생물학적 폐수처리에서 미생물에 의해 유기성 질소의 산화분해되는 과정이 순서대로 맞게 된 것은?**

① 유기성질소 → NH_3–N → NO_2–N → NO_3–N
② 유기성질소 → NO_3–N → NO_2–N → NH_3–N
③ 유기성질소 → NO_2–N → NO_3–N → NH_3–N
④ 유기성질소 → NO_3–N → NH_3–N → NO_2–N
⑤ 유기성질소 → NH_3–N → NO_3–N → NO_2–N

해설 질산화반응(호기성) : 유기성질소(단백질) → NH_3–N → NO_2–N → NO_3–N

30 **성층현상과 가장 관계깊은 인자는?**

① 적조현상 ② 유기물 농도 ③ 인농도
④ 온도 ⑤ 염류농도

해설 성층현상 : 호수에서는 수심에 따른 온도의 변화로 물의 밀도차가 발생하여 표층, 변천대, 정체층 등으로 층이 발생하는데 이러한 현상을 성층현상이라 한다.
① 겨울이나 여름에 주로 발생한다.
② 호수나 저수지의 깊이에 따른 수질변화
㉮ algae가 번식하면 주간에는 DO가 높아지고, 야간에는 호흡작용으로 DO는 낮아진다.
㉯ 성층현상(成層現象)의 순서 : 표수층 → 수온약층 → 심수층 → 침전물층
㉠ 표수층 : 조류의 광합성 작용으로 DO 포화 및 과포화 현상이 일어난다.
㉡ 수온약층(thermocline) : 호수에서 수온이 깊이에 따라 감소하는 중간부분이다.
㉢ 심수층(hypolimnion=정체대)
ⓐ 저수지 바닥에 침전된 유기물은 혐기성상태에서 분해되므로 수질은 악화된다.
ⓑ pH는 약산성이다.
ⓒ 용존산소는 거의 없다(무산소 상태이다).
ⓓ 이산화탄소(탄산가스)는 매우 많다.
ⓔ 황화수소가 검출된다.

31 부영양화 현상을 유발하는 원인물질은?

① 살충제 ② 인산염, 질산염 ③ 대장균군
④ 철, 망간 ⑤ 황화수소, 염화수소

해설 부영양화를 일으키는 인자
① 정체수역에서 발생하기 쉽다.
② 부영양화에 관계되는 오염물질 : 탄산염(100), 질산염(15 또는 16), 인산염(1) 등
③ 부영양화의 한계인자 : P이다.

32 생물농축은 먹이연쇄를 통해서 하위 영양단계에서 상위의 영양단계로 이동하면서 오염물질이 농축되어 가는 것을 말한다. 생물농축이 되지 <u>않는</u> 물질은?

① Pb ② Na ③ Cd
④ PCB ⑤ Hg

해설 ① 생물농축이 일어나는 물질 : DDT, PCB, Hg, Cd, Pb, 방사능 물질, Cr, Zn 등
② 생물농축이 되지 않는 물질 : 영양염류(N, P), ABS, Na 등

33 분뇨의 악취(냄새)발생 원인이 되는 가스는 주로 무엇인가?

① CH_4과 NH_3 ② CO와 CO_2 ③ NH_3와 H_2S
④ CO_2와 NH_3 ⑤ CH_4과 CO_2

해설 분뇨의 악취발생 원인이 되는 가스 : NH_3와 H_2S

34 분뇨의 1차 처리 후 BOD가 4,000mg/l, 2차 처리율 80%일 때 방류수 기준에 맞게 희석하려면 최소한의 희석배수는?

① 40배 ② 50배 ③ 27배
④ 30배 ⑤ 20배

해설 분뇨의 방류수 기준은 30mg/l이다.
$4{,}000mg/l \times (1-0.8) = 800mg/l$ $\therefore 800mg/l \div 30mg/l = 26.7$배

35 폐기물 적환장에서 폐기물을 분쇄 또는 절단하는 이유가 <u>아닌</u> 것은?

① 용적의 감소 ② 미생물의 분해촉진 ③ 분쇄효율 증가
④ 표면적 증가 ⑤ 혼합의 용이성

해설 ① 적환장 기능 : 옮겨 하적, 분쇄 · 절단 · 압축, 혼합 · 분리
② 적환장을 설치하는 이유
㉮ 발생원과 처리장이 멀 때
㉯ 수거차량이 소형일 때
㉰ 수거형태가 압축식 수거 시스템일 때
㉱ 주거지역의 밀도가 낮을 때
※ 폐기물을 분쇄 또는 절단하는 것은 분쇄효율과는 관계없다.

36 폐기물처리시설 중 중간처리시설이 아닌 것은?

① 소각시설 ② 기계적 처리시설 ③ 생물학적 처리시설
④ 화학적 처리시설 ⑤ 매립시설

37 폐기물 소각법의 장점이 아닌 것은?

① 남은 열의 회수가 가능하다. ② 시의 중심부에 설치가 가능하다.
③ 기후 영향을 거의 받지 않는다. ④ 건설비가 비싸다.
⑤ 매립에 비해 넓은 토지를 필요로 하지 않는다.

해설 ④번은 폐기물 소각법의 단점에 해당한다

38 국제협약 내용이 맞게 된 것은?

㉮ 교토의정서－온실가스 배출 감축
㉯ 몬트리올 의정서－오존층보호
㉰ 바젤협약－유해폐기물의 국가 간 이동 및 처분 규제
㉱ 람사협약(RAMSAR)－국제적으로 중요한 습지대보호에 관한 협약

① ㉮, ㉯, ㉰ ② ㉮, ㉰ ③ ㉯, ㉱
④ ㉱ ⑤ ㉮, ㉯, ㉰, ㉱

참고
환경과 관련된 국제협약
① 1971년 람사협약(RAMSAR) : 물새 서식지로서 특히 국제적으로 중요한 습지에 관한 협약이다.
② 1972년 스톡홀름 선언 : 스웨덴 스톡홀름에서 열렸던 국제연합인간환경회의의 인간환경 선언을 재확인하면서 리우회의 마지막날에 채택되었다.
③ 1985년 비엔나 협약 : 오존층보호 국제협약
④ 1987년 몬트리올 의정서 : 오존층보호 관련 의정서
⑤ 1989년 바젤협약 : 유해폐기물의 국가간 이동 및 처분 규제에 관한 바젤협약
⑥ 1992년 유엔기후협약 : 기후협약은 온실기체의 국제적 기준을 설정하지 않고 각 국가의 개별적인 환경정책에 임의적으로 위임하고 있다.
⑦ 1997년 교토의정서 : 1997년 12월에 일본 교토에서 개최된 제3차 당사국총회에서는 2000년 이후 선진국의 온실가스 감축 목표를 주요 내용으로 하는 교토의정서를 채택하였다.
   ㉮ 채택배경 : 기후협약에서 온실효과기체 배출의 자발적 제한에 중점을 두게 되었으며, 협약내용을 보완하고 구체적 감축의무와 감축일정을 포함하고 있는 의정서를 채택할 수 있도록 규정하고 있다. 이러한 배경에서 기후협약이 채택된 때부터 5년 후인 1997년에 교토의정서가 채택되었다.
   ㉯ 주요내용 : 5년 단위의 공약기간을 정해 2008~2012년까지 36개국 선진국 배출량을 1990년 대비 5.2%까지 감축할 것을 규정하고 있다(선진국 : EU, 미국(2001년 교토의정서 탈퇴), 일본, 캐나다 등). 그 밖의 국가들(우리나라 등) 중 의무감축 대상국은 2013~2017년까지 온실가스의 배출을 감축하도록 되어 있다.
⑧ 파리협정
   ㉮ 2015년 12월 12일 프랑스 파리에서 열린 제21차 유엔기후변화협(195개국 협약)
   ㉯ 2021년 이후 적용할 새로운 기후협약
   ㉰ 각국이 5년마다 자율적으로 목표정해 제출, 국제법상의 구속력은 없음

39 다음 사항 중 산업재해 지표와 무관한 사항은?

① 건수율 ② 강도율 ③ 발병률
④ 도수율 ⑤ 중독률

해설 산업재해지수

① 건수율 : 산업재해 발생상황을 총괄적으로 파악할 수 있는 지표이다.

$$\text{건수율} = \frac{\text{재해건수}}{\text{평균 실근로자 수}} \times 10^3$$

② 도수율 : 재해발생 상황을 파악하기 위한 표준적 지표이다.

$$\text{도수율} = \frac{\text{재해건수}}{\text{연근로시간 수}} \times 10^6 = \frac{\text{재해건수}}{\text{연근로일 수}} \times 10^3$$

③ 강도율 : 재해의 상해지수

$$\text{강도율} = \frac{\text{손실작업일 수(근로손실일 수)}}{\text{연근로시간 수}} \times 10^3$$

④ $\text{중독률} = \frac{\text{손실근로일 수}}{\text{재해건수}} \times 10^3$

⑤ $\text{재해일수율} = \frac{\text{연재해일 수}}{\text{연근로시간 수}} \times 100$

40 다음 중 고열 작업장에서의 만성적인 증상은?

① 열경련 ② 열사병 ③ 열쇠약
④ 열허탈 ⑤ 잠함병

해설 열중증 : 고온 · 고습의 환경에서 작업을 할 때 발생한다.

① 열중증의 종류
 ㉮ 급성열중증
  ㉠ 열경련 : 탈수로 인한 수분부족과 NaCl의 감소가 원인
  ㉡ 열허탈증(열피로=열탈진=열실사) : 원인－순환기 이상, 혈관신경 부조화
  ㉢ 열사병(일사병=울열증) : 원인－체온의 부조화, 뇌의 온도상승, 중추신경장애
 ㉯ 만성열중증 : 열쇠약증－고온작업시 비타민 B_1의 결핍
② 열중증의 대책
 ㉮ 비만자, 순환기 질환자는 고온작업 금지
 ㉯ 휴식시간 적정 배분
 ㉰ 적정한 작업장 배치

41 방사선 장애에 있어 투과력의 순서는?

① α선 > β선 > γ선 ② α선 > γ선 > β선 ③ β선 > γ선 > α선
④ β선 > α선 > γ선 ⑤ γ선 > β선 > α선

해설 ① 투과력의 크기 : γ선 > β선 > α선
② 살균력이 강한 순서 : γ선 > β선 > α선
③ 전리도의 순서 : α선 > β선 > γ선

42 다음 중 직업병의 예방대책이 아닌 것은?

① 채용 전 신체검사 ② 정기적인 신체검사 ③ 근로자의 보호구 착용
④ 작업환경 개선 ⑤ 정기적인 예방접종

43 청력검사시 작업성 난청을 조기 발견할 수 있는 주파수는?

① 1,000Hz ② 2,000Hz ③ 3,000Hz
④ 4,000Hz ⑤ 5,000Hz

해설 난청을 조기에 발견할 수 있는 주파수 : 4,000Hz(C_5-dip)

44 다음 중 진동과 관련이 있는 질환은?

① C_5-dip ② 안구진탕증 ③ 열중증
④ 잠함병(caisson disease) ⑤ 레이노드 현상(Raynaud' s phenomenon)

해설 ① 국소진동 증상 : 레이노드병(Raynaud' s phenomenon)
② 레이노드병은 손가락이 창백하고 청색으로 변하면서 통증을 느낀다.

45 다음 설명 중 옳은 것은?

① 택지는 작은 언덕의 중간이 좋다.
② 지질은 침투성이 약하고 습한 곳이 좋다.
③ 지하수위가 지표면에서 근접할수록 좋다.
④ 단층주택의 공지와 전대지와의 비가 5 : 10이 좋다.
⑤ 직장과 무조건 가까운 곳이 좋다.

해설 주택부지의 조건
① 여름에는 서늘하고 겨울에는 따뜻할 수 있도록 남향이나 동남향이 좋다.
② 택지는 작은 언덕의 중간이 좋다.
③ 모래지(사적지)가 좋다.
④ 지하수위는 3m 이상의 것이 좋다.
⑤ 공해발생이 인근에 없는 곳이 좋다.
⑥ 폐기물(진개류 등) 매립 후 30년이 경과되어야 주택지로 사용한다. [2011년 "법" 개정]
⑦ 단층주택의 공지와 전대지와의 비는 3 : 10이 좋다.

46 창의 채광효과를 높이려면?

① 앙각 > 개각 ② 앙각 < 개각 ③ 개각 = 앙각
④ 개각과 무관하다. ⑤ 앙각과 무관하다.

해설 주택의 자연조명
① 창의 방향 : 남향이 좋다.
② 창의 높이 : 채광과 환기를 위해 창문의 위치는 세로로 된 높은 창(실내가 밝다)이 좋다.
③ 창의 면적 : 바닥면적의 1/5~1/7 이상 되는 것이 좋다.

④ 개각(가시각)과 입사각(앙각) : 개각은 4~5°, 입사각은 27~28° 정도가 좋다.
⑤ 거실의 안쪽길이 : 바닥에서 창틀 윗부분의 1.5배 이하인 것이 좋다.
⑥ 일조시간 : 약 6시간이 좋으나 최소한 4시간 이상은 햇빛이 비쳐야 한다.

47 여름철 냉방시 실내외 온도차가 몇 도 이내여야 위생학적으로 적당한가?

① 1~2℃ 이내 ② 2~4℃ 이내 ③ 3~5℃ 이내
④ 4~6℃ 이내 ⑤ 5~7℃ 이내

해설 ① 실내외 온도차가 10℃ 이상 : 냉각병을 유발한다.
② 실내온도가 10℃ 이하 : 난방을 한다.
③ 실내외 온도차는 5~7℃ 이내가 좋다.

48 소독작용에 영향을 주는 것이 아닌 것은?

① 수분 ② 시간 ③ 온도
④ 농도 ⑤ 채광

해설 소독법은 물리적 소독법과 화학적 소독법으로 나누어 생각할 수 있으며 소독작용에 영향을 주는 것은 세균과의 접촉, 수분, 시간, 온도, 농도 등이 있다.

49 다음 중 소독약의 지표로 사용되는 것은?

① 생석회 ② 석탄산 ③ 크레졸
④ 알코올 ⑤ 역성비누

해설 소독약의 살균력 측정
① 소독약의 살균력을 비교하기 위해서는 석탄산 계수(phenol coefficient)가 이용된다.

$$\text{석탄산 계수} = \frac{\text{소독약의 희석배수}}{\text{석탄산의 희석배수}}$$

② 석탄산 계수의 특징
㉮ 소독제의 살균력 지표로서 다른 소독약의 소독력을 평가하는데 사용한다.
㉯ 20℃에서 살균력을 나타낸다.
㉰ 시험균은 장티푸스균과 포도상구균을 이용한다.
㉱ 시험균은 5분 내 죽지 않고 10분 내 죽이는 희석배수를 말한다.
㉲ 석탄산 계수가 높을수록 살균력이 좋다.

50 다음 소독약과 사용 농도와의 연결이 잘못된 것은?

① 석탄산－3% 수용액 ② 과산화수소－3% 수용액 ③ 승홍－0.1% 용액
④ 알코올－95% 용액 ⑤ 클로르칼키－5% 수용액

해설 알코올 : 70~75%, 건강한 피부에 사용한다.

3 식품위생학

01 식품위생 정의에서 식품위생의 범위(대상)에 해당되지 않는 것은?

① 영양 ② 식품 ③ 첨가물
④ 기구 및 용기 ⑤ 포장

해설 ① 우리나라 식품위생법의 식품위생 정의 : 식품위생이라 함은 식품, 첨가물, 기구 또는 용기 · 포장을 대상으로 하는 식품에 관한 위생을 말한다.
② WHO의 식품위생 정의 : 식품위생이란 식품의 생육, 생산, 제조로부터 최종적으로 사람에게 섭취되기까지의 모든 단계에 있어서 식품의 안전성, 건전성 및 완전무결성을 확보하기 위한 모든 필요한 수단을 말한다.

02 미생물의 생육을 억제시킬 수 있는 염장법의 농도는?

① 10% ② 15% ③ 20%
④ 30% ⑤ 50%

해설 미생물 생육억제 방법
① 물리적인 방법 : 냉장법, 건조법(수분 14% 또는 15%), 가열법, 자외선법, 방사선법 등
② 화학적 방법 : 염장법(소금 10%), 당장법(설탕 50%), 산저장법, 가스저장법 등
㉮ 산저장법 : 초산이나, 젖산 이용(pH 5.0 이하)
㉯ 가스저장법 : 질소가스 이용(지질의 산화방지), 탄산가스(쌀 등의 곡물류 보존에 이용 ; 사용 후 산미를 남기는 경우가 있음)
㉰ 기타 : 훈증 · 훈연법 등

03 미생물의 생육을 억제시킬 수 있는 수분함량은?

① 10% ② 15% ③ 20%
④ 30% ⑤ 50%

04 중온균의 발육최적온도는?

① 5~15℃ ② 25~40℃ ③ 40~60℃
④ 70~80℃ ⑤ 85~90℃

해설 증식온도에 따른 세균의 분류
① 저온균 : 최적온도는 10℃ 내외이고, 발육가능한 온도는 0~20℃이다.
② 중온균 : 최적온도는 25~35℃이고, 발육가능한 온도는 20~40℃이다.
③ 고온균 : 최적온도는 60~70℃이고, 발육가능한 온도는 40~75℃이다.

05 다음 중 유지의 변패도를 측정하는 지표로 이용되지 않는 것은?

① 과산화물가 ② TBA가 ③ carbonyl가
④ 휘발성 염기질소량 ⑤ 산가

해설 휘발성 염기질소량은 부패판정 지표이다.

06 **효소의 구성성분은?**

① 탄수화물 ② 지질 ③ 단백질
④ 무기질 ⑤ 당분

07 **부패생성물에 해당되지 않는 것은 어느 것인가?**

① methane ② 함질소화합물 ③ mercaptan
④ lactic acid ⑤ H_2S

해설 ① 단백질의 부패에 의한 악취물질 : NH_3(암모니아), phenol(페놀), mercaptan(메르캅탄), H_2S(황화수소), indole(인돌), skatol(스카돌) 등
② lactic acid : 탄수화물 변질시 생성

08 **미생물(곰팡이)의 생육을 완전히 저지할 수 있는 수분함량과 수분활성(A_w)은?**

① 수분함량 14% 이하, A_w 0.60 ② 수분함량 24% 이하, A_w 0.70
③ 수분함량 34% 이하, A_w 0.85 ④ 수분함량 44% 이하, A_w 0.88
⑤ 수분함량 54% 이하, A_w 0.95

해설 미생물의 생육을 완전히 저지할 수 있는 수분함량은 14% 이하이고 A_w은 0.60이다.

09 **다음 중 Allergy성 식중독을 일으키는 세균은?**

① Proteus morganii ② Pseudomonas fluororescensi
③ Proteus vulgaris ④ Proteus rettgeri
⑤ Serratia marcescens

해설 ① Proteus morganii는 histidine decarboxylase를 가지고 있어 histidine을 분해시켜 histamine을 축적한다.
② Proteus morganii가 축적시킨 histamine은 Allergy성 식중독을 유발시킨다.

10 **Asp. flavus가 생성하는 독소는?**

① Aflatoxin ② muscarine ③ solanine
④ cicutoxin ⑤ gossypol

해설 ① Aspergillus flavus는 Aflatoxin(아플라톡신 ; 발암물질)이라는 독소를 생성한다.
② Aflatoxin 생성균주 : Aspergillus flavus, Aspergillus parasiticus
③ 독버섯 : 무스카린(muscarine)
④ 감자 : 솔라닌(solanine)
⑤ 독미나리 : 시큐톡신(cicutoxin)
⑥ 면실유 : 고시폴(gossypol)
⑦ 청매 : 아미그달린(amygdaline)

11 음료수에서 대장균군을 검사하는 이유는?

① 바이러스의 존재여부를 파악하기 위하여
② 대장균 자체가 병원균이므로
③ 분변의 오염여부를 파악하기 위하여
④ 대장균의 생존여부로 다른 병원균의 존재여부를 확인할 수 있으므로
⑤ 대장균의 존재는 유독물질이 없다는 것을 증명하므로

해설 대장균군의 검출의의는 대장균의 생존여부로 다른 병원균의 존재여부를 확인할 수 있기 때문이다.

12 다음 중 감염형 식중독이 아닌 것은?

① 살모넬라 식중독 ② 황색포도상구균 식중독 ③ 아리조나 식중독
④ 캄필로박터 식중독 ⑤ 장염비브리오 식중독

해설 식중독 분류

- 세균성 식중독
  - 감염형 : 살모넬라, 장염비브리오, 프로테우스, 아리조나 식중독 등
  - 독소형 : 포도상구균, 보툴리누스 식중독 등
- 화학성 식중독 : 유해첨가물, 유해금속, 농약중독 등
- 자연독 식중독 : 식물성, 동물성, 곰팡이(Mycotoxin) 중독 등

13 식중독 및 화농의 원인균으로 내열성이 강한 장독소를 가진 식중독은?

① 포도상구균 식중독 ② 살모넬라 식중독 ③ 호염균 식중독
④ 보툴리누스 식중독 ⑤ 프로테우스 식중독

해설 ① 포도상구균 식중독의 장독소 : 엔트로톡신(enterotoxin)
② 보툴리누스 식중독 신경독소 : 네로톡신(neurotoxin) – 신경마비를 일으킨다.

14 체외독소로 치명률이 가장 높고 신경증상을 나타내는 식중독 원인균은?

① 살모넬라균 ② 보툴리누스균 ③ 포도상구균
④ 비브리오 식중독 ⑤ 대장균

15 여시니아 식중독균의 특징은?

① 그람음성의 구균 ② 편모가 없다. ③ 협막을 형성한다.
④ 호기성 호흡을 한다. ⑤ 5℃ 전후에서도 증식한다.

16 식중독 발생시 대책으로 옳지 않은 것은 어느 것인가?

① 음식을 끓여 먹는다. ② 주변환경을 소독한다.
③ 환자의 관리에 만전을 기한다. ④ 검체채취 및 병리학적 조사를 실시한다.
⑤ 원인식품을 제거한다.

해설 식중독 발생은 식품이 원인물질이므로 주변환경을 소독하는 것은 발생시 대책으로 의미가 없다.

17 다음 중 감자에서 생성되는 독소는?

① solanine ② muscarine ③ gossypol
④ amygdaline ⑤ cicutoxin

해설 ① 감자의 발아 부위와 녹색 부위에 함유한 독소 : solanine($C_{45}H_{73}NO_{15}$)
② 부패한 감자의 독소 : sepsine($C_5H_{11}N_2O_2$)

18 다음 중 청매에 함유되어 있는 독성분은?

① muscarine ② gossypol ③ cicutoxin
④ amygdaline ⑤ ergotoxin

19 다음 중 복어의 독 tetrodotoxin이 가장 많이 있는 부위는?

① 난소(알) ② 간 ③ 표피
④ 근육 ⑤ 지느러미

해설 tetrodotoxin : 복어의 난소, 고환, 간장, 피부, 창자 등에 독성분이 들어 있는데 난소(알)의 독성분이 가장 강하다.

20 복어 중독의 주증상이라고 할 수 없는 것은?

① 혀의 지각마비 ② 청색증(cyanosis) ③ 언어장애
④ 고열 ⑤ 신경계 증상

해설 복어
① 독소 : Tetrodotoxin
② 난소(알)독이 가장 강하다.
③ 증상 : 마비(운동마비, 지각장애, 언어장애, 호흡근 마비, 청색증)

21 다음 중 쌀에 황변미를 일으키는 미생물은 어느 것인가?

① 바이러스 ② 세균류 ③ 곰팡이
④ 리케치아 ⑤ 원충류

22 식품으로 인한 질병과 관계가 없는 것은?

① 장티푸스, 콜레라 ② 성홍열, 세균성이질 ③ 유행성간염, 결핵, 천열
④ 야토병, 브루셀라증 ⑤ 두창, 광견병

해설 ① 식품으로 인한 질병(경구감염병) : ①·②·③·④번 외, 파라티푸스, 소아마비(폴리오), A형간염(유행성간염), 천열 등
② 성홍열 : 보균자나 또는 환자와의 접촉 또는 직접 접촉에 의해 전파되나, 드물게는 손이나 물건을 통해 간접적으로 전파된다.

③ 천열 : 환자의 분비물이 경구 침입시 발생하며 오한, 두통, 발열증상이 있다.
④ 두창 : 바이러스성으로 호흡기로부터의 배설물과 접촉시 전파된다.
⑤ 광견병 : 광견병 바이러스에 감염된 동물에 물렸을 때 감염된다.

23 경구감염병의 특성과 거리가 먼 것은 어느 것인가?

① 수인성 전파가 가끔 일어난다.
② 생균이 미량이라도 감염된다.
③ 잠복기가 비교적 길다.
④ 잠복기가 비교적 짧다.
⑤ 2차 감염이 드물지만 있다.

24 간디스토마의 제1중간숙주와 제2중간숙주는?

① 왜우렁이, 붕어
② 게, 잉어
③ 다슬기, 가재
④ 물벼룩, 왜우렁이
⑤ 돼지, 소

해설 기생충의 중간숙주는 다음과 같다.
① 간디스토마(간흡충) : 제1중간숙주 → 왜우렁이, 제2중간숙주 → 민물고기(붕어, 잉어, 모래무지 · 참게)
② 폐디스토마(폐흡충) : 제1중간숙주 → 다슬기, 제2중간숙주 → 가재 · 게 · 참게
③ 광절열두조충 : 제1중간숙주 → 물벼룩, 제2중간숙주 → 민물고기(연어, 송어, 숭어)
④ 아니사키스 : 제1중간숙주 → 갑각류(크릴새우), 제2중간숙주 → 바다생선(고등어, 대구, 오징어)
⑤ 요코가와흡충 : 제1중간숙주 → 다슬기, 제2중간숙주 → 담수어(붕어, 은어 등)
⑥ 무구조충(민촌충) : 소
⑦ 유구조충(갈고리촌충), 선모충 : 돼지

25 환경오염 물질의 농도가 높은 먹이를 먹게 되는 고등동물은?

① 사슴
② 소
③ 염소
④ 돼지
⑤ 독수리

해설 독수리는 육식동물이므로 식물을 섭취하는 동물보다 오염물질농도가 높은 먹이를 먹게 된다.

26 농약을 함유한 식품을 사람이 평생 매일섭취 해도 아무런 지장이 없는 양을 무엇이라 하는가?

① 1일 섭취 허용량
② 1개월 섭취량
③ 최소 무작용량
④ 평생허용량
⑤ 영구적인 허용량

27 일본에서 미강유(米構油)에 의한 중독사건이 있었다. 원인물질은?

① 유기수은
② PCB
③ 카드뮴
④ 잔류농약
⑤ 니트로조아민

28 Tar 색소 알루미늄레이크가 갖는 장점은?

① 독성 감소
② 경제적
③ 취급용이
④ 분석용이
⑤ 내광성, 내열성 증대

해설 식용 tar 색소 알루미늄레이크
① 색소와 특수 알루미늄염이 결합된 분말이다.
② 내광성, 내열성이 좋다.

29 채소류 음료에 쓰이는 보존료는 어느 것인가?

① 안식향산나트륨 ② 염산 ③ DHA
④ 소르빈산 ⑤ 프로피온산

해설 ① 안식향산나트륨 : 과실 · 채소음료 및 간장에 사용한다.
② 프로피온산 : 빵, 생과자에 사용한다.
③ 소르빈산 : 식육, 된장, 고추장, 케첩 등에 사용한다.

30 빵의 팽창제는 어느 것인가?

① 명반, 소명반, 염화알루미늄 ② 몰포린지방산염 ③ D-소르비톨
④ 초산비닐수지 ⑤ 안식향산

31 우유의 유통과정 중 이상적인 온도는?

① 0℃ 이하 ② 0~10℃ 이하 ③ 10℃ 이상
④ 10 ~ 15℃ ⑤ 20℃ 이하

해설 유통기간 중 우유의 보관온도 : 0 ~ 10℃로 냉장 보관

32 부패한 감자에서 생성되는 독성물질은?

① solanine ② sepsine ③ gossypol
④ amygdaline ⑤ cicutoxin

33 식품의 변질 중 산패 현상이란?

① 단백질의 부패 ② 지방의 산화 ③ 비타민의 산화
④ 탄수화물의 산화 ⑤ 무기질의 산화

34 합성수지로 제조한 식기에서 용해 생성되는 유해물질은?

① Formaldehyde ② Methanol ③ Aflatoxin
④ muscarine ⑤ Acetic acid

해설 ① 합성수지 중 열경화성 수지에는 페놀수지, 멜라민수지, 요소수지가 있는데 요소수지에는 폼알데하이드(포름알데히드)가 검출된다.
② 열가소성 수지 : 폴리에틸렌, 프로필, 스틸렌(용출로 이취발생)이 검출되며, 폼알데하이드는 검출이 안 된다.

35 쌍구균으로서 가장 많이 걸리는 성병은?

① 임질 ② 에이즈 ③ 장티푸스
④ 세균성이질 ⑤ 트라코마

해설 임질의 특징
① 능동 · 피동 면역방법은 모두 없다.
② 그람음성의 쌍구균이다.
③ 이환 후 면역이 형성되지 않는다.
④ 배양 온도는 36℃로 24시간 배양한다.
⑤ 생식기를 침입하여 불임증이 될 수 있다.

36 슈도모나스에 관한 특징과 관계가 <u>없는</u> 것은?

① 저온에서 번식한다. 따라서 어류에 우점종으로 나타난다(수생세균의 주체가 된다).
② 단백질, 유지의 분해력이 강하다.
③ 방부제에 대하여 저항성이 강하다.
④ 어류, 육류, 우유, 달걀, 야채 등의 부패세균이다.
⑤ 대기오염균이다.

해설 Pseudomonas속 : ① · ② · ③ · ④번 외
① 그람음성, 무아포성, 편모를 가진 간균이다.
② 황록색의 색소를 생산하기도 한다.
③ 20~30℃에서 자라는 균이 많다.
④ 증식속도가 빠르다.

37 자연독 식중독의 유독물질 연결이 <u>틀린</u> 것은?

① 감자-솔라닌 ② 버섯-무스카린 ③ 맥각-Amygdaline
④ 목화씨-Gossypol ⑤ 독미나리-Cicutoxin

해설 ① 맥각독 : 에고타민(Ergotamine), 에고톡신Ergotoxin)
② 청매 : 아미그달린(Amygdaline)

38 식품첨가물 중 산미료가 <u>아닌</u> 것은?

① 초산 ② 구연산 ③ 젖산
④ 아스파탐 ⑤ 탄산가스(이산화탄소)

해설 허용 산미료 : 초산, 빙초산, 구연산(무수), 구연산(결정), D-주석산, DL-주석산, 글루코노델타락톤, 젖산, 푸말산, 푸말산 1 나트륨, DL-사과산, 이디핀산, 탄산가스(이산화탄소)

39 중온균의 발육최적온도는?

① 5~15℃ ② 25~40℃ ③ 40~60℃
④ 70~80℃ ⑤ 85~90℃

해설 증식온도에 따른 세균의 분류
① 저온균 : 최적온도는 10℃ 내외이고, 발육가능한 온도는 0~20℃이다.
② 중온균 : 최적온도는 25~35℃이고, 발육가능한 온도는 20~40℃이다.
③ 고온균 : 최적온도는 60~70℃이고, 발육가능한 온도는 40~75℃이다.

40 다음 중 콜레라의 증상이 아닌 것은?

① 잠복기는 수시간~5일이다. ② 쌀뜨물 같은 수양변(水樣便)을 배설한다.
③ 탈수증상, 체온이 상승한다. ④ Cyanosis를 나타낸다.
⑤ 맥박이 약하다.

해설 콜레라 : 체온이 하강한다.

4 위생곤충학

01 곤충이 가해하는 방법 중 직접적인 피해를 설명한 것이다. 잘못 설명한 것은?

① 기계적 외상 또는 2차적 피부감염 : 모기, 벼룩, 빈대, 진드기, 등에
② 인체기생 : 옴진드기, 파리, 벌
③ 독성물질 주입 : 지네, 독나방, 벌
④ 알레르기성 질환 : 바퀴, 깔따구, 집먼지진드기
⑤ 국부적 알레르기 반응 : 모래파리, 빈대

해설 직접 피해
① 기계적 외상 : 등에, 모기, 벼룩, 진드기 등
② 2차 감염 : 물린 상처에 잡균이 들어가 염증을 일으키는 것
③ 인체기생 : 옴진드기, 모낭진드기, 모래벼룩, 승저증(파리) 등
④ 독성물질의 주입 : 지네, 벌, 독거미, 전갈 등

02 기계적 전파에 속하는 것은?

① 사상충 ② 장티푸스 ③ 재귀열
④ 옴 ⑤ 발진열

해설 기계적 전파
① 기계적 전파란 한 장소에서 다른 장소로 운반하는 것, 병원체는 곤충의 체내에서 증식이나 발육을 하지 않는다.
② 위생곤충 : 집파리, 가주성 바퀴 등
③ 질병 : 소화기질환(장티푸스, 이질, 콜레라 등), 결핵, 살모넬라증 등

03 증식형에 속하지 않는 것은?

① 발진열　② 수면병　③ 뇌염
④ 흑사병　⑤ 재귀열

해설 절지동물에 의한 생물학적 전파 양식
① 증식형 전파 : 곤충 체내에서 수적으로 증식한 후 전파(대개의 곤충)
예 페스트 · 발진열 – 벼룩, 일본뇌염 · 황열 · 뎅기열 – 모기, 발진티푸스 · 재귀열 – 이
② 발육형 전파 : 곤충 체내에서 수적 증식은 없고 단지 발육 후 전파
예 사상충증 – 모기, Loa loa(로아사상충)
③ 발육증식형 전파 : 곤충 체내에서 생활환의 일부를 거치며 수적 증식을 한 후 전파
예 말라리아 – 모기, 수면병(Sleeping Sickness) – 체체파리
④ 경란형(난소 전이형) 전파 : 진드기의 난소를 통해 다음 세대까지 전달되어 전파
예 록키산홍반열, 쯔쯔가무시병(양충병), 진드기매개 재귀열
⑤ 배설형 전파 : 곤충 체내에서 증식한 후 장관을 거쳐 배설물과 함께 배출되어 전파
예 발진티푸스 – 이, 발진열 – 벼룩, 재귀열 – 이

04 다음 해충 방제방법 중 근본적이며 영구적인 방법은?

① 생물학적 방법　② 기계적 방법　③ 환경적 방법
④ 화학적 방법　⑤ 통합적 방법

해설 매개곤충의 방제방법
① 물리적 방법 : 환경관리(환경의 물리적 변경 및 조정, 환경위생의 개선), 트랩 이용, 열, 방사선 등을 이용하는 것
② 화학적 방법 : 살충제, 발육억제제, 불임제, 유인제 등을 사용하는 것
③ 생물학적 방법 : 불임수컷의 방산(放散), 포식동물(천적) 이용, 병원성 기생생물을 이용하는 것
④ 통합적 방법 : 두 가지 이상의 방제방법을 동시에 적용하는 것

05 발육억제제의 장점은?

㉮ 환경오염을 시키지 않는다.	㉯ 살충제에 대한 내성 문제를 해결할 수 있다.
㉰ 포유동물에 영향이 없다.	㉱ 인체의 독성문제가 없다.

① ㉮, ㉯, ㉰　② ㉮, ㉰　③ ㉯, ㉱
④ ㉱　⑤ ㉮, ㉯, ㉰, ㉱

해설 발육억제제 : 곤충의 발육과정에 관여하는 호르몬의 작용을 방해하여 발육을 억제시키는 약제를 말한다. 즉 접촉 및 섭취시 정상적 발육이 저해되어 탈피과정에서 치사하는 것

06 다음 중 유기염소계 살충제가 아닌 것은?

① dieldrin　② permethrin　③ γ – HCH
④ DDT　⑤ chlordane

해설 ① 유기염소계 살충제 : DDT(디디티), HCH(에이치씨에이치, BHC), dieldrin(디엘드린), aldrin(알드린), heptachlor(헵타크로), chlordane(크로덴), endrin(엔드린) 등
② 유기인계 살충제 : dichlorvos(디크로보스, DDVP), azamethiphos(아자메티포스), chlorpyrifos(크로피리포스), fenthion(훼티온), malathion(마라티온), naled(나레드), parathion(파라티온), coumaphos(크마포스), dizainon(다이아지논), dimethoate(디메소에이트), etofenprox(에토휀프록스), fenchlorphos(휀크로포스), fenitrothion(훼니트로티온, Sumithion), temephos(템포스, Abate), trichlorphon(트리크로폰, Dipterexd) 등
③ 카바메이트계 살충제 : aldicarb(알디카브), bendiocarb(벤디오카브), carbaryl(카바릴, Sevin), propxur(프로퍽서, baygon), benfuracarb(벤프라카브), carbofuran(카보후린) 등
④ 피레스로이드계 살충제 : pyrethrin(피레스린), tetramethrin(테트라메스린), allethrin(아레스린), cyfluthrin(싸이흐르스린), barthrin(바스린), dimethrin(디메스린), permethrin(퍼머스린, EXMIN) 등
⑤ 효력증강제 : piperonyl butoxide(피페로닐 브톡사이드), sesamin(쎄사민, sesamex(쎄사멕스)), sulfoxide(셀폭사이드) 등
⑥ 기피제 : benzyl benzoat(벤질벤조에이트), dimethyl phtalte(DMP), ethyl hexamediol (Rutgers 612), dimethyl carbate(dimelone) 등
※ 명칭에서 "괄호 안의 콤마"는 "동일 명칭"을 의미함

07 다음 살충제에서 비교적 저항성이 발달하지 않은 것은?

① naled ② pyrethrin ③ malathion
④ diazinon ⑤ fenitrothion

해설 pyrethrin(피레스린)
① 피레스린은 식물에서 추출한 것으로 속효성이며, 포유류에 저독성으로 널리 사용되고 있다.
② 태양광선에서 신속히 분해되어 잔효성이 없다.
③ 어둡고 산화방지되는 곳에 저장한다.
④ 속효성이고 녹다운 효과가 큰 반면 회복률도 높다.
⑤ 살충력을 높이기 위해 효력증강제와 혼용한다(효력증강제인 piperonyl butoxide : 피레스린=10 : 1).

08 효력증강제에 대한 설명 중 틀린 것은?

① 곤충 체내에서 분비하여 무독화작용을 하는 효소를 공격한다.
② piperonyl butoxide는 효력증강제이다.
③ 살충제와 혼용시 살충효력이 커진다.
④ benzyl benzoate는 효력증강제이다.
⑤ 자체는 살충력이 없다.

해설 효력증강제(synergist 또는 activator, 협력제)
① 효력증강제란 자체로는 살충력이 전혀 없지만 살충제와 혼합하여 사용하면 살충제의 효능이 단독 사용시 보다 현저하게 증강되는 약제를 말한다.
② 곤충 체내에서 분비하여 무독화작용을 하는 효소를 공격한다.
③ 종류 : piperonyl butoxide(피페로닐 브톡사이드), sesamin(쎄사민), sesamex(쎄사멕스), sulfoxide(셀폭사이드), DMC(디엠씨), piperonyl cyclonene(피페로닐 사이크로닌) 등
※ ④번의 벤질벤조에이트는 기피제이다.

09 benzyl benzoate는 무엇인가?

① 불임제 ② 살서제 ③ 유인제
④ 기피제 ⑤ 살충제

10 50% HCH(BHC)유제를 물에 5%로 희석하여 100갤런을 만들어 사용하고자 한다. 이때 원제의 필요량은?

① 5갤런 ② 10갤런 ③ 25갤런
④ 30갤런 ⑤ 35갤런

해설 $50 \times x = 5 \times 100$ $\therefore x = 10$갤런

11 다음 독성치는 흰쥐에 대한 경구독성 중앙치사량(LD_{50})이다. 방역용 살충제로서 가장 이상적인 것은?

① 맹독성 5mg/kg 이하 ② 고독성 5~50mg/kg
③ 중독성 50~500mg/kg ④ 무해무독성 5,000~15,000mg/kg
⑤ 저독성 500~5,000mg/kg

해설 쥐의 급성독성에 의한 살충제 분류

독성등급	경구 LD_{50}(mg/kg)	경피 LD_{50}(mg/kg)
6 : 맹독성	<5	<20
5 : 고독성	5~50	20~200
4 : 중독성	50~500	200~1,000
3 : 저독성	500~5,000	1,000~2,000
2 : 경미독성	5,000~15,000	2,000~20,000
1 : 실질적인 무독성	>15,000	>20,000

12 가열연막은 언제 하는 것이 좋은가?

① 새벽 ② 밤 ③ 저녁
④ 낮 ⑤ 수시로

해설 가열연무(Thermal Fogging 또는 가열연막)

① 가열연무란 살충제 용제(溶劑)를 석유 또는 경유로 희석한 용액이 400~600℃의 연소실을 통과한 공기에 밀려나가는 순간, 경유는 기화되고 경유에 용해되어 있던 살충제도 대부분 0.1~40μ(5~15μ)로 미립화되어 에어콤프레서의 힘으로 배출시키는 방법이다.
② 연무작업 : 밤 10시 후부터 새벽 해뜨기 직전까지가 좋다.
③ 풍속 : 무풍 또는 10km/hr 이상일 때는 살포할 수 없다.
④ 분사구(노즐) : 풍향쪽(풍향을 가로지르되) 30~40°로 하향한다.
⑤ 분사량 : 분사량은 최대한으로 증가시킨다.
⑥ 자동차 장착용 가열연무기는 평균분사량이 시간당 40갤런(40gal/hr)이다.
※ 1gal = 3.785l(미국단위기준), 1km^2 = 100ha(헥타)

13 살포방법의 기준을 지켜 잔류분무를 실시하였다. 희석농도가 5%인 경우, 원체 몇 g이 벽면에 잔류되는가?

① 1g/m² ② 2g/m² ③ 3g/m²
④ 5g/m² ⑤ 6g/m²

해설 잔류분무시 벽면에 40cc/m²로 분무한다.

$40cc/m^2 \times \frac{5}{100} = 2cc/m^2 = 2g/m^2$ ※ $cc = cm^3 = ml$, $cc = g$(비중이 "1"일 때)

14 뇌염모기를 방제하기 위하여 축사벽에 잔류분무를 하고자 할 때 가장 알맞은 분무기의 노즐(분사구)은?

① 부채형 ② 부정형 ③ 원뿔형
④ 방사형 ⑤ 직선형

해설 분사구(노즐)는 잔류분무의 장소에 따라 선택한다.
① 부채형 : 표면에 일정하게 약제를 분무할 때 가장 좋다.
② 직선형 : 해충(바퀴 등)이 숨어 있는 좁은 공간 깊숙이 분사할 때 사용한다.
③ 원추형 : 다목적으로 사용한다.
④ 원추 – 직선 조절형 : 직선형과 원추형으로 필요에 따라 조절할 수 있는 노즐이다.

15 곤충의 말피기관에 대한 설명 중 잘못된 것은?

① 체강 내에 부유하고 있다. ② 곤충에 따라 1~150개로 차이가 있다.
③ 수가 많은 것은 길이가 길다. ④ 중장과 후장 사이에 연결되어 있다.
⑤ 탄산염, 염소, 인, 염 등의 노폐물을 여과시킨다.

해설 말피기관
① 곤충의 체내에서 생기는 탄산염, 염소, 인, 염 등 노폐물은 말피기관에서 여과되어 후장을 통해 분(糞)과 함께 배설된다.
② 말피기관의 수는 곤충의 종류에 따라 1~150개로 큰 차이를 보이나 어느 경우에도 되도록 넓은 표면적을 차지할 수 있도록 적용되어 있어서 수가 많을 때는 길이가 짧고, 적을 때는 길이가 길다.
③ 말피기관은 일정한 장소에 부착되어 있지 않고 체강 내에 떠 있으며 중장과 후장 사이에 연결되어 있다.

16 곤충을 분류할 때 계로부터 종까지 분류시 중간단계를 순서대로 나타낸 것은?

① 문 – 강 – 목 – 과 – 속 ② 속 – 과 – 목 – 강 – 문 ③ 문 – 목 – 강 – 과 – 속
④ 문 – 과 – 강 – 목 – 속 ⑤ 강 – 문 – 과 – 목 – 속

해설 분류의 단위
① 분류학상 기준 : 종(種, species)과 아종(亞種, subspecies)
② 분류의 기본이 되는 분류 계급 : 계(係, Kingdom), 문(門, Phylum), 강(綱, Class), 목(目, Order), 과(科, Family), 속(屬, Genus), 종(種, Species)의 순이다.
③ 종(種) : 곤충분류상 가장 말단단계이다.

17 저작형 구기를 갖고 있는 곤충은?

① 이 ② 파리 ③ 바퀴
④ 벼룩 ⑤ 모기

18 유충과 성충의 서식처가 다른 것은?

① 귀뚜라미 ② 이 ③ 바퀴
④ 모기 ⑤ 빈대

해설 모기 유충은 수서생활(水棲生活)을 하며, 모기 유충을 장구벌레라 한다. 모기의 성충은 지상생활을 한다.

19 모기는 지상 몇 m 높이에서 군무를 하는가?

① 1~3m ② 3~5m ③ 5~9m
④ 15m ⑤ 높이와 무관함

해설 모기의 교미습성
① 군무는 수컷이 떼를 지어 상하로 비상운동(飛翔運動)을 하는 현상으로 20~30마리에서 수백 마리를 이룬다.
② 군무의 장소 : 지상 1~3m 높이에서 군무를 한다.
③ 암모기가 찾아올 수 있는 요인 : 움직임에서 오는 음파장
④ 정자는 수정낭에 저장되어 있다가 매 산란시 수정된다.

20 학질모기는 어느 속에 속하는가?

① 늪모기속 ② 숲모기속 ③ 얼룩날개모기속
④ 집모기속 ⑤ 왕모기속

해설 말라리아모기 : 중국얼룩날개모기(Anopheles sinensis, 학질모기)

21 모기 유충 채집시 필요한 일반적인 도구는?

㉮ 가정용 국자	㉯ 스포이드	㉰ 채집병	㉱ 독병

① ㉮, ㉯, ㉰ ② ㉮, ㉰ ③ ㉯, ㉱
④ ㉱ ⑤ ㉮, ㉯, ㉰, ㉱

해설 ① 모기 유충 채집시 필요한 일반적인 도구 : 가정용 국자로 물을 떠서 유충이 발견되면 스포이드로 채집병에 옮긴다.
② 독병 : 유문등의 한 구조이다.

22 다음 파리 중 집파리과에 속하지 않는 것은?

① 집파리 ② 큰집파리 ③ 침파리
④ 딸집파리 ⑤ 금파리

해설 ① 집파리과 : 집파리, 딸집파리(아기집파리), 큰집파리, 침파리
② 검정파리과 : 띠금파리속, 금파리속, 검정파리속 등

23 빈대에 대한 설명 중 잘못된 것은?

① 영기기마다 흡혈 ② 질병매개 ③ 5회 탈피
④ 불완전변태 ⑤ 군거성

해설 빈대와 보건 : 빈대는 사람을 흡혈하기 때문에 여러 가지 질병을 전파시키는 것으로 의심되어 왔다. 그러나 어떤 질병도 매개한다는 증거를 찾지는 못했다.

24 벼룩의 특성과 습성에 대한 설명 중 잘못된 것은?

① 유충만 흡혈 ② 완전변태
③ 체장의 약 100배 정도 점프를 한다. ④ 숙주 선택성이 엄격하지 않다.
⑤ 숙주동물의 등지에 산란한다.

해설 벼룩의 생활사 및 습성 : ②·③·④·⑤번 외
① 쥐벼룩은 사람도 흡혈한다(숙주선택이 엄격하지 않다).
② 성충의 수명은 약 6개월이다.
③ 성충은 암수 모두 흡혈한다.
④ 흑사병균에 감염된 벼룩은 정상적인 벼룩보다 자주 흡혈한다.
⑤ 흑사병균에 감염된 벼룩은 수명이 짧다.
⑥ 숙주가 죽으면 재빨리 떨어져 다른 동물로 옮긴다.
⑦ 벼룩이 알을 낳는 장소 : 마루의 갈라진 틈, 먼지 속, 부스러기, 숙주동물의 등지
⑧ 벼룩의 유충 : 미세한 유기물을 섭취한다.

25 다음 중 4쌍의 다리를 갖는 위생해충은?

① 이 ② 독나방 ③ 파리
④ 바퀴 ⑤ 진드기 성충

해설 진드기목 : 불완전변태를 하며, 진드기 성충과 약충은 4쌍의 다리를 갖고 있다.

26 양충병(쯔쯔가무시병)의 매개체는?

① 벼룩 ② 털진드기 ③ 빈대
④ 큰진드기류 ⑤ 노린재

27 시궁쥐의 1회 평균 새끼 출산수는?

① 8~10마리 ② 13~20마리 ③ 15마리
④ 15~20마리 ⑤ 20~25마리

해설 쥐의 새끼 수
① 생쥐 : 5.8(4~7) 마리
② 곰쥐 : 보통 6.2(4~8) 마리
③ 시궁쥐 : 평균 8~10마리

28 쥐가 간접 또는 직접적으로 옮기는 질병이 아닌 것은?

① B형간염, 콜레라 ② 살모넬라증 ③ 유행성출혈열

④ 흑사병 ⑤ 선모충증

해설 ① B형간염 : 혈액, 타액, 정액, 질액에 의해 전파
② 콜레라 : 어패류와 관계가 있다.

29 구서 활동은 어느 시기에 하는 것이 가장 효과적인가?

① 봄 ② 가을 ③ 겨울

④ 여름 ⑤ 봄과 여름

해설 구서 작업은 쥐의 개체군 밀도가 낮은 겨울이 가장 효과적이고 그 다음이 여름이다.

30 만성 살서제를 사용할 때 옳지 못한 것은?

① 1회 다량 투여보다 4~5회 소량 중복 투여가 더 효과적이다.

② 장기간 사용하면 저항성이 생길 가능성이 크다.

③ 사전미끼를 4~8일간 설치해야 한다.

④ 사전미끼를 사용할 필요가 없다.

⑤ 독먹이에 대한 기피성이 없다.

해설 만성 살서제의 사용 : ①·②·④·⑤번 외
① 만성 살서제는 항응혈성 살서제라는 이름으로 알려져 있다.
② 만성 살서제의 독작용
㉮ 1차적으로 혈액의 응고요인을 방해하여 혈액응고 능력을 상실하게 한다.
㉯ 2차적으로 모세혈관을 파괴시켜 내부출혈이 계속되어 빈혈로 서서히 죽게 된다.
③ 만성 살서제는 한 번 먹어서는 죽지 않는다.
④ 만성 살서제는 장기간(수일간) 내버려두는 것이 좋다.
⑤ 만성 살서제는 2차 독성이 거의 없다.
⑥ 사람이나 가축이 중독시에는 비타민 K_1을 다량 투여하면 회복률이 높아서 위험도가 적다.

5 위생관계법령

01 위생사의 업무범위에 해당하는 것은?

> ㉮ 공중위생영업소, 공중이용시설 및 위생용품의 위생관리
> ㉯ 음료수의 처리 및 위생관리, 쓰레기, 분뇨, 하수, 그 밖의 폐기물의 처리
> ㉰ 식품 · 식품첨가물과 이에 관련된 기구 · 용기 및 포장의 제조와 가공에 관한 위생관리
> ㉱ 유해곤충 · 설치류 및 매개체 관리, 소독업무, 보건관리업무

① ㉮, ㉯, ㉰ ② ㉮, ㉰ ③ ㉯, ㉱
④ ㉱ ⑤ ㉮, ㉯, ㉰, ㉱

해설 공중위생관리법
법 제8조의2(위생사의 업무 범위), 시행령 제6조의3(위생사의 업무)

02 위생사 국가시험에 응시한 자가 부정행위를 한 경우 처벌은 어떻게 되는가?

① 그 시험을 정지시키거나 합격을 무효로 한다.
② 그 시험 후 5회 동안 응시할 수 없다.
③ 해당 시험만 무효로 한다.
④ 영원히 위생사 시험에 응시할 수 없다.
⑤ 그 후 10회 동안 모든 국가시험에 응시할 수 없다.

해설 공중위생관리법 제6조의2(위생사의 면허 등)

① **위생사**가 되려는 사람은 다음 각 호의 어느 하나에 해당하는 사람으로서 위생사 국가시험에 합격한 후 **보건복지부장관의 면허**를 받아야 한다.
   1. **전문대학**이나 이와 같은 수준 이상에 해당된다고 교육부장관이 인정하는 학교(보건복지부장관이 정하여 일정기준에 해당하는 외국의 학교를 포함한다. 이하 같다)에서 **보건** 또는 **위생**에 관한 교육과정을 **이수**한 사람
   2. 「학점인정 등에 관한 법률」 제8조에 따라 **전문대학**을 졸업한 사람과 같은 수준 이상의 학력이 있는 것으로 인정되어 같은 법 제9조에 따라 **보건** 또는 **위생**에 관한 학위를 **취득**한 사람
   3. **외국의 위생사 면허 또는 자격**(보건복지부장관이 정하여 고시하는 인정기준에 해당하는 면허 또는 자격을 말한다)을 **가진 사람**

② 위생사 국가시험은 **매년 1회 이상 보건복지부장관**이 **실시**하며, 시험과목 · 시험방법 · 합격기준과 그밖에 시험에 필요한 사항은 **대통령령**으로 정한다.

③ 위생사 국가시험에서 대통령령으로 정하는 **부정행위**를 한 사람에 대하여는 그 **시험**을 **정지**시키거나 **합격**을 **무효**로 한다.

④ 시험이 정지되거나 합격이 무효가 된 사람은 해당 위생사 **국가시험 후**에 치러지는 위생사 국가시험에 **2회 응시할 수 없다**.

⑤ **보건복지부장관**은 위생사 면허를 부여하는 경우에는 보건복지부령으로 정하는 바에 따라 면허대장에 등록하고 **면허증**을 **발급**하여야 한다.

03 위생사 국가시험은 누가 실시하는가?

① 국무총리 ② 보건복지부장관 ③ 교육부장관
④ 노동부장관 ⑤ 국립보건원장

해설 공중위생관리법 제6조의2(위생사의 면허 등)

04 위생사면허증 재발급을 받을 수 있는 사유에 해당하는 것은?

㉮ 면허증을 잃어버렸을 때
㉯ 위생사 면허증의 기재사항에 변경이 있을 때
㉰ 위생사 면허증을 못 쓰게 된 경우
㉱ 위생사 시험에 합격했을 때

① ㉮, ㉯, ㉰ ② ㉮, ㉰ ③ ㉯, ㉱
④ ㉱ ⑤ ㉮, ㉯, ㉰, ㉱

해설 공중위생관리법 시행규칙 제11조의3(위생사 면허증 재발급) ① 위생사는 면허증을 잃어버리거나 못쓰게 된 경우에는 별지 제10호의4서식의 위생사 면허증 재발급 신청서를 첨부하여 보건복지부장관에게 제출하여야 한다.
※"위생사 면허증의 기재사항에 변경이 있을 때"는 → "폐지"된 "위생사에 관한 법률 시행규칙" 내용임

05 다음 중 식품위생감시원을 두지 않아도 되는 곳은?

① 보건복지부 ② 서울특별시 ③ 시 · 도
④ 시 · 군 · 구 ⑤ 식품의약품안전처

해설 식품위생법 제32조(식품위생감시원) : 식품의약품안전처, 특별시 · 광역시 · 특별자치시 · 도 · 특별자치도(이하 "시 · 도라 한다") 또는 시 · 군 · 구에 식품위생감시원을 둔다.

06 조리사는 누구의 면허를 받는가?

① 식품의약품안전처장 ② 보건복지부장관 ③ 행정자치부장관
④ 국립보건원장 ⑤ 특별자치시장 · 특별자치도지사 · 시장 · 군수 · 구청장

해설 식품위생법 제53조(조리사 및 영양사의 면허)

07 식품위생에 관한 위해가 발생하였다고 인정되는 때에는 영업자에 대하여 그 사실의 공표를 명할 수 있는 자는?

㉮ 식품의약품안전처장 ㉯ 시 · 도지사
㉰ 시장 · 군수 · 구청장 ㉱ 보건복지부장관

① ㉮, ㉯, ㉰ ② ㉮, ㉰ ③ ㉯, ㉱
④ ㉱ ⑤ ㉮, ㉯, ㉰, ㉱

해설 식품위생법 제73조(위해식품 등의 공표) : 식품의약품안전처장, 시·도지사 또는 시장·군수·구청장은 다음의 사항에 해당되는 때에는 해당 영업자에 대하여 그 사실의 공표를 명할 수 있다.
① 식품위생에 관한 위해가 발생하였다고 인정되는 때
② 위해식품 등의 회수규정에 의한 회수계획을 보고 받은 때

08 식품위생감시원의 직무가 아닌 것은?

① 시설기준의 적합여부에 관한 사항
② 행정처분의 이행여부에 관한 사항
③ 식품첨가물의 영업허가
④ 영업자 및 종업원의 위생교육의 이행여부의 확인·지도
⑤ 표시기준 또는 과대광고금지의 위반여부에 관한 단속

해설 식품위생법 시행령 제17조(식품위생감시원의 직무) : ①·②·④·⑤번 외
① 수입·판매 또는 사용 등이 금지된 식품 등의 취급여부에 관한 단속
② 식품 등의 위생적 취급기준의 이행지도
③ 출입·검사 및 검사에 필요한 식품 등의 수거
④ 식품 등의 압류·폐기 등
⑤ 영업소의 폐쇄를 위한 간판제거 등의 조치

09 의료폐기물 전용용기 사용의 경우 기준 및 방법이 잘못된 것은?

① 한 번 사용한 전용용기는 다시 사용하여서는 아니 된다.
② 의료폐기물은 발생한 때부터 전용용기에 넣어 내용물이 새어 나오지 아니하도록 보관하여야 하며, 의료폐기물의 투입이 끝난 전용용기는 밀폐 포장하여야 한다.
③ 전용용기는 봉투형 용기 및 상자형 용기로 구분하되, 봉투형 용기의 재질은 합성수지류로 하고, 상자형 용기의 재질은 골판지류 또는 합성수지류로 한다.
④ 봉투형 용기 – 검정색, 상자형 용기 – 노란색
⑤ 봉투형 용기 – 붉은색, 상자형 용기 – 녹색

해설 폐기물관리법 시행규칙 제14조(폐기물 처리 등의 구체적인 기준·방법) [별표 5]

10 식품접객영업자의 준수사항이 아닌 것은?

① 가두 유객행위를 할 것
② 손님을 꾀어서 끌어들이는 행위를 해서는 아니 된다.
③ 「야생생물 보호 및 관리에 관한 법률」을 위반하여 포획한 야생동물은 이를 식품의 제조·가공에 사용하여서는 아니 된다.
④ 지정된 영업시간을 준수할 것
⑤ 업소 안에서는 풍기문란 행위를 방지하여야 한다.

해설 식품위생법 시행규칙 제57조(식품접객업자 등의 준수사항) [별표 17]

11 제2급감염병이 아닌 것은?

① 콜레라 ② 세균성이질 ③ A형간염
④ 장출혈성대장균감염증 ⑤ 아메바성이질

해설 감염병의 예방 및 관리에 관한 법률 제2조(정의)

(1) 제1급감염병 : 생물테러감염병 또는 치명률이 높거나 집단 발생의 우려가 커서 발생 또는 유행 즉시 신고하여야 하고, 음압격리와 같은 높은 수준의 격리가 필요한 감염병으로서 다음의 감염병을 말한다.

① 디프테리아 ② 탄저
③ 두창 ④ 보툴리눔독소증
⑤ 야토병 ⑥ 신종감염병증후군
⑦ 페스트 ⑧ 중증급성호흡기증후군(SARS)
⑨ 동물인플루엔자 인체감염증 ⑩ 신종인플루엔자
⑪ 중동호흡기증후군(MERS) ⑫ 마버그열
⑬ 에볼라바이러스병 ⑭ 라싸열
⑮ 크리미안콩고출혈열 ⑯ 남아메리카출혈열
⑰ 리프트밸리열

(2) 제2급감염병 : 전파가능성을 고려하여 발생 또는 유행 시 24시간 이내에 신고하여야 하고, 격리가 필요한 다음의 감염병을 말한다.

① 백일해 ② 홍역
③ 폴리오 ④ 유행성이하선염
⑤ 풍진 ⑥ 수두
⑦ b형헤모필루스인플루엔자 ⑧ 폐렴구균 감염증
⑨ A형간염 ⑩ 콜레라
⑪ 장티푸스 ⑫ 파라티푸스
⑬ 세균성이질 ⑭ 장출혈성대장균감염증
⑮ 결핵 ⑯ 한센병
⑰ 성홍열 ⑱ 수막구균 감염증
⑲ 반코마이신내성황색포도알균(VRSA) 감염증
⑳ 카바페넴내성장내세균속균종(CRE) 감염증
㉑ E형간염

12 제1급감염병부터 제3급감염병까지에 해당하는 감염병 중 보건복지부령으로 정하는 감염병이 발생한 경우 "그 밖의 신고의무자"에 해당하지 않는 자는?

① 세대주 ② 학교장 ③ 보건교사(양호교사)
④ 회사 대표자 ⑤ 병원의 관리인

해설 감염병의 예방 및 관리에 관한 법률 제12조(그 밖의 신고의무자)

① 일반가정 : 세대주
② 학교, 사회복지시설, 병원, 관공서, 회사, 공연장, 예배장소, 선박 · 항공기 · 열차 등 운송수단, 각종 사무소 · 사업소, 음식점, 숙박업소 : 관리인, 경영자 또는 대표자

13 감염병이 발생하여 유행할 우려가 있다고 인정되면 지체 없이 역학조사를 실시할 수 있는 자는?

㉮ 질병관리청장 ㉯ 시 · 도지사 ㉰ 시장 · 군수 · 구청장 ㉱ 보건소장

① ㉮, ㉯, ㉰ ② ㉮, ㉰ ③ ㉯, ㉱
④ ㉱ ⑤ ㉮, ㉯, ㉰, ㉱

해설 감염병의 예방 및 관리에 관한 법률 제18조(역학조사) : 질병관리청장, 시 · 도지사 또는 시장 · 군수 · 구청장은 감염병이 발생하여 유행할 우려가 있다고 인정하면 지체 없이 역학조사를 하여야 한다.

14 소독업자가 소독을 하였을 때에는 소독에 관한 사항을 기록하고 몇 년간 보존하여야 하는가?

① 1년 ② 2년 ③ 3년
④ 5년 ⑤ 10년

해설 감염병의 예방 및 관리에 관한 법률 시행규칙 제40조(소독의 기준 및 소독에 관한 사항의 기록 등) : 2년간 보존

15 먹는샘물의 정의로 맞는 것을 찾아라.

① 먹는샘물이란 자연상태의 물을 말한다.
② 먹는샘물이란 암반대수층 안의 지하수 또는 용천수 등 수질의 안정성을 계속 유지할 수 있는 자연상태의 깨끗한 물을 먹는 데 적합하도록 물리적 처리 등의 방법으로 제조한 물을 말한다.
③ 먹는샘물이란 생물학적 과정을 거친 물을 말한다.
④ 먹는샘물이란 먹는물을 제조한 것을 말한다.
⑤ 먹는샘물이란 암반대수층의 물을 말한다.

해설 먹는물관리법 제3조(정의)
① 샘물 : 샘물이란 암반대수층안의 지하수 또는 용천수 등 수질의 안정성을 계속 유지할 수 있는 자연상태의 깨끗한 물을 먹는 용도로 사용할 원수를 말한다.
② 먹는샘물 : 먹는샘물이란 샘물을 먹는 데 적합하도록 물리적 처리 등의 방법으로 제조한 물을 말한다.
③ 먹는해양심층수 : 먹는해양심층수란 해양심층수를 먹는 데 적합하도록 물리적 처리 등의 방법으로 제조한 물을 말한다

16 다음 보기 중 샘물보전구역의 지정자로 옳은 것은?

① 시장 · 군수 · 구청장 ② 보건복지부장관 ③ 해양수산부장관
④ 시 · 도지사 ⑤ 환경부장관

해설 먹는물관리법 제8조의3(샘물보전구역의 지정) ① 시 · 도지사는 샘물의 수질보전을 위하여 다음 각 호의 어느 하나에 해당하는 지역 및 그 주변지역을 샘물보전구역(이하 "샘물보전구역"이라 한다)으로 지정할 수 있다.
1. 인체에 이로운 무기물질이 많이 들어 있어 먹는샘물의 원수(原水)로 이용가치가 높은 샘물이 부존(賦存)되어 있는 지역
2. 샘물의 수량이 풍부하게 부존되어 있는 지역
3. 그밖에 샘물의 수질보전을 위하여 필요한 지역으로서 대통령령으로 정하는 지역

17 환경보전 또는 국민보건에 중대한 위해를 끼치거나 끼칠 우려가 있다고 인정될 때 먹는물관련영업자, 냉·온수기 설치·관리자 또는 정수기 설치·관리자에게 필요한 지도와 명령을 할 수 없는 자는 누구인가?

① 환경부장관 ② 시·도지사 ③ 광역시장
④ 시장·군수·구청장 ⑤ 면장

해설 먹는물관리법 제45조(지도와 개선명령)

18 먹는물의 수질기준의 설명 중 잘못된 것은 어느 것인가?

① 페놀은 0.005mg/l를 넘지 아니할 것 ② 카드뮴은 0.005mg/l를 넘지 아니할 것
③ 시안은 0.01mg/l를 넘지 아니할 것 ④ 질산성질소는 10mg/l를 넘지 아니할 것
⑤ 비소는 0.05mg/l를 넘지 아니할 것

해설 먹는물 수질기준 및 검사 등에 관한 규칙 제2조(수질기준) [별표 1] : 비소는 0.01mg/l를 넘지 아니할 것

19 먹는물관리법 규정에 의한 영업에 종사하지 못하는 질병만으로 연결된 것은?

① 장티푸스, 파라티푸스, 세균성이질 ② 장티푸스, 파라티푸스, 파상풍
③ 장티푸스, 파라티푸스, 풍진 ④ 파라티푸스, 세균성이질, 홍역
⑤ 파라티푸스, 세균성이질, 페스트

해설 먹는물 수질기준 및 검사등에 관한 규칙 제5조(건강진단)

20 폐기물처리업의 업종구분상 잘못된 것은?

① 폐기물 수집·운반법 ② 폐기물 중간처분업
③ 폐기물 계획처분업 ④ 폐기물 최종처분업
⑤ 폐기물 종합처분업

해설 폐기물관리법 제25조(폐기물처리업) : 폐기물처리업의 업종 구분은 ①·②·④·⑤번 외, 폐기물 중간재활용업, 폐기물 종합재활용업

21 폐기물처리시설의 유지·관리 등 기술업무는 누가 맡아야 하는가?

① 기술관리인 ② 폐기물처리업자 ③ 시장
④ 시·도지사 ⑤ 군수

해설 폐기물관리법 제34조(기술관리인) : 폐기물처리시설을 설치·운영하는 자는 당해 시설의 유지·관리에 관한 기술업무를 담당하게 하기 위하여 기술관리인을 임명하거나 기술관리능력이 있다고 정하는 자와 기술관리대행계약을 체결하여야 한다.

22 의료폐기물의 수집 · 운반차량의 차체의 색상과 글자의 색깔은?

㉮ 차체는 녹색	㉯ 차체는 흰색	㉰ 글자의 색깔은 흰색	㉱ 글자의 색깔은 녹색

① ㉮, ㉯, ㉰　② ㉮, ㉰　③ ㉯, ㉱
④ ㉱　⑤ ㉮, ㉯, ㉰, ㉱

해설 폐기물관리법 시행규칙 제14조 [별표 5] (폐기물의 처리에 관한 구체적 기준 및 방법)

① 의료폐기물의 수집 · 운반차량의 차체는 흰색으로 도색하여야 한다.
② 의료폐기물의 수집 · 운반차량의 적재함의 양쪽 옆면에는 의료폐기물의 도형, 업소명 및 전화번호를, 뒷면에는 의료폐기물의 도형을 부착 또는 표기하되, 그 크기는 가로 100센티미터 이상, 세로 50센티미터 이상(뒷면의 경우 가로 · 세로 각각 50센티미터 이상)이어야 하며, 글자의 색깔은 녹색으로 하여야 한다.
③ 지정폐기물 수집 · 운반차량의 차체 : 노란색으로 색칠하여야 한다.
④ 지정폐기물의 수집 · 운반차량 : 적재함의 양쪽 옆면에는 지정폐기물 수집 · 운반차량, 회사명 및 전화번호를 잘 알아볼 수 있도록 붙이거나 표기하여야 한다. 이 경우 그 크기는 가로 100센티미터 이상, 세로 50센티미터 이상으로 하고, 검은색 글자로 하여 붙이거나 표기하되, 폐기물 수집 · 운반증을 발급하는 기관의 장이 인정하면 차량의 크기에 따라 붙이거나 표기하는 크기를 조정할 수 있다.
⑤ 폐석면을 수집 · 운반하는 차량 : "④번의 지정폐기물의 수집 · 운반차량 표시" 외에 적재함 양측에 가로 100센티미터 이상, 세로 50센티미터 이상의 크기로 흰색 바탕에 붉은색 글자로 폐석면 운반차량을 표시하거나 표지를 부착하여야 한다.

23 환경부령이 정하는 재활용폐기물을 수집 · 운반하는 자가 시 · 도지사에게 신고하여야 하는 재활용폐기물은?

㉮ 폐지, 고철	㉯ 음식물류 폐기물	㉰ 동 · 식물성 잔재물	㉱ 폐포장재, 폐전선

① ㉮, ㉯, ㉰　② ㉮, ㉰　③ ㉯, ㉱
④ ㉱　⑤ ㉮, ㉯, ㉰, ㉱

해설 폐기물관리법 시행규칙 제66조(폐기물처리 신고대상)

법 제46조(폐기물처리 신고) : 다음에 해당하는 자는 환경부령으로 정하는 기준에 따른 시설 · 장비를 갖추어 시 · 도지사에게 신고하여야 한다.

① 동 · 식물성 잔재물 등의 폐기물을 자신의 농경지에 퇴비로 사용하는 등의 방법으로 재활용하는 자로서 환경부령으로 정하는 자(환경부령으로 정하는 폐기물을 재활용하는 자 : 음식물류 폐기물, 동 · 식물성 잔재물, 유기성 오니, 왕겨 또는 쌀겨를 자신의 농경지의 퇴비나 자신의 가축의 먹이로 재활용하는 자, 폐의류 또는 폐섬유를 재활용하는 자)-규칙 제66조 [별표 16]
② 폐지, 고철 등 환경부령으로 정하는 폐기물을 수집 · 운반하거나 환경부령으로 정하는 방법으로 재활용하는 자로서 사업장 규모 등이 환경부령으로 정하는 기준에 해당하는 자(환경부령으로 정하는 폐기물 : 폐지, 고철, 폐포장재(종이팩 · 유리병 · 금속캔 및 합성수지 재질의 포장재 및 1회용봉투 · 쇼핑백만 해당함), 폐전선)-규칙 제66조
③ 폐타이어, 폐가전제품 등 환경부령으로 정하는 폐기물을 수집 · 운반하는 자(환경부령으로 정하는 폐기물 : 폐축전지 및 폐변압기, 폐타이어, 폐가전제품, 폐드럼, 폐식용유, 폐섬유, 농업용 폐플라스틱필름 · 시트류와 폐농약용기 등 폐농약 포장재, 폐의류(생활폐기물로 배출된 것)-규칙 제66조

24 **관할구역 안에서 발생하는 분뇨의 수집 · 운반 및 처리는 누가 하는가?**

① 공공하수도관리청장 ② 환경부장관
③ 시 · 도지사 ④ 지방환경청장
⑤ 특별자치시장 · 특별자치도지사 · 시장 · 군수 · 구청장

해설 하수도법 제41조(분뇨처리 의무) : 특별자치시장 · 특별자치도지사 · 시장 · 군수 · 구청장은 관할구역 안에서 발생하는 분뇨를 수집 · 운반 및 처리하여야 한다.

25 **개인하수처리시설의 관리기준이 아닌 것은?**

① 오수처리시설은 그 기능이 정상적으로 유지될 수 있도록 침전 찌꺼기와 부유물질 제거 등 내부 청소를 하여야 한다.
② 청소과정에서 발생된 찌꺼기를 탈수하여 처리하거나 분뇨수집 · 운반업자에게 위탁하여 처리하여야 한다.
③ 정화조의 경우에 수세식변기에서 나오는 오수가 아닌 그 밖의 오수를 유입시키는 행위를 하여서는 아니 된다.
④ 전기설비가 되어 있는 개인하수처리시설의 경우에 전원을 끄는 행위를 하여서는 아니 된다.
⑤ 방류수의 수질을 자가측정하거나 측정대행업자가 측정하게 하고, 그 결과를 1년간 보관한다.

해설 하수도법 시행규칙 제33조(개인하수처리시설의 관리기준) : ① · ② · ③ · ④번 외, 방류수의 수질측정 결과는 3년간 보관한다.

본 문제집(위생사 필기실기 한권으로 합격하기)을 보고 난 후 크라운출판사에서 출간한 "위생사 필기시험문제"와 "위생사 실기시험문제"를 보면 위생사 시험 합격에 큰 무리가 없으리라 생각한다.

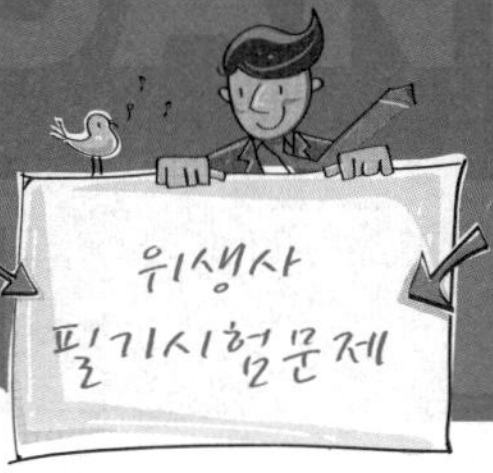

제1회 실전모의고사 정답

1 공중보건학

1. ③	2. ③	3. ③	4. ①	5. ②	6. ②	7. ③	8. ④	9. ⑤	10. ③
11. ①	12. ②	13. ①	14. ③	15. ①	16. ④	17. ③	18. ⑤	19. ①	20. ⑤
21. ②	22. ⑤	23. ⑤	24. ⑤	25. ⑤	26. ③	27. ④	28. ⑤	29. ③	30. ④
31. ④	32. ①	33. ②	34. ③	35. ②					

2 환경위생학

1. ④	2. ⑤	3. ④	4. ①	5. ①	6. ①	7. ④	8. ⑤	9. ②	10. ④
11. ⑤	12. ②	13. ③	14. ②	15. ③	16. ③	17. ③	18. ③	19. ②	20. ①
21. ⑤	22. ⑤	23. ②	24. ④	25. ②	26. ③	27. ③	28. ④	29. ①	30. ④
31. ②	32. ②	33. ③	34. ③	35. ③	36. ⑤	37. ④	38. ⑤	39. ③	40. ③
41. ⑤	42. ⑤	43. ④	44. ⑤	45. ①	46. ①	47. ⑤	48. ⑤	49. ②	50. ④

3 식품위생학

1. ①	2. ①	3. ②	4. ②	5. ④	6. ③	7. ④	8. ①	9. ①	10. ①
11. ④	12. ②	13. ①	14. ②	15. ⑤	16. ②	17. ①	18. ④	19. ①	20. ④
21. ③	22. ⑤	23. ④	24. ①	25. ⑤	26. ①	27. ②	28. ⑤	29. ①	30. ①
31. ②	32. ②	33. ②	34. ①	35. ①	36. ⑤	37. ③	38. ④	39. ②	40. ③

4 위생곤충학

1. ②	2. ②	3. ②	4. ③	5. ⑤	6. ②	7. ②	8. ④	9. ④	10. ②
11. ⑤	12. ①	13. ②	14. ①	15. ③	16. ①	17. ③	18. ④	19. ①	20. ③
21. ①	22. ⑤	23. ②	24. ①	25. ⑤	26. ②	27. ①	28. ①	29. ③	30. ③

5 위생관계법령

1. ⑤	2. ①	3. ②	4. ②	5. ①	6. ⑤	7. ①	8. ③	9. ⑤	10. ①
11. ⑤	12. ③	13. ①	14. ②	15. ②	16. ④	17. ⑤	18. ⑤	19. ①	20. ③
21. ①	22. ③	23. ⑤	24. ⑤	25. ⑤					

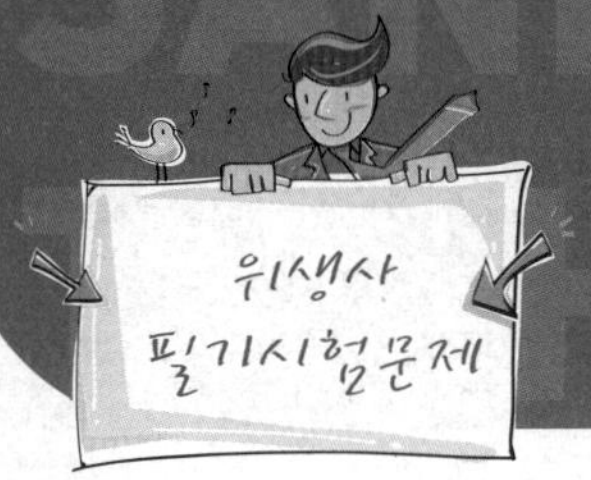

제2회 실전모의고사

정답 183쪽

1 공중보건학

01 **1차 예방에 속하지 않는 것은?**

① 보건교육 · 상담
② 질병예방, 건강증진
③ 유기체의 대처능력
④ 불구의 기능 극대화 및 재활
⑤ 예방접종, 가족계획

해설 질병발생과정과 예 방조치

① Leavell과 Clark교수의 질병의 자연사과정을 5단계로 나눈 예방조치는 다음과 같다.

예방대책	예방단계	질병의 과정	예비적 조치
1차 예방	1단계	비병원성기	적극적 예방(환경개선, 건강증진, 예방접종) 등
	2단계	초기병원성기	소극적 예방(특수예방, 숙주의 면역강화)
2차 예방	3단계	불현성감염기	중증의 예방(조기진단, 집단검진)
	4단계	발현성질환기(임상질환기)	치료(악화방지)
3차 예방	5단계	회복기	무능력예방(재활, 사회생활복귀)

이와 같이 질병의 전과정(건강 포함)–**예방, 치료, 재활**을 포함하는 **포괄보건의료**가 현대적 개념의 예방대책이다.

② 예방대책

㉮ 1차 예방 : 예방접종, 환경위생관리, 생활조건 개선, 보건교육, 모자보건사업 등
㉯ 2차 예방 : 질병의 조기발견(건강진단), 감염병환자의 조기치료, 질병의 진행을 늦추고, 후유증 방지 등
㉰ 3차 예방 : 재활치료(신체에 장애를 남긴 사람에게 물리적 치료로 신체기능을 회복), 사회생활복귀 등

02 **공중보건학의 발달순서가 올바르게 연결된 것은?**

① 고대기 – 중세기 – 여명기 – 발전기 – 확립기
② 중세기 – 여명기 – 요람기 – 발전기 – 확립기
③ 여명기 – 고대기 – 중세기 – 확립기 – 발전기
④ 여명기 – 고대기 – 요람기 – 발전기 – 확립기
⑤ 고대기 – 중세기 – 여명기 – 확립기 – 발전기

03 질병의 원인이 무엇인지를 알기 위해서 가설을 설정하여 그 가설이 옳은지 그른지를 판정하는 역학은?

① 기술역학 ② 분석역학 ③ 이론역학
④ 실험역학 ⑤ 작전역학

해설 분석역학 : 기술역학의 결과를 바탕으로 질병발생에 대한 가설을 설정해 해답을 구하는 2단계적 역학. 질병에 대한 기왕조사(후향성조사) · 추적조사(전향성조사) 등을 실시한다.

04 역학적 분석에서 전향성조사의 경우 상대위험도의 산출방법은?

① 폭로군의 발병률 ÷ 비폭로군의 발병률 ② 폭로군의 발병률 × 비폭로군의 발병률
③ 폭로군의 발병률 − 비폭로군의 발병률 ④ 비폭로군의 발병률 − 폭로군의 발병률
⑤ 비폭로군의 발병률 ÷ 폭로군의 발병률

해설 ① 상대(비교)위험도 = 폭로군의 발병률 ÷ 비폭로군의 발병률
② 귀속(기여) 위험도 = 폭로군의 발병률 − 비폭로군의 발병률

05 역학적으로 환경적 인자와 관계없는 것은?

① 매개곤충 ② 인종 ③ 지형
④ 전파체 ⑤ 기후

06 다음 감염병 중 세균성(bacteria) 감염병으로만 엮어진 항목은?

① 백일해, 유행성 일본뇌염, 페스트 ② 디프테리아, 백일해, 홍역
③ 발진티푸스, 두창, 결핵 ④ 장티푸스, 파라티푸스, 콜레라
⑤ 페스트, 콜레라, 풍진

해설 ① 세균성 : 콜레라, 장티푸스, 파라티푸스, 백일해, 디프테리아, 결핵, 페스트 등
② 바이러스성 : 풍진, 홍역, 두창, 일본뇌염 등
③ 리케치아성 : 발진티푸스, 발진열 등

병원체 \ 침입구	호흡기계	소화기계	피부 점막계
세균	결핵, 디프테리아, 백일해, 성홍열, 수막구균성수막염, 폐렴, 나병	장티푸스, 파라티푸스, 콜레라, 세균성이질, 파상열	페스트, 파상풍, 매독, 임질, 야토병, 연성하감
바이러스	홍역, 두창, 유행성이하선염(볼거리), 인플루엔자, 풍진, 수두, 두창	소아마비, A형간염(유행성간염)	에이즈, 트라코마, 일본뇌염, 광견병, 황열
리케치아	Q열	Q열	발진티푸스, 발진열, 쯔쯔가무시병(양충병)
원충류		아메바성이질	말라리아

07 **공중보건상 감염병(전염병) 관리면에서 가장 중요하고 어려운 것은?**

① 동물병원소 ② 보균자 ③ 음료수
④ 토양 ⑤ 환자

08 **병원체의 인체 침입로가 아닌 것은?**

① 기계적 침입 ② 경피 침입 ③ 경구적 침입
④ 호흡기계 침입 ⑤ 신경계 침입

해설 병원소로부터 병원체의 탈출과 침입로는 일치해야 감염이 된다.

09 **공기로 전파되는 감염병(전염병)은?**

① 일본뇌염 ② 발진티푸스 ③ 디프테리아
④ 광견병 ⑤ 장티푸스

10 **접촉지수가 틀리게 짝지어진 것은?**

① 두창 : 95% ② 백일해 : 60~80% ③ 디프테리아 : 10%
④ 홍역 : 5% ⑤ 폴리오 : 0.1%

11 **다음 중 병후면역이 형성되지 않는 것은?**

① 임질 ② 장티푸스 ③ 폐렴
④ 와일씨병 ⑤ 세균성이질

12 **역학의 4대 현상(감염병의 유행양식)에 속하지 않는 것은?**

① 생물학적 현상 ② 지리적 현상 ③ 물리적 현상
④ 시간적 현상 ⑤ 사회적 현상

해설 감염병의 유행양식(역학의 4대 현상)

① 생물학적 현상(사람) : 연령, 성, 인종, 사회 경제적 상태, 직업에 따라 유행양상이 다르다.
② 시간적 현상(시간)
  ㉮ 추세변화 : 장기변화로서 수십년(10년 이상) 주기로 발생 유행
  장티푸스(30~40년), 디프테리아(20년), 독감(인플루엔자 ; 20~30년)
  ㉯ 주기적 변화(순환변화) : 주기적 변화는 수년(10년 미만)의 단기간을 주기로 반복 유행
  홍역(2~3년), 백일해(2~4년), 일본뇌염(3~4년)
  ㉰ 계절적 변화 : 1년 주기로 계절적 발생 및 유행(여름-소화기질환, 겨울-호흡기질환)
  ㉱ 불규칙 변화 : 외래 감염병이 국내 침입시 돌발적 유행(수계 감염병 ; 콜레라)
③ 지리적 현상(장소) : 국가간 또는 지역간 감염병 발생 및 유행의 차이가 있다.
  지방병적(endemic), 유행병적(epidemic), 산발적(sporadic), 범발적(pandemic ; 감염병이 다른 나라로 전파되는 것)
④ 사회적 현상 : 인구밀도, 직업, 문화, 거주 등

※ 역학에서 직업은 생물학적 현상 또는 사회적 현상에 속한다.

13 어떤 질병이 10년을 주기로 대유행이 반복된다면 이런 변화는?

① 추세변화 ② 순환변화 ③ 계절적 변화
④ 단기변화 ⑤ 불규칙 변화

14 소아에 있어서 폐결핵의 집단검진 순서는?

① 객담검사 – 간접촬영 – 직접촬영
② 투베르쿨린 반응검사 – 직접촬영 – 객담검사
③ 간접촬영 – 직접촬영 – 객담검사
④ 객담검사 – 직접촬영 – 간접촬영
⑤ 투베르쿨린 반응검사 – 직접촬영 – 간접촬영

해설 폐결핵 검진 순서
① 어린이 : 투베르쿨린 검사 → X- ray 직접촬영 → 배양(객담) 검사
② 성인 : X-ray 간접촬영 → X-ray 직접촬영 → 배양(객담) 검사
※ 투베르쿨린 검사(T-test=PPD test) : 결핵균 감염 유무 판단에 사용한다.

15 잠복기는 감염병(전염병) 관리상 어떤 목적에 이용되나?

① 건강 격리기간 결정 ② 감염시간 결정 ③ 감염기간 결정
④ 보균기간 결정 ⑤ 환자 격리기간 결정

16 다음은 사람과 동물을 함께 병원소로 하는 인축공통감염병이다. 이 중에서 가축이나 야생동물 · 설치류 등 다양한 병원소를 가지며 건강보균숙주인 들쥐의 신장 · 세뇨관에 무증상 감염된 후 오줌으로 배설되어 논 · 밭에서 작업하는 농부의 상처로 침입하여 감염되는 질병은?

① 공수병 ② 렙토스피라증 ③ 신증후군출혈열
④ 탄저 ⑤ 살모넬라증

해설 Leptospirosis(렙토스피라증) : 한국에서 9~10월, 습한 지역에서 소, 개, 돼지, 쥐 등에 감염되는데 특히 쥐가 중요한 병원소로서 물, 식품 등에 오염시켜 경구적 섭취시 5~7일의 잠복기를 거쳐 오한 · 전율을 시작하여 두통 · 요통 · 불면 · 식욕감퇴 · 황달을 일으키며 심장 · 순환기계 · 신장 · 간장장애를 일으키는 질환이다.

17 만성감염병의 역학적 특성을 잘 표현한 것은?

① 발생률은 높고 유병률은 낮다.
② 발생률과 유병률이 모두 높다.
③ 발생률은 낮고 유병률은 높다.
④ 발생률과 유병률이 모두 낮다.
⑤ 유병률은 낮고 치명률은 높다.

18 임신 초기에 이환되면 태아에게 영향을 주는 질병은?

① 디프테리아 ② 풍진 ③ 수두
④ B형간염 ⑤ 홍역

해설 풍진, 매독 : 태아에게 선천적 기형(농아, 심장기형 등)을 유발하며, 매독은 선천적 매독을 유발한다.

19 인구의 정태통계에 해당하는 것은?

① 질병이환율 ② 감염병 발생률 ③ 영아사망률
④ 국세조사 ⑤ 출생률

해설 인구증가율은 인구동태 지표이다.
인구조사에는 인구정태조사, 인구동태조사가 있다.
① 인구정태조사 : 일정 시점에 있어서 일정지역의 인구의 크기, 자연적(성별, 연령별), 사회적(국적별, 배우자별), 경제적(직업별, 산업별) 구조(구성), 분포, 밀도 등에 관한 통계
② 인구동태조사 : 출생, 사망, 전입, 전출, 혼인, 이혼 등 인구의 변동을 중심으로 한 통계

20 대도시지역의 전형적인 인구구조는?

① 피라미드형 ② 종형 ③ 항아리형
④ 별형 ⑤ 기타형

해설 별형(星型, 성형)
① 도시형, 생산층 인구가 전체 인구의 1/2 이상인 경우
② 생산층 인구가 증가되는 형
③ 생산층 유입

21 우리나라가 속해 있는 WHO 지역사무소와 설치된 도시는?

① 아시아 지역, 홍콩 ② 서태평양 지역, 마닐라 ③ 극동아시아 지역, 동경
④ 아시아 지역, 싱가폴 ⑤ 동남아시아 지역, 뉴델리

해설 WHO 6개 지역 사무소
① 동지중해지역 사무소(본부 : 이집트의 알렉산드리아)
② 동남아시아지역 사무소(본부 : 인도의 뉴델리) – 북한
③ 서태평양지역 사무소(본부 : 필리핀의 마닐라) – 우리나라
④ 미주(남북아메리카)지역 사무소(본부 : 미국의 워싱턴)
⑤ 유럽지역 사무소(본부 : 덴마크의 코펜하겐)
⑥ 아프리카지역 사무소(본부 : 콩고의 브로자빌)

22 사회보장제도의 창시자는?

① 영국의 J. Lister ② 영국의 John Snow
③ 영국의 Chardwick ④ 독일의 Bismarck
⑤ 영국의 Snow

해설 Bismarck : 1883년에 법률로써 노동자 보호를 위한 질병보험법을 제정한 것을 최초의 사회보장제도로 한다.

23 공적부조와 관련된 것은?

① 생계보호 ② 국민연금 ③ 의료보험
④ 고용보험 ⑤ 산재보험

해설 사회보장
① 사회보험 : 의료보장(의료보험, 산재보험), 소득보장(연금보험, 실업보험)
② 공적부조 : 생활보호, 의료보호(의료급여), 재해구호, 보훈사업
③ 공공복지서비스 : 아동복지, 노인복지, 장애자복지, 부녀자복지 등

24 **보건교육사업을 실천하는 행정기관은?**

① 한의원 ② 보건소 ③ 시청 · 군청
④ 개인병원 ⑤ 종합병원

25 **공중보건사업 수행에 있어서 가장 적절한 대상은?**

① 교육수준이 낮고 비위생적인 사람을 대상으로 한다.
② 빈민층의 저소득층을 대상으로 한다.
③ 특수 업태부를 대상으로 한다.
④ 병원에 입원하고 있는 환자를 대상으로 한다.
⑤ 지역사회 주민전체를 대상으로 한다

26 **다음 중 여러 사람의 전문가가 각각의 입장에서 어떤 주제에 관하여 발표한 다음 청중과 질의 토론하는 교육방법은?**

① 패널디스커션 ② 버즈세션 ③ 심포지엄
④ 강연회 ⑤ 집단토론

해설 ① 심포지엄(Symposium) : 여러 사람의 전문가가 각각의 입장에서 어떤 주제에 관하여 발표한 다음 청중과 질의 토론하는 형식
② 패널디스커션(Panel Discussion, 배심토의) : 어떤 주제에 관해 몇 명의 전문가가 청중 앞 단상에서 자유롭게 토의하는 방법
③ 버즈세션(Buzz Session) : 집회 참석자가 많은 경우에 전체를 몇 개의 분단으로 나누어서 토의시키고 다시 전체 회의에서 종합하는 분단토의 방법(6-6 method)

27 **학교보건이 중요시되어야 할 이유라고 볼 수 없는 것은?**

① 교직원은 그 지역사회의 지도적 입장에 있고 항상 보호자와 접촉하고 있다.
② 학교인구는 지역사회인구의 20% 이상이라는 많은 수를 점하고 있다.
③ 학생들은 보건교육의 대상으로서 능률적이며, 학부형에게도 간접적으로 보건교육을 실시할 수 있다.
④ 학생들은 건강하기 때문에 질병에 감염될 우려가 없다.
⑤ 학교는 지역사회의 중심체 역할을 하고 있다.

해설 학교는 많은 인구가 집단생활을 하고 있으므로 질병에 감염될 염려가 있다.

28 학교환경의 위생적 관리상 배수 및 환기에 특별히 신경을 써야 할 곳은?

① 체육실 ② 보건실 ③ 기숙사
④ 실습실 ⑤ 교실

해설 실습실은 약품 · 각종 실습재료를 사용하므로 냄새가 날 우려가 있고, 세척 · 실습을 할 때 물을 사용하는 경우가 많기 때문에 배수 및 환기에 신경을 써야 한다.

29 다음 중 영유아기부터 학령기 전까지 이용하는 신체계측 판정법은?

① 알파 지수 ② 비만도(%) ③ Vervaek 지수
④ Kaup 지수 ⑤ 임상증상 판정법

해설 신체계측에 의한 판정법
① 영유아기부터 학령 전반기까지 : Kaup index 사용(22 이상 – 비만, 15 이하 – 마른 아이)
② Kaup 지수 $= \frac{체중(kg)}{[신장(cm)]^2} \times 10^4$

30 산술평균의 표준오차의 설명 중 맞는 것은?

① 산술평균의 표준분포의 분산이다. ② 산술평균의 오차이다.
③ 표본산술평균 간의 차이다. ④ 산술평균의 표본분포의 표준편차이다.
⑤ 모집단과 표본의 산술평균 간의 차이다.

31 생정통계에서 5 ~ 9세 인구란?

① 만 5세부터 만 10세 이하까지의 인구 ② 만 5세부터 만 10세 미만의 인구
③ 만 4세부터 만 9세까지의 인구 ④ 만 4세부터 만 10세 미만의 인구
⑤ 만 5세부터 만 9세까지의 인구

32 국가나 지역사회의 보건수준을 비교하는데 사용되는 대표적인 3대 지표는?

① 신생아 사망률, 비례사망지수, 평균수명 ② 영아사망률, 비례사망지수, 평균수명
③ 조사망률, 비례사망지수, 평균수명 ④ 영아사망률, 비례사망지수, 질병이환율
⑤ 영아사망률, 비례사망지수, 중독률

해설 WHO가 국가나 지역사회의 보건수준을 비교하는데 사용되는 대표적인 3대 지표 : 영아사망률, 비례사망지수, 평균수명

33 영아사망률 및 모성사망률의 분모가 되는 것은?

① 연간 사망수 ② 연간 출생아수 ③ 영아수
④ 신생아수 ⑤ 모성수

해설 영아사망률 = $\frac{\text{연간 영아 사망자수}}{\text{연간 출생아수}} \times 1,000$

모성사망률 = $\frac{\text{그 연도의 임신 · 분만 및 산욕열에 의한 사망수}}{\text{어떤 연도의 출생아수}} \times 10^3$(또는 10^5)

34 α-index 값을 구하라.

> 영아 사망 : 9명, 신생아 사망 : 3명

① 1 ② 2 ③ 3
④ 4 ⑤ 5

해설 α-index = $\frac{9}{3} = 3$

35 비례사망지수는 인구의 연간 사망자수에 대한 무엇을 백분율(%)로 표시한 지수인가?

① 영아사망수 ② 유아사망수 ③ 50세 이상 사망수
④ 60세 이상 사망수 ⑤ 남자사망수

해설 비례사망지수(P.M.I) = $\frac{\text{50세 이상 사망수}}{\text{총 사망자수}} \times 100$

2 환경위생학

01 성인 한 사람이 하루에 호흡하여 소비되는 산소량은?

① 200～250l ② 300～400l ③ 400～500l
④ 500～900l ⑤ 600～700l

02 일반적으로 실내의 이산화탄소의 상한량은 어느 정도인가?

① 0.01% ② 0.1% ③ 0.5%
④ 0.8% ⑤ 0.01%

해설 이산화탄소의 상한량(허용량) : 0.1%(1,000ppm)

03 일반적으로 실외의 기온이라는 것은?

① 지상 1.5m에서의 건구온도 ② 지상 1.5m에서의 습구온도
③ 지상 3m에서의 건 · 습구온도 ④ 지상 2m에서의 건 · 습구온도
⑤ 바닥으로부터 45cm의 건구온도

04 침실의 적정온도는?

① 18 ± 2℃ ② 15 ± 1℃ ③ 21 ± 2℃
④ 23 ± 1℃ ⑤ 20 ± 5℃

해설 거실의 쾌적온도 : 18 ± 2℃, 침실의 적정온도 : 15 ± 1℃, 병실의 최적온도 : 21 ± 2℃

05 적합한 비교습도(쾌적습도)는 얼마인가?

① 40~70% ② 70~80% ③ 20~30%
④ 80~100% ⑤ 40~50%

06 기류의 분류 중 불감기류인 것은?

① 0.1m/sec ② 0.5m/sec ③ 1.0m/sec
④ 1.5m/sec ⑤ 2.0m/sec

해설 기류의 분류
① 무풍 : 0.1m/sec
② 불감기류 : 0.5m/sec
③ 쾌적기류 : 1.0m/sec

07 실내의 기류를 측정하고자 할 때는 다음 중 어느 것을 쓰는가?

① 풍속계 ② 카타온도계 ③ 흑구온도계
④ Aneroid 기압계 ⑤ 건구온도계

해설 카타온도계 : 일반적으로 미세한 실내기류 측정시 카타온도계를 사용한다.

08 대기권의 기온변화를 바르게 설명한 것은?

① 성층권의 기온은 고도에 관계없이 일정하다.
② 성층권에서는 고도에 따라 기온이 낮아진다.
③ 대류권에는 고도에 따라 기온이 점점 낮아진다.
④ 대류권의 기온은 고도에 관계없이 일정하다.
⑤ 대류권의 기온은 고도에 따라 온도가 상승한다.

해설 ① 대류권 : 고도에 따라 기온이 점점 낮아진다.
② 성층권 : 고도에 따라 기온이 올라간다.

09 다음은 런던스모그 사건과 LA스모그 사건을 비교한 것이다. 틀린 것은?

㉮ 런던스모그는 방사역전, LA스모그는 침강성 역전
㉯ 런던스모그는 이른 아침에 발생, LA스모그는 낮에 발생
㉰ LA스모그의 원인물질은 광화학반응, 런던스모그의 원인물질은 아황산가스
㉱ LA스모그는 습도가 85%일 때 발생

① ㉮, ㉯, ㉰　② ㉮, ㉰　③ ㉯, ㉱
④ ㉱　⑤ ㉮, ㉯, ㉰, ㉱

해설 런던 스모그 사건과 로스앤젤레스 스모그 사건과의 비교

구 분	런던형 스모그(1952년 12월)	로스앤젤레스 스모그(1954년)
발생시의 기온	30~40°F(0~5℃)	75~90°F(25~30℃)
발생시의 습도	85% 이상(안개)	70% 이하
역전의 종류	방사성 역전(복사형)	침강성 역전(하강형)
시정거리	100m 이하	1.6~0.8km 이하
장소 및 연료	주택 · 공장의 석탄 연료	자동차의 석유계 연료
가장 발생하기 쉬운 때	12월, 1월	8월, 9월
주된 성분	황산화물(SO_2), 입자상물질, 일산화탄소	오존, 유기물, 질소산화물, HC
발생하기 쉬운 시각	아침	낮
인체에 대한 주된 영향 및 피해	기관지의 자극 즉, 호흡기계 질환, 사망률 증가	단시간에 눈의 자극, 폐수종, 고무제품 손상

10 광화학반응 과정을 간단히 기술하였다. 빈칸은 무엇이 들어가야 하는가?

$$NO_2 + (\quad) \rightarrow NO + O,\ O + O_2 \rightarrow O_3$$
$$O_3 + NO \rightarrow NO_2 + O_2$$

① 가시광선　② 자외선　③ 적외선
④ α선　⑤ γ선

해설 대기의 NO_2의 광분해 사이클은 다음과 같다.

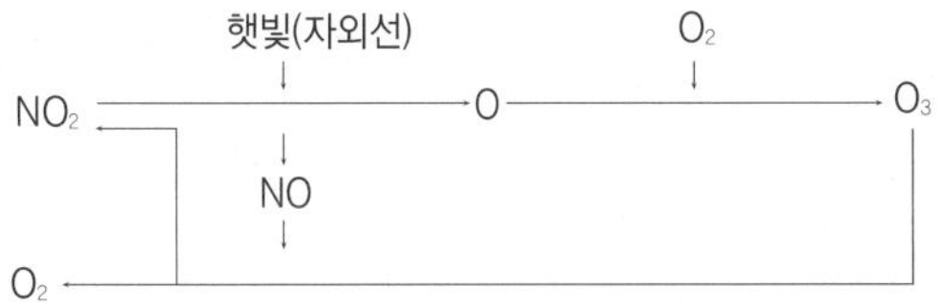

11 폐포에 도달할 수 있는 먼지입자는 0.25~5㎛이다. 폐포에 침착률이 가장 높은 입자의 크기는?

① 0.1㎛ 전후 ② 0.5㎛ 전후 ③ 1.0㎛ 전후
④ 4.0㎛ 전후 ⑤ 5.0㎛ 전후

12 대기 역전상태로 굴뚝연기의 옳은 형태는?

① 파상형(looping) ② 원추형 ③ 지붕형
④ 부채형(fanning) ⑤ 환상형

해설 부채형 : 강한 역전을 형성하며, 대기가 매우 안정된 상태이다.

13 다음 중 제진효율이 가장 좋은 집진장치(제진장치)는?

① 관성력 집진장치 ② 원심력 집진장치 ③ 세정집진장치
④ 여과집진장치 ⑤ 전기집진장치

해설 ① 집진장치 중에서 제진효과가 가장 좋은 것은 전기 집진장치이다.
② 제진효율은 다음과 같다.
㉮ 중력 집진장치 : 40~60%
㉯ 관성력 집진장치 : 50~70%
㉰ 원심력 집진장치 : 85~95%
㉱ 세정집진장치 : 85~95%
㉲ 여과집진장치 : 90~99%
㉳ 전기집진장치 : 90~99.9%

14 다음 중 지하수의 특징인 것은?

① 유기물이 적고, 경도가 높다. ② 미생물과 세균번식이 활발하다.
③ 경도가 낮다. ④ 수온 및 탁도의 변화가 심하다.
⑤ 용존산소의 농도가 높다.

해설 ②·③·④·⑤번 : 지표수의 특징이다.

15 상수의 정수과정에 해당되지 않는 것은?

① 침전법 ② 여과법 ③ 폭기법
④ 희석법 ⑤ 소독

해설 상수의 정수과정에는 ①·②·③·⑤번 외, 응집, 특수정수가 있다.

16 상수의 염소소독에서 모든 조건이 같다면 다음 중 살균력이 가장 큰 것은?

① NH_2Cl ② $NHCl_2$ ③ HCO_3
④ HOCl ⑤ 클로라민

해설 ① 염소소독시 수중의 반응
$Cl_2 + H_2O \rightarrow HOCl + H^+ + Cl^-$ (낮은 pH(pH 5~6))
$HOCl \rightarrow OCl^- + H^+$ (높은 pH, 즉 알칼리 상태(pH 9~10))
Cl_2 : pH<5
② 살균력이 강한 순서 : HOCl>OCl^->클로라민(HOCl은 OCl^-보다 살균력이 80배 정도 더 강하다)

17 다음 중 물의 포기 목적에 해당되지 않는 것은?

① 맛과 냄새 제거 ② 가스류 제거 ③ 물의 pH값 상승
④ 철 · 망간 성분 제거 ⑤ 용존유기물 제거

해설 포기의 목적 : ① · ② · ③ · ④번 외, 고온의 우물을 냉각시킬 때 사용한다.

18 다음 중 상호관계가 없는 것으로 연결된 것은?

① 질산성 질소(NO_3-N)–청색아(Blue Baby) ② 황산동($CuSO_4$)–조류 제거
③ 불소(F)–우치, 반상치 ④ Mills-Reincke 현상–물의 여과 · 소독 후 급수
⑤ 탄산경도–$CaSO_4$, $MgSO_4$

해설 ⑤번은 영구경도(비탄산경도)이다.

19 BOD의 증가요인이 되는 것은?

① 유기물 농도가 높을 때 ② 유기물 농도가 낮을 때 ③ 온도가 낮을 때
④ 온도가 높을 때 ⑤ 기압이 높을 때

해설 유기물 농도가 높을 때 BOD의 증가요인이 된다.

20 수중의 부영양화(Eutrophication)의 방지대책으로 틀린 것은?

① 인을 함유한 합성세제의 사용금지 ② 화학비료의 사용금지
③ 하수의 3차 처리 ④ 황산구리를 사용하여 조류를 사멸시킨다.
⑤ 수온을 상승시킨다.

해설 수온 상승 : 부영양화 촉진

21 유기염소계 농약은 토양에 잔류성이 크다. 유기염소계 농약은?

① DDT ② DDVP ③ CPT
④ 메틸디메톤 ⑤ PMP

해설 ① 유기인계 : DDVP, 메틸디메톤, PMP, EPN, ~thion 등
② 유기염소계 : DDT, BHC, aldrin, dieldrin 등

22 **분뇨 처리시 부식성 가스는?**

① H_2S　② CO_2　③ NH_3
④ CH_4　⑤ 메르캅탄

해설 분뇨를 혐기성으로 처리할 때 발생하는 H_2S(황화수소)는 부식의 원인이 되므로 분뇨처리장에는 반드시 탈황장치를 설치하여야 한다.

23 **하수도 처리시설 및 그 처리장 설치를 관장하는 주무부서는?**

① 보건복지부　② 행정자치부　③ 국토교통부
④ 환경부　⑤ 고용노동부

24 **분뇨를 도시폐기물과 혼합하여 퇴비화 처리할 때 유의하지 <u>않아도</u> 될 사항은?**

① 통기성　② 함수율　③ pH
④ C/N비　⑤ 온도

해설 ① 분뇨의 pH는 7 정도이므로 퇴비화할 때 pH를 고려하지 않아도 된다.
② 도시폐기물과 분뇨의 혼합 퇴비화 조건
㉮ 공기(산소)공급　㉯ C/N(30℃ 내외)　㉰ 최적온도(65～75℃)
㉱ 수분(50～70%)　㉲ pH 6~8

25 **의료폐기물의 처리방법으로 가장 적절한 방법은?**

① 매몰 처분　② 가축 사료 이용
③ 퇴비화　④ 해양 투기
⑤ 소각을 한 후 소독하여 매립한다.

26 **건수율의 분모가 되는 것은?**

① 재해건수　② 총 종업원 수　③ 연간 총 근로일 수
④ 연평균 근로시간　⑤ 재해자수

해설 $$건수율 = \frac{재해건수}{평균\ 실근로자\ 수} \times 10^3 = \frac{재해건수}{평균\ 종업원\ 수} \times 10^3$$

27 **체온조절의 부조화로 올 수 있는 열중증은?**

① 열피로　② 열허탈증　③ 열경련
④ 열사병　⑤ 더위

해설 열사병(일사병)의 원인 : 체온의 부조화, 뇌의 온도상승, 중추신경장애

28 아래의 내용 중 γ선에 해당하는 것은?

① 자외선 ② 가시광선 ③ 적외선
④ 전리복사선 ⑤ 비전리복사선

해설 전파는 전리작용의 유무에 따라 전리복사선과 비전리복사선으로 나눈다.
① 전리복사선 : 태양광선의 전리복사선은 지표에 도달하지 않는 우주선, γ선, x선을 말한다.
② 비전리복사선 : 태양광선의 비전리복사선은 자외선, 가시광선, 적외선을 말하며, 비전리복사선 중 단파장은 오존층에서 흡수된다.

29 다음 중 전리방사선의 단위 중 인체의 피해를 고려한 단위는?

① Ci(curie) ② R(Roentgen) ③ REM
④ J/cm^2 ⑤ Rad(radiation absorbed dose)

해설 REM(roentgen equivalent in man) : 방사선이 인체에 미치는 영향을 기본으로 선정한 단위

30 진폐증을 유발하는 먼지 중에서 폐결핵을 동반하는 분진은?

① 석면 ② 사료용 건초 및 퇴비 ③ 활성탄
④ 유리규산 ⑤ 섬유

해설 유리규산은 규폐증을 유발하며, 규폐증은 폐결핵의 합병증을 유발한다.

31 욕조수의 수질기준 검사항목이 아닌 것은?

① 과망간산칼륨 소비량 ② 탁도 ③ 대장균군
④ 과망간산칼륨 소비량, 탁도 ⑤ 수소이온농도, 색도

해설 목욕장 목욕물의 수질기준
① 원수 : 색도, 탁도, 수소이온농도(pH), 과망간산칼륨 소비량, 총대장균군
② 욕조수 : 탁도, 과망간산칼륨 소비량, 대장균군, 레지오넬라균 · 유리잔류염소(욕조수를 순환하여 여과시키는 경우: 염소소독을 실시하지 않는 경우에는 레지오넬라균, 염소소독을 실시하는 경우에는 레지오넬라균와 유리잔류염소)
③ 해수를 목욕물로 하는 경우 : COD, pH, 총대장균군

32 다음 중 주택의 위생학적 조건에 적합하지 않은 것은?

① 지하수위는 3m 이상의 것이 좋다.
② 인근에 공해업소가 없을 것
③ 진개매립 3년 이상 경과한 대지일 것
④ 지질은 유기물에 오염되지 않은 사토(砂土)가 좋다.
⑤ 남향이나 동남향이 좋다.

해설 폐기물관리법 : 폐기물(진개류 등)을 매립한 후 30년 후에 주택지로 사용한다.

33 자연채광을 위해 창문의 개각 및 입사각은 몇 도로 하는 것이 좋은가?

① 개각 2° 이상, 입사각 20° 이상
② 개각 5° 이상, 입사각 20° 이상
③ 개각 5° 이상, 입사각 28° 이상
④ 개각 3° 이상, 입사각 30° 이상
⑤ 개각 1° 이상, 입사각 28° 이상

34 다음 내용은 인공조명의 구비조건에 관한 내용이다. 적절하지 못한 것은?

① 같은 장소의 조도는 시간에 따라 불변, 균등해야 한다.
② 폭발의 위험성이 없어야 한다.
③ 광색은 주광색에 가까워야 한다.
④ 열의 발생이 적어야 한다.
⑤ 휘도가 커야 한다.

해설 ① 인공조명은 ①·②·③·④번 외, 기준조도를 유지할 것, 경제적일 것
② 인공조명시 야간에는 주위가 어둡고 주간에는 밝기 때문에 눈의 명암순응(明暗順應)으로 인하여, 주간조명은 야간의 1.5~2배 정도의 밝기가 필요하며, 광선은 좌측상방·좌측후방에서 비쳐주는 것이 좋다.

35 다음 중 난방이 필요한 실내온도는 몇 ℃ 이하인가?

① 2℃
② 5℃
③ 7℃
④ 10℃
⑤ 15℃

36 다음 중 중앙난방법과 거리가 먼 것은?

① 증기난방법
② 온수난방법
③ 공기난방법
④ 지역난방법
⑤ 난로난방법

해설 난방 : 온도가 10℃ 이하가 되면 난방을 하여야 한다.
① 국소난방 : 난로, 화로 등
② 중앙난방 : 중앙난방이란 한 곳에서 발생한 열을 각 방으로 보내는 난방을 말한다.
③ 지역난방
㉮ 아파트, 학교, 병원 등의 지역 내 건물에서 증기나 온수를 열원으로 보내는 방법이며, 앞으로 도시에서 할 난방이다.
㉯ 화력발전의 폐열 이용방식을 채택하여 유럽에서 보급되었다.

37 의복의 목적이 아닌 것은?

㉮ 체온조절
㉯ 사회생활
㉰ 신체의 청결
㉱ 인간과 짐승을 뚜렷하게 구별하기 위하여

① ㉮, ㉯, ㉰
② ㉮, ㉰
③ ㉯, ㉱
④ ㉱
⑤ ㉮, ㉯, ㉰, ㉱

해설 이상 체온조절과 해충으로부터 신체보호, 신체의 청결, 장식 등을 위해 의복을 입는다.

38 다음 중 이상적인 소독제의 구비조건에 해당하지 않는 것은?

① 석탄산 계수치가 낮을 것
② 안전성이 있고 물에 잘 녹을 것
③ 인축에 독성이 낮을 것
④ 가격이 저렴하고 사용방법이 간편할 것
⑤ 침투력이 강할 것

해설 ②·③·④·⑤번 외, 석탄산 계수치가 높을 것, 구입이 쉬울 것, 방취력이 있을 것

39 석탄산계수(Phenol Coefficient Index)의 설명 중 틀린 것은?

① 석탄산 계수의 값이 클수록 소독력이 강하다.
② 석탄산의 희석배수에 대한 소독약의 희석배수의 비를 말한다.
③ 시험균은 장티푸스균 또는 포도상구균을 이용한다.
④ 시험균을 5분 내에 죽이지 않고 10분 내에 죽이는 희석배수를 말한다.
⑤ 36.5℃에서 살균력을 실험한다.

해설 석탄산계수 : 20℃에서 살균력을 실험한다.

40 다음 중 분변 소독에 가장 저렴하고 소독법이 쉬운 소독제는?

① 알코올
② 승홍수
③ 석탄산
④ 생석회
⑤ 과산화수소

41 다음 중 상대습도를 나타낸 것은?

① 일정 온도의 공기 중에 포함될 수 있는 수증기의 상태
② 일정 공기가 포화상태로 함유할 수 있는 수증기량
③ 현재 공기 $1m^3$ 중에 함유한 수증기량
④ (절대습도÷포화습도)×100
⑤ 포화습도－절대습도

해설 ① 절대습도 : 현재 공기 $1m^3$ 중에 함유한 수증기량(수증기 장력)을 말한다.
② 포화습도 : 일정 공기함유량이 한계를 넘을 때 공기 중의 수증기량(g)이나 수증기의 장력(mmHg)을 포화습도라 한다.
③ 쾌적습도와 온도 : 쾌적습도 범위는 40~70%이며, 15℃에서는 70~80%, 18~20℃에서는 60~70%, 24℃에서는 40~60%가 적절하다.
④ 비교습도(상대습도) = $\frac{\text{절대습도}}{\text{포화습도}} \times 100$
⑤ 포차 = 포화습도 − 절대습도
⑥ 최적습도 : 40~70%

42 물의 염소요구량이란 무엇인가?

① 물에 주입하는 염소의 양
② 수중의 유기물질을 산화시키고 남은 염소의 양
③ 수중 유기물질의 산화에 필요한 염소의 양
④ 물에 여분으로 넣어주는 염소의 양
⑤ 불연속점 이상 주입하는 염소량

해설 염소주입량 = 염소요구량+잔류염소량
염소요구량 : 수중 유기물질의 산화에 필요한 염소의 양
잔류염소량 : 물 속에 남아 있는 유리형 잔류염소량

43 분뇨를 혐기성으로 처리할 때의 단점에 해당하지 않는 것은?

① 냄새가 심하다.
② 호기성에 비해 반응기간이 길다.
③ 상등액의 BOD가 높다.
④ 위생해충이 발생한다.
⑤ 에너지가 많이 든다.

해설 ① 혐기성처리 : 메탄(CH_4)이 발생한다.
② 메탄 : 무색, 무취, 폭발성

44 다음 중 벤젠 중독 장애에 해당하는 것은?

① 호흡기 장애
② 조혈기능 장애
③ 위장 장애
④ 신장 장애
⑤ 피부 장애

해설 벤젠 : 재생불량성 빈혈을 유발한다.

45 소독제가 갖추어야 할 조건에 해당하지 않는 것은?

① 소독력이 강할 것
② 물리·화학적으로 안정할 것
③ 인축에 해가 없을 것
④ 가격이 저렴하고 사용방법이 간편할 것
⑤ 기름, 알코올 등에 잘 용해될 것

해설 ①·②·③·④번 외, 물에 잘 녹을 것, 석탄산계수가 높을 것 등

46 대기오염의 사건 중 황산화물이 주원인이 아닌 사건은?

㉮ 도노라사건 ㉯ 뮤즈계곡사건 ㉰ 런던 스모그 ㉱ 로스앤젤레스 스모그

① ㉮, ㉯, ㉰
② ㉮, ㉰
③ ㉯, ㉱
④ ㉱
⑤ ㉮, ㉯, ㉰, ㉱

47 폐포에 섬유증식(fibrosis)을 일으키는 물질은?

① 유리규산
② 카드뮴
③ 수은
④ 비소
⑤ 납

해설 ① 진폐증 중에서 섬유증식(fibrosis ; 섬유조직의 증식)을 유발하는 물질 : 규소, 석면, 베릴륨, 활석, 석회 등
② 면폐증 : 섬유증식이 없음(진행되면 폐기종 유발)

48 다음 직업과 그 작업에서 오는 직업병을 연결한 것 중 틀린 것은?

① 용접공 – 백내장 ② 축전지 제조 – 연 중독 ③ 유리규산 발생 업종 – 직업성 난청
④ 항공기 정비사 – 소음성 난청 ⑤ 도자기공장 – 규폐증

해설 유리규산 : 규폐증을 유발한다.

49 적외선에 장시간 노출시 유발하는 증상이 아닌 것은?

① 열사병 ② 비타민 D를 형성, 색소침착
③ 혈관확장 ④ 초자공의 백내장 ⑤ 출혈

해설 ① 적외선의 장애 : 피부온도의 상승, 혈관확장, 출혈, 피부홍반, 두통, 현기증, 열경련, 열사병, 백내장 등
② 자외선 : 비타민 D를 형성, 살균작용, 색소침착 등

50 흡착제가 아닌 것은?

① 활성탄 ② 실리카겔 ③ 활성알루미나
④ 합성제올라이트 ⑤ 황산알루미늄

해설 ① 흡착제의 종류 : 활성탄, 실리카겔, 활성알루미나, 합성제올라이트 등
② 흡착제로 가장 많이 쓰이는 것 : 활성탄

3 식품위생학

01 식품을 보존하는 방법에 해당되지 않는 것은?

① 염장 ② 건조 ③ 당장
④ 수장 ⑤ 농축

해설 ① 염장법 : NaCl(염화나트륨) 10% 이상
② 건조 · 탈수법 : 15(14)% 이하
③ 당장법 : 설탕 50% 이상

02 식품의 냉장목적과 가장 관계가 적은 것은?

① 자기소화 지연 ② 식품의 신선도 단기유지 ③ 미생물 증식저지
④ 변질의 지연 ⑤ 병원미생물의 사멸

해설 냉장의 목적은 다음과 같다.
① 자기소화를 지연시킨다.
② 미생물 증식을 저지한다.
③ 변질을 지연시킨다.
④ 식품의 신선도를 단기간 유지시킨다.

03 곰팡이의 안전한 수분함량은?

① 14% 이하
② 16% 이하
③ 20% 이하
④ 25% 이하
⑤ 30% 이하

해설 미생물의 발육을 저지할 수 있는 수분함량은 식품에 따라 다르지만 일반적으로 곰팡이는 14% 정도, 세균은 15% 정도이다.

04 부패의 판정방법 중 관능적 판정방법의 시험항목에 해당되지 않는 것은?

① 냄새의 발생유무
② 조직의 변화상태
③ Histamine 생성유무
④ 색깔의 변화상태
⑤ 불쾌한 맛의 발생유무

해설 Histamine 생성유무 : 화학적 검사

05 식품 중의 생균수를 측정하는 목적은 무엇인가?

① 감염병균의 여부를 알기 위하여
② 식중독균의 여부를 알기 위하여
③ 분변세균의 오염여부를 알기 위하여
④ 신선도의 여부를 알기 위하여
⑤ 식품의 산패여부를 알기 위하여

해설 ① 식품 중의 생균수를 측정하는 목적은 신선도의 여부를 알기 위해서이다.
② 식품 중에 생균수를 측정하여 1g당 10^8 이상이면 식품이 신선하지 않은 상태이다.
③ 식품 중에 1g당 세균수가 10^5 이하면 안전하다(10^5 이하/g).

06 다음 중 수분이 많은 식품에서 주로 형성되는 microflora는 어느 것인가?

① 곰팡이
② 세균
③ 원충류
④ 효모
⑤ 바이러스

해설 ① 수분이 많은 식품에는 세균이, 수분이 적은 건조식품에는 곰팡이가 각각 microflora를 형성한다.
② microflora란 미생물 집단이다.

07 다음은 석탄산계수 설명에 대한 것이다. 옳은 것은?

㉮ 낮을수록 살균력이 좋다.
㉯ 1일 때 살균력이 좋다.
㉰ 0.1 이하일 때 유효
㉱ 1보다 높을수록 살균력이 좋다.

① ㉮, ㉯, ㉰
② ㉮, ㉰
③ ㉯, ㉱
④ ㉱
⑤ ㉮, ㉯, ㉰, ㉱

08 호기성이며 전분 분해력이 강한 내열성 아포를 형성하는 균속은?

① Proteus ② Bacillus ③ Salmonella
④ Clostridium ⑤ Vibrio

09 다음 중 Allergy 식중독과 관련이 있는 것은?

① Enterotoxin ② Mycotoxin ③ Ergotoxin
④ Histamine ⑤ Neurotoxin

해설 ① Histamine : 어육 중의 histidine이 proteus morgainii에 의해 탈탄산작용의 결과로 histamine이 된다.
② Histamin은 Allergy(알러지)성 식중독을 유발한다.

10 다음 내용은 곰팡이에 대한 설명이다. 잘못된 것은 어느 것인가?

① 식품을 부패시키기도 한다.
② 식품공업에 이용하기도 하고 항생물질을 만들어 질병치료에 이용하기도 한다.
③ 대부분 호기성으로 산소가 있어야 번식한다.
④ 체외로 독소를 분비시켜 사람에게 질병을 유발하기도 한다.
⑤ 대부분 저온성이고 중성의 pH에서 잘 번식한다.

해설 ① 곰팡이는 세균보다 저온에서 발육하고 낮은 온도에서 저항이 크다.
② 곰팡이의 pH는 4.0(산성)에서 번식이 양호하다.

11 다음 중 Aflatoxin을 생산하는 미생물은 어느 것인가?

① Aspergillus oryzae ② Aspergillus ③ Aspergillus flavus
④ Aspergillus niger ⑤ Aspergillus awamori

해설 Aspergillus flavus
① 번식 : 곡류 등에 번식한다.
② 피해 : 인체나 가축에 유해한 발암물질을 생성한다.

12 곰팡이의 유독물질로서 사람이나 온혈동물에게 만성적인 건강장애를 유발하는 물질은?

① Mycotoxin ② Mytilotoxin ③ Neurotoxin
④ Amanitatoxin ⑤ Enterotoxin

13 대장균군의 오염경로는?

① 공기 ② 토양 ③ 음식물
④ 우유 ⑤ 분변

해설 대장균이 검출되면 분변과 접했다는 것을 의미한다.

14 세균성 식중독 중에서 감염형이 아닌 것은?

① Salmonella 식중독
② Vibrio Parahaemolyticus
③ Cl. Welchii
④ Cl. Botulinum
⑤ 아리조나 식중독

15 다음 중 장염 비브리오균의 특징은 어느 것인가?

① 열에 약하다.
② 독소를 생성한다.
③ 아포를 형성한다.
④ 편모가 없다.
⑤ 20% 전후의 식염농도에서 잘 발육한다.

16 신경친화성 식중독인 것은?

① 살모넬라
② 장염비브리오
③ 포도상구균
④ 보툴리즘
⑤ 프로테우스균

17 캄필로박터 식중독균의 특징은?

① 잠복기는 3시간 정도이다.
② 신경증상을 나타낸다.
③ 원인균은 열에 강하다.
④ 인축공통의 병원균이다.
⑤ 치명률이 매우 높다.

해설 Camphylobacter(캄필로박터) 식중독
① 특징 : 건조나 가열에 약해 60℃에서 30분 가열로 사멸, 소나 염소에 유산과 설사, 사람에 대한 병원성이 밝혀졌다.
② 원인균 : Campylobacter jejuni, C. coli이며, 이 균은 인축공통 질환의 원인균이다.
③ 원인식품 : 식육, 우유, 햄버거, 닭고기
④ 감염원 : 가축, 가금류, 애완동물
⑤ 잠복기 : 2~7일
⑥ 증상 : 설사, 복통, 두통, 발열, 구토 등 감염형 식중독과 유사하다.

18 다음 중 핑크색 염기성 타르 색소로서 주로 과자 등에 사용되어 화학성 식중독을 일으키는 물질은?

① acid
② rhodamine B
③ silk scarlet
④ auramine
⑤ rongalite

19 독버섯의 성분으로 자율신경계에 작용하는 물질은?

① gyromitrin
② coprin
③ lampterol
④ amin
⑤ psilocybin

해설 coprin : 자율신경계에 장애를 준다.

20 자연독 식중독과 병인물질과의 연결이 바르게 된 것은?

① 감자 중독−Sepsine ② 버섯 중독−Venerupin ③ 조개 중독−Tetrodotoxin
④ 복어 중독−Ergotoxin ⑤ 독미나리 중독−Solanine

해설 감자의 싹 : Solanine 감자의 부패 : Sepsine

21 아래의 내용은 복어독에 관한 설명이다. 맞는 것 모두가 조합된 것은?

㉮ Tetrodotoxin은 복어의 독소이며, 독성분이 제일 강한 곳은 난소이다.
㉯ 식중독 야기시에 호흡곤란, Cyanosis(청색증) 현상을 나타낸다.
㉰ 치사율이 높다.
㉱ 소화기장애를 유발한다.

① ㉮, ㉯, ㉰ ② ㉮, ㉰ ③ ㉯, ㉱
④ ㉱ ⑤ ㉮, ㉯, ㉰, ㉱

22 다음 중 모시조개의 독성분은?

① Solanine ② muscarine ③ aconitine
④ islanditoxin ⑤ venerupin

해설 모시조개, 바지락조개, 굴
① 독성분 : Venerupin(3~4월에 발생)
② 열에 안정(100℃에서 3시간 가열해도 파괴되지 않음), 알칼리에서 가열하면 파괴된다.
③ 중독증상 : 구토, 두통, 미열, 점막출혈, 황달, 피하출혈, 권태감 등
④ 치사율 : 40~45% 정도
※ verotoxin : O-157의 독소

23 다음 중 황변미의 독성분이 아닌 것은?

① Citrinin ② Aflatoxin ③ Citreoviridin
④ Luteoskyrin ⑤ Islanditoxin

해설 Aflatoxin : Aspergillus flavus에 의하여 생성된 독성 대사물이다.

24 감염성(전염성) 설사증의 병원체는 어느 것인가?

① Salmonella ② Virus ③ Shigella dysenteriae
④ Amoeba ⑤ Bacillus

해설 감염성 설사증을 유발하는 것은 세균, 바이러스, 콜레라, 대장균 등이 있다.
③번은 세균성이질 병원체이다.

25 **경구감염병과 감염형 식중독과의 차이점이 아닌 것은?**

① 경구감염병에서는 병원체가 고유숙주와의 사이에 infection cycle이 성립한다.
② 세균성 식중독에서는 세균에서 사람으로 terminal infection(최종감염)된다.
③ 경구감염병은 2차 감염이 일어나지 않는다.
④ 세균성 식중독은 다량의 균이 필요하다.
⑤ 경구감염병은 세균성 식중독에 비하여 잠복기가 비교적 길다.

해설 경구감염병은 2차 감염이 드물지만 일어난다.

26 **인축(인수)공통 감염병으로서 동물에게는 유산, 사람에게는 열병을 일으키는 질환은 어느 것인가?**

① 탄저 ② Q열 ③ 결핵
④ 돼지단독 ⑤ 파상열

27 **채소밭을 맨발로 걸어갈 때 감염되기 쉬운 기생충은?**

① 선모충 ② 요충 ③ 편충
④ 구충 ⑤ 회충

해설 구충 : 피부감염(경피감염)

28 **다음 중 민물고기가 중간숙주인 것으로만 구성된 것은?**

① 갈고리촌충, 간디스토마 ② 민촌충, 폐디스토마 ③ 광절열두조충, 간디스토마
④ 갈고리촌충, 폐디스토마 ⑤ 민촌충, 간디스토마

29 **환경오염 물질이 식품을 통해 인체에 들어와서 나타나는 증상이 아닌 것은?**

① 발암 ② 돌연변이 ③ 기형유발
④ 염색체 이상 ⑤ 정상세포 증식

해설 생물농축에 의한 유해물질 피해는 세포의 증식과 감소 등을 유발한다.

30 **먹이연쇄 현상과 질병의 연결이 잘못된 것은?**

① Hg－미나마타 질환 ② Cd－이타이이타이 질환 ③ PCB－카네미유증
④ BHC－뼈에 이상 ⑤ 유기인－cholinesterase 억제

해설 ① BHC(benzene hexa chloride)의 특징
㉮ 유기염소계 살충제
㉯ 호흡장애, 순환기장애, 신경장애 등
② Cd, F : 뼈에 이상
③ 비소 : 사지의 색소침착, 흑피증, 피부암 등
④ 납 : 빈혈, 조혈기능 장애, 적혈구 감소 등

31 빛에 의해 분해되므로 차광 보관하여야 하는 품목은?

① 초산 ② 명반 ③ hexane
④ β-카로틴 ⑤ DHA

해설 β-카로틴 : 치즈, 버터, 마가린 등에 많이 사용되는 착색료이지만, 산이나 광선 등에 의해 분해되기 쉽고, 산화되기 쉬운 결점이 있다.

32 다음 보존료(방부제) 중 사용할 수 없는 보존료는?

① 안식향산 ② 디히드로초산 ③ 소르빈산
④ 안식향산 에스텔 ⑤ 프로피온산 나트륨

해설 허용 방부제(보존제) : 데히드로초산(DHA ; dehydroacetic acid), 소르빈산(sorbic acid), 안식향산(benzoic acid) 등
※ DHA : 현재 식품공전에는 삭제되었으나 위생사시험에는 허용방부제로 출제되고 있음

33 치즈, 버터에 사용하는 보존료는?

① 질산 ② 안식향산 ③ 프로피온산
④ DHA ⑤ 파라옥시안식향산 부틸

해설 DHA : 치즈, 버터, 마가린 이외에는 사용하지 못한다.

34 다음 중 날것의 어패류를 섭취함으로써 감염되는 패혈증의 원인균은?

① Vibrio parahaemolyticus ② Vibrio
③ Salmonella enteritidis ④ Salmonella typhi
⑤ Vibrio vulnificus

35 아민물질과 반응하여 발암 및 돌연변이의 원인이 되는 니트로조아민을 생성하는 물질은?

① 삼염화질소 ② 아질산염 ③ 유동파라핀
④ 과산화수소 ⑤ 붕산

해설 아질산염과 제2급 아민이 반응하여 발암성 물질인 N-nitrosoamine을 생성한다.

36 부패 미생물의 생육이 가능한 최저 수분활성치(A_w)의 순서가 맞게 된 것은?

① 세균 > 곰팡이 > 효모 ② 세균 > 효모 > 곰팡이 ③ 곰팡이 > 효모 > 세균
④ 효모 > 곰팡이 > 세균 ⑤ 효모 > 세균 > 곰팡이

해설 생육이 가능한 최저 수분활성치(Aw)의 순서 : 세균(0.96) > 효모(0.88) > 곰팡이(0.81)

37 수중 세균이 아닌 것은?

① Pseudomonas ② Moraxella ③ Flavobacterium
④ Acinetobacter ⑤ Bacillus

해설 ① 담수세균 : Pseudomonas속, Moraxella속, Flavobacterium속, Acinetobacter속, Aeromonas속 등
② 해수세균 : Pseudomonas속, Moraxella속, Flavobacterium속, Acinetobacter속, Vibrio속 등
③ Bacillus속, Clostridium속 : 토양과 공기 중에 많이 존재하는 세균이다.

38 합성수지로 제조한 용기에서 나타나는 유해한 물질은?

① 폼알데하이드 ② 불소화합물 ③ 유기인
④ 염산 ⑤ 중금속

해설 ① 합성수지 중 열경화성 수지에는 페놀수지, 멜라민수지, 요소수지가 있는데 요소수지에는 인체에 유해한 폼알데하이드(포름알데히드)가 검출된다.
② 열가소성 수지 : 폴리에틸렌, 프로필, 스틸렌(용출로 이취발생)이 검출되며, 폼알데하이드는 검출이 안 된다.

39 인간이 평생 섭취해도 유해영향이 나타나지 않을 1일당 최대허용섭취량을 나타낸 것은?

① LD_{50} ② LC_{50} ③ TLm
④ LT_{50} ⑤ ADI

해설 ADI(acceptable daily intake ; 유해물질의 1일당 허용 섭취량) : 인간이 평생 섭취해도 유해영향이 나타나지 않을 1일당 최대허용섭취량을 말하며, 사람의 체중 kg당 1일 허용섭취량을 mg으로 나타낸다 (mg/kg · day).

40 밀가루 개량제는 표백과 숙성기간을 단축시키고 제빵효과의 저해물질을 파괴시켜 분질을 개량하는 목적으로 사용된다. 다음 중 밀가루 개량제가 아닌 품목은 어느 것인가?

① 과산화수소 ② 스테아릴젖산 ③ 과산화벤조일
④ 브롬산칼륨 ⑤ 이산화염소

해설 과산화수소 : 표백제
※ 브롬산칼륨 : 식품공전법에는 삭제되었으나 위생사시험에는 출제되고 있음

4 위생곤충학

01 다음 중 발육증식형에 속하는 것은?

① 페스트, 수면병 ② 말라리아, 수면병
③ 사상충, 록키산홍반열 ④ 발진티푸스
⑤ 양충병

02 흑사병 병원체가 증식하는 곳은?

① 전위 ② 대장 ③ 소낭
④ 타액선 ⑤ 위

해설 병원체가 증식 또는 발육하는 곳
① 흑사병 : 전위
② 뇌염 · 황열 : 위
③ 말라리아 : 위 외벽
④ 사상충 : 흉부의 근육

03 해충의 생물학적 방제는?

① 천적 이용 ② 웅덩이 제거 ③ 방사선 이용
④ 방충망 설치 ⑤ 살충제 살포

해설 생물학적 방법 : 불임수컷의 방산(放散), 포식동물(천적) 이용, 병원성 기생생물을 이용하는 것

04 다음 유기인계 살충제 중 포유류에 독성이 낮은 것은?

① phosdrin ② parathion ③ endrin
④ guthion ⑤ malathion

해설 malathion(마라티온) : 포유동물에 독성이 낮다. 개미, 거미 및 진드기에 살충력이 있으나, 우리나라에서는 곤충이 저항성을 나타내고 있어 사용이 감소추세에 있다.

05 다음 중 효력증강제는 어느 것인가?

① piperonyl butoxide ② dimethyl phtalate ③ paradichlorbenzene
④ hydrogen ⑤ methyl bromide

06 56% 마라티온을 물에 타서 4% 희석액을 만들려면 몇 배의 물이 필요한가?

① 10배(1 : 10) ② 13배(1 : 13) ③ 15배(1 : 15)
④ 20배(1 : 20) ⑤ 130배(1 : 130)

해설 $\frac{56\%}{4\%} - 1 = 13$배

07 살충제 용매로서 가장 널리 사용되고 있는 것은?

① Ether ② 물 ③ Acetone
④ Alcohol ⑤ 석유나 Kerosene(등유)

해설 용제(溶劑, solution, S)의 유기용매 : 석유, methylnaphthalene, xylene 등

08 살충제 살포작업시 주의할 점 중 틀린 것은?

① 보호용 장비를 착용 및 휴대
② 살포기구를 점검
③ 살포 후 기구세척
④ 용기를 쓰레기통에 그대로 버린다.
⑤ 바람을 등에 업고 바람 쪽으로 후진하면서 살포

해설 살충제 살포작업시 주의할 점 : ①·②·③·⑤번 외, 사용한 용기의 폐기 등

09 가열연막을 실시하는 데 있어 틀린 것은?

① 주로 제제 중에서 용제를 사용한다.
② 노즐(nozzle)은 풍향을 가로지르되 30~40°로 하향한다.
③ 실시시기는 밤 10시 후부터 새벽 해뜨기 직전까지가 좋다.
④ 가능하면 넓은 면적을 단시간에 하기 위해 살포의 폭을 크게 한다.
⑤ 풍속이 10km/hr 이상일 때는 살포할 수 없다.

해설 가열연무시 속도와 살포면적

구 분	휴대용	차량용
속도	1km/hr	8km/hr
살포폭	5~10m	50m
살포면적	1ha/hr	40ha/hr

10 잔류분무시 가장 이상적으로 분무하려면 벽 면적당 몇 cc의 희석액이 살포되어야 하는가?

① 10cc/m^2
② 40cc/m^2
③ 60cc/m^2
④ 100cc/m^2
⑤ 200cc/m^2

해설 잔류분무시 가장 중요한 것은 희석농도에 관계없이 희석액이 벽면에 40cc/m^2이 되도록 살포되어야 한다.

11 축사벽면에 잔류분무를 하여 집파리를 방제하려고 한다. 적합한 노즐은?

① 부채형
② 원추형
③ 방사형
④ 직선형
⑤ 원뿔형

12 곤충의 혈림프액의 기능이 아닌 것은?

① 생식기능
② 조직세포에 산소공급
③ 노폐물 운반
④ 체내 수분유지
⑤ 영양분을 조직에 공급

해설 ① 곤충의 피를 혈림프액(haemolymph)이라 하며 엷은 담황색, 담녹색, 무색이다.
② 혈림프액의 기능은 다음과 같다.
㉮ 영양분을 조직에 공급
㉯ 노폐물을 배설기관으로 운반
㉰ 체내의 수분유지

㉣ 조직세포에 산소공급
㉤ 혈압을 이용함으로써 호흡작용도 돕고 탈피과정도 돕는다.

13 다음은 거미강의 특징을 설명한 것이다. 잘못된 것은?

① 몸은 두흉부와 복부의 2부분으로 되어 있다. ② 다리가 4쌍이다.
③ 두흉부에는 6쌍의 부속지가 있다. ④ 촉각이 없다.
⑤ 촉각이 1쌍이다.

해설 거미강의 특징 : ①·②·③·④번 외, 종류(거미목, 진드기목, 전갈목 등)

14 빛을 싫어하는 곤충은?

① 빈대 ② 파리 ③ 바퀴
④ 모기 ⑤ 바퀴와 빈대

해설 바퀴, 빈대 : 야행성 곤충이다.

15 모기 유충의 흉부에 존재하며 분류학적으로 중요한 털은 다음 중 무엇인가?

① 견모 ② 안연모 ③ 액모
④ 구기쇄모 ⑤ 두순모

해설 모기 유충의 흉부 : 전흉 1·2·3번을 각각 내견모, 중견모, 외견모라 부르며 종 감별에 주요한 특징이 된다.

16 암모기(♀)의 침에 들어 있는 성분은?

① 항혈응고성분 ② 수면제 ③ 신경마비성분
④ 생장촉진제 ⑤ 혈액응고 조장성분

해설 암모기의 침에는 항혈응고성분이 있어 흡혈하는 동안 숙주의 혈액을 응고하지 못하게 한다.

17 숲모기속 알에 대한 설명 중 옳은 것은?

① 건조하면 죽는다. ② 모개가 있다. ③ 무더기로 산란한다.
④ 타원형 또는 포탄형이다. ⑤ 부낭을 갖고 있다.

해설 숲모기속 알 : 타원형 또는 포탄형이다.

18 깔따구에 대한 설명 중 옳지 않은 것은?

① 야간활동성이고 강한 추광성이다. ② 구기가 퇴화하였다.
③ 유충의 피 속에 적혈구가 없다. ④ 수명은 2~7일이다.
⑤ 몸에 비늘이 전혀 없다.

해설 깔따구 : 파리목 중 장각아목, 깔따구과에 속하는 날벌레로서 형태가 모기와 유사하므로 "모기붙이"라고도 한다. 완전변태를 하며, 다음과 같은 특징이 있다.

① 유충
㉮ 수서생활을 한다.
㉯ 호흡 : 아가미로 수중에 녹아 있는 산소를 이용한다.
㉰ 먹이 : 진흙 속의 유기물을 섭취한다.
㉱ 깔따구 유충은 피 속에 적혈구를 가지고 있어 몸 전체가 붉은 색을 띠고 있다.
㉲ 수질이 오염되어 산소가 적은(BOD : 10~20ppm) 곳에서도 생존할 수 있다.

② 성충
㉮ 모기와 유사한 형태를 가지고 있다.
㉯ 구기 : 구기가 퇴화하였다(모기는 전방으로 돌출).
㉰ 날개를 포함한 몸에는 비늘이 전혀 없다.
㉱ 흉부에 날개가 1쌍, 평균곤(halter) 1쌍과 긴 다리 3쌍이 있다.
㉲ 평균수명 : 2~7일
㉳ 암수 모두 야간활동성이고, 강한 추광성이 있어서 옥내외(屋內外)의 전등 빛에 모여들어 그곳에서 많은 개체가 죽는다.
㉴ 산란 장소 : 개울, 강, 호수, 저수지, 논, 바위틈, 일부 오염이 심한 곳

19 다음 곤충 중 유충의 각 체절에 육질돌기가 있는 것은?

① 검정파리 ② 집파리 ③ 딸집파리
④ 금파리 ⑤ 침파리

해설 딸집파리(아기집파리)

① 유충
㉮ 유충의 서식 장소 : 사람, 소, 말, 돼지 등의 배설물(특히 인분(변소)을 좋아함)
㉯ 유충은 부식 초기의 변(便)에서 발견되며, 장(腸) 내 또는 비뇨기 내 구더기증을 유발한다(항문에 변이 묻어 있을 때 성충이 산란할 경우 유충이 장내로 기어 들어가면서 기생할 수 있기 때문이다).
㉰ 유충은 각 체절에 현저하게 돌출되어 있는 여러 쌍이 육질돌기(肉質突起)가 있다.

② 성충
㉮ 성충은 음식물에 앉는 빈도가 집파리보다 낮아 질병매개 능력은 떨어진다.
㉯ 성충은 비상할 때 공중의 한 지점에서 꼼짝하지 않고 정지하는 습성이 있다.

20 빈대의 베레제기관의 역할은?

① 신경기관 ② 호흡기관 ③ 생식기관
④ 배설기관 ⑤ 소화기관

해설 빈대의 암컷은 제4복판에 각질로 된 홈이 있어서 교미공을 형성하는데, 그 속에 베레제기관이 있다. 이 기관은 정자를 일시 보관하는 장소로 빈대의 특징이다.

21 벼룩이 알을 낳는 장소로 잘못된 것은?

① 숙주동물의 몸 ② 마루의 갈라진 틈 ③ 먼지 속
④ 부스러기 ⑤ 숙주동물의 등지

해설 벼룩이 알을 낳는 장소 : 마루의 갈라진 틈, 먼지 속, 부스러기, 숙주동물의 등지에 산란한다.

22 독나방과 관계가 없는 것은?

① 성충의 수명은 7~9일이다.
② 야간 활동성이다.
③ 낮에는 산에서 휴식한다.
④ 종령기에 가장 많은 독모가 있다.
⑤ 군서성으로 연 1회 발생한다.

해설 독나방의 생활사 및 습성
① 독나방은 연 1회 발생한다(성충은 7월 중순~8월 상순에 나타남).
② 부화한 유충은 군서 생활을 한다.
③ 독나방의 발생(우화)시기는 7월 중순~8월 상순이다.
④ 우화한 성충은 먹이를 먹지 않으며, 2~3일 후 교미를 하고 암컷은 산란 후 곧 죽는다.
⑤ 성충의 수명은 7~9일이다.
⑥ 독모가 복부 털에 부착되어 있으며 접촉하면 피부염을 유발한다.
⑦ 강한 추광성(趨光性)이 있어 전등빛에 유인되어 실내로 들어온다.
⑧ 야간활동성이다(성충은 낮에는 잡초나 풀 속에서 휴식하다가 밤이면 활동한다).
⑨ 유충의 유방돌기에 밀생하는 독모는 길이가 평균 100㎛이며, 종령기에 가장 많은 독모가 있다.

23 곰쥐의 1회 출산수는?

① 2~5마리
② 4~8마리
③ 10~15마리
④ 15~18마리
⑤ 20마리

24 쥐를 방제하는 가장 효과적인 방법은?

① 천적을 이용한다.
② 만성 살서제를 투여한다.
③ 먹을 것과 서식처를 없앤다.
④ 급성 살서제를 투여한다.
⑤ 쥐덫을 사용한다.

해설 환경개선 : 가주성 쥐의 방제방법 중 효과적이고 영구적인 방법은 발생원 및 제거하는 환경개선이다.

25 살서제를 사용할 때 인축의 피해를 방지하기 위하여 알아야 할 사항 중 틀린 것은?

① 만성 살서제 중독시 Vit K_1을 다량 투여하면 회복률이 높다.
② sodium monofluoroacetate(1080)는 결정체 분말이므로 호흡기관을 통해 중독 가능성이 높다.
③ 만성 살서제는 2차 독성이 거의 없다.
④ 만성 살서제에 중독되면 치료방법이 없다.
⑤ 인화아연은 미끼먹이와 섞을 때 수분과 작용하여 맹독성인 인가스를 방출한다.

26 이질바퀴의 특징이 맞는 것은?

① 전흉배판은 약간 오목볼록형
② 전흉배판에는 2줄의 흑색 종대
③ 체색은 밝은 황색
④ 소형이며 체장 10~15mm
⑤ 대형이며 체장은 35~40mm, 체색은 광택성 적갈색

해설 ①번 — 집바퀴, ②·③·④번 — 독일바퀴, ⑤번 — 이질바퀴

27 **다음 "보기"의 특징을 갖고 있는 바퀴는?**

㉮ 암컷의 날개-복부 반만 덮음 ㉯ 전흉배판-약간 오목볼록형

① 경도바퀴 ② 독일바퀴 ③ 이질바퀴
④ 집바퀴 ⑤ 먹바퀴

해설 집바퀴의 특징 : 암컷의 날개는 복부 반만 덮음, 수컷의 날개는 복부전체를 덮음, 전흉배판은 약간 오목볼록형

28 **털진드기는 어느 시기에 포유동물을 흡혈하는가?**

① 성충 ② 번데기 ③ 유충
④ 성충 준비 단계 ⑤ 자충 준비 단계

29 **다음 "보기"의 특징을 갖고 있는 곤충은 무엇인가?**

성충은 체장이 2～3mm로 매우 미소한 파리이다. 현저한 검은 눈을 가지고 있으며, 두부, 흉부 및 복부에는 긴 털로 덮여 있고 가늘고 긴 다리를 가진 곤충이다.

① 모기 ② 깔따구 ③ 모래파리
④ 먹파리(곱추파리) ⑤ 집파리

해설 모래파리 : 모래파리 성충은 체장이 2～3mm로 매우 미소한 파리이다. 현저한 검은 눈을 가지고 있으며, 두부, 흉부 및 복부에는 긴 털로 덮여 있고 가늘고 긴 다리를 가진 곤충이다.

30 **낮에는 가구 사이에 숨어 있다가 밤이 되면 나와서 흡혈하는 곤충은?**

① 벼룩 ② 이 ③ 빈대
④ 모기 ⑤ 바퀴

해설 빈대 : 주간에는 틈새에 숨어 있다가 밤이 되면 나와서 사람을 흡혈한다.

5 위생관계법령

01 **위생사가 되려는 사람은 위생사 국가시험에 합격한 후 누구의 면허를 받는가?**

① 국가고시연구원장 ② 행정안전부장관 ③ 보건복지부장관
④ 국시원장 ⑤ 국립보건원장

해설 공중위생관리법 제6조의2(위생사의 면허 등)

02 **다음 중 위생사 면허를 받을 수 있는 사람(또는 위생사 면허취소가 아닌 사람)은 누구인가?**

① 정신질환자

② 마약류 중독자

③ 공중위생관리법을 위반하여 금고이상의 실형을 선고받고 그 집행이 끝나지 아니한 사람

④「감염병의 예방 및 관리에 관한 법률」,「검역법」,「식품위생법」,「의료법」,「약사법」,「마약류 관리에 관한 법률」 또는「보건범죄 단속에 관한 특별조치법」을 위반하여 금고 이상의 실형을 선고받고 그 집행이 끝나지 아니 하거나 그 집행을 받지 아니 하기로 확정되지 아니한 사람

⑤ 지체장애인, 미성년자, 알코올중독자

해설 공중위생관리법 제6조의2(위생사의 면허 등)

03 **위생사 시험실시(시험일시, 시험과목)는 며칠 전에 공고해야 하는가?**

① 10일 ② 30일 ③ 90일

④ 100일 ⑤ 120일

해설 공중위생관리법 시행령 제6조의2(위생사 국가시험의 시험방법 등) : 보건복지부장관은 시험일시, 시험과목 등은 90일 전에 공고하고, 시험장소는 30일 전까지 공고할 수 있다.

04 **「식품표시 광고법」에서 정의하고 있는 "표시"를 바르게 표현한 것은?**

① 식품 · 첨가물에 기재하는 문자

② 식품 · 첨가물 · 기구에 기재하는 문자와 숫자

③ 식품을 종합하여 나타내는 것

④ 채취 · 제조에 관한 모든 것

⑤ 식품, 첨가물, 기구, 용기 · 포장, 건강기능식품, 축산물 및 이를 넣거나 싸는 것에 적은 문자 · 숫자 또는 도형을 말한다.

해설 식품표시 광고법 제2조(정의) 7호

05 **위해식품으로 판매가 금지된 식품이 아닌 것은 어느 것인가?**

① 썩거나 상하거나 설익어서 인체의 건강을 해칠 우려가 없는 것

② 유독 · 유해물질이 들어 있거나 묻어 있는 것 또는 그러할 염려가 있는 것

③ 병을 일으키는 미생물에 오염되었거나 그러할 염려가 있어 인체의 건강을 해칠 우려가 있는 것

④ 불결하거나 다른 물질이 섞이거나 첨가된 것

⑤ 영업자가 아닌 자가 제조 · 가공 · 소분한 것

해설 식품위생법 제4조(위해식품 등의 판매 등 금지) : ② · ③ · ④ · ⑤번 외

① 썩거나 상하거나 설익어서 인체의 건강을 해칠 우려가 있는 것

② 안전성 심사 대상인 농 · 축 · 수산물 등 가운데 안전성 심사를 받지 아니하였거나 안전성 심사에서 식용으로 부적합하다고 인정된 것

③ 수입이 금지된 것 또는 수입신고를 하지 아니하고 수입한 것

06 **질병에 걸렸거나 또는 질병에 걸려 죽은 동물에 있어서 판매할 수 있는 것은?**

① 고기 ② 장기 ③ 뼈
④ 혈액 ⑤ 가죽

해설 식품위생법 제5조(병든 동물 고기 등의 판매 등 금지) : ①·②·③·④번 외, 젖은 판매할 수 없다.

07 **영업질서와 선량한 풍속을 유지하기 위하여 식품접객영업자에 대하여 영업시간을 제한할 수 있는 사람은 누구인가?**

① 환경부장관
② 국무총리
③ 특별자치시장 · 특별자치도지사 · 시장 · 군수 · 구청장
④ 동장
⑤ 보건복지부장관

해설 식품위생법 제43조(영업 제한) : 특별자치시장 · 특별자치도지사 · 시장 · 군수 · 구청장은 영업질서와 선량한 풍속을 유지하는 데에 필요한 경우에는 영업자 중 식품접객영업자와 그 종업원에 대하여 영업시간 및 영업행위를 제한할 수 있다.
※ "시 · 도지사"에서 → "특별자치시장 · 특별자치도지사 · 시장 · 군수 · 구청장"으로 개정되었음.
〈개정 2019. 1. 15〉〈시행 2019. 7. 16〉

08 **식품위생심의위원회에서 조사 · 심의하는 사항이 아닌 것은?**

① 식중독 방지에 관한 사항 ② 그 밖에 식품위생에 관한 중요사항
③ 식품 등의 기준과 규격에 관한 사항 ④ 식품 등의 시험 · 검사
⑤ 농약 · 중금속 등 유독 · 유해물질의 잔류허용기준에 관한 사항

해설 식품위생법 제57조(식품위생심의위원회의 설치 등)
식품위생심의위원회에서 조사 · 심의하는 사항 : ①·②·③·⑤번이다.

09 **다음 내용은 영업의 허가관청에 관한 사항이다. 특별자치시장 · 특별자치도지사 또는 시장 · 군수 · 구청장이 허가를 하는 업종은?**

① 식품조사처리업 ② 식품소분업
③ 식품보존업 ④ 식품운반업
⑤ 단란주점영업, 유흥주점영업

해설 식품위생법 시행령 제23조(허가를 받아야 하는 영업 및 허가 관청)

10 **식품 등을 제조 · 가공하는 영업을 하는 자는 자가품질검사를 실시하여야 한다. 이때 자가품질검사에 관한 기록서 보관기간은?**

① 1년 ② 2년 ③ 5년
④ 10년 ⑤ 15년

해설 식품위생법 시행규칙 제31조(자가품질검사)

11 제3급감염병이 아닌 것은?

① 파상풍　② 결핵, 한센병, 매독　③ 발진티푸스
④ 크로이츠펠트-야콥병　⑤ 후천성 면역결핍증(AIDS)

해설 감염병의 예방 및 관리에 관한 법률 제2조(정의)
제3급감염병 : 그 발생을 계속 감시할 필요가 있어 발생 또는 유행 시 24시간 이내에 신고하여야 하는 다음의 감염병을 말한다.

① 파상풍　② B형간염　③ 일본뇌염
④ C형간염　⑤ 말라리아　⑥ 레지오넬라증
⑦ 비브리오패혈증　⑧ 발진티푸스　⑨ 발진열
⑩ 쯔쯔가무시증　⑪ 렙토스피라증　⑫ 브루셀라증
⑬ 공수병　⑭ 신증후군출혈열　⑮ 후천성면역결핍증(AIDS)
⑯ 크로이츠펠트-야콥병(CJD) 및 변종크로이츠펠트-야콥병(vCJD)
⑰ 황열　⑱ 뎅기열　⑲ 큐열(Q熱)
⑳ 웨스트나일열　㉑ 라임병　㉒ 진드기매개뇌염
㉓ 유비저(類鼻疽)　㉔ 치쿤구니야열　㉕ 중증열성혈소판감소증후군(SFTS)
㉖ 지카바이러스 감염증　㉗ 매독

12 예방접종을 받은 자에게 예방접종증명서를 발급하여야 하는 자는?

① 보건소장　② 시 · 도지사　③ 보건복지부
④ 질병관리청장, 특별자치시장 · 특별자치도지사, 시장 · 군수 · 구청장　⑤ 검역소장

해설 감염병의 예방 및 관리에 관한 법률 제27조(예방접종증명서)

13 특별자치도지사 또는 시장 · 군수 · 구청장이 보건소를 이용하기 불편한 주민 등에 대한 예방접종업무를 위탁할 수 있는 의료기관으로 연결된 것은?

㉮ 종합병원 · 병원 · 의원	㉯ 한방병원	㉰ 요양병원, 보건소	㉱ 한의원

① ㉮, ㉯, ㉰　② ㉮, ㉰　③ ㉯, ㉱
④ ㉱　⑤ ㉮, ㉯, ㉰, ㉱

해설 감염병의 예방 및 관리에 관한 법률 시행령 제20조(예방접종업무의 위탁)

14 소독업자는 소독업의 신고를 한 날부터 며칠 이내에 소독에 관한 교육을 받아야 하는가?

① 3개월(90일)　② 6개월(180일)　③ 1년(365일)
④ 2년(730일)　⑤ 5년(1,095일)

해설 감염병의 예방 및 관리에 관한 법률 시행규칙 제41조(소독업자 등에 대한 교육) : 6개월 이내에 교육을 받아야 한다.

15 샘물등의 개발허가의 유효기간과 연장기간은?

① 유효기간 1년, 연장기간 6개월
② 유효기간 1년, 연장기간 1년
③ 유효기간 2년, 연장기간 1년
④ 유효기간 3년, 연장기간 3년
⑤ 유효기간 5년, 연장기간 5년

해설 먹는물관리법 제12조(샘물등의 개발허가의 유효기간)
① 샘물등의 개발허가의 유효기간은 5년으로 한다.
② 시·도지사는 샘물등의 개발허가를 받은 자의 신청에 의하여 유효기간의 연장을 허가할 수 있다. 이 경우 매회의 연장기간은 5년으로 한다.

16 먹는샘물등의 제조업을 하려는 자는 누구에게 무엇을 받아야 하는가?

① 대통령 – 허가
② 보건복지부장관 – 허가
③ 국토해양부장관 – 신고
④ 시 · 도지사 – 허가
⑤ 환경부장관 – 신고

해설 먹는물관리법 제21조(영업의 허가 등)

17 환경부장관 또는 시 · 도지사는 먹는물관련영업자에게 업무정지 또는 영업정지에 갈음하여 얼마 이하의 과징금을 부과할 수 있는가?

① 2억원
② 4천만원
③ 3천만원
④ 2천만원
⑤ 천만원

해설 먹는물관리법 제51조(과징금 처분)

18 먹는물의 수질기준 중 건강상 유해영향 무기물질의 기준이 <u>아닌</u> 것은?

① 납
② 비소
③ 크롬
④ 카드뮴
⑤ 동

해설 먹는물 수질기관 및 검사 등에 관한 규칙 제2조(수질기준) [별표 1]
심미적 영향물질에 관한 기준 : 동(구리), 과망간산칼륨, pH, 염소이온농도, 탁도, 색도, 냄새, 음이온계면활성제 등

19 용어의 정의가 맞게 된 것을 고르시오.

㉮ "폐기물"이라 함은 쓰레기 · 연소재 · 오니 · 폐유 · 폐산 · 폐알칼리 · 동물의 사체 등으로서 사람의 생활이나 사업활동에 필요하지 아니하게 된 물질을 말한다.
㉯ "지정폐기물"이라 함은 사업장폐기물 중 폐유 · 폐산 등 주변환경을 오염시킬 수 있거나 의료폐기물 등 인체에 위해를 줄 수 있는 유해한 물질로서 대통령령으로 정하는 폐기물을 말한다.
㉰ "의료폐기물"이란 보건 · 의료기관, 동물병원, 시험 · 검사기관 등에서 배출되는 폐기물 중 인체에 감염 등 위해를 줄 우려가 있는 폐기물과 인체 조직 등 적출물, 실험동물의 사체 등 보건 · 환경보호상 특별한 관리가 필요하다고 인정되는 폐기물로서 대통령령으로 정하는 폐기물을 말한다.
㉱ "의료폐기물"이라 함은 환경부령으로 정하는 폐기물을 말한다.

① ㉮, ㉯, ㉰　② ㉮, ㉰　③ ㉯, ㉱
④ ㉱　⑤ ㉮, ㉯, ㉰, ㉱

해설 폐기물관리법 제2조(정의) : 용어의 정의가 맞게 된 것은 ①번이다.
의료폐기물 : 보건 · 의료기관, 동물병원, 시험 · 검사기관 등에서 배출되는 폐기물 중 인체에 감염 등 위해를 줄 우려가 있는 폐기물과 인체 조직 등 적출물, 실험 동물의 사체 등 보건 · 환경보호상 특별한 관리가 필요하다고 인정되는 폐기물로서 대통령령으로 정하는 폐기물을 말한다.

20 지정폐기물이 아닌 것은?

① 수소이온농도가 12 이상인 폐알칼리　② 기름성분이 5% 이상인 폐유
③ 폐페인트 및 폐래커(폐락카)　④ 폐합성수지
⑤ 2mg/l 이상의 PCB를 함유한 액체상태 폐기물

해설 폐기물관리법 시행령 제3조(지정 폐기물의 종류) [별표 1] : 수소이온농도가 12.5 이상인 폐알칼리, 오니류(고형물함량이 5% 이상인 것)

21 의료폐기물 용기에 표시하는 도형의 색상 중 붉은색으로 하는 폐기물은?

① 의료폐기물　② 일반의료폐기물　③ 위해의료폐기물
④ 격리의료폐기물　⑤ 재활용하는 태반

해설 폐기물관리법 시행규칙 제14조 [별표 5] (폐기물의 처리에 관한 구체적 기준 및 방법)

의료폐기물의 종류	도형색상	
격리의료폐기물	붉은색	
위해의료폐기물(재활용하는 태반 제외) 및 일반의료폐기물	봉투형 용기	검정색
	상자형 용기	노란색
재활용하는 태반	녹색	

22 1일 취수능력 300톤 이상의 샘물등을 개발하려는 자는 누구에게 허가를 받아야하는가?

① 시장 · 군수 · 구청장　② 시 · 도지사　③ 해양수산부장관
④ 보건복지부장관　⑤ 환경부장관

해설 먹는물관리법 제9조(샘물 또는 염지하수의 개발허가 등)
① 대통령령으로 정하는 규모 이상(300톤 이상)의 샘물 또는 염지하수(이하 "샘물등"이라 한다)를 개발하려는 자는 환경부령으로 정하는 바에 따라 시 · 도지사의 허가를 받아야 한다.

23 환경부장관은 국가하수도정책의 체계적 발전을 위하여 몇 년마다 국가하수도종합계획(종합계획)을 수립하여야 하는가?

① 1년　② 2년　③ 5년
④ 10년　⑤ 20년

해설 하수도법 제4조(국가하수도종합계획의 수립) : **환경부장관은 10년 단위의 국가하수도종합계획을 수립하여야 한다.**

24 **개인하수처리시설을 운영 · 관리자가 해서는 안 되는 행위는?**

㉮ 건물 등에서 발생하는 오수를 개인하수처리시설에 유입시키지 아니하고 배출하는 행위
㉯ 개인하수처리시설에 유입되는 오수를 최종방류구를 거치지 아니하고 중간배출하는 행위
㉰ 건물 등에서 발생하는 오수에 물을 섞어 처리하거나 물을 섞어 배출하는 행위
㉱ 정당한 사유 없이 개인하수처리시설을 정상적으로 가동하지 아니하여 방류수수질기준을 초과하여 배출하는 행위

① ㉮, ㉯, ㉰ ② ㉮, ㉰ ③ ㉯, ㉱
④ ㉱ ⑤ ㉮, ㉯, ㉰, ㉱

해설 하수도법 제39조(개인하수처리시설의 운영 · 관리)

25 **분뇨를 수집 · 운반하는 영업(분뇨수집 · 운반업)을 하고자 하는 자는 시설 · 장비 및 기술인력 등의 요건을 갖추어 누구에게 어떻게 하여야 하는가?**

① 특별자치시장 · 특별자치도지사 · 시장 · 군수 · 구청장 – 신고
② 특별자치시장 · 특별자치도지사 · 시장 · 군수 · 구청장 – 허가
③ 시 · 도지사 – 신고
④ 시 · 도지사 – 허가
⑤ 환경부장관 – 허가

해설 하수도법 제45조(분뇨수집 · 운반업) : **특별자치시장 · 특별자치도지사 · 시장 · 군수 · 구청장의 허가를 받아야 한다.**

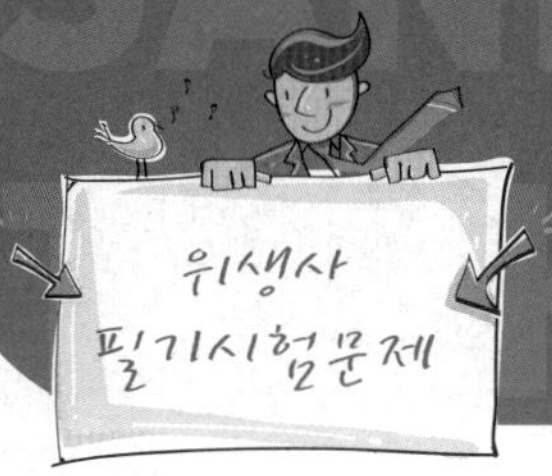

제2회 실전모의고사 정답

1 공중보건학

1. ④	2. ⑤	3. ②	4. ①	5. ②	6. ④	7. ②	8. ⑤	9. ③	10. ④
11. ①	12. ③	13. ①	14. ②	15. ①	16. ②	17. ③	18. ②	19. ④	20. ④
21. ②	22. ④	23. ①	24. ②	25. ⑤	26. ③	27. ④	28. ④	29. ④	30. ④
31. ②	32. ②	33. ②	34. ③	35. ③					

2 환경위생학

1. ⑤	2. ②	3. ①	4. ②	5. ①	6. ②	7. ②	8. ③	9. ④	10. ②
11. ③	12. ④	13. ⑤	14. ①	15. ④	16. ④	17. ⑤	18. ⑤	19. ①	20. ⑤
21. ①	22. ①	23. ④	24. ③	25. ⑤	26. ②	27. ④	28. ④	29. ③	30. ④
31. ⑤	32. ③	33. ③	34. ⑤	35. ④	36. ⑤	37. ④	38. ①	39. ⑤	40. ④
41. ④	42. ③	43. ⑤	44. ②	45. ⑤	46. ④	47. ①	48. ③	49. ②	50. ⑤

3 식품위생학

1. ④	2. ⑤	3. ①	4. ③	5. ④	6. ②	7. ④	8. ②	9. ④	10. ⑤
11. ③	12. ①	13. ⑤	14. ④	15. ①	16. ④	17. ④	18. ②	19. ②	20. ①
21. ①	22. ⑤	23. ②	24. ③	25. ③	26. ⑤	27. ④	28. ③	29. ⑤	30. ④
31. ④	32. ④	33. ④	34. ⑤	35. ②	36. ②	37. ⑤	38. ①	39. ⑤	40. ①

4 위생곤충학

1. ②	2. ①	3. ①	4. ⑤	5. ①	6. ②	7. ⑤	8. ④	9. ④	10. ②
11. ①	12. ①	13. ⑤	14. ⑤	15. ①	16. ①	17. ④	18. ③	19. ③	20. ③
21. ①	22. ③	23. ②	24. ③	25. ④	26. ⑤	27. ④	28. ③	29. ③	30. ③

5 위생관계법령

1. ③	2. ⑤	3. ③	4. ⑤	5. ①	6. ⑤	7. ③	8. ④	9. ⑤	10. ②
11. ②	12. ④	13. ②	14. ②	15. ⑤	16. ④	17. ①	18. ⑤	19. ①	20. ①
21. ④	22. ②	23. ④	24. ⑤	25. ②					

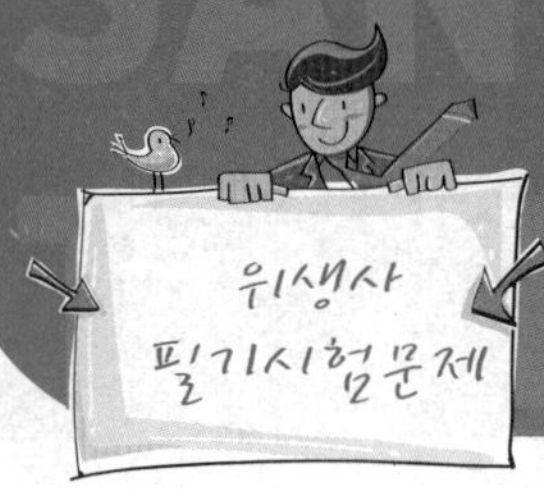

제3회 실전모의고사

정답 222쪽

1 공중보건학

01 공중보건학에서 가장 중요하게 생각하는 건강의 대상은?

① 개인의 건강 ② 가족의 건강 ③ 지역사회 주민의 건강
④ 근로자의 건강 ⑤ 노인의 건강

해설 공중보건학은 지역사회를 한 단위로 전체주민의 건강증진에 목적을 두고 있다.

02 공중보건에 관한 단독법을 최초로 제정한 나라는?

① 영국 ② 미국 ③ 이탈리아
④ 독일 ⑤ 스웨덴

해설 여명기 : 영국에서 세계 최초의 공중보건법(1848년)이 제정되었으며, 이 법에 근거하여 공중보건국과 지방보건국이 설치됨으로써 보건행정의 기틀이 마련되었다.

03 질병발생이나 유행 현상을 수리적으로 분석하여 수식화한 역학은?

① 기술역학 ② 분석역학 ③ 이론역학
④ 실험역학 ⑤ 작전역학

해설 이론역학 : 감염병의 발생모델과 유행현상을 수학적으로 수식화하여 발생이나 유행의 예측을 가능케 하는 3단계적 역학이다.

04 역학적 분석에서 귀속위험도의 산출방법은?

① 폭로군의 발병률 × 비폭로군의 발병률 ② 비폭로군의 발병률 ÷ 폭로군의 발병률
③ 폭로군의 발병률 − 비폭로군의 발병률 ④ 비폭로군의 발병률 − 폭로군의 발병률
⑤ 폭로군의 발병률 ÷ 비폭로군의 발병률

해설 ① 귀속위험도(기여위험도) : 질병요인에 의한 희생자가 얼마나 되는가를 나타내는 방법이다.
② 귀속위험도(기여위험도) = 위험요인에 폭로된 실험군의 발병률 − 비폭로군의 발병률

05 감염병(전염병) 발생에 관여하는 6가지 요소의 순서가 올바른 것은?

① 병원소 – 병원소로부터 탈출 – 전파 – 신숙주의 감수성 및 면역 – 신숙주에의 침입
② 병원체 – 전파 – 병원소 – 병원소로부터 탈출 – 신숙주에의 침입 – 신숙주의 감수성 및 면역
③ 병원체 – 병원소 – 병원소로부터 탈출 – 전파 – 신숙주에의 침입 – 신숙주의 감수성 및 면역
④ 병원소 – 전파 – 신숙주에의 침입 – 신숙주의 감수성 및 면역 – 병원소에서 탈출 – 병원체
⑤ 병원체 – 병원소 – 전파 – 병원소로부터 탈출 – 신숙주에의 침입 – 신숙주의 감수성 및 면역

06 다음 중 바이러스성 감염병(전염병)이 아닌 것만으로 구성된 항목은?

① 유행성간염, 일본뇌염 ② 폴리오, 풍진 ③ 황열, 유행성이하선염
④ 콜레라, 이질 ⑤ 두창, 홍역

07 다음 인간병원소 중 가장 관리하기 어려운 대상은?

① 감염병에 의한 사망자 ② 건강(만성) 보균자 ③ 회복기 보균자
④ 만성감염병 환자 ⑤ 급성감염병 환자

해설 보균자는 잠복기보균자 · 회복기보균자 · 영구(건강)보균자가 있으며, 이들 보균자 중 가장 관리하기 힘든 것은 건강보균자이다.

08 다음 질병의 전파방법 중 직접전파에 속하는 것은?

① 비말핵에 의한 전파 ② 활성 매개체 전파 ③ 경난형 전파
④ 공동 매개체 전파 ⑤ 비말에 의한 전파

해설 전파
① 직접전파 : 접촉에 의한 전파(성병, 에이즈), 비말에 의한 전파(디프테리아, 결핵 등)
② 간접전파 : 전파체가 있어야 하며 병원체가 병원소 밖으로 탈출하여 일정기간 생존능력이 있어야 한다.
㉮ 활성 전파체(생물 전파체)
㉠ 기계적 전파 : 파리, 가주성 바퀴 등에 의한 전파(소화기계 감염병)
㉡ 생물학적 전파 : 증식형 · 발육형 · 발육증식형 · 배설형 · 난소전이형 전파
㉯ 비활성 전파체(무생물 전파체) : 공기, 토양, 물, 우유, 음식물, 개달물에 의한 전파
※ 비말 : 10μ 이상, 비말핵 : 10μ 이하

09 다음 중 개달물에 해당되지 않는 것은?

① 책 ② 의복 ③ 완구
④ 침구 ⑤ 토양

해설 개달물(fomites) : 공기, 토양, 물, 우유, 음식물(5가지)을 제외한 환자가 쓰던 모든 무생물을 개달물이라 한다. 환자의 손수건, 컵, 안경, 장신구 등(대표적인 질환 : 트라코마)

10 **불현성 감염 : 현성 감염의 비율이 약 1 : 100 정도 되는 질병은?**

① 백일해 ② 성홍열 ③ 홍역
④ 디프테리아 ⑤ 소아마비

해설 홍역의 접촉지수 : 95%(100명에게 접촉시 현성환자가 95명이 나타난다는 뜻)

11 **사균백신, 생균백신(vaccine), 순화독소(toxoid) 등을 사용하여 얻어지는 면역은?**

① 자연능동면역 ② 인공능동면역 ③ 자연수동면역
④ 인공수동면역 ⑤ 감염면역

해설 후천적 면역
① 능동면역
㉮ 자연능동면역 : 질병에 감염된(질병이환) 후 형성되는 면역
㉯ 인공능동면역 : vaccine(병원체 자체)이나 toxoid(독소)의 예방접종 후 얻어지는 면역
② 수(피)동면역
㉮ 자연수(피)동면역 : 모체로부터 태반이나 수유를 통해 받는 면역
㉯ 인공수(피)동면역 : 면역혈청(Antiserum), 항독성(Antitoxin), 항체(γ-globulin) 등 인공제제를 접종하여 얻게 되는 면역

12 **다음 중 인공능동면역으로 사균(死菌)백신을 이용하는 것은?**

① 결핵 ② 백일해 ③ 파상풍
④ 디프테리아 ⑤ 두창

13 **예방접종이 감염병관리상 갖는 의미는?**

① 감염원의 제거 ② 감수성 숙주의 관리 ③ 병원소의 제거
④ 환경의 관리 ⑤ 유행 여부의 파악

14 **우리나라에서 학동의 결핵관리를 위해 가장 유효한 대책은?**

① 집단검진 및 BCG ② 학부형에 대한 보건교육
③ 이환 아동의 색출 및 등교중지 ④ 이환 교사의 색출 및 휴직조치
⑤ 해당사항 없음

15 **결핵관리상 효율적인 방법이 아닌 것은?**

① 예방접종 철저 ② 환자의 등록치료
③ 집회장소의 철저한 소독 ④ 개방성 환자의 격리 철저
⑤ 환자의 조기발견

해설 결핵은 만성감염병으로 공기감염은 되지만 사람이 모이는 장소를 소독하는 것은 무의미할 수 있다.

16 환자의 격리를 어렵게 하는 대상이 아닌 것은?

① 건강보균자 ② 은닉환자 ③ 잠복기보균자
④ 간과환자 ⑤ 현성환자

17 다음 중 2차 발병률을 산출하는 데 분모가 되는 것은?

① 발병위험에 폭로된 비면역자 수 ② 환자와의 접촉자수
③ 전체 환자수 ④ 그 기간 내의 총인구수
⑤ 그 기간 내의 총사망수

해설 2차 발병률 : 환자와 접촉자 중(접촉자 중 기감염자와 면역자는 제외)에서 새로 발병한 비율

18 발생률과 유병률이 거의 같은 경우는 다음 중 언제인가?

① 질병의 이환기간이 길 때 ② 질병의 이환기간이 짧을 때
③ 한 지역에 많은 질병이 발생할 때 ④ 치명률이 낮을 때
⑤ 만성 감염병이 유행할 때

해설 유병률(P) = 발생률(I) × 이환기간(D)

19 우리나라가 처음으로 국세조사를 실시하였던 시기는?

① 1915년 ② 1925년 ③ 1940년
④ 1945년 ⑤ 1950년

해설 우리나라 : 삼국시대 호구조사 이후 근대적 의미의 국세조사는 1925년 간이국세조사가 처음이었다.

20 C. P. Blacker의 인구성장단계 중 출생률과 사망률이 최저가 되는 저위정지기는 몇 단계에 속하는가?

① 고위정지기(1단계) ② 초기확장기(2단계) ③ 후기확장기(3단계)
④ 저위정지기(4단계) ⑤ 감퇴기(5단계)

21 인구의 동태지수(Vital Index)란?

① (출생자수 + 유출수) × 100 ② (출생자수 − 사망자수) × 1,000
③ (출생자수 + 사망자수) × 1,000 ④ (출생자수 ÷ 사망자수) × 100
⑤ (출생자수 − 사망자수) × 100

해설 동태지수(증가지수) = $\frac{\text{출생자수}}{\text{사망자수}} \times 100$

22 다음 중 전입 · 전출이 없고 출생 · 사망의 증감만 고려한 인구는?

① 유입인구　② 안정인구　③ 개방인구
④ 봉쇄인구　⑤ 모형인구

해설 ① 봉쇄인구
㉮ 전입 · 전출이 없고 출생 · 사망의 증감만 고려한 인구
㉯ 남녀인구가 거의 동등하다.
② 개방인구
㉮ 자연증감 이외에 유입 · 유출이 있는 인구
㉯ 지역의 산업구조(직업여성 · 남성 수)에 따라 성비의 균형이 깨지기도 한다.

23 순재생산율을 설명한 것이다. 맞는 것은?

㉮ 한 여성이 일생 동안 낳은 아기의 수
㉯ 순재생산율이 1.0이면 인구정지, 1.0 이상이면 인구증가, 1.0 이하면 인구 감소
㉰ 어머니의 사망률을 무시하는 재생산율 또는 한 여성이 일생 동안 낳은 여아의 총수
㉱ 총재생산율에서 어머니의 사망을 고려하는 경우

① ㉮, ㉯, ㉰　② ㉮, ㉰　③ ㉯, ㉱
④ ㉱　⑤ ㉮, ㉯, ㉰, ㉱

해설 순재생산율 : 어머니의 사망을 고려하는 경우에는 순재생산율이라 한다(총재생산율에 모성까지 생존을 곱한 율). (1.0 : 인구 정지, 1.0 이상 : 인구 증가, 1.0 이하 : 인구 감소)

24 조선시대 왕실의료를 담당하였던 곳은?

① 전형사　② 혜민서　③ 내의원
④ 활인서　⑤ 전의감

해설 조선시대(1392 ~ 1910년)
① 전형사 : 예조판서 산하에 의약을 다루는 관직
② 내의원 : 왕실의료 담당
③ 전의감 : 일반 의료행정 및 의과 고시 담당
④ 혜민서 : 의약과 일반서민의 치료 담당
⑤ 활인서 : 감염병(전염병) 환자와 구호를 담당
⑥ 고종 31년(1894년) : 서양 의학적 지식이 처음 우리나라에 도입됨

25 보건행정계획에 있어서 계획, 사업, 예산, 체계를 나타내는 것은?

① PPBS　② OR　③ PERT
④ SA　⑤ CPM

해설 ① 보건행정의 관리 과정 : Gulick의 7가지 기본 관리 과정 POSDCoRB
㉮ 기획(Planning)

㉯ 조직(Organization)

㉠ 조직의 일반적인 순서(POAC) : 기획(Planning) → 조직(Organization) → 실행(Actuating) → 관리(Controlling)

㉡ 기능조직 : 계선조직, 참모조직, 보조조직

㉢ 조직의 7대 원칙 : 계층화의 원칙, 목적의 원칙, 분업의 원칙, 조정의 원칙, 명령통일의 원칙, 일치의 원칙, 통솔 범위의 원칙

② 행정계획과 평가

㉮ 계획 → 사업 → 예산 → 체계(PPBS ; Planning → Programming → Budgeting → System)

㉯ 운영연구(OR ; operation research) : 제2차 대전 당시 군사작전상의 문제를 해결하기 위해 고안된 것

26 사회보장법에 관한 단독법이 최초로 제정 공포된 나라와 시기는?

① 영국, 1880년　② 독일, 1884년　③ 스웨덴, 1910년

④ 프랑스, 1930년　⑤ 미국, 1935년

해설 1935년 : 미국, 사회보장법을 제정(사회보장이란 용어를 공식적으로 처음 사용)

27 공적부조에 관련된 법이 <u>아닌</u> 것은?

① 재해구호법　② 아동복지법　③ 의료보험법

④ 국민기초생활보장법　⑤ 군사원호법

해설 ②번(아동복지법) : 공적부조가 아니고 공공복지 서비스이다.
공중보건학에서는 관습상 "위와 같은 문제"일 때에는 ③번(의료보험법)을 답으로 한다.
※ "생활보호법" : 현재의 명칭은 "국민기초생활보장법"이다.

28 공중보건사업을 중앙집권으로 할 때 갖는 장점이 <u>아닌</u> 것은?

① 지역단위로만은 불가능하거나 의미가 없는 사업이 있다.

② 보건사업의 중첩을 피할 수 있다.

③ 지방 자체의 특색을 살려 보건사업을 할 수 있다.

④ 다른 행정부서의 협조하에 이루어져야 할 사업이 많다.

⑤ 국가시책이 지방말단에 이르기까지 잘 반영된다.

해설 보건행정에는 하향식(국가중심)과 상향식(지역중심)이 있다.
① 중앙정부(하향식) : 지역사회의 특성을 맞추기 어렵다.
② 지역중심(상향식) : 지역사회의 특성에 맞는 사업을 할 수 있다.

29 우리나라에서 보건사업의 성공을 위한(보건행정의 접근방법으로) 가장 중요한 것은?

① 보건교육　② 의료봉사　③ 의료보험

④ 감염병 관리　⑤ 환경위생 관리

30 다음 중 저소득층이나 노인층에 가장 적합한 보건교육방법은?

① 개인접촉방법 ② 강연회 ③ 집단토론
④ 심포지엄 ⑤ 버즈세션(Buzz Session)

해설 저소득층이나 노인층에 가장 적합한 보건교육방법은 개인접촉방법이며, 개인접촉방법 중 가정방문은 저소득층·노인층에게 가장 적합하다.

31 다음 중 왕래식 보건교육방법이 아닌 것은?

① 영화 ② 면접 ③ 강습회
④ 부녀회 ⑤ 집단토론

해설 영화 : 일방적인 교육방법에 속한다.

32 $\frac{\text{체중(kg)}}{[\text{신장(cm)}]^2} \times 10^4$은 무엇을 나타내는 것인가?

① 알파 지수 ② 비만도(%) ③ Vervaek Index
④ Kaup Index ⑤ Rohrer Index

33 다음 중 변이계수의 계산식은?

① 표준편차 ÷ 평균편차 ② 표준편차 ÷ 산술평균 ③ 분산 ÷ 기하평균
④ 평균 ÷ 중위수 ⑤ 편차 ÷ 평균

34 우리나라에서 주산기사망률의 주산기란 무엇을 말하는가?

① 임신 28주 이후+생후 7일 이내 기간 ② 임신 20주 이후+생후 7일 이내 기간
③ 임신 28주 이후+생후 100일 이내 기간 ④ 임신 20주 이후+생후 6개월 이내 기간
⑤ 임신 10주 이후+생후 30일 이내 기간

해설 $\text{주산기사망률} = \frac{\text{임신 28주 이후의 태아 사망자수 + 생후 1주 이내 사망수}}{\text{연간 28주 이후의 태아 사망자수 + 연간 출생아수}} \times 10^3$

35 부양비란?

① (생산층 인구 + 비생산층 인구) × 100 ② 비생산층 인구 ÷ 생산층 인구 × 100
③ (생산층 인구 − 비생산층 인구) × 100 ④ (비생산층 인구 − 생산층 인구) × 100
⑤ 생산층 인구 ÷ 비생산층 인구 × 100

해설 $\text{부양비} = \frac{\text{비생산층 인구}}{\text{생산층 인구}} \times 100 = \frac{\text{비경제연령 인구}}{\text{경제연령 인구}} \times 100$

2 환경위생학

01 군집독을 일으키는 가스의 변화를 바르게 설명한 것은?

① CO_2 증가, O_2 감소, 악취 증가, 기타 가스의 증가
② CO_2 증가, O_2 증가, 악취 증가, 기타 가스의 증가
③ CO_2 증가, O_2 감소, 악취 감소, 기타 가스의 증가
④ CO_2 증가, O_2 감소, 악취 증가, 기타 가스의 감소
⑤ CO_2 감소, O_2 감소, 악취 증가, 기타 가스의 증가

02 무색, 무취, 무자극성으로 공기보다 가벼우며 물체가 불완전연소할 때 발생하는 기체는?

① CO_2　② CO　③ O_2
④ N_2　⑤ SO_2

해설 가스의 비중=가스의 무게/공기의 무게
CO의 비중=28/28.8=0.97　∴ CO는 공기보다 가볍다.

03 온열환경에 있어 가장 중요한 온열요소를 정확하게 설명한 것은?

① 기온, 일교차, 습도　② 기온, 기습, 기류, 복사열
③ 복사열, 실내온도, 일교차　④ 실내온도, 기류, 감각온도
⑤ 기온, 기류, 일교차

해설 온열요소(온열조건 4인자) : 기온, 기습(습도), 기류, 복사열

04 다음 중 거의 모든 사람이 쾌적감을 느낄 수 있는 겨울철의 최호적 감각온도는?

① 60°F　② 64°F　③ 66°F
④ 71°F　⑤ 80°F

해설 ① 겨울철의 최호적 감각온도 : 66°F
② 여름철의 최호적 감각온도 : 71°F

05 다음 중 불쾌지수를 구하는 방법으로 맞는 것은?

① (건구온도×습구온도)℃×0.72+40.6　② (건구온도×습구온도)℃+0.72+40.6
③ (건구온도+습구온도)℃×0.72+40.6　④ (건구온도+습구온도)℃÷0.72+40.6
⑤ (건구온도−습구온도)℃×0.72+40.6

해설 불쾌지수(DI ; Discomfortable Index)
① 불쾌지수=(건구온도+습구온도)℃×0.72+40.6
=(건구온도+습구온도)℉×0.4+15
② 불쾌지수와 불쾌감
㉮ 불쾌지수 70 : 10%의 사람이 불쾌감을 느낀다.
㉯ 불쾌지수 75 : 50%의 사람이 불쾌감을 느낀다.
㉰ 불쾌지수 80 : 100%의 사람이 불쾌감을 느낀다.
㉱ 불쾌지수 85 : 견딜 수 없는 상태이다.

06 피부를 통해 방출되는 체열의 양은 전체 방열량의 몇 %인가?

① 20~30% ② 30~40% ③ 40~50%
④ 60~70% ⑤ 80~90%

07 다음 중 온열지수에 해당하지 않는 것은?

① 쾌감대 ② 감각온도 ③ 불쾌지수
④ 냉각력 ⑤ 압력

해설 ① 온열지수(온열요소의 종합지수) : 온도조건에 관한 여러 가지 종합지수를 온열지수라 한다.
② 온열지수 : 쾌감대, 감각온도, 지적온도, 불쾌지수, 냉각력, 등가온도, 온열평가지수
※ 온열인자 : 온도, 습도(기습), 기류, 복사열

08 빛의 종류별 파장의 길이를 바르게 표시한 것은?

① 적외선>X선>자외선 ② γ선>X선>전파
③ 전파>적외선>가시광선 ④ 가시광선>적외선>자외선
⑤ 전파>가시광선>적외선

해설 파장의 길이가 긴 순서 : 전파>적외선>가시광선>자외선>X선>γ선>우주선

09 오존층에서 자외선을 흡수하는 파장범위는?

① 150~200nm ② 180~200nm ③ 200~350nm
④ 200~290nm ⑤ 300~350nm

10 다음 지역 중 대기오염 사건이 일어난 도시가 아닌 곳은?

① Meuse Valley ② Donora ③ London
④ Paris ⑤ L.A

해설 뮤즈계곡(Meuse Valley) 사건(1930년), 도노라(Donora) 사건(1948년), 포자리카(Poza Rica) 사건(1950년), 런던(London) 사건(1952년), 로스앤젤레스(L.A ; Los Angeles) 사건(1954년)
※ 러브커넬사건(1978, 미국) : 폐기물 오염사건 중 유기화합물질(다이옥신)에 의해 발생한 사건임

11 광화학적 오염에 관여하는 물질이 <u>아닌</u> 것은?

① 질소산화물(NO_X) ② 유황산화물(SO_X) ③ 유기물
④ 탄화수소(HC) ⑤ 오존(O_3)

12 대기 중에 존재하는 먼지의 크기는 보통 어느 정도인가?

① 0.001~0.01μ ② 1~100μ ③ 0.1~10μ
④ 0.01~0.1μ ⑤ 10~0.01μ

해설 대기 중에 존재하는 먼지의 크기는 0.001~500μm 정도이나 0.1~10μm 정도의 크기가 대부분이다.

13 다음 중 조혈기능 장애를 일으키는 물질은 어느 것인가?

① 비소 ② 납, 벤젠 ③ 아연
④ 황화수소 ⑤ 오존

14 대기의 온실효과는 지구의 온도를 높인다고 한다. 그 이유는?

① 대기 중 먼지의 증가로 이 먼지가 복사열을 흡수하기 때문
② 일산화탄소 증가로 자외선 부근의 복사 열을 흡수하기 때문
③ 아황산가스 증가로 적외선 부근의 복사열을 흡수하기 때문
④ 이산화탄소의 증가로 적외선 부근의 복사열을 흡수하기 때문
⑤ 화산폭발로 인한 방사열이 대기 중에 흡수되어 있기 때문

15 미국의 대륙 서쪽 동태평양 적도 인근의 해수온도가 상승하면서 일으키는 현상은?

① 엘니뇨 ② 라니냐 ③ 황사
④ 태풍 ⑤ 온실효과

16 현대 공해의 특성으로 볼 수 <u>없는</u> 것은?

㉮ 누적화	㉯ 다발화	㉰ 다양화	㉱ 국소화

① ㉮, ㉯, ㉰ ② ㉮, ㉰ ③ ㉯, ㉱
④ ㉱ ⑤ ㉮, ㉯, ㉰, ㉱

해설 우리나라의 대기오염의 특징
① 최근 우리나라의 대기오염 양상은 점점 복잡 다양화되어 가고 있다.
② 우리나라의 환경오염(대기오염)은 날로 증가 일로에 있다.
③ 질소산화물은 자동차 배출가스와 화력발전소 등에서 다량 배출되고 전체적으로 증가하고 있다.
④ 우리나라의 주요한 대기오염물질은 배출구에 따라 다르지만 아황산가스가 많이 배출되고 있으나, 최근 들어서는 아황산가스는 줄어드는 반면, 질소산화물, 미세먼지, 옥시던트(오존 등) 등도 문제가 되고 있다.

17 **다음 중 지표수의 특징이 아닌 것은?**

① 미생물과 세균번식이 활발하다.
② 부유성 유기물이 적다.
③ 경도가 낮다.
④ 수온변화가 심하다.
⑤ 용존산소를 많이 함유하고 있다.

해설 ① 지표수 : 부유성 유기물이 많다.
② 지하수 : 부유성 유기물이 적고, 경도가 높다.

18 **다음 내용 중 완속여과법과 관계없는 것은 어느 것인가?**

① 수면이 잘 동결되는 지역에 좋다.
② 세균 제거율은 98~99%이다.
③ 건설비가 많이 든다.
④ 여과속도는 3m/day이다.
⑤ 사면대치를 한다.

해설

완속여과와 급속여과의 차이점

항 목	완속여과	급속여과
여과속도	3~5m/day	120~150m/day
예비처리	보통침전법(중력침전)	약품침전
제거율	98~99%	95~98%
모래층 청소	사면대치(표면층 삭제)	역류세척(Back Wash)
경상비	적다.	많다.
건설비	많다.	적다.
부유물질 제거	모래층 표면	모래층 표면과 내부
장점	세균 제거율이 높다.	탁도 · 색도가 높은 물에 좋다. 수면 동결이 쉬운 곳에 좋다.

19 **다음 물질 중 염소소독 대용으로 이용될 수 있는 물질이 아닌 것은?**

① 오존
② 브롬
③ 고분자 응집제
④ 자외선
⑤ 요오드

20 **다음 중 불연속점(Break Point) 염소처리를 옳게 설명한 것은?**

① 유리형 잔류염소 출현시까지 처리
② 잔류염소 최하강점 이상으로 염소처리
③ 잔류염소 최상승점 이상으로 염소처리
④ 간헐적으로 염소처리
⑤ 불연속적으로 염소처리

해설 염소소독은 파괴점(Break Point, 잔류염소 최하강점) 이상으로 염소를 주입한다.

21 용존산소량(DO)에 대한 설명 중 맞지 않는 것은?

① DO는 수온이 낮고 기압이 높을수록 증가한다.
② DO가 가장 낮은 점이 임계점이다.
③ 염류농도가 높을 때 DO가 최대이다.
④ 해수나 경수는 산소의 용해도가 매우 낮다.
⑤ 염류의 농도가 높을수록 DO의 농도는 낮아진다.

해설 염류농도가 높으면 DO는 낮아진다.

22 BOD라 함은 몇 도에서 얼마 동안 저장한 후 측정한 값인가?

① 20℃, 5일간 ② 10℃, 5일간 ③ 20℃, 7일간
④ 15℃, 3일간 ⑤ 10℃, 1일간

23 다음 중 경수(경도)에 해당하는 물질은?

① 탄산가스가 많다. ② 질소와 인이 많다. ③ 칼슘, 마그네슘이 많다.
④ 조류가 많다. ⑤ 불소량이 많다.

해설 ① 경도라 함은 물속에 용해되어 있는 Ca^{2+}, Mg^{2+}, Mn^{2+}, Fe^{2+}, Sr^{2+} 등의 2가 양이온이 원인이 되며 이들의 양을 탄산칼슘($CaCO_3$)으로 환산하여 나타내며, 단위는 ppm(mg/*l*)으로 표시한다.
② 종류
㉮ 일시경도(탄산경도)
㉠ 일시경도 유발물질 : OH^-, CO_3^{2-}, HCO_3^- 등
(예 $Ca(OH)_2$, $Ca(HCO_3)_2$, $Mg(HCO_3)_2$, $MgCO_3$)
㉡ 일시경도 제거 방법 : 끓이면 경도를 제거할 수 있다. 즉, 연수화시킬 수 있다.
㉯ 영구경도(비탄산경도)
㉠ 영구경도 유발물질 : Cl^-(염화물), SO_4^{2-}(황산염), NO_3^-(질산염) 등
(예 $MgCl_2$, $MgSO_4$, $CaSO_4$, $Mg(NO_3)_2$, $Ca(NO_3)_2$)
㉡ 영구경도는 끓여도 제거되지 않는다.
③ 경도제거 방법 : 석회소다법, 제오라이트법

24 대장균 지수가 크다는 의미는?

① 호기성 세균 ② 집락 ③ 대장균이 많다.
④ 혐기성 세균 ⑤ 임의성 균

해설 ① 대장균 지수 : 대장균이 검출된 검수량의 역수
② 대장균 지수가 크다는 것은 대장균이 많다는 것이다.

25 **하천의 오염진행상태를 알아보기 위한 지표로서 가장 타당성이 있는 것은?**

① 암모니아성 질소(NH_3-N)가 대량 검출되었다.
② 용존산소(DO)가 5mg/l였다.
③ COD가 10mg/l였다.
④ 알칼리도가 50mg/l였다.
⑤ 중금속이온이 검출되었다.

해설 암모니아성 질소(NH_3-N)가 대량 검출되었다면 오염된 지 얼마 되지 않았다는 것을 알 수 있다.

26 **PCB에 관한 설명 중 잘못된 것은?**

① 물리적 · 화학적으로 안정하고 난연성이다.
② DDT와 BHC와 같은 염소를 함유하는 물질이다.
③ 전기절연성이 높고 콘덴서 등의 전기기기 제조에 사용된다.
④ 일반적으로 수용성이므로 생체 내에 들어가도 지방조직에 축적되는 일은 없다.
⑤ 생물농축에 의해 축적된다.

해설 PCB는 지용성이므로 생체 내에 들어가 지방조직에 축적된다.

27 **오염원과 오염원으로부터 주로 배출되는 유해물질이 틀리게 짝지어진 것은?**

① 축전지 제조공장 – 납
② 도금공장 – 시안
③ 농약 제조공장 – 비소
④ 온도계 제조공장 – 크롬
⑤ 안료 제조공장 – 유기인

해설 ① 안료 제조공장 : Pb, Cd, Cr 등이 배출된다.
② 유기인 : 농약공장에서 배출된다.

28 **분뇨를 혐기성 방법으로 처리할 때 장점이 아닌 것은?**

① 소화가스를 모아서 열원으로 이용한다.
② 호기성 처리방법에 비하여 소화속도가 빠르다.
③ 유지관리비가 적게 든다.
④ 기생충란을 사멸시킨다.
⑤ 수인성 감염병의 전파를 막을 수 있다.

해설 혐기성처리는 호기성 처리방법에 비하여 소화속도가 느리다.

29 **하수의 운반시설 중 분류식의 장점은 어느 것인가?**

① 항상 일정한 유량을 유지할 수 있다.
② 수리가 용이하다.
③ 빗물에 의해 하수관이 자연히 청소된다.
④ 점검이 간단하다.
⑤ 건설비가 적게 든다.

해설 ②·③·④·⑤번은 합류식의 장점이다.
하수 처리방식에는 합류식과 분리식이 있다.
① 합류식 : 합류식이란 우수와 오수를 합쳐서 처리하는 방식으로서 평상시 오수만 유입 시 유속이 작아져 관내에 고형물이 퇴적되기 쉽다.
㉮ 장점
㉠ 건설비가 적게 든다.
㉡ 관이 크므로 보수·점검·청소를 하기가 용이하다.
㉢ 하수관이 우수에 의해 자연적으로 청소가 된다.
㉯ 단점
㉠ 강우 시 하수량이 많아져 수처리가 어렵다.
㉡ 강우 시 큰 유량에 대비하여 단면적을 크게 하므로 가뭄이 계속되는 여름철에는 침전물이 생겨 부패하기 쉽다.
㉢ 폭우에는 범람의 우려가 있다.
② 분류식 : 우수와 오수를 분리하는 것으로서 항상 일정한 유량을 유지할 수 있으며, 장·단점은 합류식의 반대가 된다.

30 소각처리를 할 때 환경위생상 가장 큰 문제점이 되는 것은?

① 화재 발생 ② 대기오염 ③ 악취 발생
④ 쥐의 서식 ⑤ 먼지 비산

31 위생적 매립방법을 할 때 가장 큰 단점은?

① 토지 요구량이 크다.
② 파리나 쥐가 서식한다.
③ 인건비가 많이 든다.
④ 폐기물의 분류가 선행되어야 한다.
⑤ 종이, 먼지의 비산이 많다.

해설 위생적 매립방법의 가장 큰 단점은 많은 토지를 필요로 한다.

32 이상 고온에서 작업할 때 치사율이 가장 높은 질환은?

① 열경련 ② 일사병 ③ 열쇠약
④ 열허탈 ⑤ 열피로

33 다음 직업과 그 작업에서 오는 직업병을 연결한 것 중 <u>틀린</u> 것은?

① 용접공－백내장 ② 인쇄공－진폐증 ③ 항공기 정비사－소음성 난청
④ 도료공－빈혈 ⑤ 용광로 화부－열쇠약

해설 인쇄공 : 납(연) 중독

34 다음의 단위 중 dB는 무엇을 말하는가?

① 음압수준(음의 강도) ② 음의 주파수 ③ 음질
④ 음의 양 ⑤ 소음

35 일상적으로 근무하면서 폭로될 때 청력장애(난청)를 일으키기 시작할 수 있는 음의 최저치는?

① 65~70dB ② 75~80dB ③ 90dB
④ 100~105dB ⑤ 110dB 이상

해설 가청음역과 난청
① dB(A) : 음의 강도(음압수준)
② phon : 음의 크기
③ Hz : 진동수의 단위
④ 소음의 허용한계(8시간 기준) : 90dB(A)
⑤ 건강인의 들을 수 있는 범위, 즉 가청음역 : 20~20,000Hz
⑥ 난청을 조기에 발견할 수 있는 주파수 : 4,000Hz(C_5-dip)

36 다음 중 소음성 난청의 초기단계인 C_5-dip 현상이 잘 일어나는 주파수는?

① 25,000Hz ② 10,000Hz ③ 4,000Hz
④ 2,000Hz ⑤ 1,000Hz

해설 C_5-dip : 4,000cycle에서 최저가 저주파를 말한다.

37 수영장의 유리잔류염소량은 얼마로 규정되어 있는가?

① 0.05ppm ② 0.1ppm ③ 0.2ppm
④ 0.3ppm ⑤ 0.4~1.0ppm

해설 수영장의 수질기준 : 유리잔류염소는 0.4~1mg/l, 결합잔류염소는 최대 0.5mg/l 이하
※ mg/l = ppm

38 온천수 등의 욕수에 대한 수질기준 항목은 어느 것인가?

① 탁도 ② 색도 ③ 수소이온 농도
④ 과망간산칼륨 소비량 ⑤ 총대장균군

해설 온천목욕장 욕수의 수질기준
① 원수 : 총대장균군을 검사하되, 총대장균군은 100ml 중에서 검출되지 아니 하여야 한다.
② 욕조수(浴槽水) : 총대장균군을 검사하되, 1개를 초과하여 검출되지 아니 하여야 한다.

39 눈의 보호를 위해 가장 좋은 실내 조명방법은 어느 것인가?

① 반직접조명 ② 간접조명 ③ 직접조명
④ 반간접조명 ⑤ 이상 모두

해설 직접조명은 밝기 측면에서는 효과가 있으나 눈의 피로를 가져온다.

40 다음 중 실내의 최저 기준 조도는?

① 60Lux ② 100~150Lux ③ 200~300Lux
④ 500Lux ⑤ 300~600Lux

해설 실내 조도 기준
① 세면장 · 화장실 : 60~150Lux
② 식당 · 강당(집회장) : 150~300Lux
③ 교실 · 현관 · 복도 · 층계 · 실험실(일반) : 300Lux 이상(300~600Lux)
④ 도서실 · 정밀작업 : 600~1,500Lux

41 고압증기멸균법의 압력과 처리시간으로 맞는 것은?

① 10Lb, 15분간 ② 15Lb, 20분간 ③ 20Lb, 15분간
④ 20Lb, 30분간 ⑤ 30Lb, 30분간

해설 고압증기멸균법
① 121℃, 15Lb, 20분간 실시하며, 아포형성균의 멸균에 사용된다.
② 사용 : 초자기구, 고무제품, 자기류 등에 사용된다.

42 석탄산계수가 2이고 석탄산의 희석배수가 30인 경우, 실제 소독약품의 희석배수는?

① 15배 ② 28배 ③ 32배
④ 60배 ⑤ 120배

해설 $\text{석탄산계수} = \frac{\text{소독약의 희석배수}}{\text{석탄산의 희석배수}}$ $2 = \frac{x}{30}$ $\therefore x = 60$배

43 다음 지역 중 대기오염 사건이 일어난 도시가 아닌 곳은?

① Meuse valley ② Donora ③ London
④ Paris ⑤ L.A

44 다음 중 오존의 장단점이 아닌 것은?

① 강력한 살균력이 있다. ② 잔류효과가 있다.
③ 발암물질인 THM이 생성되지 않는다. ④ 오존(O_3)은 잔류효과가 없다.
⑤ 가격이 비싸다.

해설 오존(O_3)은 물 소독시 잔류효과가 없어 2차 오염을 일으킬 수 있는 것이 가장 큰 단점이다.

45 암모니아의 원인물질은?

① 탄수화물 ② 무기물 ③ 유기성 단백질
④ 지방 ⑤ 칼슘

해설 질산화반응(호기성) : 유기성질소(단백질) → NH_3-N → NO_2-N → NO_3-N

46 성층현상과 가장 관계 깊은 인자는?

① 적조현상 ② 유기물 농도 ③ 인농도
④ 온도 ⑤ 염류농도

해설 성층현상 : 호수에서는 수심에 따른 온도의 변화로 물의 밀도차가 발생하여 표층, 변천대, 정체층 등으로 층이 발생하는데 이러한 현상을 성층현상이라 한다.

47 규폐증을 일으키는 물질이 아닌 것은?

① 유리규산(SiO_2) ② 규석 ③ 석영
④ 규조토, 석영유리 ⑤ 금속 fume

해설 ① 규폐증은 주로 유리규산(SiO_2)의 흡입으로 폐에 만성섬유증식을 일으키는 질환이다.
② 유리규산은 결정형(結晶形 ; 규석, 석영), 미세결정형 및 무정형(無晶形 ; 규조토, 석영유리)의 3종이 있는데 이 중에서 결정형이 제일 문제가 된다.

48 대기권의 상층부가 하층부보다 기온이 높은 상태를 무엇이라 하는가?

① 기온역전 ② 온열조건 ③ 기온감률
④ 기후요소 ⑤ 등온변화

해설 기온역전 : 상층기온 > 하층기온

49 다음 중 상수도의 약품침전에 있어서 사용되는 응집제로 가장 합당한 것은?

① 황산동 ② 황산알루미늄 ③ 활성탄
④ 황산마그네슘 ⑤ 황산망간

50 쓰레기의 위생적 매립 시 복토용 흙이 갖추어야 할 사항이 아닌 것은?

① 동물 시체의 침출수 방지 ② 종이, 먼지의 비산방지 ③ 파리의 접근방지
④ 물의 침투방지 ⑤ 압축성이 클 것

3 식품위생학

01 다음 중 NaCl이 미생물의 생육을 억제하는 이유에 해당되지 않는 것은?

① 식품 내의 수분활성 저하 ② 산소분압의 감소
③ Cl^-의 독작용 ④ 삼투압에 의한 원형질 분리
⑤ Na^+에 의한 능동운반 저하

02 미생물의 생육을 억제시킬 수 있는 당의 농도(당장법)는 몇 % 이상이어야 하는가?

① 20% ② 30% ③ 50%
④ 70% ⑤ 10%

해설 미생물의 생육을 억제시킬 수 있는 당의 농도 : 50%

03 어류의 사후변화가 바르게 기술된 것은?

① 사후강직 → 강직해제 → 자가소화 → 부패
② 사후강직 → 자가소화 → 강직해제 → 부패
③ 사후강직 → 부패 → 자가소화 → 강직해제
④ 자가소화 → 강직해제 → 사후강직 → 부패
⑤ 자가소화 → 사후강직 → 강직해제 → 부패

해설 어류의 사후변화 : 어류는 일정한 시간이 지나면 근육이 경직된 다음 조직 내에 있던 효소에 의해 연화분해된다.
사후강직 → 강직해제 → 자가소화(자기소화) → 부패

04 부패를 판정하는 방법 중 가장 기초적인 방법은 어느 것인가?

① 관능적 방법 ② 미생물학적 방법 ③ 휘발성 환원물질 측정
④ Histamine 측정 ⑤ 휘발성 염기질소 측정법

해설 ① 관능적 방법 : 부패를 판정하는 방법 중 가장 기초적인 방법이다.
② 관능검사 : 성상, 맛, 냄새, 포장상태 등을 검사 등

05 식품 중의 생균수 안전한계는 얼마인가?

① 10^2/g ② 10^3/g ③ 10^{20}/g
④ 10^4/g ⑤ 10^5/g

해설 식품 중의 생균수 안전한계 : 10^5/g

06 다음은 식품의 Microflora형성에 관한 설명이다. 잘못된 것은?

① 염장식품에는 호염균이 많이 번식한다.
② 당류를 함유한 산성 식품에는 유산균이 많다.
③ 함수량이 많은 식품에는 곰팡이가 잘 번식한다.
④ 세균은 곰팡이보다 먼저 서식한다.
⑤ 일반식품에는 비병원성 식품미생물이 많이 서식하고 있다.

해설 함수량이 많은 식품에는 세균이 잘 번식한다.

07 다음 사항과 관계있는 검사는 무엇인가?

A : 비중 1.028~1.034	B : 지방질 함량 3.0%	C : pH 6.8 이하

① 어류의 신선도 검사기준 ② 계란의 부패 검사기준 ③ 우유의 검사기준
④ 단백질의 부패 검사기준 ⑤ 지방의 부패 검사기준

해설 우유의 신선도 검사
① 산도측정 : 신선한 우유는 pH 6.6~6.8 (젖산으로는 0.18% 이하)
② 비중 : 1.032
③ 유지방 : 3.7% 정도 등

08 신선한 어류에서 우점종으로 나타나는 세균속은?

① Salmonella ② Clostridium ③ Aspergillus
④ Pseudomonas ⑤ Bacillus

해설 Pseudomonas : 저온에서 번식한다. 따라서 어류에 우점종으로 나타난다.

09 쌀에 황변미를 일으키는 미생물은?

① 원충류 ② 곰팡이 ③ 세균
④ 바이러스 ⑤ 리케치아

10 다음 중 대장균군의 특성은?

① 그람양성, 간균으로 유당을 분해하는 호기성, 통성혐기성 균이다.
② 그람양성, 구균으로 유당을 분해하는 호기성, 통성혐기성 균이다.
③ 그람음성, 간균으로 포자를 형성하지 않고 유당을 분해하는 호기성, 통성혐기성 균이다.
④ 그람음성, 구균으로 유당을 분해하는 호기성, 통성혐기성 균이다.
⑤ 그람음성, 구균으로 아포를 형성하고 편모를 갖지 않는다.

11 다음 중 분변오염의 지표미생물로 이용되는 것은?

① 대장균군 ② 살모넬라균 ③ 비브리오균
④ 포도상구균 ⑤ 보툴리누스균

12 세균성 식중독이 아닌 것은?

① 살모넬라균 식중독 ② 장염비브리오 식중독
③ 복어 독에 의한 식중독 ④ 아리조나 식중독
⑤ 보툴리누스 독에 의한 식중독

해설 복어 독에 의한 식중독 : 자연독 식중독이다.

13 장염 Vibrio 식중독의 원인균은 어느 것인가?

① Salmonella ② Staphylococcus aureus
③ Vibrio cholera ④ Clostridium botulinum
⑤ Vibrio parahaemolyticus

해설 Vibrio parahaemolyticus(장염비브리오 식중독균) : 호염성균, 열에 약하다.
②번－포도상구균 식중독균, ③번－콜레라균, ④번－보툴리누스 식중독균

14 손에 화농성 상처를 가진 사람이 식품을 다루었을 때 일어나기 쉬운 식중독은?

① 포도상구균 식중독 ② 살모넬라 식중독
③ 보툴리누스 식중독 ④ 웰치균 식중독
⑤ 장염비브리오 식중독

15 다음 중 Clostridium botulinum의 특성이 아닌 것은?

① 아포를 형성하며 내열성이 강하다.
② 통조림, 진공포장 식품 등에 잘 번식한다.
③ 주모성 편모를 가지며 활발한 운동성이 있다.
④ 호기성의 그람음성 구균이다.
⑤ 균의 아포는 면역학적으로 A~G의 7가지 형으로 분류한다.

해설 Clostridium botulinum : 혐기성, 그람양성, 아포형성, 주모균, 치명률이 높다.

16 다음 내용은 세균성 식중독에 대한 설명이다. 잘못된 것은?

① 잠복기가 길다. ② 잠복기가 짧다.
③ 면역이 형성되지 않는다. ④ 세균의 대량섭취에 의해 발병한다.
⑤ 원인식품에 기인한다.

해설 세균성 식중독 : 잠복기는 경구감염병보다 짧다.

17 다음 중 설탕보다 250배의 단맛을 갖고 있으나 혈액독을 유발시키기 때문에 사용이 금지된 물질은?

① dulcin ② sorbitol ③ cyclamate
④ aspartam ⑤ saccharine

해설 dulcin(둘신) : 설탕보다 250배의 단맛을 갖고 있으며, 혈액독, 발암성, 중추신경에도 장애를 준다.

18 다음 중 물에 녹기 쉬운 무색의 기체로서 두부의 방부목적으로 사용하여 문제를 일으키는 독성 물질은?

① 황산 ② butter yellow ③ 과산화수소
④ formaldehyde ⑤ 염산

19 Methyl alcohol(메틸알코올)의 독작용을 설명한 것이다. 옳은 것은?

① HCHO에 의한 운동장애 ② HCHO에 의한 언어장애
③ HCHO에 의한 말초신경장애 ④ HCHO에 의한 중추신경장애
⑤ HCHO에 의한 시신경장애

20 다음 중 최근에 식품위생상 문제가 되는 것은?

① 첨가물 사용빈도의 증가 ② 트렌스지방의 사용량의 감소
③ 기생충질환의 증가 ④ 세균성 식중독의 증가
⑤ 원충류에 의한 중독 증가

해설 최근에 식품위생상 문제는 첨가물 사용빈도의 증가이다.

21 다음 독버섯의 특징 중 자율신경계에 작용하여 부교감신경 말초흥분을 일으키는 유독물질은 어느 것인가?

① amin ② gyromitrin ③ muscarine
④ ibotenio acid ⑤ lampterol

해설 ① 위의 내용은 muscarine 설명이다.
② lampterol : 위장장애

22 고시폴(gossypol)의 독성분을 함유하는 식품은?

① 감자 ② 버섯 ③ 면실유
④ 미나리 ⑤ 복어

23 섭조개가 갖고 있는 독소의 성분은?

① Tetrodotoxin ② Solanine ③ Muscarin
④ Saxitoxin ⑤ Sepsine

해설 대합조개, 섭조개, 홍합
① 독성분 : saxitoxin(5~9월에 발생)
② 중독증상 : 말초신경마비
③ 치사율 : 10% 정도
④ 특징 : plankton(플랑크톤)의 생성독소를 조개가 섭취하여 조개의 체내에 축적한 것을 사람이 먹었을 때 중독증상이 나타난다.

24 다음 중 Mycotoxin의 옳은 설명은 어느 것인가?

① 효소이다. ② 세균에 의한 대사산물이다. ③ 곰팡이의 대사산물이다.
④ 패류에 의한 독소이다. ⑤ 은행중독 성분이다.

25 경구감염병 중 바이러스에 의한 것은 어느 것인가?

① 콜레라 ② 이질 ③ 장티푸스
④ 디프테리아 ⑤ 유행성간염

해설 ① 콜레라, 이질, 장티푸스 : 소화기계의 세균성 질환
② 디프테리아 : 호흡기계의 세균성 질환
③ 유행성간염(A형간염) : 바이러스성 질환

26 다음 중 인수공통 감염병이 아닌 것은?

① 결핵, 탄저 ② 파상열, 야토병 ③ 성홍열, 이질
④ 돼지단독, Q열 ⑤ Listeria, Brucellosis

해설 ① 성홍열 : 사람에게만 발생하는 호흡기질환이다.
② 이질 : 세균성이질 · 아메바성이질은 사람에게만 발생하는 소화기계 감염병이다.

27 파상열(Brucellosis)의 병원균은 어느 것인가?

① Bacillus anthracis ② Brucella melitensis ③ Tuberculosis
④ Erysipelothrix ⑤ Listeriosis

28 스카치 테이프법을 이용하여 검사하는 기생충은 어떤 기생충을 말하는가?

① 회충 ② 요충 ③ 십이지장충
④ 선모충 ⑤ 간디스토마

29 채독증의 원인이 되는 기생충은 어느 것인가?

① 편충 ② 십이지장충(구충) ③ 회충
④ 선모충 ⑤ 요충

해설 구충
① 구충에는 십이지장충과 아메리카구충이 있다.
② 경피감염 : 구충은 유충이 침입한 피부 국소에 소양감, 작열감이 생기면서 소위 풀독(채독증)이라 부르는 피부염을 일으킨다.
③ 증상 : 빈혈, 식욕부진, 피부건조 등

30 광절열두촌충(긴촌충)의 감염원이 될 수 있는 식품은?

① 채소 ② 민물고기 ③ 돼지고기
④ 가재 ⑤ 소

31 이타이이타이병에서 나타나는 증상은?

① 안면마비 ② 위장증상 ③ 시력상실
④ 고열 ⑤ 어깨, 허리, 골반의 통증

해설 카드뮴 : 어깨, 허리, 골반의 통증(이타이이타이병)을 호소한다.

32 식품에 잔류하는 항생물질이 일으키는 공중보건상의 문제점이 아닌 것은?

① 식중독균의 증식 ② 급성 · 만성 독성 ③ 알레르기 발생
④ 균교대증 ⑤ 내성균 출혈

해설 항생물질이 일으키는 공중보건상의 문제점
① 항생물질에 의한 균교대증
② 내성균을 출현시킨다.
③ 만성독성을 야기시킨다.
④ 알레르기성을 유발시킨다.

33 DHA의 방부제를 사용할 수 없는 식품은?

㉮ 치즈	㉯ 버터	㉰ 마가린	㉱ 유산균 음료

① ㉮, ㉯, ㉰ ② ㉮, ㉰ ③ ㉯, ㉱
④ ㉱ ⑤ ㉮, ㉯, ㉰, ㉱

해설 DHA : 치즈, 버터, 마가린 이외에는 사용하지 못한다.

34 다음 중 유해성 보존료가 아닌 것은?

① AF_2 ② 붕산 ③ 안식향산
④ 불소화합물 ⑤ 포름알데히드

해설 안식향산 : 허용 방부제(보존제)이다.

35 다음 중 우유의 위생검사가 아닌 것은?

① 결핵 검사 ② Phosphatase ③ 비중 검사
④ 파상열 검사 ⑤ Q열 검사

해설 ① 우유의 살균지표 물질은 Phosphatase이다.
② 비중 검사 : 가수여부 확인

36 이질아메바의 설명이 아닌 것은 어느 것인가?

① 병원체는 세균이다.

② 잠복기는 보통 3～4주일이다.

③ 이질아메바는 대장에 기생하며, 설사 · 점혈변이 주 증상이다.

④ 원충은 저항력이 약해서 배출된 후 12시간 이내에 죽는다.

⑤ 물 속에서 1개월 정도 생존한다.

해설 아메바성이질(이질아메바) : 원충성 질환이다.

37 체외독소로 치명률이 가장 높고 신경증상을 나타내는 식중독 원인균은?

① 살모넬라균 ② 보툴리누스균 ③ 포도상구균

④ 비브리오 식중독 ⑤ 대장균

38 기생충의 중간숙주와 질병을 연결한 것이다. 틀린 것은?

① 간디스토마 : 왜우렁 → 민물고기 : 간 비대, 복수, 황달

② 폐흡충 : 다슬기 → 가재 · 게 : 기침, 각혈

③ 아니사키스 : 갑각류(크릴새우) → 바다생선 : 소화관궤양

④ 유구조충 → 돼지 : 소화불량, 두통

⑤ 십이지장충 → 돼지 : 빈혈

39 우유의 살균온도와 시간 중 저온살균에 해당하는 것은?

① 65℃, 30분 ② 75℃, 15초 ③ 100℃, 15초

④ 90℃, 30초 ⑤ 121℃, 1초

해설 우유의 주요 살균법

① 저온 살균법 : 62～65℃, 30분간정도

② 고온 단시간 살균법(H.T.S.T) : 71～75℃, 15초간

③ 초고온 순간살균(U.H.S.T) : 130~135 ℃, 2～3초 정도

40 콜레라와 비슷한 증상을 유발하는 식중독은?

① 살모넬라 식중독 ② 장염 비브리오 식중독 ③ 포도상구균 식중독

④ 보툴리누스 식중독 ⑤ 병원성대장균 식중독

4 위생곤충학

01 절지동물에 의한 생물학적 전파 중 발육형에 속하는 것은?

① 사상충 ② 흑사병 ③ 말라리아, 수면병
④ 수면병 ⑤ 황열

02 해충 방제방법 중 열 처리법에 대한 설명이다. 틀린 것은?

① 목재의 해충을 방제하기 위해 열처리할 경우에는 목재의 두께와 관계없이 동일한 온도(55℃)에서 처리시간을 달리한다.
② 옷이나 침대 등에 발생한 이, 빈대, 진드기는 열처리를 하여 방제할 수 있다.
③ 바퀴는 영하 8℃(−8℃) 이하에서 1시간 정도 노출 처리하여도 방제된다.
④ 이, 빈대는 −17℃ 이하에서 2시간 정도 노출 처리하면 방제할 수 있다.
⑤ 고온(55℃에서 1시간) 열처리하면 모든 곤충은 죽지 않는다.

해설 ① 목재의 해충 방제 : 25mm 목재의 경우 55℃에서 2.5시간, 75mm 목재의 경우 55℃에서 6.5시간 노출시켜 해충을 방제한다.
② 고온(55℃에서 1시간) 열처리하면 모든 곤충은 죽는다.

03 훈증제는 다음 중 어느 부위를 통하여 곤충의 체내로 들어가는가?

① 발바닥(부절) ② 촉각 ③ 구기
④ 기문(기공) ⑤ 복안

해설 훈증제 : 미세한 살충제 입자로 공기 중에 부유하다가 곤충이 호흡할 때 공기와 함께 기문을 통해 들어가 중독 치사시키는 약제를 말한다.

04 방역용으로 쓸 수 없는 살충제는?

① 파라티온 ② 마라티온 ③ 다이아지논
④ 세빈 ⑤ 아베이트

해설 parathion(파라티온)
① 포유동물에 대한 독성이 살충제 중 가장 높다.
② 특정독물(特定毒物)로 지정되어 있으므로 지정된 사람의 감독하에서만 사용하도록 규정되어 있다.
③ 마을 주변에서는 살포할 수 없으므로 방역용 살충제로 사용할 수 없다.

05 살충제의 인체중독사고를 예방 또는 치료하는 데 필요한 내용 중 옳지 않은 것은?

① 카바메이트계는 유기인제와 포유류에 대한 독성이 거의 비슷하다.
② 대부분의 살충제는 피부 접촉시에도 중독된다.
③ 유기염소계에 중독되었을 때는 아트로핀을 투여한다.
④ 유기인계 중독여부는 혈액의 코리네스트라제 효소의 양을 측정하면 된다.
⑤ 유기인계에 중독시 휴식을 취하면 도움이 된다.

해설 ① 유기염소계 : 포유동물에 독성이 거의 없다.
② 살충제(유기인계, 카바메이트계)의 중독증상을 느낄 때는 아트로핀을 반복 투여한다.

06 Permethrin(페메트린) 10%의 유제 20l를 희석하여 0.2% 살포액을 만들려고 한다. 이때 필요한 물의 양(l)은?

① 900　② 980　③ 1,000
④ 1,500　⑤ 1,600

해설 $10 \times 20 = 0.2 \times (20+x)$　$100 \times 20 = 2 \times (20+x)$
$2{,}000 = 40+2x$　$\therefore x = 980$

07 동일 살충제, 동일 농도의 경우라도 제제에 따라 위험도가 다르다. 잘못 연결된 것은?

① 용제 > 유제　② 용제 > 수화제　③ 수화제 > 유제
④ 유제 > 분제　⑤ 분제 > 입제

해설 살충제의 위험도 : 용제 > 유제 > 수화제 > 분제 > 입제 순이다.

08 방역용 살충제의 조건 또는 개념에서 틀린 것은?

① 가격과는 별 관계가 없다.　② 가격이 염가라야 한다.
③ 환경을 가능한 오염시키지 말아야 한다.　④ 인축 독성이 낮거나 없어야 한다.
⑤ 다른 약제와 혼용해도 약효가 떨어져서는 안 된다.

해설 살충제의 조건 : ①·③·④·⑤번이다.

09 살충제의 생리적 저항성 개념에서 틀린 것은?

① 저항성이 생기는 정도나 속도는 개체군의 크기, 접촉빈도, 곤충의 습성이나 유전인자의 성격 등 여러 요인에 의하여 결정된다.
② 저항성 발전요인이 살충제 사용 이전에 이미 개체군의 일부 개체에 존재하고 있다.
③ 단일 유전자에 의한 특수방어기능이 아닌 다른 힘에 의하여 살충제에 대항하는 힘이 증강되었을 경우

④ 대다수의 해충을 치사시킬 수 있는 농도에서 대다수가 생존할 수 있는 능력이 발달되었을 때
⑤ 저항성을 위한 돌연변이를 유발하지 않는다.

해설 저항성(resistance)

① 저항성이란대다수의 해충을 치사시킬 수 있는 농도에서 대다수가 생존할 수 있는 능력이 발달되었을 때를 말한다.
② 저항성은 후천적 적응이 아니고 선천적인 단일 유전자에 의한 것이므로 저항성 발전요인은 살충제 사용 이전에 이미 개체군의 일부 개체에 존재하고 있다.
③ 저항성이 생기는 정도나 속도는 개체군의 크기, 접촉빈도, 곤충의 습성이나 유전인자의 성격 등 여러 요인에 의하여 결정된다.
④ 단일 유전자에 의한 저항성을 생리적 저항성(physiological resistance)이라 한다.
⑤ 살충제 자체가 저항성을 나타내는 유전자의 돌연변이를 유발하지 않으며, 정상적으로 일어나는 돌연변이 발생비율이 증가하지도 않는다.

10 극미량연무를 할 때 노즐(Nozzle)의 각도는 얼마가 좋은가?

① 수직 ② 수평 ③ 위로 45°
④ 밑으로 45° ⑤ 아래로 30°

해설 극미량연무(ULV)

① 극미량연무는 살포기구의 내부구조를 특수 제작하여 물리적 방법으로 살충제 입자를 50μ 이하로 미립화하여 살포하는 것이다.
② 살충제 입자의 크기 : 5~50μ
③ 경유로 희석할 필요가 없고 고농도의 살충제 원제를 살포하므로 분사량이 시간당 1갤런 내외로 극히 미량이고, 최대 분사량도 5gal/hr 이내이다.
④ 노즐(Nozzle) : 45° 각도로 상향(上向) 고정한다.

11 공기압축 분무기로 잔류분무를 하고자 할 때 평균 얼마나 공기를 압축시켜야 하는가?

① 20Lb ② 40Lb ③ 50Lb
④ 60Lb ⑤ 100Lb

해설 잔류분무시 탱크 내 공기압력 : 40lb/in^2
※ 1lb(libra ; 리브라) : 0.453kg

12 냉장고 밑이나 싱크대의 틈새에 있는 바퀴를 방제하려고 한다. 가장 적합한 노즐의 형태는?

① 부채형 ② 원추형 ③ 방사형
④ 직선형 ⑤ 부정형

13 불완전변태에서 볼 수 있는 발육단계는?

① 알－자충(유충)－성충 ② 알－유충－자충－성충 ③ 알－유충－번데기－성충
④ 알－성충－유충 ⑤ 알－자충－번데기－성충

해설 불완전변태

① 발육단계 : 알 - 유충 - 성충
② 종류 : 이, 바퀴, 빈대, 진드기 등
③ 유충(幼蟲) = 약충(若蟲, 자충(仔蟲))
④ 불완전변태를 하는 곤충의 경우 유충(幼蟲, larve) 대신 약충(若蟲, nymph)이란 용어를 사용한다. 자충(仔蟲)이라 부르기도 한다.

14 다음 중 거미강에 속하는 것은?

① 털진드기 ② 가재 ③ 지네
④ 게 ⑤ 벼룩

15 독일바퀴의 특성이 <u>아닌</u> 것은?

① 낮은 온도를 선호 ② 군거성 ③ 잡식성
④ 저작형 구기 ⑤ 야행성

해설 바퀴 또는 독일바퀴(Blattella germanica)

① 분포 : Blattella germanica(독일바퀴)는 우리나라에서도 전국적으로 분포하고 있다.
② 형태
㉮ 가주성 바퀴 중 가장 소형이다.
㉯ 암수 모두 밝은 황갈색이고 암컷은 약간 검다.
㉰ 전흉배판에 2줄의 흑색 종대가 있다.
③ 생활사 및 습성
㉮ 암컷은 일생 동안 4~8회의 난협(알주머니)을 산출(産出)하는데 후기의 것일수록 알수가 적어진다.
㉯ 난협은 알이 부화할 때까지 어미 품에 붙어 있다.
㉰ 30℃ 정도가 최적온도이고 20℃ 이하의 낮은 온도에서는 활동을 중지한다.
㉱ 날개는 잘 발달되어 있으나 날지는 못하며, 민활한 동작으로 질주(疾走)한다.
㉲ 잡식성, 저작형 구기
㉳ 군거성이며 야행성이다.

16 모기 유충과 번데기의 설명이다. 맞는 것은?

㉮ 유충 : 저작형구기가 있다.
㉯ 번데기 : 호흡각(呼吸角, trumpet)이 있는데 끝에 기문이 열려 있어 유충처럼 대기의 산소를 호흡한다.
㉰ 번데기 : 유영편을 이용하여 수중에서 빠른 속도로 움직인다.
㉱ 유충 : 모든 유충은 호흡관을 이용하여 대기의 산소를 호흡한다.

① ㉮, ㉯, ㉰ ② ㉮, ㉰ ③ ㉯, ㉱
④ ㉱ ⑤ ㉮, ㉯, ㉰, ㉱

해설 학질모기아과 유충은 호흡관이 없다.

17 모기가 숙주의 피를 흡혈할 때 숙주로부터 가장 먼 거리에서 숙주를 찾을 수 있는 것은?

① 체습　② 체취　③ 체온
④ CO_2 농도　⑤ 시각

해설 모기의 흡혈습성
① 숙주동물 찾아가는 요인 : 1차적으로 이산화탄소(탄산가스, CO_2), 2차적으로 시각, 체온, 습기 등
② 모기가 숙주의 피를 흡혈할 때 숙주로부터 가장 먼 거리에서 숙주를 찾을 수 있는 것은 체취이다.

18 학질모기속 유충에 대한 설명 중 잘못된 것은?

① 호흡관이 퇴화되어 있다.　② 장상모(palmate hair)가 있다.
③ 수면에 각도를 갖고 매달린다.　④ 수면에 평행으로 뜬다.
⑤ 하수구 등에 서식하지 않는다.

해설 중국얼룩날개모기 유충의 특징 : ①·②·④·⑤번 외
① 유충의 서식장소 : 깨끗한 곳에서 서식한다(논, 관개수로, 늪, 빗물고인 웅덩이 등), 하수구 등에는 서식하지 않는다.
② 얼룩날개모기알 : 공기주머니인 부낭을 갖고 있다.
※ 작은빨간집모기 유충 : 수면에 각도를 갖고 매달린다.

참고 중국얼룩날개모기 성충의 형태적 특징
① 날개의 전연맥에 백색반점이 2개 있다.　② 전맥에 흑색반점이 2개 있다.
③ 촉수의 각 마디의 말단부에 좁은 흰 띠가 있다.　④ 전체적으로 흑색의 중형모기이다.
⑤ 휴식시 45~90°를 유지한다.

19 먹파리(곱추파리)가 옮기는 질병은?

① 오로야열　② 말레이사상충　③ 로아사상충
④ 카라아잘　⑤ 회선사상충

해설 먹파리(곱추파리)가 옮기는 질병 : 회선사상충

20 집파리에 의하여 질병이 전파(기계적 전파)되는 경우가 아닌 것은?

① 다리 강모에 의하여　② 구기의 털에 의하여　③ 날개를 서로 비벼서
④ 욕반에 묻혀서　⑤ 분비물, 배설물 등을 먹고 토함

해설 집파리가 병원체를 음식물이나 식기에 옮기는 방법
① 병원체를 몸의 표면 특히 주둥이의 순판과 발톱 사이에 있는 점액질로 덮여있는 욕반에 부착시켜서 옮긴다.
② 병원체를 먹이와 함께 섭취하고 소화기관을 통과 분(糞)과 함께 배출해서 옮긴다.
③ 고체 먹이를 섭취하려고 소낭 내 물질을 토해낼 때 병원체를 배출해서 옮긴다.

21 흡혈노린재가 매개하는 질병은?

① 록키산홍반열 ② 모래파리열 ③ 오로야열
④ 아메리카수면병 ⑤ 아프리카수면병

해설 흡혈노린재와 질병
① 흡혈노린재(트리아토민노린재)는 샤가스병 일명 아메리카수면병(American trypanosomiasis)을 옮긴다.
② 샤가스병 병원체의 인체 감염경로는 노린재의 흡혈에 의한 것이 아니고, 배설물에 섞여 나온 병원체가 손상된 피부를 통하여 침입하여 감염되는 것이다.

22 벼룩을 공중보건상 중요하게 생각하는 이유는?

① 야생동물들 사이에 흑사병(페스트)을 옮기고 사람에게도 옮긴다.
② 쥐에서 사람에게 페스트나 발진열을 옮긴다.
③ 흡혈을 하므로 자극적이고 불쾌하다.
④ 기생충의 중간숙주 역할을 한다.
⑤ 이상 모두 해당된다.

해설 벼룩매개 질병 : ①·②·③·④번 외, 자교에 의한 직접적 피해(물리면 가려우므로 수면을 방해한다.)

23 벼룩이 옮기는 감염병은?

① 발진티푸스 ② 유행성출혈열 ③ 황열
④ 페스트, 발진열 ⑤ 장티푸스

24 먼지진드기에 대한 설명 중 틀린 것은?

① 자충과 성충은 자유생활을 하고 유충만 흡혈한다.
② 알에서 성충까지 1개월 소요된다.
③ 대기 중에 비포화 수분을 흡수하는 능력이 있다.
④ 습도가 중요한 생장 요인이다.
⑤ 성충의 수명은 2개월이다.

해설 집먼지진드기과 : ②·③·④·⑤번 외
① 집먼지진드기는 광의(廣義)로 집먼지(house dust) 속에 살고 있는 많은 종류의 진드기를 말한다.
② 유충 및 성충이 섭취하는 먹이 : 먼지 속에 섞여 있는 미세한 유기물질로 박리상피(剝離上皮), 비듬, 음식 부스러기, 미생물의 포자 등이다.
③ 대기가 건조하면 반대로 체내의 수분이 피부를 통해서 밖으로 빠져나가 생명을 잃게 된다.
④ 집먼지진드기와 알레르기성 질환 : 기관지천식(특히 소아천식), 비염, 아토피성피부염, 결막알레르기 등
⑤ 방제 : 가습기 사용을 금하고, 베개, 이불, 담요 등을 자주 세탁한다.

25 등줄쥐의 특징은?

① 등에 검은 줄이 있고 작다. ② 천장에서 주로 산다. ③ 보통쥐보다 크다.
④ 도시에 주로 많다. ⑤ 가주성 쥐이다.

해설 등줄쥐(Apodemus agrarius)
① 등줄쥐는 들쥐 중 전국적으로 가장 많이 차지하고 있다.
② 등줄쥐는 들쥐의 일종으로 농촌지역에 많이 분포되어 있다.
③ 체색 : 검은줄이 머리 위로부터 꼬리의 기부(基部)까지 있다.
④ 무게 : 20g 내외
⑤ 크기, 형태 등이 모두 생쥐와 비슷하나, 등의 검은 줄로 쉽게 구별이 된다.
⑥ 두동장(頭胴長) : 90~120mm이다.
⑦ 꼬리 : 82~88mm로 두동장보다 언제나 짧다.
⑧ 둥지 : 구멍을 S자로 1~2m 파고 그 속에 둥지가 있다.
⑨ 월동식량을 별도로 저장하는 습성이 없어, 겨울에도 먹이를 찾아 활동한다.

26 가주성 쥐의 특성을 틀리게 설명한 것은?

① 청각은 대단히 예민하다.
② 땅 속에 구멍을 뚫고 사는 것은 대체로 시궁쥐이다.
③ 야간활동성이지만 시력은 근시이고 색맹이다.
④ 잡식성이며 섭취한 먹이가 이상하면 토해버린다.
⑤ 생쥐의 활동 범위는 수 m이다.

해설 가주성 쥐의 특성 : ①·②·③·⑤번 외
① 후각이 예민하여 이성이나 가족을 식별할 때 후각을 사용한다.
② 쥐는 점프(jump)에 능하다. 쥐는 선 자리에서 60cm까지 점프할 수 있다(생쥐 25cm 점프).
③ 곰쥐와 생쥐는 각종 파이프의 외부와 내부 또는 전선을 타고 이동한다(시궁쥐는 파이프나 전선을 타고 이동 못함).
④ 쥐는 달리다 넘을 때 수직벽을 1m까지 뛰어오를 수가 있다.
⑤ 활동범위 : 생쥐(3~10m), 곰쥐(15~50m), 시궁쥐(30~50m)
⑥ 수영능력 : 생쥐(0.7km/hr), 곰쥐 · 시궁쥐(1km/hr)
⑦ 식성 : 잡식성이며, 구토하는 능력이 없다.

27 쥐 방제시 미끼먹이를 사용하는데 필요한 지식 중 내용이 틀린 것은?

① 하수구 같이 습기가 많은 곳에는 파라핀을 섞어 덩어리를 매단다.
② 섭취율이 좋지 않을 때는 새로운 형의 미끼먹이를 시도한다.
③ 사전미끼는 4~8일간 설치한다.
④ 물이 귀한 곳에서 물미끼를 사용하는 것이 효과적이다.
⑤ 모든 살서제는 사전미끼를 설치해야 한다.

해설 쥐 방제시 미끼먹이(사전미끼) 사용시 필요한 지식 : ①·②·③·④번 외
① 급성 살서제는 1~2일 후에 수거한다(독먹이를 3일 이상 두는 것은 무의미함).
② 사용 전에 설명서를 잘 읽고 사용한다.
※ 만성살서제 : 미끼먹이를 사용하지 않는다.

28 항응혈성 살서제에 관하여 옳지 <u>않은</u> 것은?

① 한 번 먹으면 죽는다.
② 혈액의 응고를 방해하는 쥐약이다.
③ 4~5일간 계속 먹어야 죽는다.
④ 해독제는 비타민 K이다.
⑤ 기피성이 없다.

해설 만성 살서제(항응혈성 살서제) : 한 번 먹어서는 죽지 않는다.

29 성충시기에는 흡혈을 안 하고 유충시기에만 흡혈을 하는 진드기는?

① 집먼지진드기
② 물렁진드기
③ 공주진드기
④ 참진드기
⑤ 털진드기

해설 ① 털진드기 : 유충시기에만 포유동물을 흡혈을 한다.
② 물렁진드기(공주진드기), 참진드기 : 유충, 성충 모두 흡혈한다.

30 엄격한 숙주선택을 하는 곤충은?

① 사면발이
② 모기
③ 벼룩
④ 파리
⑤ 바퀴

해설 이는 숙주선택성이 엄격하다.

5 위생관계법령

01 위생사 면허의 취소 시 청문은 누가 실시하는가?

① 보건복지부장관
② 시·도지사
③ 질병관리청장
④ 국시원장
⑤ 국립보건원장

해설 공중위생관리법 제12조(청문) 보건복지부장관 또는 시장·군수·구청장은 "위생사의 면허취소"에 해당하는 처분을 하려면 청문을 하여야 한다.

02 **"같은 명칭의 사용금지"규정에 위반하여 위생사라는 명칭을 사용한 자에 대한 벌칙으로 옳은 것은?**

① 100만 원 이하의 벌금 ② 100만 원 이하의 과태료 ③ 10만 원 이하의 벌금
④ 10만 원 이하의 과태료 ⑤ 1년 이하의 징역

해설 공중위생관리법
법 제22조(과태료)
③ 제19조의3을 위반하여 위생사의 명칭을 사용한 자에게는 100만 원 이하의 과태료를 부과한다.
④ 과태료는 대통령령으로 정하는 바에 따라 보건복지부장관 또는 시장 · 군수 · 구청장이 부과 · 징수한다.
법 제19조의3(같은 명칭의 사용금지) 위생사가 아니면 위생사라는 명칭을 사용하지 못한다.

03 **보건복지부장관 또는 시장 · 군수 · 구청장은 "위반행위가 사소한 부주의나 오류로 발생한 것으로 인정되는 경우, 위반의 내용 · 정도가 경미하다고 인정되는 경우"에 해당하는 할 때에는 "개별기준"에 따른 과태료금액의 2분의1 범위에서 그 금액을 줄일 수 있고, "위반의 내용 및 정도가 중대하여 이로 인한 피해가 크다고 인정되는 경우, 법 위반상태의 기간이 6개월 이상인 경우"에 해당하는 경우에는 개별기준에 따른 과태료금액의 2분의1 범위에서 그 금액을 늘려 부과할 수 있다. 여기서 위생사가 아니면서 위생사 명칭을 사용시 "개별기준에 따른 과태료금액"은 얼마를 말하는가?**

① 50만 원 ② 40만 원 ③ 30만 원
④ 20만 원 ⑤ 10만 원

해설 공중위생관리법 시행령 제11조(과태료의 부과) [별표 2]

04 **다음 중 식품위생법에서 정의하는 "식품위생"에 해당되지 않는 것은?**

① 식품 ② 식품첨가물 ③ 기구 또는 용기
④ 포장 ⑤ 치료를 목적으로 섭취하는 식품

해설 식품위생법 제2조(정의) : "식품위생"이란 식품 · 식품첨가물 · 기구 또는 용기 · 포장을 대상으로 하는 식품에 관한 위생을 말한다.

05 **식품위생법에서 식품 등의 공전은 누가 작성 · 보급하여야 하는가?**

① 보건복지부장관 ② 식품의약품안전처장 ③ 국립보건원장
④ 시 · 도지사 ⑤ 특별자치시장 · 특별자치도지사 · 군수 · 구청장

해설 식품위생법 제14조(식품 등의 공전)

06 **식중독을 일으킨 환자 또는 의심이 있는 자를 진단한 의사 또는 한의사는 누구에게 보고하여야 하는가?**

① 보건복지부장관 ② 시 · 도지사 ③ 국무총리
④ 식품의약품안전처장 ⑤ 특별자치시장(특별자치도지사 포함) · 시장 · 군수 · 구청장

해설 식품위생법 제86조(식중독에 관한 조사보고)

07 **식품위생법에서 영업허가를 받아야 하는 업종으로 옳은 것은?**

① 식품조사처리업 ② 단란주점업 ③ 식품운반업
④ 유흥주점 영업 ⑤ ①·②·④번

해설 식품위생법 시행령 제23조(허가를 받아야 하는 영업 및 허가 관청), 제26조의2(등록하여야 하는 영업)
식품제조 · 가공업, 식품첨가물제조업, 공유주방운영업은 등록을 받아야 하는 영업이다.

08 **판매 등이 금지되는 동물의 질병이 아닌 것은?**

① 리스테리아병 ② 살모넬라병 ③ 방선균증
④ 선모충증 ⑤ 파스튜렐라병

해설 식품위생법 시행규칙 제4조(판매 등이 금지되는 병든 동물고기 등) : ① · ② · ④ · ⑤번 외, 도축이 금지되는 가축전염병

09 **생물테러감염병 또는 치명률이 높거나 집단 발생의 우려가 커서 발생 또는 유행 즉시 신고하여야 하고, 음압격리와 같은 높은 수준의 격리가 필요한 감염병은 몇 급 감염병인가?**

① 생물테러감염병 ② 제2급감염병 ③ 제3급감염병
④ 지정감염병 ⑤ 제1급감염병

해설 감염병의 예방 및 관리에 관한 법률 제2조(정의)
① 제1급감염병 : 생물테러감염병 또는 치명률이 높거나 집단 발생의 우려가 커서 발생 또는 유행 즉시 신고하여야 하고, 음압격리와 같은 높은 수준의 격리가 필요한 감염병을 말한다.
② 제2급감염병 : 전파가능성을 고려하여 발생 또는 유행 시 24시간 이내에 신고하여야 하고, 격리가 필요한감염병을 말한다.
③ 제3급감염병 : 그 발생을 계속 감시할 필요가 있어 발생 또는 유행 시 24시간 이내에 신고하여야 하는 감염병을 말한다.
④ 제4급감염병 : 제1급감염병부터 제3급감염병까지의 감염병 외에 유행 여부를 조사하기 위하여 표본감시 활동이 필요한 감염병을 말한다.

10 **보고를 받은 의료기관의 장 및 감염병병원체 확인기관의 장, 의료기관에 소속되지 아니한 의사, 치과의사 또는 한의사는 감염병환자등이 제1급감염병으로 사망한 경우 즉시 누구에게 신고하여야 하는가?**

① 보건소장을 거쳐 보건복지부장관 ② 시 · 도지사
③ 보건소장을 거쳐 시 · 도지사 ④ 보건복지부장관
⑤ 관할 보건소장에게 신고

해설 감염병의 예방 및 관리에 관한 법률 제11조(의사 등의 신고)
① 보고를 받은 의료기관의 장 및 감염병병원체 확인기관의 장은 질병관리청장 또는 보건소장에게, 의료기관에 소속되지 아니한 의사, 치과의사 또는 한의사는 관할 보건소장에게 다음과 같이 신고하여야 한다.
제1급감염병의 경우에는 : 즉시
제2급감염병 및 제3급감염병의 경우에는 : 24시간 이내
제4급감염병의 경우에는 : 7일 이내
② 육군, 해군, 공군 또는 국방부 직할 부대에 소속된 군의관은 감염병환자 진단시 소속 부대장에게 보고하여야 하고, 보고를 받은 소속 부대장은 제1급감염병의 경우에는 즉시, 제2급감염병 및 제3급감염병의 경우에는 24시간 이내에 관할 보건소장에게 신고하여야 한다.

11 필수예방접종은 누가 실시하는가?

① 시 · 도지사 ② 보건소장 ③ 읍장 · 면장 · 동장
④ 국립검역소장 ⑤ 특별자치시장 · 특별자치도지사 또는 시장 · 군수 · 구청장

해설 감염병의 예방 및 관리에 관한법률 제24조(필수예방접종) : 특별자치시장 · 특별자치도지사 또는 시장 · 군수 · 구청장은 관할 보건소를 통하여 실시한다.

12 감염병에 감염되었을 것으로 의심되는 충분한 이유가 있는 자에게 누가 건강진단을 받거나 예방접종을 받게 하는 등의 조치를 할 수 있는가?

① 식품의약품안전처장 ② 보건복지부장관 ③ 국립검역소장
④ 질병관리청장, 시 · 도지사 또는 시장 · 군수 · 구청장 ⑤ 시 · 도지사

해설 감염병의 예방 및 관리에 관한법률 제46조(건강진단 및 예방접종 등의 조치)

13 감염병 예방에 필요한 소독을 하여야 하는 소독의무대상 시설이 아닌 곳은?

① 300세대 이상의 공동주택 ② 객실 수 20실 이상인 숙박업소
③ 연면적 300제곱미터 이상의 식품접객업소 ④ 객석 수 300석 이상의 공연장
⑤ 200세대 이상의 공동주택

해설 감염병의 예방 및 관리에 관한 법률 시행령 제24조(소독을 해야 하는 시설)

14 시 · 도지사가 임명한 "검역위원의 직무"에 해당하지 않는 것은?

① 역학조사에 관한 사항
② 감염병병원체에 오염된 장소의 소독에 관한 사항
③ 감염병환자등의 추적, 입원치료 및 감시에 관한 사항
④ 감염병병원체에 오염되거나 오염이 의심되는 물건 및 장소에 대한 수거, 파기, 매몰 또는 폐쇄에 관한 사항
⑤ 위생교육에 관한 사항

해설 감염병의 예방 및 관리에 관한 법률 시행규칙 제43조(검역위원의 임명 및 직무) : 검역위원의 직무는 ① · ② · ③ · ④번 외, 검역의 공고에 관한 사항

15 샘물등의 개발허가를 받으려는 자 중 먹는샘물등의 제조업을 하려는 자와 그 밖의 1일 취수능력이 대통령령으로 정하는 기준에 해당하는 규모의 샘물등을 개발하려는 자는 샘물등의 개발로 주변환경에 미치는 영향과 주변환경으로부터 발생하는 해로운 영향을 예측 · 분석하여 이를 줄일 수 있는 방안에 대하여 조사하여야 한다. 이러한 조사를 무엇이라 하는가?

① 환경영향조사 ② 환경영향평가 ③ 환경영향심사
④ 환경조사 ⑤ 수질관리

해설 먹는물관리법 제13조(환경영향조사)

16 다음 중 먹는물공동시설의 관리대상에 해당하는 것은?

① 상시 이용인구가 50인 이상인 것으로 먹는물공동시설 소재지의 특별자치시장 · 특별자치도지사 · 시장 · 군수 또는 구청이 지정한 시설
② 상시 이용인구가 40인 이상인 것으로 먹는물공동시설 소재지의 특별자치시장 · 특별자치도지사 · 시장 · 군수 또는 구청이 지정한 시설
③ 상시 이용인구가 30인 이상인 것으로 먹는물공동시설 소재지의 특별자치도지사 · 시장 · 군수 또는 구청이 지정한 시설
④ 상시 이용인구가 50인 이상인 것으로 특별시장이 지정한 시설
⑤ 상시 이용인구가 50인 이상인 것으로 먹는물공동시설 소재지의 시 · 도지사가 지정한 시설

해설 먹는물관리법 시행규칙 제2조(먹는물공동시설의 관리)

17 다음은 광역상수도 및 지방상수도의 경우, 정수장에서의 수질검사를 설명한 것이다. 매일 1회 이상 측정하여야 하는 항목이 <u>아닌</u> 것은?

① 냄새　② 맛　③ 색도
④ 탁도　⑤ 질산성질소

해설 먹는물 수질기준 및 검사 등에 관한 규칙 제4조(수질검사의 횟수) : 매일 1회 이상 측정은 ①·②·③·④번 외, 수소이온농도(pH), 잔류염소

18 일반 수도사업자를 관리하는 지방자치단체장은 수질검사 결과를 몇 년간 보존하여야 하는가?

① 1년　② 2년　③ 3년
④ 5년　⑤ 10년

해설 먹는물 수질기준 및 검사 등에 관한 규칙 제7조(수질검사성적 등의 보존) : 일반 수도사업자, 전용 상수도 설치자를 관할하는 시장 · 군수 또는 먹는물 공동시설을 관리하는 일반 수도사업자를 관리하는 지방자치단체장은 수질검사 결과를 3년간 보존하여야 한다.

19 관할구역에서 배출되는 생활폐기물을 처리하야 하는 자는?

① 특별자치시장, 특별자치도지사, 시장 · 군수 · 구청장　② 시 · 도지사
③ 환경부장관　④ 도지사　⑤ 광역시장

해설 폐기물관리법 제14조(생활폐기물의 처리 등) : 특별자치시장 · 특별자치도지사, 시장 · 군수 · 구청장은 관할구역 안에서 배출되는 생활폐기물을 처리하여야 한다.

20 **폐기물처리시설의 종류 중 중간처분시설에 해당하지 않는 것은?**

① 소각시설 ② 고형화 · 고화 · 안정화시설 ③ 소멸화시설
④ 호기성 · 혐기성 분해시설 ⑤ 매립시설

해설 폐기물관리법 시행령 제5조(폐기물처리시설) [별표 3] : 매립(관리형 매립, 차단형 매립)시설은 최종처분시설이다. 영 제1조의2(정의) : 폐기물처분시설이란 폐기물처리시설 중 중간처분시설 및 최종처분시설을 말한다.

21 **생활폐기물관리 제외지역으로 지정할 수 있는 지역은?**

① 가구수가 50호 미만 지역 ② 가구수가 100호 미만 지역
③ 가구수가 150호 미만 지역 ④ 가구수가 300호 미만 지역
⑤ 가구수가 500호 미만 지역

해설 폐기물관리법 시행규칙 제15조(생활폐기물관리 제외지역의 지정) : 특별자치시장, 특별자치도지사, 시장 · 군수 · 구청장은 ①번 외, 산간 · 오지 · 섬지역 등으로서 차량의 출입 등이 어려워 생활폐기물을 수집 · 운반하는 것이 사실상 불가능한 지역을 생활폐기물관리 제외지역으로 지정할 수 있다.

22 **오수를 배출하는 건물 · 시설 등을 설치하는 자는 단독 또는 공동으로 개인하수처리시설을 설치하여야 한다. 다음 중 개인하수처리시설을 하지 않아도 되는 경우는?**

㉮ 공공폐수처리시설로 오수를 유입시켜 처리하는 경우
㉯ 분류식 하수관로로 배수설비를 연결하여 오수를 공공하수처리시설에 유입시켜 처리하는 경우
㉰ 공공하수도관리청이 하수관거정비구역으로 공고한 지역에서 합류식하수관거로 배수설비를 연결하여 공공하수처리시설에 오수를 유입시켜 처리하는 경우
㉱ 분뇨수집 · 운반업자에게 위탁하여 공공하수처리시설 · 폐수종말처리시설 또는 자기의 오수처리시설로 운반하여 처리하는 경우

① ㉮, ㉯, ㉰ ② ㉮, ㉰ ③ ㉯, ㉱
④ ㉱ ⑤ ㉮, ㉯, ㉰, ㉱

해설 하수도법 제34조(개인하수처리시설의 설치), 규칙 제26조(개인하수처리시설의 설치 면제 대상 등)

23 **특별자치시 · 특별자치도 · 시 · 군 · 구의 조례로 분뇨의 수집 · 운반 및 처리가 어려운 지역으로 정할 수 있는 지역은?**

㉮ 오지나 벽지 등에 위치한 마을로서 가구 수가 50호 미만인 지역
㉯ 오지나 벽지 등에 위치한 마을로서 가구 수가 100호 미만인 지역
㉰ 차량 출입이 어려워 분뇨의 수집 · 운반이 어려운 지역
㉱ 차량 출입이 가능하여 분뇨의 수집 · 운반이 쉬운 지역

① ㉮, ㉯, ㉰ ② ㉮, ㉰ ③ ㉯, ㉱
④ ㉱ ⑤ ㉮, ㉯, ㉰, ㉱

해설 하수도법 시행규칙 제37조(분뇨수집 등의 의무제외 지역)

24 **「감염병예방법」 상 "제2급감염병"의 정의로 옳은 것은?**

① 마시는 물 또는 식품을 매개로 발생하고 집단 발생의 우려가 커서 발생 또는 유행 즉시 방역대책을 수립하여야 하는 감염병을 말한다.
② 생물테러감염병 또는 치명률이 높거나 집단 발생의 우려가 커서 발생 또는 유행 즉시 신고하여야 하고, 음압격리와 같은 높은 수준의 격리가 필요한 감염병을 말한다.
③ 전파가능성을 고려하여 발생 또는 유행 시 24시간 이내에 신고하여야 하고, 격리가 필요한감염병을 말한다.
④ 그 발생을 계속 감시할 필요가 있어 발생 또는 유행 시 24시간 이내에 신고하여야 하는 감염병을 말한다.
⑤ 제1급감염병부터 제3급감염병까지의 감염병 외에 유행 여부를 조사하기 위하여 표본감시 활동이 필요한 감염병을 말한다.

해설 감염병의 예방 및 관리에 관한 법률 제2조(정의)

25 **재활용 하는 태반의 도형색상은 무슨 색인가?**

① 붉은색 ② 노란색 ③ 녹색
④ 흰색 ⑤ 검은색

해설 폐기물관리법 시행규칙 제14조 [별표 5] (폐기물의 처리에 관한 구체적 기준 및 방법)

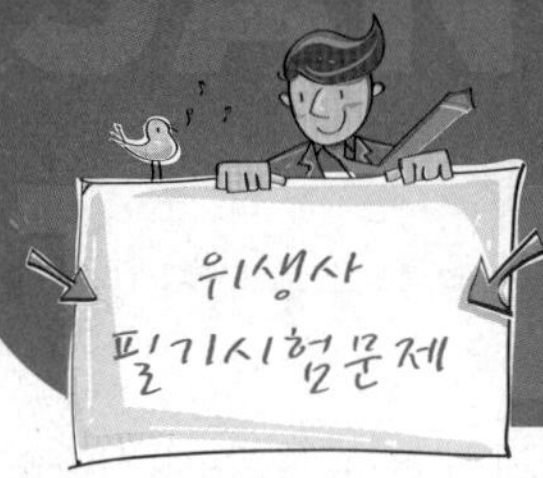

제3회 실전모의고사 정답

1 공중보건학

1. ③	2. ①	3. ③	4. ③	5. ③	6. ④	7. ②	8. ⑤	9. ⑤	10. ③
11. ②	12. ②	13. ②	14. ①	15. ③	16. ⑤	17. ①	18. ②	19. ②	20. ④
21. ④	22. ④	23. ③	24. ③	25. ①	26. ⑤	27. ③	28. ③	29. ①	30. ①
31. ①	32. ④	33. ②	34. ①	35. ②					

2 환경위생학

1. ①	2. ②	3. ②	4. ③	5. ③	6. ⑤	7. ⑤	8. ③	9. ④	10. ④
11. ②	12. ③	13. ②	14. ④	15. ①	16. ④	17. ②	18. ①	19. ③	20. ②
21. ③	22. ①	23. ③	24. ③	25. ①	26. ④	27. ⑤	28. ②	29. ①	30. ②
31. ①	32. ②	33. ②	34. ①	35. ③	36. ③	37. ⑤	38. ⑤	39. ②	40. ①
41. ②	42. ④	43. ④	44. ②	45. ③	46. ④	47. ⑤	48. ①	49. ②	50. ⑤

3 식품위생학

1. ⑤	2. ③	3. ①	4. ①	5. ⑤	6. ③	7. ③	8. ④	9. ②	10. ③
11. ①	12. ③	13. ⑤	14. ①	15. ④	16. ①	17. ①	18. ④	19. ⑤	20. ①
21. ③	22. ③	23. ④	24. ③	25. ⑤	26. ③	27. ②	28. ②	29. ②	30. ②
31. ⑤	32. ①	33. ④	34. ③	35. ③	36. ①	37. ②	38. ⑤	39. ①	40. ②

4 위생곤충학

1. ①	2. ⑤	3. ④	4. ①	5. ③	6. ②	7. ③	8. ②	9. ③	10. ③
11. ②	12. ④	13. ①	14. ①	15. ①	16. ①	17. ②	18. ③	19. ⑤	20. ③
21. ④	22. ⑤	23. ④	24. ①	25. ①	26. ④	27. ⑤	28. ①	29. ⑤	30. ①

5 위생관계법령

1. ①	2. ②	3. ①	4. ⑤	5. ②	6. ⑤	7. ⑤	8. ③	9. ⑤	10. ⑤
11. ⑤	12. ④	13. ⑤	14. ⑤	15. ①	16. ①	17. ⑤	18. ③	19. ①	20. ⑤
21. ①	22. ⑤	23. ②	24. ③	25. ③					

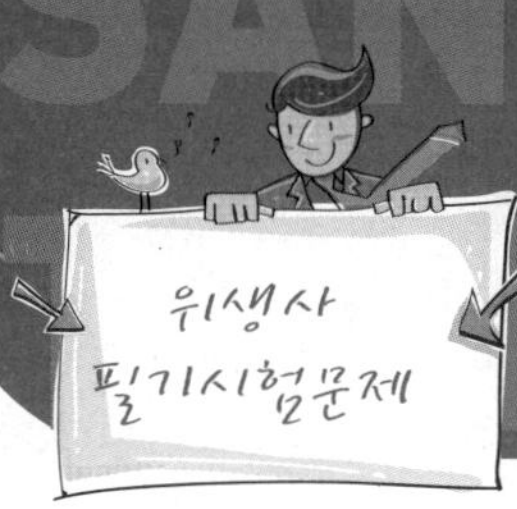

제4회 실전모의고사

정답 263쪽

1 공중보건학

01 **WHO의 건강에 대한 정의에서 "사회적 안녕" 상태란?**

① 사회 질서가 잘 확립될 수 있도록 법이 마련된 상태
② 국민 경제가 고도로 성장된 상태
③ 사회에 도움이 되는 역할을 하고 있는 상태
④ 보건교육제도가 잘 마련된 상태
⑤ 범죄가 없는 안정된 사회의 형태

해설 ① 세계보건기구(WHO)의 **건강에 대한 정의** : '건강이란 단순히 질병이 없고 허약하지 않은 상태만을 의미하는 것이 아니라 **육체적, 정신적 건강과 사회적 안녕**의 완전한 상태'를 의미한다.
② **사회적 안녕**(social well-being) : 사회보장이나 사회의 여러 제도가 잘 되어 있다는 뜻이라기보다는 **자신의 역할을 충분히 수행할 수 있는 능력**을 가진 상태를 말한다.

02 **1차 보건의료와 상관없는 것은?**

① 응급처치 및 급성질환치료
② 예방접종사업
③ 식수위생관리사업
④ 모자보건사업
⑤ 풍토병관리사업

해설 보건의료
① 1차 보건의료 : **예방접종**사업, **식수위생**관리사업, **모자보건**사업, **영양개선**사업, **풍토병**관리사업, 통상질병의 **일상적 치료사업** 등을 말한다.
② 2차 보건의료 : 2차 보건의료사업은 주로 **응급처치를 요하는** 질병이나 **급성질환의 관리사업**과 병원에 **입원치료**를 받아야 하는 환자관리사업이다.
③ 3차 보건의료 : **재활을 요하는 환자, 노인의 간호** 등 **장기요양**이나 **만성질환자의** 관리사업이다. 3차 보건의료는 노령화 사회에서 **노인성 질환의 관리에 큰 기여**를 하고 있다.

03 **환자 – 대조군 조사 시 장점이 아닌 것은?**

① 희귀한 질병조사에 적합하다.
② 적은 조사대상 수
③ 시간 · 경비가 적게 든다.
④ 잠복기가 긴 질병에 적합하다.
⑤ 편견이 크다.

해설 ⑤번 : 환자–대조군 조사의 단점이다.

04 **환자군 중 유해요인노출군을 A, 비노출군을 C, 대조군 중유해요인노출군을 B, 비노출군을 D라 한다. 다음 중 OR(Odds Ratio=교차비의 계산공식은?**

① AB/CD ② AC/BD ③ CD/AB
④ AD/BC ⑤ AD×BC

해설 환자- 대조군 연구에서는 발생률은 계산할 수 없기 때문에 오즈비를 이용한다.

$$\text{OR(Odds Ratio = 교차비)} = \frac{\dfrac{\text{환자군 중 유해요인노출군(A)}}{\text{환자군 중 비노출군(C)}}}{\dfrac{\text{대조군 중 유해요인노출군(B)}}{\text{대조군 중 비노출군(D)}}} = \frac{AD}{BC}$$

05 **병원체가 숙주에 침입하여 다른 숙주에 감염을 가장 많이 일으킬 때까지의 기간을 무엇이라 하는가?**

① 세대기 ② 감염기 ③ 잠복기
④ 병원체 ⑤ 보균자

해설 세대기 : 병원체가 숙주에 침입하여 다른 숙주에 감염을 가장 많이 일으킬 때까지의 기간

06 **잠복기 보균자가 병원소 역할을 하는 것이 아닌 것은?**

① 성홍열 ② 백일해 ③ 장티푸스
④ 디프테리아 ⑤ 홍역

해설 잠복기 보균자 : 감염성(전염성)질환의 잠복기간 중에 병원체를 배출하는 자, **호흡기계 감염병**은 일반적으로 잠복기 보균자에 속한다. 예 디프테리아, 홍역, 백일해, 유행성이하선염, 수막구균성수막염 등

07 **다음 중 병후보균자에 속하는 질병은?**

① 세균성이질 ② 홍역 ③ 백일해
④ 유행성이하선염 ⑤ 풍진

08 감염경로와 관련 질병명과의 연결이 옳지 않은 것은?

① 직접접촉감염 – 성병 ② 개달물감염 – 트라코마 ③ 토양감염 – 파상풍
④ 비말감염 – 황열 ⑤ 간접접촉감염 – 결핵

해설 황열 : 모기가 매개하는 감염병이다.

09 감마 글로불린과 혈청제제 등의 접종으로 얻어지는 면역은?

① 선천적면역 ② 인공수동면역 ③ 자연능동면역
④ 자연수동면역 ⑤ 인공능동면역

10 인공능동면역으로서 순화독소를 이용하는 감염병(전염병)은?

① 결핵, 황열 ② 파상풍, 디프테리아 ③ 홍역, 수두
④ 성홍열, 폴리오 ⑤ 콜레라, 페스트

11 감염병의 전파예방 조치와 관계가 없는 것은?

① 병원소의 격리 ② 병원소의 제거 ③ 환경위생의 관리
④ 환자의 감염력 감소 ⑤ 감염병 치료

해설 감염병관리의 3대 원칙
① 전파예방 : 병원소의 제거 및 격리 외래 감염병의 국내 침입방지 ; 검역, 감염력의 감소, 환경위생관리 등
② 면역증강 : 영양관리, 예방접종 등
③ 예방되지 못한 환자의 조치 : 진단시설의 제도화, 감수성 보유자의 관리, 보건교육 치료 등

12 성인의 폐결핵 집단검진 순서가 올바른 것은?

① 간접촬영 – 직접촬영 – 배양검사 ② 객담검사 – 간접촬영 – 직접촬영
③ 배양검사 – 간접촬영 – 직접촬영 ④ 배양검사 – 직접촬영 – 간접촬영
⑤ 직접촬영 – 간접촬영 – 배양검사

해설 폐결핵 검진 순서
① 어린이 : 투베르쿨린 검사 → X-ray 직접촬영 → 배양(객담) 검사
② 성인 : X-ray 간접촬영 → X-ray 직접촬영 → 배양(객담) 검사
※ 투베르쿨린 검사(T-test=PPD test) : 결핵균 감염 유무 판단에 사용한다.

13 수인성감염병의 역학적 특성으로 틀린 것은?

① 유행지역이 한정되어 있다. ② 발병률과 치명률이 높다.
③ 2차 감염이 적다. ④ 환자가 폭발적으로 발생한다.
⑤ 음료수에서 병원체가 증명된다.

해설 ①·③·④·⑤번외 발병률과 치명률이 낮다.

14 다음 질병 중 악성신생물에 속하는 것은?

① 변비 ② 뇌출혈 ③ 당뇨
④ 협심증 ⑤ 식도암

해설 악성신생물=악성종양=암, 양성종양=의사암

15 영구적 피임방법은?

① 콘돔 사용 ② 월경주기법 ③ 불임수술
④ 세척법 ⑤ 자궁내 장치

해설 영구적 피임방법 : 난관절제술, 정관절제술, 불임수술

16 인구동태의 대상이 아닌 것은?

① 이민 ② 사망 ③ 혼인
④ 인구구조 ⑤ 출생

17 조사망률이란?

① $\frac{\text{연간 50세 이상 사망수}}{\text{연간 총 사망수}} \times 100$ ② $\frac{\text{연간 특정원인 사망수}}{\text{연간 총 사망수}} \times 1,000$

③ $\frac{\text{어떤 질병에 의한 사망수}}{\text{그 질병의 환자수}} \times 1,000$ ④ $\frac{\text{연간 총 사망 수}}{\text{연앙 인구}} \times 1,000$

⑤ $\frac{\text{연간 만 1세 미만 사망수}}{\text{연간 출생수}} \times 1,000$

18 한 명의 여자가 일생 동안 낳을 수 있는 여아의 총수는?

① 표본여성생산율 ② 총재생산율 ③ 모성생산율
④ 여성출생률 ⑤ 순재생산율

해설 ① 합계생산율 : 한 여성이 일생 동안 낳은 아기의 수
② 재생산율 : 한 여성이 다음 세대에 남긴 어머니의 수 또는 여아의 평균수
㉮ 총재생산율 : 한 여성이 일생 동안 낳은 여아의 총수(어머니로 될 때까지의 사망은 무시)
㉯ 순재생산율 : 총재생산율에 모성까지 생존을 곱한 율
(순재생산율이 1.0- 인구 정지, 1.0 이상- 인구 증가, 1.0 이하- 인구 감소)

19 1차 성비란?

① 태아 성비 ② 유아 성비 ③ 사망 시 성비
④ 현재의 성비 ⑤ 출생 시 성비

해설 ① 1차 성비(태아의 성비)-남(108~110) : 여(100)
② 2차 성비(출생시의 성비)-남(104~108) : 여(100)
③ 3차 성비(현재의 성비)-남(100~102) : 여(100) (3차 성비는 100 또는 102, 노년인구 고려 시 여자의 수가 더 많다).

20 우리나라에 서양의학 지식이 도입된 시기는?

① 고려중기 ② 조선초기 ③ 조선중기
④ 조선말기 고종시대 ⑤ 고려말기

21 제2차 세계대전 당시 군사작전상의 문제해결을 위하여 고안된 것은?

① PERT ② OR ③ PPBS
④ SA ⑤ CPM

22 전국민 의료보험이 시행된 시기는 언제인가?

① 1987년 ② 1988년 ③ 1989년
④ 1990년 ⑤ 1991년

해설 의료보험의 역사
① 1989년 : 전국민 의료보험의 실시
② 2000년 : 직장조합과 지역조합의 통합, 의약분업 실시
③ 2003년 : 건강보험 재정통합

23 다음 중 우리나라에서 채택하고 있는 진료비 지불제도는?

① 인두제 ② 봉급제 ③ 포괄수가제
④ 행위별수가제점수제 ⑤ 굴신제

해설 진료비 지불제도
① 인두제 : 의료인이 맡고있는 일정지역의 주민 수에 일정금액을 곱하여 지급하는 것
② 봉급제 : 기본급을 지불하는 것
③ 포괄수가제(DRG 제도) : 진료의 종류나 양에 관계없이 요양기관종별(종합병원, 병원, 의원) 및 입원일수별로 미리 정해진 일정액의 진료비만을 부담하는 제도이다. -미국, 우리나라(일부 질병 채택)
④ 행위별수가제(점수제) : 동일한 질병이라도 의료인의 행위에 따라 수가가 다르게 지급되는 것-우리나라

24 **우리나라의 보건소 소속공무원은 행정체계상 어느 부처에 속해 있는가?**

① 총무처 ② 행정안전부 ③ 기획재정부
④ 보건복지부 ⑤ 고용노동부

해설 ① 보건소 소속공무원 : 행정체계상 행정안전부에 속한다.
② 보건소의 행정은 이원화되어 있다. 즉 행정안전부는 보건소를 직접통제(인사, 예산)를 하며 보건복지부는 기술지원을 한다.

25 **건강증진의 접근 원칙과 활동 영역을 제시한 제1차 국제 건강증진 회의와 관련 있는 것은?**

① 방콕헌장 ② 알마아타선언 ③ 헬싱키선언
④ 오타와헌장 ⑤ 자카르타선언

26 **몇 사람의 전문가가 청중 앞 단상에서 자유롭게 토론하는 형식으로 사회자가 있어서 이야기를 진행, 정리해 나가는 보건교육방법은?**

① 패널디스커션 ② 버즈세션 ③ 심포지엄
④ 리플렛 ⑤ 강연회

해설 ① 심포지엄(Symposium) : 여러 사람의 전문가가 각각의 입장에서 어떤 주제에 관하여 발표한 다음 청중과 질의 토론하는 형식
② 패널디스커션(Panel Discussion) : 어떤 주제에 관해 몇 명의 전문가가 청중 앞 단상에서 자유롭게 토의하는 방법
③ 버즈세션(Buzz Session) : 집회 참석자가 많은 경우에 전체를 몇 개의 분단으로 나누어서 토의시키고 다시 전체 회의에서 종합하는 분단토의 방법(6-6 method)

27 **보건교육대상자 중에서 교육 효과가 가장 크다고 생각되는 집단은?**

① 영세민 ② 초등학생 ③ 농민
④ 노동자 ⑤ 지역사회주민

해설 보건교육대상자 중 교육 효과가 가장 큰 집단은 초등학교 학생이다.

28 **학교 환경보호구역 중 절대보호구역은 학교 출입문(정문)으로부터 몇 m 이내인가?**

① 100m ② 200m ③ 50m
④ 30m ⑤ 20m

해설 ①「교육환경법」에 따라 환경보호구역 중 절대보호구역은 학교출입문(정문)으로부터 50m 이내이고, 상대보호구역은 학교경계선으로부터 200m로 되어 있다.
② 같은 급의 학교 간에 보호구역이 서로 중복될 경우에는 학생수가 많은 학교가 관리한다.
③ 상 · 하급 학교 간의 보호구역이 서로 중복될 경우에는 하급학교(유치원은 제외)가 관리한다.
※ "정화구역"이 법 개정(2017.2.4)에 따라 "보호구역"으로 변경되었음

29 대표값을 나타내는 가장 적절한 표현은?

① 하나의 객관적 값으로서 측정값들의 분포를 특정짓는 값이다.
② 하나의 객관적 값으로서 측정값들의 집단을 대표하는 값이다.
③ 어떤 집단의 산술평균치이다.
④ 산술평균과 중앙값을 뜻한다.
⑤ 하나의 객관적 값으로서 집단의 크기를 나타내는 통계량이다.

30 WHO가 제시한 국가 간 종합건강지표는?

① 보통사망률, 비례사망지수, 평균수명　② 신생아사망률, 영아사망률, 모성사망률
③ 평균여명, 신생아사망률, 영아사망률　④ 질병이환율, 비례사망지수, 평균수명
⑤ 보통사망률, 비례사망지수, 중독률

해설 WHO가 제시한 종합건강지표
① 조사망률 : (연간 총사망자수÷연앙인구) × 1,000
② 평균수명 : 0세의 평균여명
③ 비례사망지수 : 전체 사망자 중 50세 이상의 사망수를 백분율(%)로 표시한 지수

31 다음 보건통계 중 분모가 연간 출생아로 계산되지 않는 것은?

① 초생아사망률　② 모성사망률　③ 신생아사망률
④ 조사망률　⑤ 영아사망률

해설 $조사망률 = \frac{연간\ 50세\ 이상\ 사망수}{연앙\ 총\ 사망수} \times 10^3$

32 출생 · 사망비(동태지수)의 계산식은?

① (남자 출생수 / 인구)×100　② (연간 사망수 / 인구)×1,000
③ (연간 출생수 / 연간 사망수)×100　④ (여자 출생수 / 인구)×100
⑤ (연간 출생수) / 인구×100

해설 동태지수(증가지수) = (출생수 ÷ 사망수) × 100

33 백분율로 표시되는 것은?

① 조출생률　② 이환율　③ 발병률
④ 치명률　⑤ 유병률

해설 ① $치명률 = \frac{사망자\ 수}{발병자\ 수} \times 100$
② 백분율로 표시하는 것 : 치명률, 동태지수(증가지수), 부양비, 비례사망지수 등

34 다음 설명 중 잘못된 것은?

① 비례 사망 지수 – 분자는 50세 이상 사망자 수
② 신생아 사망률 – 분자는 생후 1주일 내 사망자 수
③ 주산기 사망률 – 분모는 연간 출생아 수
④ 신생아 사망률 – 분모는 연간 출생아 수
⑤ 모성 사망률 – 분모는 연간 출생아 수

해설 신생아 사망률 $= \frac{\text{연간 신생아(생후 4주 이내) 사망자 수}}{\text{연간 출생아 수}} \times 1,000$

35 가족계획사업의 효과 판정상 가장 좋은 지표는?

① 주산기 사망률 ② 조출생률 ③ 초생아 사망률
④ 모성 사망률 ⑤ 영아 사망률

해설 ① 조출생률 $= \frac{\text{연간 출생아 수}}{\text{인구}} \times 1,000$
② 조출생률이 감소해야만 가족계획사업이 성공한 것이다.

2 환경위생학

01 실내공기의 오염 정도를 나타내주는 지표가스는?

① 아황산가스 ② 이산화질소 ③ 오존
④ 이산화탄소 ⑤ 매연

02 연탄에서 발생되는 일산화탄소는 혈색소와의 친화력이 산소보다 약 몇 배가 높은가?

① 50배 ② 100배 ③ 120배
④ 150배 ⑤ 250배

해설 CO는 O_2보다 헤모글로빈과의 결합력이 200~300배 정도 강하다.

03 지하철 역사에서의 이산화탄소의 오염허용기준은?

① 1ppm ② 60ppm ③ 80ppm
④ 1,000ppm ⑤ 1,200ppm

해설 ① 실내외 오염허용기준
㉮ CO : 10ppm 이하(실내기준), 25ppm 이하(실내 주차장기준)
㉯ CO_2 : 1,000ppm 이하
② 작업장 CO의 오염허용기준 : 30ppm 이하/8시간 기준

04 다음 중 복사열 측정에 이용되는 기구는 어느 것인가?

① 열선풍속계 ② 흑구온도계 ③ 카타온도계
④ 아스만통풍건습계 ⑤ 아우구스트건습계

해설 ① 카타온도계 : 실내의 기류 측정, 냉각력 측정
② 아스만통풍온 · 습도계 : 기온과 습도를 동시에 측정
③ 아우구스트건습계 : 습도측정
④ 흑구온도계 : 복사열 측정

05 대기환경 기준항목이 아닌 것은 어느 것인가?

① SO_2 ② Pb ③ NO_2
④ H_2S ⑤ O_3

해설 대기환경 기준항목 : ① · ② · ③ · ⑤번 외 CO, 미세먼지(PM-10), 초미세먼지(PM-2.5), 벤젠

06 대기오염의 일반적인 지표로서 가장 많이 쓰이는 것은?

① CO_2 ② O_2 ③ SO_2
④ N_2 ⑤ CO

07 대기오염물질 중에서 고등식물에 독성이 강한 순서로 나열된 것은?

① $HF > Cl_2 > SO_2 > NO_2 > CO > CO_2$ ② $Cl_2 > HF > CO > NO_2 > SO_2 > CO_2$
③ $SO_2 > Cl_2 > HF > CO > NO_2 > CO_2$ ④ $NO_2 > SO_2 > Cl_2 > HF > CO > CO_2$
⑤ $CO > Cl_2 > SO_2 > NO_2 > HF > CO_2$

해설 식물의 독성이 강한 순서 : $HF > Cl_2 > SO_2 > NO_2 > CO > CO_2$

08 대기 중의 함량이 높아질 경우 온실효과를 일으키는 기체는?

① CO_2 ② CO ③ SO_2
④ NO_2 ⑤ O_3

해설 ① 온실효과 : 대기 중에 있는 잔류기체가 적외선의 복사열을 흡수하여 지구의 온도가 높아지는 현상이다.
② 온실효과의 기여도 : CO_2는 66%, 메탄(CH_4)은 15%, N_2O, O_3, CFC 등
③ 온실가스유발물질 : 이산화탄소, 메탄, 아산화질소, 수소불화탄소, 과불화탄소, 육불화황

09 물 순환의 3단계를 가장 정확하게 설명한 것은?

① 지표수 – 증발 – 우박
② 천수 – 유수 – 하천수
③ 강수 – 유출 – 증발
④ 유출 – 우박 – 지표수
⑤ 강수 – 증발 – 유출

해설 ① 물의 순환은 강수(降水), 유출, 증발 3단계에 의해 빚어진 결과라 할 수 있다.
② 자연계에서 물을 순환하게 하는 힘은 태양에너지에 의해서 이루어진다.

10 수인성 감염병(水因性 感染病)이 아닌 것은?

① 발진티푸스
② 장티푸스
③ 파라티푸스
④ 콜레라
⑤ 세균성이질

해설 발진티푸스 : 이가 전파한다.
※ 감염병=전염병, 감염원=전염원

11 밀스 – 라인케(Mills – Reincke) 현상을 가장 잘 설명한 것 하나를 선택하라.

① 상수를 처리함으로써 수인성 감염병이 감소되고 일반 사망률이 현저히 저하되는 현상을 말한다.
② 상수를 처리함으로써 수인성 감염병이 감소되는 현상을 말한다.
③ 상수를 처리함으로써 수명 연장이 되는 현상을 말한다.
④ 상수를 처리함으로써 일반 사망률이 감소되는 현상을 말한다.
⑤ 상수를 처리함으로써 소화기계 감염병이 감소되는 현상을 말한다.

12 완속여과와 급속여과를 비교한 설명이다. 옳지 않은 것은?

① 세균 제거면에서는 완속여과가 더 효과적이다.
② 여과속도가 다르므로 설치면적의 차이가 있다.
③ 건설비는 완속여과가 많이 들고 유지관리비는 급속여과가 많이 든다.
④ 약품 침전 후의 여과는 급속여과로 한다.
⑤ 원수의 수질이 탁도가 높을 때는 완속여과가 효과적이다.

해설 원수의 수질이 탁도와 색도가 높을 때 : 급속여과가 효과적이다.

13 정수장 소독처리 시 원수에서 페놀이 유입될 경우 합성되는 물질로 냄새를 유발시키는 것은?

㉮ 나트륨　㉯ 클로로포름　㉰ 마그네슘　㉱ 클로로페놀

① ㉮, ㉯, ㉰
② ㉮, ㉰
③ ㉯, ㉱
④ ㉱
⑤ ㉮, ㉯, ㉰, ㉱

14 주입된 염소농도와 남아 있는 염소농도의 차이를 무엇이라 하는가?

① 잔류염소 ② 결합 염소량 ③ 염소요구량
④ 염산소비량 ⑤ 파괴 염소량

15 1일 1,000m³의 물에 유효염소 50%를 함유하는 클로르칼키를 사용하여 염소를 주입하려 한다. 염소 주입농도가 2mg/l라 한다면 하루에 요구되는 $Ca(OCl)_2$의 양은 얼마인가?

① 2.0kg ② 4.0kg ③ 5.0kg
④ 8.0kg ⑤ 10.0kg

해설 $2mg/l \times 1,000m^3 \times \frac{100}{50} \times 10^{-3}kg/g = 4kg$

16 수중의 용존산소에 관한 설명 중 잘못된 것은 어느 것인가?

① 용존산소량은 수온에 반비례한다.
② 용존산소는 공기 중의 산소가 공급원이므로 과포화되는일은 없다.
③ 20℃, 1기압에서 맑은 물의 포화용존량은 9.17mg/l이다.
④ 유기성 폐수가유입되면 미생물의 작용으로 용존산소량은 감소된다.
⑤ 산소용해량은 기압에 비례한다

해설 용존산소는 공기 중의 산소와 조류의 광합성 작용으로 과포화되는 경우가 있다.

17 질소화합물의 최종분해 산화물질은?

① 아질산성 질소 ② 암모니아성 질소 ③ 단백질
④ 질산성 질소 ⑤ 아미노산

해설 용존산소가 풍부한 수중에서 미생물에 의해 단백질이 분해될 때의 과정은 다음과 같다.
- 단백질 → Amino acid → NH_3-N → NO_2-N → NO_3-N
- 아미노산 → NH_4^+ → NO_2^- → NO_3^-

18 먹는 물에서의 질산성 질소(NO_3-N)의 기준치는 10mg/l 이하이다. 먹는물에서 질산성질소를 규제하는 이유는?

① 나쁜냄새를 낸다. ② 세균의 번식을 초래한다.
③ 분뇨의 오염지표가 된다. ④ 청색아로 알려진 질병을 유발시킨다.
⑤ 위장장애를 가져온다.

19 다음 내용에서 (　　) 안에 들어갈 숫자는?

TLM(Tolerance Median Limit)이란 일정한 노출시간 동안 실험동물의 (　　)%가 살아남는 농도를 말한다.

① 20　② 30　③ 50
④ 60　⑤ 70

해설 TLM(Tolerance Median Limit)
① TLM이란 일정한 시간을 경과시킨후 실험생물 중 50%가 살아남는 농도를 말한다.
② TLM 실험
㉮ 실험하기 전에 대상폐수에서 10~30일 동안 물고기를 적응시킨다.
㉯ 표기 : 96hr TLM, 48hr TLM, 24hr TLM 등으로 표기한다.

20 다음 내용은 오염원인물질과 인체에 해를 주는 영향과의 관계를 짝지은 것이다. 틀린 것은?

① Cr^{6+} – 비중격천공증　② CS_2 – 정신병증
③ Cd – 골연화증　④ 유기수은 – 지각장애
⑤ 포스겐(phosgene) – 간염

해설 ① 포스겐(phosgene) : 질식성 가스이다.
② 간염 : 바이러스에 의한 감염성 질병이다.

21 분뇨를 혐기성 처리하려고 한다. 중온소화법의 적당한 온도와 일수는?

① 30~35℃에서 60일　② 50~55℃에서 15일
③ 30~35℃에서 30일　④ 30~55℃에서 30일
⑤ 50~55℃에서 60일

해설 미생물의 온도와 소화일수
① 저온(냉온성)소화 : 10℃ 정도(0~20℃), 40~60일(2달) 정도
② 중온(친온성)소화 : 30~35℃, 25~30일(1달) 정도
③ 고온(친열성)소화 : 60~70℃에서 소화일수 15~20일(15일) 정도
④ 고온소화는 여러 가지 경제성에 문제가 있기 때문에 우리나라에서는 주로 30~35℃에서 30일간 소화하는 중온소화를 많이 이용한다.

22 분뇨를 위생적으로 처리하는 목적이 아닌 것은?

① 수인성 감염병 관리　② 세균성 감염병 관리
③ 절지동물 관리　④ 소화기계 감염병 관리
⑤ 기생충 질환관리

23 다음 중 지정폐기물이 아닌 것은?

① 폐산 : pH 2.0 이상
② 폐알칼리 : pH 12.5 이상
③ 폐유 : 기름성분이 5% 이상인 것
④ 오니류 : 고형물함량이 5% 이상인 것
⑤ 폐석면

해설 폐산 : pH 2.0 이하
※ 지정폐기물 : 위생관계법규 중 "폐기물관리법" 참고

24 폐기물을 퇴비화시킬 때 적정온도는?

① 10~30℃
② 30~50℃
③ 65~75℃
④ 80~100℃
⑤ 100~120℃

25 병원 적출물 처리방법 중 가장 안전한 것은?

① 매몰 처분
② 가축의 사료로 이용
③ 퇴비화
④ 해양 투기
⑤ 소각처분

26 사고건수 당 손실노동일수로 재해분석을 하는 방법은?

① 강도율
② 건수율
③ 도수율
④ 중독률
⑤ 발병률

해설 중독률=손실근로(노동) 일수÷재해건수×10^3

27 잠함병(잠수병)을 일으키는 원인물질은 어느 것인가?

① 산소 기포
② 수소 기포
③ 탄소 기포
④ 일산화탄소 기포
⑤ 질소 기포

해설 ① 잠함병(감압증) : 잠함병은 이상고압(고압) 환경으로부터 정상적인 기압상태로 급격히 복귀할 때 발생하는 병이다. 즉, 고압상태에서 질소가 혈액이나 지방조직에 용해되었다가 급격히 감압되면서 질소가 기포를 형성하여 발생되는 병이다.
② 잠함병 발생작업 : 잠수 및 잠함작업 등의 해저작업, 탄광작업 등

28 다음 중 전리방사선 중 피부 투과력이 가장 큰 것은?

① 자외선
② α선
③ β선
④ X선
⑤ γ선

해설 투과력의 크기 : X선 > γ선 > β선 > α선

29 규폐증을 일으키는 원인물질과 가장 관계가 깊은 것은?

① 매연 ② 암석분진 ③ 일반부유분진
④ 석탄분진 ⑤ 금속 fume

해설 ① 규폐증은 주로 유리규산(SiO_2)를 함유하는 암석분진에 의해서 발병하며, 폐결핵을 동반한다.
② 규폐증을 일으키는 입자의 크기 : 0.5~ 5μm이다.

30 귀덮개와 귀마개를 동시에 착용하여야 하는 소음의 수준은 얼마인가?

① 60dB(A) ② 70dB(A) ③ 95dB(A)
④ 110dB(A) ⑤ 120dB(A)

해설 120dB(A) 이상 : 귀마개와 귀덮개를 동시에 착용한다.

31 수영장의 수질기준 중 맞지 않는 것은?

① 탁도는 1NTU 이하
② $KMnO_4$ 소비량이 12ppm 이하일 것
③ pH(수소이온농도)는 5.8~8.6일 것
④ 유리잔류염소는 0.4~1ppm
⑤ 총대장균군은 10ml씩 5개 중에서 3개 이상이 음성(양성이 2개 이하)일 것

해설 수영장의 수질기준 ②·③·④·⑤번 외, 알루미늄은 0.5mg/l 이하, 비소는 0.05mg/l 이하, 수은은 0.007mg/l 이하, 탁도는 1.5NTU 이하, 결합잔류염소는 최대 0.5mg/l 이하

32 다음 중 실내의 자연환기에 영향을 미치는 요인이 아닌 것은?

① 실내기류의 속도 ② 실내·외의 기습차 ③ 기체 확산력
④ 옥외의 풍속 ⑤ 실내·외의 기온차

해설 실내의 자연환기와 실내·외의 기습차와는 관계가 없다.

33 창, 기타의 개구부로서 채광에 필요한 면적은 주택에 있어서 거실의 바닥면적의 얼마 이상이어야 좋은가?

① 1/13 이상 ② 1/7 이상 ③ 1/10 이상
④ 1/15 이상 ⑤ 1/20 이상

해설 채광 : 창의 면적은 전체 바닥의 1/5~1/7 이상 되는 것이 좋다.

34 부적당한 조명으로 주로 야기되는 피해는?

① 식욕부진과 피로 ② 정신적 흥분과 충돌
③ 안정피로와 작업능률 저하, 근시 ④ 심리적 갈등과 재해 억제
⑤ 안정피로와 작업능률 상승

35 신축건물 또는(신축학교)증후군을 나타내는 오염물질은?

① 폼알데하이드 ② CO_2 ③ CO
④ O_3 ⑤ SO_2

해설 실내공간 공기기준
① 이산화탄소(CO_2) ② 일산화탄소(CO) ③ 이산화질소(NO_2) ④ 오존(O_3)
⑤ 미세먼지(PM−10) ⑥ 폼알데하이드(Formaldehyde) ⑦ 석면 ⑧ 라돈
⑨ 총부유세균 ⑩ 휘발성 유기화합물(VOC) ⑪ 초미세먼지(PM−2.5)
⑫ 곰팡이 ⑬ 벤젠 등
※ 폼알데하이드 = 포름알데히드

36 다음 중 백금이(loop), 유리막대 등의 일반적인 멸균방법은?

① 자외선멸균법 ② 화염멸균법 ③ 건열멸균법
④ 고압증기멸균법 ⑤ 알코올소독법

해설 화염멸균법 : 백금이, 유리막대 등의 소독에 이용한다.

37 다음 중 구내염, 인두염, 입안 세척 및 상처소독에 알맞은 소독제는?

① 석탄산 ② 크레졸 ③ 알코올
④ 과산화수소 ⑤ 승홍

해설 과산화수소 : 상처소독에 이용

38 산성비의 원인 물질은?

㉮ 황산	㉯ 질산	㉰ 염산	㉱ 암모니아 가스

① ㉮, ㉯, ㉰ ② ㉮, ㉰ ③ ㉯, ㉱
④ ㉱ ⑤ ㉮, ㉯, ㉰, ㉱

해설 원인물질 : 황산 질산 염산 등

39 정수과정에서 전 염소처리와 후 염소처리의 구분을 하는데 후 염소처리의 목적은?

① 소독목적 ② BOD제거 ③ 냄새제거
④ 부식방지 ⑤ COD제거

해설 ① 전 염소처리의 목적 : BOD제거, 냄새제거, 부식방지 등
② 후 염소처리의 목적 : 살균, 즉 소독이 목적이다.
※ 염소 1ppm당 BOD 2ppm을 제거한다.

40 물고기의 아가미가 선홍색을 나타낼 때 가장 먼저 의심되는 오염물질은?

① 비소 ② 트리클로로에틸렌 ③ 시안
④ 크롬 ⑤ 파라치온

41 다음 중 유기응집제는?

① 황산알루미늄 ② 황산제1철, 황산제2철
③ 염화제2철 ④ 폴리염화알루미늄(PAC)
⑤ 폴리아크라민(polyacrylamine), 폴리에틸렌아민(poly ethylene amine)

해설 ①·②·③·④번은 무기응집제이고, ⑤번은 유기응집제이다.

42 먹는물 기준 중 심미적으로 불쾌감을 줄 수 있는 물질이 아닌 것은?

① 아연 ② 알루미늄 ③ 망간
④ 철 ⑤ 불소

해설 불소 : 먹는물 기준 중 유해 무기물질이다.

43 잔류염소를 제거하기 위해 사용되는 물질은?

① 황산알루미늄 ② 이산화황 ③ 클로라민
④ 소석회 ⑤ 고분자응집제

해설 염소를 다량 주입 시 탈염소제 : SO_2, NaS_2O_3, $NaSO_3$, $KMnO_4$, 활성탄 등이 쓰이고 있으나 많은 수량의 처리에는 이산화황가스를 주입하여 처리한다.

44 분뇨와 음식물폐기물 등의 유기성 폐기물을 혼합처리하는 데 가장 유용한 처리방법은?

① 매립법 ② 퇴비화법 ③ 소각법
④ 해양투기법 ⑤ 사료화법

45 폐기물의 소각 시 발생하지 않는 것은?

① 다이옥신 ② SO_2 ③ CO_2
④ NO ⑤ THM

해설 THM : 염소 소독 시 발생하는 발암물질이다.

46 콜린에스테라제(cholinestrase) 활성저해로 신경증상을 유발하는 물질은?

① 유기인계 농약 ② 유기염소계 농약 ③ 카바메이트계 살충제
④ 유기불소계 농약 ⑤ 염소계 살충제

해설 유기인계 농약에 의한 중독기전은 cholinestrase의 저해이다.

47 열중증 현상에서 식염을 투여함으로써 증상이 급속히 회복되는 것은?

① 열피로 ② 열허탈증 ③ 열경련
④ 열사병 ⑤ 열쇠약

해설 열경련 원인 : NaCl(소금) 부족, 수분부족

48 일회용 주사기, 페트리디쉬의 소독에 사용되는 것은?

① Formaldehyde ② 알코올 ③ 과산화수소
④ Ethylen oxide ⑤ 메탄올

49 여과처리에서 제거되는 것은?

① 용해성 유기물질 ② 철이온 ③ 페놀
④ 부유물질 ⑤ 납

해설 여과처리 : SS(부유물질)를 제거하기 위한 것이다.

50 아래의 광합성작용에 관여하는 미생물은?

$$CO_2 + H_2O \rightarrow O_2 + CH_2O$$
( )

① 로티퍼 ② virus ③ 조류
④ 박테리아 ⑤ fungi

해설 광합성
① 녹색식물의 광합성에서는 빛에너지의 작용으로 물과 이산화탄소로부터 글루코오스를 합성하고, 이것을 녹말로 바꾸어 저장한다. 즉 이산화탄소를 흡수하여 유기화합물을 합성하는 반응을 이산화탄소 고정이라고 하며, 이 반응에서 산소가 발생하는데 이 산소는 이산화탄소에서 나온 것이 아니라 물에서 유래한다는 것이다.
② 광합성은 물이 빛에너지에 의해 분해되는 반응과 이어 이산화탄소가 환원되어 유기화합물로 되는 반응의 두 단계로 나누어져 있다.
③ 조류는 광합성을 하므로 DO를 과포화시킨다.
※ CH_2O : 유기물을 의미함

3 식품위생학

01 소금의 방부작용은 어느 현상에 의한 것인가?

① 삼투압 작용　② 단백질의 분해　③ 미생물의 증식
④ 산소분압 증가　⑤ 상승 증발

02 식품의 보존에 관한 설명이다. 옳게 설명된 것은?

① 저온살균처리한 식품에는 미생물이 존재하지 않는다.
② 냉동식품은 식품의 질을 향상시킨다.
③ Aw가 낮을수록 미생물은 잘 번식한다.
④ 호기성 부패균의 방지는 통조림법이 좋다.
⑤ 염장처리 시 식염의 농도는 3%가 좋다.

해설 ① 저온살균처리한 식품에는 미생물이 존재한다.
② 냉동식품은 식품의 미생물발육을 억제시킨다.
③ Aw가 낮을수록 미생물은 잘 번식하지 못한다.
④ 염장처리 시 식염의 농도는 10%가 좋다.

03 어패류의 경우 휘발성 염기질소가 어육 100g당 몇 %가 되면 초기부패로 판정하는가?

① 5~10mg%　② 15~20mg%　③ 30~40mg%
④ 50~60mg%　④ 90mg%

해설 초기 부패판정
① 부패판정 : 식품 중에 있는 단백질이 부패균에 의해 분해될 때 생성되는 암모니아와 유사한 amine(아민)을 포집하여 생성량을 구한다.
② 어육에서는 휘발성 염기질소가 30~40mg%(0.03~0.04%)로 되면 초기부패라 한다(100g 중 30mg을 초과하면 부패가 시작된다고 한다).

04 단백질 억제효과란 무엇인가?

① 지방으로부터 단백질을 얻는 것이다.
② 미생물의 분해작용을 말한다.
③ 미생물에 의한 단백질 합성을 말한다.
④ 탄수화물과 단백질이 공존 시 미생물이 탄수화물을 먼저 에너지원으로 이용하는 현상을 말한다.
⑤ 단백질이 탄수화물로 되는 것을 막는 것이다.

05 식기 및 도마, 주사기 등에 널리 사용되는 소독법은?

① 고압증기소독법　② 석탄산소독법　③ 자비소독법
④ 간헐멸균법　⑤ 화염멸균법

해설 자비멸균법(자비소독법)
① 가장 간단하여 널리 사용한다.
② 식기 및 도마, 주사기 등 15~20분간 끓는 물에서 처리하는 방법이다.
③ 100℃를 넘지 않기 때문에 완전멸균을 기대하기는 어렵다.

06 수중 세균이 아닌 것은?

① Pseudomonas ② Moraxella ③ Flavobacterium
④ Acinetobacter ⑤ Bacillus

해설 수중의 세균
① 담수세균 : Pseudomonas속, Moraxella속, Flavobacterium속, Acinetobacter속, Aeromonas속 등의 Gram음성 간균이며, 대부분 저온세균이다.
② 해수세균 : Pseudomonas속, Moraxella속, Flavobacterium속, Acinetobacter속, Vibrio속 등의 Gram음성 간균이며, 대부분 저온세균이다.
③ Bacillus속, Clostridium속 : 토양과 공기 중에 많이 존재하는 세균이다.

07 P. Morganii가 생성하는 물질은?

① Histidine ② Histamine ③ Putrescine
④ Tyramine ⑤ Bacillus

08 대장균이 검출되는 음료수를 오염수라고 하는 가장 중요한 이유는?

① 대장균은 병원을 유발하므로
② 대장균은 독소를 생산하기 때문에
③ 대장균이 검출되면 병원성 미생물이 생존해 있을 가능성 때문에
④ 분변오염의 지표가 되기 때문에
⑤ 대장균은 인축의 장내 상재균이기 때문에

해설 음료수에서 대장균 검출 의의 : ③번과 ④번이 해당되나 가장 중요한 이유를 하나만 찾으라면 ③번이 답이 된다.

09 대장균군의 MPN(Most Probable Number)에 관한 설명 중 옳은 것은?

① 검체 1ml 중 이론상 있을 수 있는 대장균군수
② 검체 10ml 중 이론상 있을 수 있는 대장균군수
③ 검체 50ml 중 이론상 있을 수 있는 대장균군수
④ 검체 100ml 중 이론상 있을 수 있는 대장균군수
⑤ 검체 150ml 중 이론상 있을 수 있는 대장균군수

해설 대장균군의 MPN(Most Probable Number) : 검체 100ml 중 이론상 있을 수 있는 대장균군수이다.

10 심한 발열증상이 있는 식중독은 어느 것인가?

① Salmonella 식중독　② Botulinus 식중독　③ 황색포도상구균식중독
④ 병원성식중독　⑤ Cereus 식중독

해설 Salmonella 식중독 : 체온이 38~40℃까지 올라간다.

11 Vibrio parahaemolyticus에 의한 식중독 설명 중 잘못된 것은?

① 이 균은 호염세균이어서 염분의 농도가 3~4% NaCl을 함유한 배지에서 잘 자란다.
② 이 균은 열에 강하여 가열에 의해 영향을 받지 않는다.
③ 원인식품은 주로 어패류이다.
④ 잠복기는 평균 10~18시간이다.
⑤ 주요 증상은 위장 장애이다.

해설 Vibrio parahaemolyticus에 의한 식중독 예방 : 가열조리, 민물에 씻는다.

12 잠복기가 짧으면서 유제품이 원인식품이 되거나 손에 상처가 있는 식품취급자를 통하여 감염되기 쉬운 식중독은?

① 살모넬라 식중독　② 장염비브리오 식중독　③ 보툴리누스균 식중독
④ 포도상구균 식중독　⑤ 프로테우스균 식중독

13 다음은 enterotoxin에 대한 설명이다. 틀린 것은?

① 식품에 생성될 때에는 내열성이 매우 커진다.
② trypsin 등의 단백질 분해효소에 의하여 불활성화되지 않는다.
③ 균은 체내독소이다.
④ 독소생성에 따라 A~E의 5형으로 구분된다.
⑤ 분자량이 30,000 정도의 단백질이다.

해설 enterotoxin는 체외독소이다.

14 Clostridium perfringens의 특징과 관계가 없는 것은?

① Welchii 식중독의 원인균이다.
② 그람양성의 아포를 형성하는 간균이다.
③ 편모가 없으며 비운동성이다.
④ 식중독을 일으키는 균형은 B형과 C형이다.
⑤ 주요 원인 식품은 동물성 단백질 식품이다.

해설 Clostridium perfringens의 균형은 A~F까지 있는데, 식중독을 일으키는 균은 A, D, F이다.

15 햄, 베이컨 등에 방부의 목적으로 사용되어 소화불량, 식욕감퇴 등을 일으키는 물질은?

① salicylic acid ② 염산 ③ boric acid
④ DHA ⑤ benzoic acid

해설 boric acid : 방부, 윤, 입촉감 증진을 위해 사용되어 소화불량, 식욕감퇴, 구토, 설사, 위통을 일으키는 물질이다.

16 방사성 물질로서 비교적 반감기가 길어서 문제가 되는 핵종은?

① Sr－90과 Cs－137 ② Co－60과 Zn－65 ③ I－131과 Ba－140
④ Cs－144와 Y－91 ⑤ Zr－95와 Ru－103

해설 ① ^{90}Sr(스트론튬)의 반감기 : 약 28.8년
② ^{137}Cs(세슘)의 반감기 : 30.3년

17 다음 중 맥각독의 성분은?

① Solanine ② Aflatoxin ③ Ergotamine
④ Muscarine ⑤ Coprin

18 조개류 서식지역에 다른 유독화의 원인물질이라고 볼 수 있는 것은?

① 플랑크톤 ② 수중환경에 유입된 N(질소)
③ 수중어류의 유독성 물질 ④ 복어의 유독성 물질
⑤ 수중환경에 유입된 P(인)

해설 적조현상이란 정체수역에 질소(N), 인(P) 등의 무기성 영양소가 다량 유입 시 플랑크톤이 폭발적으로 증가하는 현상을 말한다.

19 다음 중 Aflatoxin 생산의 최적조건 설명이다. 옳지 않은 것은?

① 온도가 15℃ 이하이다. ② 상대습도는 80~85%이다.
③ 자외선에 불안정하다. ④ 방사선에 불안정하다.
⑤ 기질은 탄수화물이 많은 쌀, 보리, 옥수수 등이다.

해설 Alfatoxin의 최적온도는 25℃이다.

20 다음 균 중 이질균에 속하는 것은?

① Salmonella속 ② Vibrio ③ Shigella
④ 대장균속 ⑤ Serratia속

해설 세균에 의한 수인성감염병 종류
① 살모넬라속Salmonella)
㉮ 장티푸스(Typhoid fever)의 병원체 : Salmonella typhi
㉯ 파라티푸스(Paratyphoid fever)의 병원체 : Salmonella paratyphi
② 콜레라속Vibrio) : 콜레라의 병원체는 Vibrio Cholera이다.
③ 시겔라속Shigella) : 세균성이질Bacillary dysentery)의 병원체는 Shigella dysenteria이다.

21 인수공통 감염병 중 세균성이 아닌 것은?

① 탄저병 ② 돼지단독 ③ 결핵
④ 야토병 ⑤ 두창

해설 인수공통 감염병 분류
① 세균성 : 탄저병, 돼지단독, 결핵, 야토병, 브루셀라(파상열) 등
② 바이러스 : 뇌염, 광견병, 앵무병, New castle병 등
③ 리케치아 : Q열 등
④ 원충성 : Toxoplasma병 등
※ 두창 : 사람 사이에서만 전파되는 바이러스성 질병이다.

22 아래의 내용은 파상열에 관한 설명이다. 맞는 것 모두가 조합된 것은?

㉮ 소, 염소, 양, 돼지의 동물에게 유산을 일으키는 질병이다.
㉯ Brucella melitensis : 양, 염소에 유산을 일으키는 병원체이다.
㉰ Brucella abortus : 소에 감염되어 유산을 일으키는 병원체이다.
㉱ 파상열은 인축공통 감염병이 아니다.

① ㉮, ㉯, ㉰ ② ㉮, ㉰ ③ ㉯, ㉱
④ ㉱ ⑤ ㉮, ㉯, ㉰, ㉱

해설 파상열의 특징 : ①번 외, 인수공통 감염병이며, 돼지에 감염되는 병원체는 Brucella suis이다.

23 경피감염되며 빈혈, 식욕부진, 피부건조를 일으키는 기생충은?

① 십이지장충 ② 회충 ③ 요충
④ 동양모양선충 ⑤ 편충

24 제1중간숙주가 다슬기이고 제2중간숙주인 가재를 생식하여 생기는 기생충은?

① 광절열두조충 ② 요코가와흡충 ③ 아니사키스
④ 폐디스토마 ⑤ 간디스토마

25 다음은 기생충질환과 중간숙주의 연결이다. 틀린 것은?

① 간흡충 – 민물고기 ② 유구조충 – 돼지 ③ 선모충 – 돼지
④ 페디스토마 – 가재 ⑤ 무구조충 – 채소

해설 무구조충 : 소(쇠고기)

26 카드뮴이 체내에 축적되었을 때 만성적으로 나타나는 질환은?

① 카네미유증 ② 미나마타질환 ③ 정신질환
④ 이타이이타이질환 ⑤ 유아창백증

27 식품첨가물로 허용되어 있는 산화방지제가 아닌 것은?

① Butyl hydroxy anisole(BHA) ② Sodium propionate
③ Propyl gallate ④ Tocopherol
⑤ Dibutyl hydroxy toluene(BHT)

해설 ②번(프로피온산 나트륨) : 보존료(방부제)이다.

28 빵 및 생과자에 사용되는 보존료는?

① 프로피온산나트륨 ② 안식향산 ③ DHA
④ 살리실산 ⑤ 소르빈산

해설 프로피온산 나트륨 : 빵 및 생과자에 사용되는 보존료이다.

29 다른 보존제에 비해 효력은 약하지만 곰팡이의 발육저지 작용이 강한 것은?

① 소르빈산 ② 안식향산 ③ 디히드로초산
④ 프로피온산 ⑤ 살리실산

해설 소르빈산 : 살균력은 약하지만 곰팡이의 발육저지 작용이 강하다.

30 식품위생 정의에서 식품위생의 범위에 해당되지 않는 것은?

① 영양 ② 식품 ③ 첨가물
④ 기구 및 용기 ⑤ 포장

31 주모성 편모를 가지고 있는 균만으로 된 것은?

① 폐렴균, 포도상구균 ② 살모넬라균, 장염비브리오균
③ 대장균, 살모넬라균 ④ 연쇄상구균, 대장균
⑤ 콜레라균, 장티푸스균

해설 ① 단모균 : 콜레라균, 장염비브리오균 등
② 주모균 : 살로넬라균, 보툴리누스균, 대장균, 장티푸스균 등

32 골연화증을 일으키는 물질은?

① Hg ② Cd ③ PCB
④ BHC ⑤ 유기인

33 장티푸스에 관한 설명으로 맞는 것은?

① 혈청학적 Widal 반응시험으로 진단하는 질병이다.
② 주증상은 용혈성요독 증상이다.
③ 다량의 설사를 한다.
④ 법정감염병이 아니다.
⑤ 분변으로 옮겨지지 않는다.

해설 ① Typhoid Fever(장티푸스) : 혈청학적Widal 반응시험으로 진단하는 질병이다.
② 장티푸스: 법정감염병이며 매개체는 주로 파리이고 증상은 심한 열이 나고 두통이 있으나 설사는 하지 않는다.

34 곰팡이에 대한 설명이다. 잘못된 것은 어느 것인가?

① 식품을 부패시키기도 한다.
② 식품공업에 이용하기도 하고 항생물질을 만들어 질병치료에 이용되기도 한다.
③ 대부분 호기성으로 산소가 있어야 번식한다.
④ 체외로 독소를 분비시켜 사람에게 질병을 유발하기도 한다.
⑤ 대부분 저온성이고 중성의 pH에서 잘 번식한다.

해설 ① 곰팡이는 세균보다 저온에서 발육하고 낮은 온도에서 저항이 크다.
② 곰팡이는 pH 4.0(산성)에서 번식이 양호하다.

35 고열과 구역질, 설사가 특징이며, 혈변 증상이 있는 것은?

① 콜레라 ② 장티푸스 ③ 파라티푸스
④ 세균성이질 ⑤ 소아마비폴리오

해설 세균성이질 : 고열과 구역질, 때로는 구토, 설사가 특징이며, 대변에 혈액과 점액, 고름 등이 섞여 나온다.

36 **탄고기, 볶은 고기 등에서 나오는 발암성 물질은?**

① 벤조피렌 ② 벤젠 ③ THM
④ nitroaniline ⑤ 사염화탄소

37 **자연독 식중독의 유독 물질 연결이 틀린 것은?**

① 감자 – 솔라닌 ② 버섯 – 무스카린 ③ 맥각 – amygdaline
④ 목화씨 – gossypol ⑤ 독미나리 – cicutoxin

해설 ① 면실유(목화씨) : 고시폴(gossypol)
② 청매 : 아미그달린(amygdaline)
③ 맥각독 : 에고타민(ergotamine), 에고톡신(ergotoxin)
④ 독버섯 : 무스카린(muscarine), muscaridine, coprin, choline, lampterol 등

38 **다음 중 황변미의 독성분이 아닌 것은?**

① Citrinin ② Aflatoxin ③ Citreoviridin
④ Luteoskyrin ⑤ Islanditoxin

해설 Aflatoxin : Aspergillus flavus에 의하여 생성된 독성 대사물이다.

39 **다음 중 인수공통(인축공통) 감염병이 아닌 것은?**

① 탄저병 ② 파상열 ③ 야토병
④ 결핵 ⑤ 급성회백수염

해설 급성회백수염(소아마비, 폴리오) : 사람 사이에서만 감염(전염)되는 질병이다.

40 **피막제를 뿌리는 이유를 가장 잘 설명한 것 하나만 선택하라.**

① 세균의 침입을 막기 위해
② 호흡작용을 저지하기 위해
③ 신선도를 단기간 유지하기 위해
④ 호흡작용을 제한하여 수분의 증발을 방지하기 위해
⑤ 상품가치를 높이기 위해

해설 ① **피막제** : 과일이나 채소류의 신선도를 장기간 유지시키기 위해 표면에 피막을 만들어 **호흡작용을 제한하여 수분의 증발을 방지**하기 위한 목적으로 사용하는 것을 피막제라 한다.
② 허용피막제 : 몰포린지방산염, 초산비닐수지

4 위생곤충학

01 곤충의 생물학적 전파 중 경란형에 속하는 것은?

① 사상충
② 록키산홍반열, 양충병(쯔쯔가무시병)
③ 열대수면병
④ 록키산홍반열, 발진티푸스
⑤ 흑사병, 양충병(쯔쯔가무시병)

02 절지동물이 옮기는 질환과 연결이 잘못된 것은?

① 이 – 발진티푸스
② 벼룩 – 페스트
③ 모기 – 말라리아
④ 파리 – 황열
⑤ 파리 – 장티푸스, 파라티푸스

해설 모기 : 일본뇌염, 말라리아, 황열, 뎅기열 등

03 다음 중 뉴슨스(nuisance)로 취급되고 있는 곤충은?

① 등에
② 깔따구
③ 파리
④ 진드기
⑤ 등에모기

해설 ① 불쾌곤충(뉴슨스) : 질병을 매개하지는 않고 단순히 사람에게 불쾌감, 불결감, 혐오감, 공포감을 주는 동물을 말한다.
② 뉴슨스 종류 : 깔따구, 노린재, 나방파리, 귀뚜라미, 지하집모기, 하루살이 등

04 다음 살충제 중 장기간 분해하지 않고 환경을 오염시키는 것은?

① DDT
② permethrin
③ diazinon
④ DDVP
⑤ submission

05 다음 살충제 중 훈증작용을 하는 것은?

① DDT
② 마라티온
③ 카바릴
④ dichlorvos(DDVP)
⑤ 휀티온

06 LD_{50}이라고 하는 것은?

① 공시동물의 50%를 치사시킬 수 있는 살충제(원체)의 양
② 공시동물 50%를 치사시킬 수 있는 살충제 농도
③ 살충제의 희석농도가 50%이라는 뜻
④ 살충제의 원체사용량이 50% 라는 뜻
⑤ 살충제의 인축 독성을 비교하기 위하여 사용된 공시동물이 50이라는 뜻

해설 ① 중앙치사량(中央致死量, LD_{50}) : 시험동물로 하여 경구 및 경피 독성을 중앙치사량(中央致死量, LD_{50} ; 공시동물(供試動物)의 50%를 치사시킬 수 있는 살충제 양)으로 표시하여 살충제의 인체독성을 비교평가 한다.

② LD_{50}은 수치가 적을수록 독성이 강하다.

예) 파라티온 LD_{50}(mg/kg) : B>마라티온LD_{50}(mg/kg) : 100>DDT LD_{50}(mg/kg) : 110>나레드 LD_{50}(mg/kg) : 250

07 어떤 약제에 저항성일 때 유사한 다른 약제에도 자동적으로 저항성이 생길 경우 무엇이라고 하는가?

① 환경적 저항성 ② 생리적 저항성 ③ 생태적 저항성
④ 교차저항성 ⑤ 내성

해설 교차저항성 : 어떤 약제에 저항성일 때 유사한 다른 약제에도 자동적으로 저항성이 생기는 것을 교차저항성이라 한다.

08 다음 중 곤충 방제 시 독먹이법을 사용할 수 <u>없는</u> 곤충은 어느 것인가?

① 개미 ② 벼룩 ③ 바퀴
④ 파리 ⑤ 벌

09 모기의 성충을 방제하기 위하여 벽의 표면에 물약을 뿌렸다. 이 작업의 이름은 무엇인가?

① 가열연막 ② 잔류분무 ③ 훈증
④ 살분 ⑤ 공간분무

해설 잔류분무

① 잔류분무란 효과가 오래 지속되는 약제를 표면(예를 들면 벽의 표면)에 뿌려 대상해충이 접촉할 때마다 치사시키는 방법이다.

② 잔류분무 시 가장 중요한 것은 희석농도에 관계없이 희석액이 벽면에 40cc/m^2이 되도록 살포되어야 한다. 벽면에 40cc/m^2로 분무하는 요령은 다음과 같다.

㉮ 탱크 내 공기압력 : 40lb/in^2
㉯ 노즐과 벽면과의 살포거리 : 46cm
㉰ 속도 : 2.6m/6초
㉱ 살포거리를 46cm로 하면 살포폭(swath)은 75cm가 된다.
∴ 6초에 1.95m^2(0.75m×2.6m)의 벽면을 살포한다.
※ lb(libra, pound)

10 살충제 잔류분무 시 동일한 약제의 경우도 분무장소와 물질에 따라 잔류효과에 심한 차이를 나타낸다. <u>잘못</u> 연결된 것은?

① 음지>양지 ② 시멘트벽<흙벽
③ 저온>고온 ④ 페인트칠한 벽>시멘트벽
⑤ 타일>페인트칠한 벽

해설 ① 잔류기간은 동일한 약제라도 분무장소의 재질, 온도, 일사(日射) 등에 따라 다르다.
㉮ 재질 : 유리 · 타일 > 페인트칠한벽 > 시멘트벽 > 흙벽
㉯ 온도 : 저온 > 고온
㉰ 일사(日射) : 그늘 > 햇볕
② 잔류량 결정요인 : 농도 분사량, 분사속도, 분사거리

11 다음은 곤충의 체벽(표피)을 구성하는 여러 가지 층(layer)이다. 가장 외부층은?

① 기저막 ② 내표피 ③ 표피세포
④ 근육 ⑤ 왁스층

해설 곤충의 외피 : 표피(表皮), 진피(眞皮), 기저막(基底膜) 3부분으로 되어 있다.
① 표피층
㉮ 구조 : 복잡한 구조로 되어 있다.
㉯ 화학성분 : 각질(chitin), 단백질, 색소 등
㉰ 표피층의 최외부(最外部)인 시멘트층(cement)과 밀랍층(wax layer, 왁스층)은 얇은 층으로 손상을 입으면 다시 진피세포층에서 분비물이 세도관(pore canal)을 통해나와 재형성된다.
㉱ 밀납층 : 두께 $1/4\mu$의 박층(薄層)이지만 내수성이 가장 강한 부분이다.
② 진피층 : 진피세포로 형성되어 있는데 표피층을 생성하며, 일부는 변형되어 극모(satae) 등을 형성하는 조모세포(造毛細胞)로 되어 있다.

12 다음 중 불완전변태에 속하는 것은?

① 파리목 ② 반시목(노린재목) ③ 벼룩목
④ 나비목 ⑤ 벌목

해설 ① 노린재목(반시목) 주요과(科) : 빈대과 침노린재과
② 빈대, 노린재 : 불완전변태

13 거미, 진드기 등은 어느 강(class)에 속하는가?

① 거미강 ② 바퀴강 ③ 지네강
④ 노래기강 ⑤ 곤충강

해설 거미강, 거미, 진드기 등

14 다음 중 독일바퀴의 특성이 아닌 것은?

① 난협은 알이 부화할 때까지 어미 품에 붙어있다.
② 전흉배판에 2줄의 흑색 종대가 있다.
③ 몸 전체가 흑갈색이다.
④ 전국적으로 분포한다.
⑤ 주가성 바퀴 중 가장 소형이다.

해설 독일바퀴 : 밝은 황갈색이다.

15 장상모(palmate hair)의 역할은?

① 운동을 돕는다. ② 수면에 수평으로 뜨게 한다.
③ 물의 흐름을 감지한다. ④ 먹이를 모으는 역할을 한다.
⑤ 호흡작용을 돕는다.

해설 장상모의 역할 : 수면에 수평으로 뜨게 한다.

16 모기는 일조시간이 몇 시간일 때 월동준비를 하는가?

① 5시간 ② 6시간 ③ 10시간
④ 12시간 ⑤ 15시간

해설 Diapause : 모기는 일조시간이 10시간 이하가 되면 유충이 월동시기임을 감지하게 되고 이와 같은 유충으로부터 우화(羽化)한 암컷은 이미 지방체(fat body)를 충분히 축적하고 있어 월동준비를 완료한 상태가 되는데 이러한 생리적 현상을 Diapause라 한다.

17 작은빨간집모기(뇌염모기) 성충의 특징이 아닌 것은?

① 각 복절 기부에 흰 띠가 있다. ② 암갈색을 띤다.
③ 주둥이에는 흰 띠가 없다. ④ 크기는 4.5mm 정도이다.
⑤ 순판에 특별한 무늬가 없다.

해설 작은빨간집모기 성충의 특징
① 뇌염모기는 집모기속에 속한다.
② 크기는 4.5mm 정도의 소형이다.
③ 전체적으로 암갈색을 띠고 뚜렷한 무늬가 없다.
④ 다리 각 절(節) 끝에 작고 흐린 백색 띠가 있다.
⑤ 주둥이 중앙에 넓은 백색 띠가 있다. 이 띠로부터 기부로 내려가면서 복면에 백색 비늘이 산재해 있는 것이 특징이다.
⑥ 흡혈활동 : 저녁 8~10시
⑦ 휴식 : 수평으로 휴식

18 부낭을 갖고 있는 모기의 알은?

① 얼룩날개모기 ② 왕모기 ③ 숲모기
④ 돌모기 ⑤ 집모기

19 **토고숲모기의 유충 서식장소는?**

① 약간의 염분이 섞인 물이 고여 있는 곳 ② 보통 빗물이 고여 있는 곳
③ 웅덩이에 물이 고여 있는 곳 ④ 늪이나 연못 같은 깨끗한 물
⑤ 하수구

해설 **토고숲모기 유충의 서식장소** : 유충은 **해변가의 바위**에 고인물(**염분이 섞인 물**)에 주로 서식한다. **해변지역이면 담수와 염분** 어느 곳에서나 서식한다.

20 **깔따구의 보건상 피해는?**

① 뉴슨스 ② 뎅기열
③ 리슈마니아 ④ 황열
⑤ 오로야열

해설 **깔따구와 보건** : 깔따구는 **불쾌곤충(뉴슨스)**의 대표적인 해충이며, **질병을 매개하지는 않으나 뉴슨스** 또는 알레르기 질환의 알레르기원으로 방제 대상이 되고 있다.

21 **파리 유충이 동물의 조직에 기생하는 것을 무엇이라 하는가?**

① 수면병 ② 람불편모충증
③ 승저증 ④ 회선사상충증
⑤ 사상충증

해설 **구더기증(승저증)** : **파리 유충이 동물의 조직에 기생**하는 것을 말한다.

22 **흡수형 구기를 가지고 있는 곤충은?**

① 벼룩 ② 개미 ③ 바퀴
④ 새털이 ⑤ 풍뎅이

해설 ① **벼룩**의 주둥이 : **흡혈**에 **적합**하다.
② 새털이의 구기 : 저작형이다.

23 **벼룩의 생활사에서 틀린 것은?**

① 알의 부화기간은 1주일이다. ② 쥐벼룩은 사람을 흡혈하지 않는다.
③ 성충의 수명은 약 6개월이다. ④ 암수 모두 흡혈한다.
⑤ 유충의 발육기간은 약 2주이다.

해설 쥐벼룩 : **사람도 흡혈**한다.

24 후기문 아목에 속하는 진드기는 어느 것인가?

① 물렁진드기과 ② 먼지진드기과
③ 털진드기과 ④ 여드름진드기과
⑤ 집진드기과

해설 ① 후기문 아목에 속하는 진드기 : 참진드기과, 물렁진드기과
② 물렁진드기(공주진드기과)의 매개 질병 : 진드기매개 재귀열 등

25 쥐의 생활사에 관한 설명이다. 틀린 것은?

① 교미활동 : 곰쥐 시궁쥐(10~2주), 생쥐(8주)
② 교미 후 평균 22일만에 출산하고, 출산 후 2일만에 다시 교미한다.
③ 2일 후에 눈을 뜨고 사물을 볼 수 있고, 10일 정도면 제대로 들을 수 있으며, 2주일 후에는 귀가 열린다.
④ 4주 후부터 어미로부터 독립을 강요당하지만 보통 5주 후부터는 완전 독립을 한다.
⑤ 쥐의 수명 : 생쥐(1년), 곰쥐와 시궁쥐(2년)

해설 쥐의 생활사
① 쥐는 포유류에 속한다.
② 생후 10일 정도면 귀가 열려 제대로 들을 수 있다.
③ 2주 후에 눈을 뜨고 사물을 볼 수 있다.
④ 4주 후부터 어미로부터 독립을 강요당하지만 보통 약 5주까지 어미에게 의존한다.
⑤ 교미활동 : 곰쥐, 시궁쥐(10~12주), 생쥐(8주)
⑥ 임신기간은 22일이며, 출산 후 2일 만에 교미한다.
⑧ 새끼 수(1회 평균 수) : 시궁쥐(8~10마리), 곰쥐(6.2(4~8)마리), 생쥐(5.8(4~7)마리)
⑨ 수명 : 생쥐(1년), 곰쥐와 시궁쥐(2년)

26 쥐의 개체군 크기를 결정하는 3대 요인이 아닌 것은?

① 출산 ② 사망 ③ 경쟁
④ 이동 ⑤ 출산 사망

해설 ① 쥐의 개체군 크기 : 출산 사망 이동의 3요인에 의해 결정된다.
② 제한요인(또는 억제요인) : 쥐의 사망수보다 출생수가 훨씬 높은데 개체군이 일정하게 머물러 있는 것은 주위의 환경요인이 개체군 증가를 억제시키고 있기 때문인데 이러한 현상을 제한요인(또는 억제요인)이라 한다. 제한요인에는 물리적 환경, 천적, 경쟁률을 들 수 있다.
③ 개체군의 밀도 : 겨울 < 여름 < 가을 < 봄의 순으로 높다.

27 급성 살서제를 미끼먹이에 섞어 설치한 후 언제 수거하여 매몰하는가?

① 1~2일 ② 4~5일 ③ 10일
④ 1주 ⑤ 2주

28 2차 독성(Second Poisoning)이란?

① 모든 살서제가 가지고 있는 성질이다.
② 살서제를 먹고 죽은 쥐를 다른 동물이 섭취했을 때의 독성을 말한다.
③ 만성 살서제의 성질이다.
④ 살서제가 2일이 지나야 효과가 있다는 뜻이다.
⑤ 한 번 사용한 살서제를 다시 사용하여도 독성이 있다는 뜻이다.

해설 살서제에 의한 사고예방
① 살서제를 사용할 때 사람이나 가축의 중독사고를 방지하기 위하여 알아야 할 사항은 다음과 같다.
㉮ 사람이 먹는 음식과 구별하기 위해 독먹이에 색을 넣는다.
㉯ 적당한 용기의 독먹이통에 독먹이를 설치한다.
㉰ 독먹이를 설치할 장소를 정확하게 기록한다.
㉱ 사용하지 않는 살서제는 자물쇠로 잠글 수 있는 용기에 보관한다.
㉲ 독먹이를 만들 때 마스크를 착용한다.
㉳ 살서작업이 끝나면 독먹이를 수거하여 처리한다.
② 2차 독성이란 쥐약을 먹고 죽은 쥐를 다른 동물이 섭취했을 때의 독성을 말한다.

29 다음은 파리의 습성을 설명한 것이다. 어떤 파리의 습성인가?

㉮ 유충의 서식 장소 : 동물의 배설물(사람, 소, 말, 돼지 등의 배설물(인분을 좋아함))
㉯ 장(腸) 내 또는 비뇨기내 구더기증을 유발한다.
㉰ 비상시에 공중의 한 지점에서 정지하는 습성이 있다.
㉱ 성충 : 음식물에 앉는 빈도는 집파리보다 낮다.

① 집파리 ② 딸집파리(아기집파리) ③ 큰집파리
④ 침파리 ⑤ 먹파리

30 개미의 방제방법이 아닌 것은?

① 옥외에 개미집이있을 때 : 개미집 입구를 파헤친 후 끓는 물을 붓거나, 방제용 살충제를 주입한다.
② 옥내에 개미집이 있을 때 : 일개미들을 추적하여 집을 발견할 수 있으면 본거지를 공격하여 근절시킨다. 벽틈 속, 마루밑 등에는 미끼 트랩, 잔류분무, 독먹이를 사용한다.

③ 미끼트랩 : 미끼먹이를 적당한 용기에 넣어 트랩으로 사용한다. 먹이에 모이면 끓는 물을 부어죽인다. 미끼먹이에는 당분(꿀, 설탕 등), 육류, 지방 등이 있다.
④ 독먹이법 : 당물질(꿀, 설탕 등), 육류에 살충제를 섞어 곳곳에 설치한다.
⑤ 옥외에 개미집이 있을때 : 개미집 입구를 파헤친 후 끓는물을 사용하면 안 된다.

해설 개미의 방제방법 : ①·②·③·④번 외, 잔류분무(개미집 주변에 잔효성 살충제로 잔류분무한다)

5 위생관계법령

01 「식품위생법」상 (   )에 들어갈 것으로 옳은 것은?

> 식품의약품안전처장은 관계 중앙행정기관의 장과의 협의 및 심의위원회의 심의를 거쳐 식품등의 기준 및 규격 관리 기본계획을 (   )년마다 수립·추진할 수 있다.

① 1 ② 2 ③ 3
④ 5 ⑤ 10

해설 식품위생법 제7조의4(식품등의 기준 및 규격 관리계획 등) ① 식품의약품안전처장은 관계 중앙행정기관의 장과의 협의 및 심의위원회의 심의를 거쳐 식품등의 기준 및 규격 관리 기본계획(이하 "관리계획"이라 한다)을 5년마다 수립·추진할 수 있다.

02 공중위생시설이 아닌 것은?

① 이용업 ② 미용업
③ 세탁업 ④ 건물위생관리업
⑤ 제과점

해설 공중위생관리법 제2조(정의)

03 위생사 면허대장에 기재하지 않아도 되는 것은?

① 면허번호 및 면허연월일
② 성명·주소 및 주민등록번호
③ 위생사국가시험 합격연월일
④ 면허의 종별
⑤ 면허취소 사유 및 취소연월일

해설 공중위생관리법 시행규칙 제11조의2(위생사 면허증의 발급) ② 보건복지부장관은 면허증의 발급 신청이 적합하다고 인정하는 경우에는 다음 각 호의 사항이 포함된 면허대장에 해당 사항을 등록하고, 위생사 면허증을 신청인에게 발급하여야 한다.
1. 면허번호 및 면허연월일
2. 성명 · 주소 및 주민등록번호
3. 위생사 국가시험 합격연월일
4. 면허취소 사유 및 취소연월일
5. 면허증 재교부 사유 및 재교부연월일
6. 그밖에 보건복지부장관이 면허의 관리에 특히 필요하다고 인정하는 사항

04 식품위생법에서 정의하는 "집단급식소"에 관한 설명으로 적절하지 않은 것은?

① 영리를 목적으로 한다.
② 기숙사 학교 병원 사회복지시설 산업체 국가 · 지방자치단체 그밖의 후생기관등의 시설을 말한다.
③ 특정 다수인에게 계속하여 음식물을 공급하는 곳을 말한다.
④ 1회 50인 이상에게 식사를 제공하는 급식소를 말한다.
⑤ 대통령령으로 정한 급식시설을 말한다.

해설 식품위생법 제2조(정의) : "집단급식소"란 영리를 목적으로 하지 아니 하면서 특정 다수인(기숙사, 학교, 유치원, 어린이집, 병원, 사회복지시설, 산업체, 국가 · 지방자치단체 및 공공기관, 그 밖의 후생기관 등)에게 계속하여 음식물을 공급하는 곳의 급식시설로서 대통령령으로 정하는 시설을 말한다.

05 식품 "식품안전관리인증기준"의 관리과정에 해당하는 것은?

㉮ 식품의 원료관리	㉯ 식품의 제조 · 가공과정
㉰ 식품의 조리과정	㉱ 식품의 소분 · 유통의 모든 과정

① ㉮, ㉯, ㉰　② ㉮, ㉰　③ ㉯, ㉱
④ ㉱　⑤ ㉮, ㉯, ㉰, ㉱

해설 식품위생법 제48조(식품안전관리인증기준) : 식품의약품안전처장은 식품의 원료관리 및 제조 · 가공 · 조리 · 소분 · 유통의 모든 과정에서 위해한 물질이 식품에 섞이거나 식품이 오염되는 것을 방지하기 위하여 각 과정의 위해요소를 확인 · 평가하여 중점적으로 관리하는 기준(식품안전관리인증기준)을 식품별로 정하여 고시할 수 있다.

06 위생관리등급의 구분 중 우수업소 등급 색깔은?

① 황색　② 녹색　③ 백색
④ 적색　⑤ 청색

해설 공중위생관리법

(1) 시행규칙 제21조(위생관리등급의 구분 등) ① 법 제13조제4항의 규정에 의한 **위생관리등급의 구분**은 다음 각호와 같다.

1. **최우수업소 : 녹색등급**
2. **우수업소 : 황색등급**
3. **일반관리대상 업소 : 백색등급**

(2) 법 제13조(위생서비스수준의 평가)

① **시·도지사**는 **공중위생영업소**(관광숙박업의 경우를 제외한다. 이하 이 조에서 같다)의 위생관리수준을 향상시키기 위하여 위생서비스평가계획(이하 "평가계획"이라 한다)을 **수립**하여 **시장·군수·구청장에게 통보**하여야 한다.

② **시장·군수·구청장**은 평가계획에 따라 관할지역별 세부평가계획을 수립한 후 공중위생영업소의 위생서비스수준을 평가("**위생서비스평가**")하여야 한다.

(3) 법 제14조(위생관리등급 공표등)

① **시장·군수·구청장**은 보건복지부령이 정하는 바에 의하여 위생서비스평가의 결과에 따른 위생관리등급을 해당공중위생영업자에게 **통보하고 이를 공표**하여야 한다.

② 공중위생영업자는 제1항의 규정에 의하여 **시장·군수·구청장**으로부터 통보받은 **위생관리등급의 표지**를 영업소의 명칭과 함께 영업소의 **출입구**에 **부착**할 수 있다.

③ **시·도지사 또는 시장·군수·구청장**은 위생서비스평가의 결과 **위생서비스의 수준이 우수하다고 인정**되는 영업소에 대하여 **포상을 실시**할 수 있다.

07 식품조사처리업의 허가권자는 누구인가?

① 시·도지사 ② 시장·군수·구청장 ③ 식품의약품안전처장
④ 보건복지부장관 ⑤ 보건지소장

해설 식품위생법 시행령 제23조(허가를 받아야 하는 영업 및 허가 관청)

08 제1급감염병으로 옳은 것은?

㉮ 중증급성호흡기증후군(SARS)	㉯ b형헤모필루스인플루엔자
㉰ 중동호흡기증후군(MERS)	㉱ 폐렴구균감염증

① ㉮, ㉯, ㉰ ② ㉮, ㉰ ③ ㉯, ㉱
④ ㉱ ⑤ ㉮, ㉯, ㉰, ㉱

해설 감염병의 예방 및 관리에 관한 법률 제2조(정의)

09 "감염병의 예방 및 관리에 관한 법률"이 규정한 제2급·3급 감염병이 아닌 것은?

① 백일해, 수두 ② 유행성이하선염
③ 후천성면역결핍증(AIDS) ④ B형간염
⑤ 디프테리아

해설 감염병의 예방 및 관리에 관한 법률 제2조(정의)
① 디프테리아 : 제1급감염병
② 백일해, 수두, 유행성이하선염 : 제2급감염병
③ B형간염, 후천성면역결핍증(AIDS) : 제3급감염병

10 의사, 치과의사 또는 한의사가 탄저병 환자를 진단하였을 때의 신고는?

① 즉시 ② 5일 이내 ③ 6일 이내
④ 7일 이내 ⑤ 8일 이내

해설 감염병의 예방 및 관리에 관한 법률 제11조(의사 등의 신고)

11 필수예방접종을 실시하여야 하는 질병이 아닌 것은?

① 디프테리아, 그룹 A형 로타바이러스 감염증 ② 유행성이하선염
③ 풍진, 일본뇌염 ④ 파상풍, 인플루엔자
⑤ 아메바성이질

해설 감염병의 예방 및 관리에 관한 법률 제24조(필수예방접종) : 디프테리아, 백일해, 파상풍, 홍역, 폴리오(소아마비), 풍진, 유행성이하선염(볼거리), B형간염, 수두, 일본뇌염, b형헤모필루스인플루엔자, 폐렴구균, 결핵, 인플루엔자, A형간염, 사람유두종바이러스감염증, 그룹 A형 로타바이러스 감염증

12 소독업을 하고자 하는 자는 어디(무슨령)서 정하는 시설 · 장비 및 인력을 갖추어 어떻게 하여야 하는가?

① 보건복지부령 – 특별자치시장 · 특별자치도지사 또는 시장 · 군수 · 구청장 – 신고
② 보건복지부령 – 특별자치시장 · 특별자치도지사 또는 시장 · 군수 · 구청장 – 허가
③ 보건소령 – 보건소장 – 신고
④ 환경부령 – 시 · 도지사 – 신고
⑤ 보건복지부령 – 보건복지부장관 – 등록

해설 감염병의 예방 및 관리에 관한 법률 제52조(소독업의 신고 등)

13 「감염병의 예방 및 관리에 관한 법률」 상 감염 시 "식품접객업 또는 집단급식소"에 일시적으로 업무 종사자를 제한하는 감염병에 해당하지 않는 것은?

① A형간염 ② 콜레라
③ 장티푸스, 파라티푸스, 세균성이질 ④ 장출혈성대장균감염증
⑤ B형간염

해설 감염병예방법 시행규칙 제33조(업무 종사의 일시 제한)

14 모든 국민이 질 좋은 먹는물을 공급받을 수 있도록 합리적인 시책을 마련하여 먹는물 관련 영업자에게 지도 및 관리를 하여야 하는 곳은?

① 국가 및 지방자치단체 ② 국무총리 ③ 보건복지부
④ 환경부 ⑤ 국토해양부

해설 먹는물관리법 제2조(책무)

15 먹는물 공동시설의 알맞은 관리를 위하여 필요한 조치를 하여야 하는 사람은 누구인가?

① 보건복지부장관 ② 특별자치시장 · 특별자치도지사 · 시장 · 군수 또는 구청장
③ 시 · 도지사 ④ 환경부장관
⑤ 국토해양부장관

해설 먹는물관리법 제8조(먹는물 공동시설의 관리) : 먹는물 공동시설 소재지의 특별자치시장 · 특별자치도지사 · 시장 · 군수 또는 구청장(자치구의 구청장)이 한다.

16 먹는샘물등의 수입판매업을 하고자 하는 자는 누구에게 등록하여야 하는가?

① 시장 · 군수 ② 보건복지부장관 ③ 국토해양부장관
④ 시 · 도지사 ⑤ 식품의약품안전처장

해설 먹는물관리법 제21조(영업의 허가 등)

17 먹는샘물등의 제조업자의 경우 생산 및 작업일지를 작성하고 그 기록서류를 최종 기재한 날부터 몇 년간 보존하여야 하는가?

① 1개월 ② 1년 ③ 3년
④ 5년 ⑤ 7년

해설 먹는물관리법 시행규칙 제20조(먹는물관련영업자 준수사항) [별표 5]
① 먹는샘물등의 제조업자 : 3년 보존 ② 수처리제 제조업자 : 1년 보존
③ 먹는샘물등의 수입판매업자 : 1년 보존 ④ 정수기 제조업자 및 수입판매업자 : 1년 보존

18 다음은 광역상수도 및 지방상수도의 경우, 정수장에서의 수질검사를 설명한 것이다. 매주 1회 이상 측정하여야 하는 항목이 아닌 것은?

① 일반세균 ② 총대장균군 ③ 증발잔류물
④ 암모니아성질소 ⑤ 잔류염소

해설 먹는물 수질기준 및 검사 등에 관한 규칙 제4조(수질검사의 횟수) : 매주 1회 이상 측정해야 하는 항목은 ① · ② · ③ · ④번 외, 질산성질소, 과망간산칼륨 소비량, 대장균 또는 분원성 대장균군
※ 잔류염소: 매일 1회 이상

19 **사후관리 대상인 폐기물을 매립한 후 일정기간 동안 토지의 이용을 제한할 수가 있다. 이 제한기간에 포함되는 용도는 어느 것인가?**

① 공장부지조성　② 공원시설　③ 수목의식재
④ 초지의조성　⑤ 체육시설

해설 폐기물 관리법 제54조(사용종료 또는 폐쇄 후의 토지이용제한 등) : 사후관리 대상인 폐기물을 매립하는 시설의 사용이 끝나거나 시설이 폐쇄된 후 침출수의 누출, 제방의 유실 등으로 인하여 주민의 건강 또는 재산이나 주변환경에 심각한 위해를 가져올 우려가 있다고 인정되면 대통령령이 정하는 기간 동안 그 토지의 이용을 수목의 식재, 초지의 조성, 공원시설, 체육시설, 문화시설, 신 · 재생에너지설비의 설치에 한정할 수 있다.

20 **사후관리 대상인 폐기물을 매립하는 시설이 사용 종료되거나 폐쇄된 날로부터 몇 년 이내로 토지이용을 제한하는가?**

① 1년　② 5년　③ 10년
④ 15년　⑤ 30년

해설 폐기물 관리법 시행령 제35조(토지이용 제한 등) : 30년 이내로 한다.

21 **지정폐기물 중 의료폐기물을 중간처분하는 경우 최대 며칠분의 폐기물을 보관할 수 있는 보관창고를 갖추어야 하는가?**

① 5일　② 10일　③ 20일
④ 30일　⑤ 60일

해설 폐기물관리법 시행규칙 제28조 [별표 7] (폐기물처리업의 시설 · 장비 · 기술능력의기준 : 의료폐기물 보관창고는 1일 처리능력의 3일분 이상 5일분 이하의 폐기물을 보관할 수 있는 시설을 갖추어야 한다.
폐기물관리법 시행규칙 제31조(폐기물처리업자의 폐기물 보관량 및 처리기간) : 의료폐기물은 냉장보관할 수 있는 섭씨 4도 이하 전용보관시설에서 보관하는 경우 5일 이내, 그밖의 보관시설에서 보관하는 경우에는 2일 이내. 다만, 격리의료폐기물의 경우에는 보관시설과 무관하게 2일 이내로 한다.

22 **개인하수처리시설을 설치하거나 변경하려는 자는 누구에게 어떻게 하여야 하는가?**

① 특별자치시장 · 특별자치도지사 · 시장 · 군수 · 구청장 – 신고
② 특별자치도지사 · 시장 · 군수 · 구청장 – 허가
③ 시 · 도지사 – 신고
④ 시 · 도지사 – 허가
⑤ 환경부장관 – 허가

해설 하수도법 제34조(개인하수처리시설의 설치) : 개인하수처리시설을 설치하거나 변경하려는 자는 특별자치시장 · 특별자치도지사 · 시장 · 군수 · 구청장에게 신고하여야 한다.

23 분뇨를 재활용하는 자 또는 분뇨수집 · 운반업자는 분뇨의 수집장소 · 수집량 및 처리상황을 기록하여야 하며, 기록한 장부는 최종기재를 한 날부터 몇 년간 보존하여야 하는가?

① 1년 ② 2년 ③ 3년
④ 5년 ⑤ 10년

해설 하수도법 제68조(장부의 기록 · 보존 : 최종 기재를 한 날부터 3년으로 한다.

24 분뇨의 재활용을 위한 장비 및 시설의 관리기준이 잘못된 것은?

① 분뇨의 저장 · 처리장소에는 쥐, 파리, 모기 등 해충이 발생 · 번식하지 아니하도록 약제를 살포하는 등 필요한 조치를 하여야 한다.
② 분뇨를 저장 · 처리할 때에는 분뇨가 흘러나오거나 악취가 나지 아니하도록 하여야 한다.
③ 분뇨를 처리하는 시설과 장비 등은 기능이 정상적으로 유지 될 수있도록 수시로 점검하거나 보수하는 등 필요한 조치를 하여야 한다.
④ 정당한 사유 없이 수집 · 운반을 거부하거나 지연하여서는 아니된다.
⑤ 분뇨를 저장시설이 아닌 곳에 저장하여야 하며 재활용이 아닌 다른 방법으로 처리하여서는 아니 된다.

해설 하수도법 시행규칙 제42조(재활용시설의 설치 · 관리기준 [별표8] : ① · ② · ③ · ④번 외,
① 분뇨를 저장시설이 아닌 곳에 저장하여서는 아니 되며, 재활용이 아닌 다른 방법으로 처리하여서는 아니 된다.
② 운반차량은 항상 청결하게 관리하여야 한다.

25 먹는물 공정도 중 맞는 것은?

① 취수 – 원수저장 – 정수 – 자외선살균 – 처리수저장 – 충전 – 검사 – 포장
② 원수저장 – 취수 – 정수 – 자외선살균 – 처리수저장 – 충전 – 검사 – 포장
③ 취수 – 원수저장 – 자외선살균 – 처리수저장 – 정수 – 충전 – 검사 – 포장
④ 취수 – 원수저장 – 정수 – 자외선살균 – 충전 – 처리수저장 – 검사 – 포장
⑤ 취수 – 원수저장 – 자외선살균 – 처리수저장 – 충전 – 검사 – 정수 – 포장

해설 먹는물관리법 시행규칙 제9조 [별표 3] : 취수 – 원수저장 – 정수 – 자외선살균 – 처리수저장 – 충전(청정실 설치) – 검사 – 포장

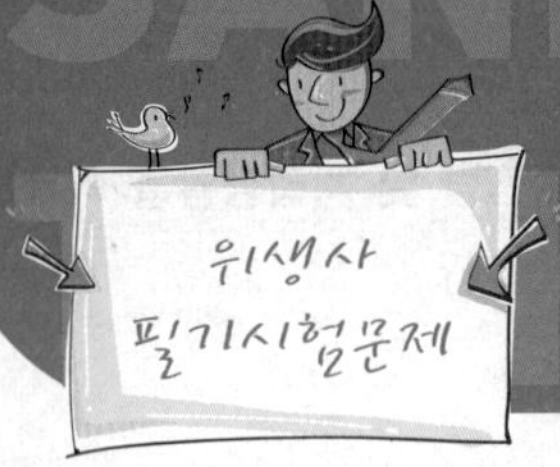

제4회 실전모의고사 정답

1 공중보건학

1. ③	2. ①	3. ⑤	4. ④	5. ①	6. ③	7. ①	8. ④	9. ②	10. ②
11. ⑤	12. ①	13. ②	14. ⑤	15. ③	16. ④	17. ④	18. ②	19. ①	20. ④
21. ②	22. ③	23. ④	24. ②	25. ④	26. ①	27. ②	28. ③	29. ②	30. ①
31. ④	32. ③	33. ④	34. ②	35. ②					

2 환경위생학

1. ④	2. ⑤	3. ④	4. ②	5. ④	6. ③	7. ①	8. ①	9. ③	10. ①
11. ①	12. ⑤	13. ④	14. ③	15. ②	16. ②	17. ④	18. ④	19. ③	20. ⑤
21. ③	22. ③	23. ①	24. ③	25. ⑤	26. ④	27. ⑤	28. ④	29. ②	30. ⑤
31. ①	32. ②	33. ②	34. ③	35. ①	36. ②	37. ④	38. ①	39. ①	40. ③
41. ⑤	42. ⑤	43. ②	44. ②	45. ⑤	46. ①	47. ③	48. ④	49. ④	50. ③

3 식품위생학

1. ①	2. ④	3. ③	4. ④	5. ③	6. ⑤	7. ②	8. ③	9. ④	10. ①
11. ②	12. ④	13. ③	14. ④	15. ③	16. ①	17. ③	18. ①	19. ①	20. ③
21. ⑤	22. ①	23. ①	24. ④	25. ⑤	26. ④	27. ②	28. ①	29. ①	30. ①
31. ③	32. ②	33. ①	34. ⑤	35. ④	36. ①	37. ③	38. ②	39. ⑤	40. ④

4 위생곤충학

1. ②	2. ④	3. ②	4. ①	5. ④	6. ①	7. ④	8. ②	9. ②	10. ②
11. ⑤	12. ②	13. ①	14. ③	15. ②	16. ③	17. ③	18. ①	19. ①	20. ①
21. ③	22. ①	23. ②	24. ①	25. ③	26. ③	27. ①	28. ②	29. ②	30. ⑤

5 위생관계법령

1. ④	2. ⑤	3. ④	4. ①	5. ⑤	6. ①	7. ③	8. ②	9. ⑤	10. ①
11. ⑤	12. ①	13. ⑤	14. ①	15. ②	16. ④	17. ③	18. ⑤	19. ①	20. ⑤
21. ①	22. ①	23. ③	24. ⑤	25. ①					

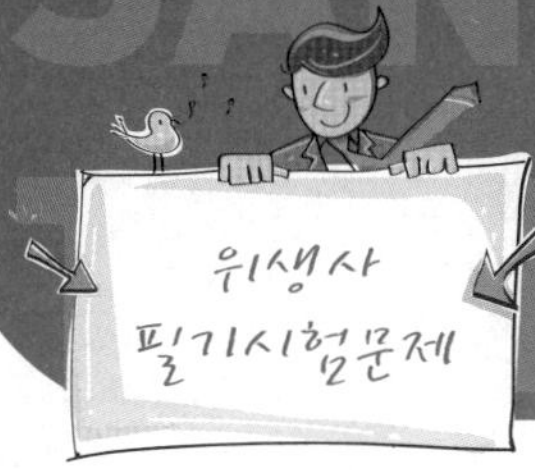

SANITARY TECHNICIAN

제5회 실전모의고사

정답 300쪽

1 공중보건학

01 J.P.Prank의 "위생행정"이라는 저서가 저술되어 나온 시대는?

① 고대기 ② 확립기 ③ 중세기
④ 여명기 ⑤ 발전기

해설 J.P.Prank(1745~1821) : 최초의 보건학 저서

02 포괄보건의료의 개념에서 3차 예방활동의 의미는?

① 질병의 조기발견 및 조기치료 ② 생활 환경개선 활동
③ 재활 및 사회활동 복귀 지도 ④ 안전관리 및 예방접종 활동
⑤ 건강증진 활동

03 감염병 발생에 관여하는 6가지 요소의 순서를 나열한 것이다. (   ) 안에 들어갈 말은?

병원체 – 병원소 – 병원소로부터 탈출 – 전파 – (   ) – 신숙주의 감수성 및 면역

① 신숙주에의 탈출 ② 병원체의 탈출
③ 직접전파 ④ 간접전파
⑤ 신숙주에의 침입

04 역학적으로 보아 여름철에 발병률이 낮은 감염병은?

① 장티푸스 ② 인플루엔자 ③ 세균성이질
④ 파라티푸스 ⑤ 콜레라

05 다음 중 인수공통감염병에 속하는 것은?

① 나병 ② 소아마비 ③ 홍역
④ 콜레라 ⑤ 결핵

06 장티푸스의 가장 중요한 대책은?

① 검역의 철저
② 환자의 치료사업
③ 의료기관의 확충
④ 환자의 격리수용
⑤ 환경위생의 철저와 보균자 색출

해설 장티푸스 감염원 : 오염된 음식물이 감염원(전염원)이다.

07 중요한 혈관계 질환이며 조용한 살인자라고 지칭하는 질환은?

① 고혈압
② 뇌졸중
③ 동맥경화
④ 심장마비
⑤ AIDS

08 인구증가율을 옳게 나타낸 것은?

① [(연초인구×연말인구)/인구×1,000
② [(연말인구×연초인구)/인구×1,000
③ [(자연증가－사회증가)/인구×1,000
④ [(자연증가＋사회증가)/인구×1,000
⑤ [(연초인구＋연말인구)/인구×1,000

09 보건행정가의 역할이라 할 수 없는 것은?

① 전문가로서의 역할
② 행정가로서의 역할
③ 사회지도자로서의 역할
④ 정부관리로서의 역할
⑤ 전문위원으로서의 역할

10 생물테러가 발생하였을 때의 조치는?

① 112나 119에 신고 없이 자택에서 치료한다.
② 112나 119에 신고한다.
③ 응급구조기관에 연락 없이 병원치료를 한다.
④ 위생환경을 철저히 한다.
⑤ 절지동물이 옮기므로 방역작업을 한다.

11 간이국세조사는 몇 년 간격으로 언제를 기준으로 실시하는가?

① 1년마다 7월 1일
② 2년마다 10월 1일
③ 5년마다 10월 1일
④ 5년마다 11월 1일
⑤ 10년마다 11월 1일

해설 ① 국세조사는 정규적으로 매 10년마다 실시하는 것을 원칙으로 하고 5년마다는 **간이국세조사**를 실시하고 있으며, 그 방법으로는 현재인구조사와 상주인구조사가 있다.
② 우리나라의 국세조사 : **5년마다** 실시하며, **11월 1일**을 기준으로 하고 있다.

12 행정에 있어서 주어진 목적을 달성하기 위한 인적 · 물적 자원의 능률적인 관리방법으로 3S에 해당되는 조합은?

① 전문화(Specialization), 안정화(Stabilization), 단순화(Simplification)
② 표준화(Standardization), 안정화(Stabilition), 단순화(Simplification)
③ 표준화(Standardization), 안정화(Stabilization), 전문화(Specialization)
④ 표준화(Standardization), 전문화(Specialization), 단순화(Simplification)
⑤ 표준화(Standardization), 사회화(Socialization), 단순화(Simplification)

13 우리나라 보건행정의 말단기관은?

① 보건청 ② 환경부 ③ 도 보건연구소
④ 군청 · 시청 ⑤ 보건소

14 다음 중 보건행정수단으로 바르게 짝지어진 것은?

① 보건법규, 보건봉사, 보건조직 ② 보건봉사, 보건교육, 보건법규
③ 보건교육, 보건예산, 보건법규 ④ 보건법규, 보건봉사, 보건예산
⑤ 보건봉사, 보건교육, 보건예산

해설 ① 공중보건사업 수행의 3요소 : 보건교육, 보건봉사, 관계법규
② 보건사업의 성패를 결정짓는 가장 중요한 요소는 체계적인 **보건교육** 실시이다.

15 학교보건사업 중 최우선적으로 실시해야 할 사업은?

① 학교급식 실시 ② 학교환경위생 개선
③ 학교건강교육 실시 ④ 학교보건봉사
⑤ 학교와 지역사회와의 유대 강화

해설 학생들이 학교에 있는 동안 건강의 유지 · 향상, 나아가서 학습능률의 향상을 위해 청결하고 아름다운 **환경**이 유지되어야 한다.

16 인구의 자연증가율이란?

① 연초인구에서 사망자수만 뺀 값으로부터 얻은 율이다.
② 연말인구에서 전출인구만 뺀 값이다.
③ 연초인구와 연말인구의 차이로 계산한다.
④ 1년 중 전입률에서 전출률을 뺀 것이다.
⑤ 전출 · 전입이 없다는 가정하에서 조출생률에서 조사망률을 뺀 값이다.

17 ○○대학 여학생 중 200명에게 설문지를 주어 150명에게 해답을 받았다면 해답을 준 사람의 모집단은?

① ○○대학 전체학생
② ○○대학 여학생 전체
③ ○○대학 여학생 중 응답을 준 150명
④ ○○대학 여학생 중 응답을 준 200명
⑤ ○○대학 남학생 중 응답을 준 200명

해설 ① 모집단 : 대상조사 전원
② 표본집단 : 모집단에서 표본 추출한 것

18 다음 중 조산아(저체중아)의 관리방법이 아닌 것은?

① 소화기보호
② 체온관리
③ 호흡관리
④ 감염관리
⑤ 영양관리

해설 ① 조산아 : 2.5kg 이하(임신 28주~38(37)주 사이의 분만)
② 조산아의 4대 관리 원칙 : 체온관리, 영양관리, 호흡관리, 감염방지
※ 우리나라 「모자보건법」의 미숙아 : 임신 37주 미만의 출생아 또는 출생 시 체중이 2천500그램 미만인 자로서 보건소장 또는 의료기관의 장이 임신 37주 이상의 출생아 등과는 다른 특별한 의료적 관리와 보호가 필요하다고 인정하는 자

19 보건수준이 가장 높을 때의 α－Index 값은?

① 1.0 미만일 때
② 1.0 이하일 때
③ 1.0에 가장 가까울 때
④ 1.0 이상일 때
⑤ 1.0 초과할 때

해설 ① α-Index의 값이 1.0에 가까울수록 보건수준이 높다는 것을 뜻한다.
② α-Index는 1보다 작을 수 없다.

20 두 변수 사이에 상관이 전혀 없을 때의 표시방법은?

① $1 > r > 0$
② $0 > r > -1$
③ $r=1$
④ $r=0$
⑤ $r=-1$

해설 상관계수(r)
① 완전상관(직선상관) : r=1 또는 r=-1
② 불안전상관 : r=0.5 또는 r=-0.5
③ 무상관 : r=0
④ 상관계수가 양수(+) : 순상관(1, 0.5), 증가
⑤ 상관계수가 음수(-) : 역상관(-1, -0.5), 감소

21 질병원인의 가설이 유도되는 역학은?

① 기술역학 ② 분석역학 ③ 이론역학
④ 실험역학 ⑤ 작전역학

해설 ① 기술역학 : 질병원인의 가설이 유도되는 역학
② 분석역학 : 질병의 원인이 무엇인지를 알기 위해서 가설을 설정하여 그 가설이 옳은지 그른지를 판정하는 역학

22 윤리적인 문제가 발생할 수 있으나 가장 정확한 역학은?

① 기술역학 ② 분석역학 ③ 작전역학
④ 실험역학 ⑤ 이론역학

23 위험요인이 특정한 유병률을 갖고 있는 인구집단 내의 전체 질병발생률 중 위험요인이 기여하는 부분을 추정하는 방법을 무엇이라 하는가?

① 특이도 ② 비교위험도 ③ 오즈비
④ 귀속위험도 ⑤ 상대위험도

24 경련성 기침을 유발하는 질병은?

① 홍역 ② 소아미비 ③ 백일해
④ 장티푸스 ⑤ 볼거리

25 다음 보기의 내용에 해당하는 질병은?

전파 방식 : 식품이나 음료수로 감염되지만 감염원은 환자나 보균자의 분변이므로 이들을 찾아내어 치료하는 것이 무엇보다 중요하다. 집파리에 의한 전파도 가능하다.

① 백일해 ② 디프테리아
③ 홍역 ④ Typhoid fever(장티푸스)
⑤ 풍진

26 자궁경부암을 예방하기 위한 예방접종은?

① 에이즈 ② b형헤모필루스인플루엔자
③ 폐렴구균 ④ 매독
⑤ 사람유두종바이러스 감염증

27 공중보건사업의 최소단위는?

① 인구 10만 ② 개인 ③ 가족
④ 지역사회 ⑤ 직장

28 요양급여 지급제도 중 질병단위별로 진료비를 결정하는 방식은?

① 인두제 ② 봉급제
③ 포괄수가제 ④ 진료행위별 수가제
⑤ 총액제

해설 포괄수가제
① 치료과정이 비슷한 입원환자들을 분류하여 일련의 치료행위를 모두 묶어서 가격을 매기는 의료비 지불방식이다.
② "진단명기준 환자 분류체계"로 병원이용에 따른 진료비는 진단명기준 환자군 DRG(Diagnosis Related Groups)에 의거하여 지불하고 있다.

29 각기병은 어떤 비타민의 결핍으로 발생하는가?

① 비타민 K ② 비타민 D ③ 비타민 B_2
④ 비타민 B_1 ⑤ 비타민 A

해설 영양소의 종류 결핍증상
① A : 야맹증
② B_1 : 각기병, 피로감
③ B_2 : 구순염, 설염, 눈의 충혈
④ B_6 : 피부염, 눈 · 입 · 혀 등에 증상
⑤ B_{12} : 빈혈
⑥ C : 괴혈병
⑦ D : 구루병, 충치, 골연화
⑧ E : 불임증
⑨ K : 혈액응고지연
⑩ Niacin : 펠라그라
⑪ 칼슘 : 구루병, 골다공증 등
⑫ 인 : 구루병, 골다공증
⑬ 요오드 : 갑상선비대
⑭ 철분 : 빈혈
⑮ 불소 : 치아의 붕괴(충치=우식치) ※ 과다 시에는 반상치 유발
⑯ 식염 : 식염은 근육 및 신경의 자극, 전도, 삼투압의 조절 등 조절소로서 기능을 하며, 부족하면 열중증(열경련)의 원인이 된다.
※ 지용성 : A, D, E, K

30 노인에게 가장 적합한 상담 방법은?

① 개인상담 ② 강연 ③ 역할극
④ 집단토론 ⑤ 버즈세션

31 노인성 질환으로 옳지 않은 것은?

① 고혈압 ② 뇌졸중 ③ 노인성치매
④ 당뇨병 ⑤ 골연화증(구루병)

32 만성질병(성인병)을 유발할 수 있는 요인은?

① 예방접종 ② 비만 ③ 조기진단
④ 조기치료 ⑤ 임상검사

해설 비만과 관련질환 : 당뇨병, 심장질환, 심혈관계질환, 고혈압 등

33 만성질병의 특징으로 옳지 않은 것은?

① 만성질환은 발생원이 다요인인 질병으로 다수의 위험요인이 복합적으로 작용하여 발생한다.
② 만성질환은 발병이후 완치되기 어려운 상태를 유지하며, 단계적으로 기능의 저하나 장애가 심화되는 경우가 많다.
③ 대부분의 만성질환은 비감염성 또는 비전염성 질환으로 감염병과 같이 접촉 등 매개체에 의해 전파되지 않는다.
④ 질병발생 시점을 정확하게 알기 어렵고, 위험요인 노출시점으로부터 발생까지의 유도기간은 비교적 짧은 편이다.
⑤ 1차예방은 개인의 생활습관을 변화시키는 데 중점을 두어야 한다.

해설 만성질병 특징 : 질병발생 시점을 정확하게 알기 어렵고, 위험요인 노출시점으로부터 발생까지의 유도기간은 비교적 긴 편이다.

34 혈압에 관한 설명으로 옳은 것은?

① 고혈압 : 110/80mmHg
② 상완동맥에서 잰다.
③ 어느 위치에서 재도 혈압은 같다.
④ 이완기 혈압은 심장 수축 시 재는 혈압이다.
⑤ 혈액이 심장에 들어갈 때 혈압이 가장 높다.

해설 ① 수축기/확장기(이완기) 혈압
㉮ 고혈압 : 160/95㎜Hg 이상
㉯ 정상 : 120/80㎜Hg
㉰ 저혈압 : 100/60㎜Hg 이하
② 수축기 혈압
㉮ 심장이 수축해서 강한 힘으로 혈액을 동맥에 보낼 때의 혈관 내압이다.
㉯ 심실이 수축할 때의 혈압으로 가장 높은 압력을 가진다.
③ 확장기(이완기) 혈압
㉮ 동맥혈압인 데 보통 최소치를 말한다.
㉯ 심장이 확장기에 들어가 동맥의 내압(內壓)이 제일 낮아진 것을 말한다.
④ 상완 : 위팔
⑤ 심실 : 심장의 아래쪽에서 동맥과 직결되어 혈액을 내보내는 부분(염통집)

35 "일반출생률"의 "분모"가 되는 것은?

① 1년 동안 출생의 총수 ② 가임여성의 총수
③ 총인구수 ④ 자녀수 ⑤ 출생수

해설 ① 조출생률 = (연간출생아수 / 연앙인구) × 1,000
= (1년 동안 출생의 총수 / 7월1일 현재 인구) × 1,000
② 일반출생률 = (출생수 / 가임여성수)× 1,000
= (1년 동안 출생의 총수 ÷ 가임여성의 총수)× 1,000

2 환경위생학

01 무색, 무취, 공기 중의 농도가 0.03%인 기체는?

① CO_2 ② CO ③ O_2
④ N_2 ⑤ SO_2

해설 CO_2 : 무색, 무취, 공기 중의 농도는 0.03~0.035% 정도이다.

02 군집독과 관계가 없는 인자는?

① 기온 ② 습도 ③ 이산화탄소
④ 취기 ⑤ 기압, 자외선

해설 군집독과 기압과는 관계가 없다.

03 감각온도의 습도는?

① 10% 습도 ② 50% 습도 ③ 80% 습도
④ 100% 습도 ⑤ 150% 습도

04 자외선의 가장 대표적인 광선인 도노선(Dorno-ray=생명선)의 파장은?

① 290~315Å ② 2,900~3,150Å
③ 2,900~31,500Å ④ 4,000~7,000Å
⑤ 400~700Å

해설 ① 살균선 : 2,400~2,800Å(2,500~2,900Å)Å
② 도노선(Dorno-ray)의 파장(건강선, 생명선, 비타민선) : 2,800~3,200Å(280~320nm)

05 폐포 침착률이 가장 큰 먼지는?

① 0.1μ 이하 ② 0.2~0.4μ ③ 0.5~5.0μ
④ 5.0~6.0μ ⑤ 7.0μ 이상

해설 입자상 물질의 특징
① 기관지 침착률이 가장 큰 입자의 크기 : 0.5~5μm(마이크로미터)이다.
② 0.5마이크로 이하의 입자 : 호흡운동에 의해 다시 밖으로 배출된다.
③ 5마이크로 이상의 입자 : 기관지 점막에 침착하여 객담과 함께 배출되거나 또는 식도를 통해 위 속으로 넘어가 배설된다.

06 다음 중 체온발산의 비율이 가장 큰 것은?

① 피부에서의 복사와 전도 ② 폐포증발
③ 호기가온(乎氣加溫) ④ 소변 및 대변
⑤ 골격근

해설 체온발산을 이루는 작용에는 열전도, 열대류, 열복사, 증발 등이 있는데 체열 발산의 비율은 다음과 같다.
(피부전도 · 복사 〉 피부증발 〉 폐증발 〉 호기가온(呼氣加溫) 〉 분뇨)
① 인체의 열 생산 : 골격근 59.5%, 간장 21.9%, 신장 4.4%, 심장 3.6%, 호흡 2.8%
② 인체에서의 열 손실 : 피부에서의 전도 및 복사(73%), 피부에서의 증발(15%), 호흡(3%), 대소변(2%)

07 대기오염에 따른 질병과 가장 관련이 깊은 질병은?

㉮ 피부기계 질병 ㉯ 순환기계 질병 ㉰ 소화기계 질병 ㉱ 호흡기계 질병

① ㉮, ㉯, ㉰ ② ㉮, ㉰ ③ ㉯, ㉱
④ ㉱ ⑤ ㉮, ㉯, ㉰, ㉱

08 **수인성 감염병의 특징이 아닌 것은?**

① 여과 및 염소소독에 의한 처리로서 환자발생을 크게 줄일 수 있다.
② 모든 계층과 연령에서 발생한다.
③ 치명률 발병률이 높다.
④ 계절적 영향을 크게 받지 않는다.
⑤ 환자발생은 급수구역에 한정되며 경계가 명확하다.

해설 수인성 감염병 : 치명률, 발병률이 낮다.

09 **다음 중에서 물의 일시경도를 유발하는 물질은?**

① $MgSO_4$ ② $Ca(HCO_3)_2$ ③ $MGCL_2$
④ $CaSO_4$ ⑤ $Mg(NO_3)_2$

10 **이타이이타이병과 관계있는 물질은?**

① 유기수은 ② 카드뮴 ③ DDT의 축적
④ 메틸수은 ⑤ 납(연)

해설 카드뮴 : 이타이이타이병, 납 : 빈혈

11 **수질검사에서 최확수(MPN)와 관계있는 것은?**

① 일반세균 ② 대장균군
③ 생물화학적 산소 요구량 ④ 생물지수
⑤ 염소요구량

해설 최확수(MPN ; Most Probable Number) : 검수 100ml당 이론상 있을 수 있는 대장균군 수

12 **분뇨의 소독 및 위생처리로 발생률을 감소시킬 수 있는 질병은?**

① 일본뇌염 ② 재귀열 ③ 장티푸스
④ 말라리아 ⑤ 페스트

해설 장티푸스는 소화기계 감염병이므로 분뇨의 소독 및 위생처리로 발생률을 감소시킬 수 있다.
①번, ④번 : 모기가 전파
②번 : 이가 전파
⑤번 : 쥐벼룩이 전파

13 먹는샘물의 기준이 잘못된 것은?

① 과망간산칼륨 소모량 : 10mg/l를 넘지 아니 할 것
② 암모니아성 질소 : 0.5mg/l를 넘지 아니 할 것
③ 염소이온 : 150mg/l를 넘지 아니 할 것
④ 일반세균수 : 1ml당 100CFU를 넘지 아니 할 것
⑤ 질산성 질소 : 10mg/l를 넘지 아니 할 것

해설 염소이온 : 250mg/l를 넘지 아니 할 것

14 LD_{50}의 의미와 가장 가까운 것은?

① 치명률 ② 이환율 ③ 치사량
④ 발생량 ⑤ 사망비

해설 ① LD_{50}(Lethal Dose 50)
㉮ 반수치사량이라고도 한다.
㉯ 실험동물 50%를 사망시키는 독성물질의 양을 말한다.
② LC_{50}(Lethal Concentration 50) : 독성물질의 유해도를 나타내는 지수로서 실험용 물고기나 임상용 동물에 독성을 경구투여 시 실험대상 동물의 50%가 죽는 농도를 나타낸 것이다.

15 폐기물을 퇴비화시킬 때 최적 C/N비는?

① 20 : 1 ② 30 : 1 ③ 40 : 1
④ 50 : 1 ⑤ 60 : 1

16 폐기물 매립지 위에 집을 건축하려면 몇 년 후가 좋은가?

① 25년 ② 10년 ③ 30년
④ 40년 ⑤ 50년

해설 폐기물관리법 : 폐기물 매립 후 30년이 지난 후 주택지로 이용한다. [2011년 법 개정]

17 의복의 방한력을 나타내는 단위는?

① REM ② CLO ③ CO
④ O^3 ⑤ SO^2

해설 의복의 방한력의 단위 : CLO

18 다음 중 물의 자정작용이 아닌 것은?

① 희석 ② 여과
③ 침전 ④ 부유
⑤ 생물에 의한 식균작용

해설 물의 자정작용
① 물리적 자정작용 : 침강, 확산, 휘산, 운반, 희석, 혼합, 여과, 자외선에 의한 살균작용 등
② 화학적 자정작용 : 산화작용, 환원작용, 중화, 응집 등
③ 생물학적 자정작용 : 유기물 분해작용, 수중 생물에 의한 식균작용 등

참고
자외선의 특징
① 자외선 A · B · C 중에서 살균에 많은 관여를 하는 것은 자외선 C이다.
② 대류권에는 자외선 A · B가 내려오며, 자외선 C는 성층권에서 거의 걸러지며 대류권에는 거의 내려오지 않는다.
③ 자외선 A · B는 살균력이 약하므로, 자외선 A · B에 의해 죽은 균을 가시광선을 비추면 다시 살아난다. 따라서 자외선 A · B는 깊이 침투를 못하므로 물속의 균을 죽일 수 없다고 보는 학자도 있다.
※ 보건학에서는 자외선에 의한 살균작용을 물의 자정작용에 포함시키나 공학에서는 자외선에 의한 살균작용이 물속에서 이루어지지 않는다고 보는 경우도 있다.

19 우리나라 산업위생과 산업보건행정을 관장하는 행정부처는 어느 곳인가?

① 행정안전부 ② 환경부 ③ 보건복지부
④ 교육부 ⑤ 고용노동부

해설 산업위생과 산업보건을 담당하는 부서 : 고용노동부

20 방사선 물질에 가장 예민한 신체부위는?

① 간 ② 임파선 ③ 신장
④ 골격 ⑤ 근육

해설 방사선 장애
① 증상 : 골수에 가장 민감하며, 생식기능 저하, 불임을 유발한다.
② 피해 : 골수 · 생식기 · 임파계 〉 피부 〉 근육 〉 뼈 〉 신경

21 수영장이나 목욕탕에서 감염될 수 없는 질병은?

① 성병 ② 피부병 ③ 트라코마
④ 질트리모나스 ⑤ 눈병

해설 ① 성병 : 성접촉에 의해 전파된다.
② 질트리모나스는 질분비물의 오염에 의해 수영장 등에서 감염될 수 있다.

22 실내 자연환기의 작용은 무풍 시에는 주로 무엇에 의해 일어나는가?

① 실내 · 외의 습도차
② 실내 · 외의 온도차
③ 기압차
④ 기체의 확산
⑤ 실내 · 외의 불감기류차

해설 실내환기의 작용
① 실내 · 외의 온도차 : 주로 작용
② 기체의 확산
③ 외기의 통풍력 등

23 동일면적과 동일방향의 측창으로 채광효과를 높일 수 있는 가장 좋은 조건은?

① 창의 수가 많아야 한다.
② 창이 상하로 길어야 한다.
③ 창의 위치가 낮아야 한다.
④ 창의 위치가 높아야 한다.
⑤ 창이 가로로 길어야 한다.

24 다음 중 강한 음영으로 눈의 피로도가 큰 조명방법은?

① 굴절조명
② 반간접조명
③ 직접조명
④ 간접조명
⑤ 반직접조명

해설 ① 직접조명 : 밝기 면에서는 효과가 좋으나 반사시설이 없기 때문에 눈의 피로가 심하다.
② 간접조명 : 눈에 피로가 적으나, 조명효율이 낮다.

25 위생 보호구를 선택할 때의 주의사항으로 옳지 않은 것은?

① 손질이 쉽고 사용자가 사용하기 편한 것
② 사용목적에 적합한 것
③ 품질이 양호한 것
④ 규격과 성능이 검정된 제품
⑤ 포집효율이 높고 흡 · 배기저항이 높은 것

해설 포집효율이 높고 흡 · 배기저항이 낮은 것

26 다음은 위생보호구 착용과 작업을 연결한 것이다. 옳지 않은 것은?

① 전기용접 작업 – 차광안경
② 병타기 작업 – 귀마개
③ 납 취급 – 방독마스크
④ 냉동실 작업 – 방한복
⑤ 탱크 내의 분무 도장작업 – 분진마스크

해설 탱크 내의 분무 도장작업 : 방독마스크 사용

27 건열멸균법은 160~170℃에서 최소 얼마간 실시해야 하는가?

① 30분 ② 1시간 ③ 1시간 30분
④ 2시간 ⑤ 3시간

해설 건열멸균법 : 160~170℃의 건열멸균기로 1~2시간 처리하여 미생물을 완전 사멸시킨다.

28 폐기물의 성분 중 가연성이 없는 것은 어느 것인가?

① 부엌 쓰레기 ② 섬유류 ③ 연탄재
④ 플라스틱류 ⑤ 나무

29 산업위생관리자의 직무 중 가장 중요하게 취급되어야 할 것은?

① 복지증진 – 노동시간 단축 ② 노동조합 – 환경개선
③ 총괄관리 – 위생교육 ④ 작업환경관리 – 작업관리
⑤ 노동시간 단축 – 휴식

해설 작업환경관리, 작업관리, 건강관리를 하기 위해서 총괄관리나 위생교육을 실시하여야 한다.

30 목재의 방부제로 이용되며 흑족병(黑足病)의 원인이 되는 물질은?

① 크롬 ② 비소 ③ 수은
④ 벤젠 ⑤ 망간

해설 비소 : 흑피증, 사지의 색소침착, 피부암 등

31 환경보전법에서 환경소음의 단위는?

① dB ② NRN ③ dB(A)
④ Phone ⑤ Sone

32 지구 규모적 대기오염 종류가 아닌 것은?

① 황사 ② 산성비 ③ 온난화
④ 교통기관 ⑤ 오존층파괴

33 강도율을 구하는 공식은?

① $\frac{\text{재해건수}}{\text{평균 실근로자 수}} \times 10^3$
② $\frac{\text{손실 작업일 수}}{\text{연 근로시간 수}} \times 10^3$
③ $\frac{\text{재해건수}}{\text{연 근로시간 수}} \times 10^6$
④ $\frac{\text{재해건수}}{\text{연 근로일 수}} \times 10^3$
⑤ $\frac{\text{손실 근로일 수}}{\text{재해건수}} \times 10^3$

34 다음 중 특히 폐암과 관계있는 것은?

① 석면 ② 칼슘 ③ 규소
④ 흑연 ⑤ 납

해설 폐암 발생 : 석면, 6가크롬, 라돈, 3 · 4벤조피렌 등

35 화력발전소의 폐열수를 이용한 난방법은?

① 국부난방 ② 중앙난방 ③ 증기난방
④ 온수난방 ⑤ 지역난방

36 자비소독이란?

① 60℃에서 30분간 소독 ② 71℃에서 15분간 소독
③ 90℃에서 20분간 소독 ④ 100℃에서 15~20분간 소독
⑤ 210℃에서 15~20분간 소독

37 가장 강한 살균력을 갖는 알코올의 농도는?

① 50~60% ② 70~75% ③ 80~85%
④ 85~90% ⑤ 90% 이상

해설 70~75% 알코올(alcohol) : 건강한 피부에 사용한다(단, 창상피부에 사용하면 안 된다).

38 탁도의 단위로 옳은 것은?

① 도 ② NTU ③ THM
④ TUT ⑤ mg/l

해설 ① 탁도란 불순물에 의해 물이 탁해지는 정도를 나타낸 것으로서, 탁도는 빛의 통과에 대한 저항으로 나타내는 값이다.
② 우리나라 먹는물의 탁도 기준에는 NTU 단위를 사용한다.
③ INTU(Nephelometric Turbidity Unit)란 황산히드라진과 헥사메틸테트라아민을 포함한 탁도 표준원액 2.5ml를 증류수 1l에 용해시켰을 때의 탁도를 1NTU라 한다.

39 치매의 원인물질로 알려진 것은?

① 나트륨 ② 마그네슘 ③ 칼슘
④ 칼륨 ⑤ 알루미늄

40 호기성 분해 시 가장 많이 발생하는 가스는?

① CH_4 ② HCl ③ CO_2
④ SO_2 ⑤ NO_2

해설 ① 유기물이 호기성 분해될 때 생성되는 최종물질 : CO_2와 H_2O이다.
② 혐기성 분해 시 생성되는 물질 : CH_4, CO_2, NH_3, H_2S, 메르캅탄 등

41 군집독을 해결하려는 방법으로 옳은 것은?

① CO 농도를 낮춘다. ② CO_2 농도를 낮춘다. ③ SO_2 농도를 낮춘다.
④ O_2 농도를 낮춘다. ⑤ CO_2 농도를 높인다.

42 실외의 쾌적 기류는?

① 0.1m/sec ② 0.5m/sec ③ 1.0m/sec
④ 1.5m/sec ⑤ 2.0m/sec

43 다음 중 일교차에 관한 내용으로 옳은 것은?

① 하루 중 최저 온도를 말한다. ② 하루 중 최고 온도를 말한다.
③ 하루 중 일출 30분 전의 온도를 말한다. ④ 하루 중 오후 2시경의 온도를 말한다.
⑤ 하루 중 최저온도와 최고온도의 차이를 말한다.

해설 일교차 : 하루 중 최저온도(일출 30분 전)와 최고온도(오후 2시경)의 차이를 말한다.

44 종이류 및 섬유에 피해를 주는 물질은?

① F(불소) ② HF(불화수소) ③ H_2S(황화수소)
④ NO_2(이산화질소) ⑤ SO_2(아황산가스)

해설 피해물질과 오염물질
① 의류, 종이류 : SO_2 및 오존(O_3)은 양모, 면류 및 도서관의 장서에 피해를 줌
② 금속부식 : SO_2(아황산가스), H_2S(황화수소), NO_2(이산화질소) 등
③ 고무제품 노화 : 오존(O_3), 옥시던트(oxidant) 등
④ 유리, 도자기 부식 : F(불소), HF(불화수소) 등

45 대기오염 사건의 지역이 아닌 것은?

① 뮤즈계곡 ② 도노라 ③ 포자리카
④ 런던 ⑤ 미나마타

46 지구온난화를 일으키는 물질 중 온실효과 기여도가 가장 높은 것은?

① SF_6 ② N_2O
③ CH_4 ④ CO_2 ⑤ O_3

47 슬러지량의 감량화로 소화조의 필요 용적이 감소되는 처리는?

① 농축 ② 안정화 ③ 개량
④ 탈수 ⑤ 소각

해설 농축의 목적 : 슬러지량의 감량화로 투자비용이 감소된다.

48 성층현상의 순서로 옳은 것은?

① 수온약층→표수층→심수층→침전물층 ② 표수층→수온약층→침전물층→심수층
③ 표수층→수온약층→심수층→침전물층 ④ 침전물층→표수층→수온약층→심수층
⑤ 표수층→침전물층→수온약층→심수층

해설 성층현상의 순서 : epilimnion(표수층) → thermocline(수온약층) → hypolimnoin(심수층) → 침전물층

49 연근로시간 당 손실작업일수로 알 수 있는 산업재해 지표는?

① 건수율 ② 강도율 ③ 발병률
④ 도수율 ⑤ 중독률

해설 $$강도율 = \frac{손실작업\ 일수}{연근로\ 시간수} \times 10^3$$

50 산업의 생산물이나 부산물로 만들어지는 유해폐기물들이 부적절하게 관리됨으로써 환경과 인체건강에 미치는 피해사례가 늘어나고 있다. 유해성 폐기물에 의한 건강 피해를 최소화하기 위하여 미국 환경보호청은 "3Rs, 소각, 철저한 위생매립"을 최선의 폐기물 관리방법으로 제안하였다. 다음 중 3Rs에 해당하지 않는 것은?

① 감소 또는 축소 ② 재사용 ③ 재활용
④ 감소, 재사용, 재활용 ⑤ 생산

해설 ① 3Rs
㉮ Reduction : 감소, 축소
㉯ Reuse : 재사용
㉰ Recycling : 재활용
② 친환경적 "4R" 운동 수칙
㉮ Refuse : 불필요한 물건은 사지 말자.(불필요한 건 거절하고)
㉯ Reduce : 쓰레기를 줄이자.(쓰레기를 줄이고)
㉰ Reuse : 버리지 말고 반복사용하자.(쓸 수 있는 것 재사용하고)
㉱ Recycle : 재활용을 활용한다.(쓸 수 없는 건 재활용하고)

3 식품위생학

01 다음 중 육류의 사후변화와 관계가 없는 것은 어느 것인가?

① 가수분해 ② 사후강직 ③ 부패
④ 자가소화 ⑤ 강직해제

해설 사후강직 → 강직해제 → 자가소화 → 부패

02 어패류의 신선도 저하와 더불어 감소하는 것은 어느 것인가?

① Trimethylamine oxide ② 생균수
③ 암모니아 ④ 휘발성 염기질소
⑤ pH

해설 Trimethylamine oxide로부터 트리메틸아민이 생성된다.

03 자연계에 가장 널리 분포하고 있으며 식품오염의 주역으로 알려진 미생물은?

① Bacillus속 ② Micrococcus속 ③ Serratia속
④ Salmonella속 ⑤ Aerobacter속

해설 Bacillus속 세균은 자연계에 가장 많이 분포하고 있으며 식품오염의 주역할을 한다.

04 **장염 비브리오균 식중독의 주요 원인식품은 어느 것인가?**

① 육류 및 그 가공품　② 우유 가공품
③ 난류 및 그 가공품　④ 전분 가공품
⑤ 어패류 및 그 가공품

05 **세균성 식중독의 특징과 관계<u>없는</u> 것은?**

① 면역성이 없다.
② 잠복기는 경구감염병보다 길다.
③ 균의 양이 미량으로는 나타나지 않는다.
④ 식품에서 사람으로 최종 감염되며, 2차 감염은 없다.
⑤ 예방은 균의 증식억제로 가능하다.

06 **부패한 감자에서 생성되는 독성물질은?**

① solanine　② sepsine　③ gossypol
④ amygdaline　⑤ cicutoxin

07 **조리 전에 손을 소독할 때 가장 적당한 소독제는?**

① 알코올　② 역성비누　③ 승홍수
④ 석탄산　⑤ 크레졸 비누액

해설 역성비누(양성비누) : 손을 소독할 때 많이 이용한다.
① 장점 : 무색, 무취, 독성이 약하다.
② 단점 : 보통비누(중성세제)와 혼합하여 사용하면 효과가 없다.

08 **미강유에 혼입되어 많은 중독사고를 일으킨 원인물질은?**

① ABS　② LAS　③ fatty acid
④ PCB　⑤ glycerine

09 **청매의 Amygdaline이 분해되어 독 작용을 나타내는 물질은?**

① 청산(HCN)　② 아민(Amine)
③ 알코올(Acohol)　④ 솔라닌(Solanine)
⑤ 아트로핀(Atropine)

해설 설익은 매실이나 살구씨에는 Amygdaline이란 Cyan 배당체가 함유되어 있어 그 자체가 가지고 있는 효소에 의해 분해되어 청산(HCN)을 생성한다.

10 기생충과 숙주와의 관계가 틀린 것은 어느 것인가?

① 무구조충 – 소　② 유구조충 – 돼지
③ 폐디스토마 – 가재　④ 간디스토마 – 잉어
⑤ 광절열두조충 – 다슬기

11 인수공통 감염병 중 원충성인 것은 어느 것인가?

① Toxoplasma병　② 피부진균병　③ Q열
④ 뇌염　⑤ 탄저병

해설 ①번 : 원충, ②번 : 곰팡이, ③번 : 리케치아, ④번 : 바이러스, ⑤번 : 세균

12 산화방지제는 어떤 식품의 산패를 방지하는 것인가?

① 단백질의 변패방지　② 유지의 산패방지　③ 탄수화물의 부패방지
④ 유기산의 생성억제　⑤ 아민의 생성억제

13 물엿이나 연근 등의 표백에 이용하여 문제를 일으키는 물질은?

① 알코올　② 차아황산나트륨　③ 붕산
④ 불소화합물　⑤ rongalite

14 Bovine(T.B)가 가장 많이 감염될 수 있는 것은?

① 우유　② 토양　③ 곤충
④ 철새　⑤ 쇠고기

15 항문 주위에 흰 충체를 발견할 수 있고 소양감을 일으키며 Scotch Tape로 검사하는 기생충은?

① 회충　② 편충　③ 요충
④ 촌충　⑤ 구충

16 어패류에 의해 매개되는 기생충이 아닌 것은?

① 간디스토마　② 폐디스토마　③ 아니사키스
④ 요코가와흡충　⑤ 십이지장충

17 Pasteurization of milk란 몇 ( )℃에서 ( )분간 가열하는 것을 말하는가?

① 63℃, 30분간 가열 ② 90℃, 50분간 가열 ③ 100℃, 30분간 가열
④ 120℃, 30분간 가열 ⑤ 121℃, 30분간 가열

18 식품안전관리인증기준을 의미하는 것은?

① WHO ② GDP ③ HACCP
④ GMP ⑤ TLM

19 MPN법은 무엇에 관한 것인가?

① 일반세균 ② 대장균군 ③ 바이러스
④ 생물지수 ⑤ 염소요구량

해설 최확수(MPN ; Most Probable Number) : 검수 100ml당 이론상 있을 수 있는 **대장균군** 수

20 식품에 함유된 Sr90이 생체에 흡수될 때 가장 친화성이 강한 범위는?

① 혈색소 ② 간장 ③ 뼈
④ 심장 ⑤ 근육

21 WHO가 정의한 식품위생에 해당하는 사항이 아닌 것은?

① 식품의 생육 ② 식품의 생산 ③ 식품의 제조
④ 식품의 폐기 ⑤ 식품의 안전성, 건전성 및 완전무결성

22 식품위생에서 문제가 되는 I-131의 표적 장기는?

① 갑상선 ② 심장 ③ 신장
④ 위 ⑤ 간

23 우리나라에서 주로 9~10월에 많이 발생하며 논이나 밭에서 일하는 사람에게 주로 감염되는 감염병은?

① 렙토스피라증 ② 장티푸스 ③ 세균성이질
④ 유행성출혈열 ⑤ 콜레라

24 다음 중 밀가루 개량제가 아닌 품목은 어느 것인가?

① 과산화수소 ② 스테아릴젖산 ③ 과산화벤조일
④ 브롬산칼륨 ⑤ 이산화염소

해설 과산화수소 : 표백제

25 식품에 대한 미생물학적 검사를 하기 위해 검체를 채취하여 검사기관에 운반할 때 유지해야 할 기준 온도는 몇 ℃인가

① 0℃ ② 5℃ 이하 ③ －5℃ 이하
④ 10℃ 이하 ⑤ 20℃ 이하

26 쌀에 황변미를 일으키는 미생물은?

① 원충류 ② Penicillium ③ 세균
④ 바이러스 ⑤ 리케치아

해설 Penicillium속 : 곰팡이 종류이며, 색상은 녹색, 황색, 오렌지색 등이 있다.

27 밀가루 개량제는 표백과 숙성기간을 단축시키고 제빵효과의 저해물질을 파괴시켜 분질을 개량하는 목적으로 사용된다. 다음 중 밀가루 개량제가 아닌 품목은 어느 것인가?

① 과산화수소 ② 스테아릴젖산 ③ 과산화벤조일
④ 브롬산칼륨 ⑤ 이산화염소

해설 과산화수소 : 표백제

28 우리 몸에 탄수화물과 단백질이 공존 시 탄수화물을 먼저 에너지원으로 이용하려고 하는 현상을 무엇이라 하는가?

① 단백질 억제효과 ② 탄수화물 억제효과 ③ 지방 억제효과
④ 면역 억제효과 ⑤ 탄수화물 합성효과

해설 단백질 억제효과란 탄수화물과 단백질 공존 시 미생물이 탄수화물을 먼저 에너지원으로 이용하는 현상을 말한다.

29 법랑제 식기에 음식물을 저장했을 때 용출할 수 있는 중금속은?

① 아연 ② 주석 ③ 안티몬
④ 수은 ⑤ 비스무트

30 식품첨가물로 허용되어 있는 산화방지제가 아닌 것은?

① Butyl Hydroxy Anisole(BHA)
② Sodium Propionate
③ Propyl Gallate
④ Tocopherol
⑤ Dibutyl Hydroxy Toluene(BHT)

해설 ②번(Sodium Propionate, 프로피온산나트륨) : 보존료(방부제)이다.

31 질소성분이 함유되지 않은 유기화합물로서 당질이나 지방질의 식품이 미생물에 의해 분해되어 변질되는 것은?

① 발효(fermentation)
② 변패(deterionation)
③ 자기소화(self digestion)
④ 숙성(aging)
⑤ 부패

해설 식품의 변질
① 부패 : 미생물의 번식으로 단백질이 분해된 현상
② 변패 : 당질(탄수화물), 지방이 미생물에 의해 변질되는 현상
③ 발효 : 탄수화물이 산소가 없는 상태에서 분해되는 것

32 냉동식품에 대한 분변오염의 지표가 되는 균은 어느 것인가?

① 포도상구균 식중독
② 비브리오균 식중독
③ 장구균 식중독
④ 웰치 식중독
⑤ 병원성 대장균 식중독

33 장티푸스 영구(만성) 보균자에 있어서 균의 주 생성 장소는?

① 담낭
② 장
③ 누관
④ 위
⑤ 신장

해설 장티푸스 영구보균자의 90% 이상이 담낭에서 균이 증식(생산)된다.

34 태국 쌀에서 발견된 독소는?

① 베로톡신
② 엔트로톡신
③ 테르로도톡신
④ 아플라톡신
⑤ 보툴리누스독소

35 다음 중 최근에 식품위생상 문제가 되는 것은?

① 첨가물 사용빈도의 증가
② 트렌스지방의 사용량의 감소
③ 기생충질환의 증가
④ 세균성 식중독의 증가
⑤ 원충류에 의한 중독 증가

해설 최근에 식품위생상 문제는 첨가물 사용빈도의 증가이다.

36 다음은 식중독의 외부형태를 비교한 것이다. 옳지 않은 것은?

① 살모넬라균 : Gram음성, 무포자 간균, 주모균
② 장염 Vibrio균 : Gram음성, 간균, 단모균, 무포자
③ 병원성대장균 : Gram음성, 주모균, 간균, 무아포성
④ 포도상구균균 : Gram양성, 구균, 무(無)아포성, 무편모, 비운동성
⑤ 보툴리누스균 : Gram음성, 구균, 단모균, 아포형성, 혐기성 등

해설 보툴리누스균의 외부형태 : Gram양성, 간균, 주모균, 아포형성, 혐기성 등

37 곰팡이 중에서 쌀에는 황변미를 유발하고, 사람에게는 신경장애를 유발하는 독소는?

① Citrinin ② Aflatoxin ③ Citreoviridin
④ Luteoskyrin ⑤ Islanditoxin

해설 황변미 독에는 citrinin, islanditoxin, citreoviridin, luteoskyrin(루테오스키린), cyclohlorotin 등이 있다.
① citrinin : 신장독을 유발한다.
② islanditoxin : 간장독으로서 간암, 간경변증을 유발한다.
③ citreoviridin(시트레오비리딘) : 신경독소이다.

38 이 균이 증식하는 과정에서 배출하는 독소는 장출혈과 용혈성요독증을 일으켜 신장기능저하 및 뇌장애를 일으키고 심할 경우 죽음에 이르기도 한다. 이 균의 병원체는?

① 장출혈성대장균(O－157균) ② 콜레라균
③ 세균성이질균 ④ 파라티푸스균
⑤ 파상풍균

해설 O－157균
① O－157균은 장출혈성대장균의 일종으로, 1982년 미국에서 발생한 햄버거 식중독사건을 계기로 처음 알려졌다.
② 초기증상은 설사, 발열 등 일반 식중독과 비슷하다. 하지만 균이 대장 내에서 증식하는 과정에서 배출하는 독소가 장출혈과 용혈성요독증을 일으켜 신장기능저하 및 뇌장애를 일으키고 심할 경우 죽음에 이른다.

39 HACCP 시스템의 적용 7원칙의 순서는?

위해요소분석 → 중요관리점결정 → (　　　) → (　　　) → (　　　) → (　　　) → 기록보존 및 문서작성 규정의 설정

① 감시방식설정 → 한계기준설정 → 개선조치방법설정 → 검증절차 및 방법설정
② 개선조치방법설정 → 한계기준설정 → 감시방식설정 → 검증절차 및 방법설정
③ 한계기준설정 → 감시방식설정 → 검증절차 및 방법설정 → 개선조치방법설정

④ 한계기준설정→개선조치방법설정→감시방식설정→검증절차 및 방법설정
⑤ 한계기준설정→감시방식설정→개선조치방법설정→검증절차 및 방법설정

해설 HACCP 시스템의 적용 7원칙
위해요소분석→중요관리점결정→한계기준설정→감시방식설정→개선조치방법설정→검증절차 및 방법설정→기록보존 및 문서작성 규정의 설정

40 HACCP 시스템의 적용 7원칙 중 한계기준의 확인지표가 아닌 것은?

① 온도 ② 시간 ③ 수분활성도
④ pH ⑤ 산소

해설 한계기준의 확인지표 : 온도, 시간, 수분활성도, pH 등

4 위생곤충학

01 뉴슨스 동물에 해당하는 것은?

① 모래파리 ② 호박벌 ③ 바퀴
④ 학질모기 ⑤ 독나방

해설 뉴슨스 동물 : 깔따구, 노린재, 나방파리(모래파리), 귀뚜라미, 지하집모기 등

02 다음 중 카바메이트계 살충제는?

① Naled ② 벤디오카브
③ Permethrin ④ Diazinon
⑤ Bio－resmethrin

해설 카바메이트계 : propxur(프로폭서, Baygon 또는 Aprocarb), bendiocarb(벤디오카브, Ficam) 등

03 "원체＋증량제＋결점제＋계면활성제"로 구성된 제제는?

① 수화제 ② 부리켓 ③ 용제
④ 수용제 ⑤ 유제

해설 입제(granule, G)와 부리켓(briquet) : 살충제 원체와 증량제를 혼합하여 물과 점결제(아교, 아라비아고무)를 섞고 여기에 계면활성제나 전분 같은 붕괴촉진제를 첨가하여 일정한 모양의 덩어리로 만든 것이다(**원체＋증량제＋결점제＋계면활성제**나 붕괴촉진제).

04 살충제 분무 시 가장 영향을 미치는 곤충의 부위는?

① 경구 ② 호흡기 ③ 피부(외피)
④ 소화기 ⑤ 신경계

05 훈증제의 특징으로 옳은 것은?

① 축사에 파리 방제를 위해 사용한다.
② 퇴비장의 독나방을 방제하기 위해 사용한다.
③ 화장실 파리유충을 방제하기 위해 사용한다.
④ 논에 모기유충을 방제하기 위해 사용한다.
⑤ 밀폐된 창고에 장기간 보관중인 곡물, 직물, 목재 등의 해충을 신속하고 완전 방제하기 위해 사용한다.

해설 훈증법(fumigation)

① 훈증법이란 밀폐된 장소에 가스 · 증기상태의 유독물질을 채워 곤충이 호흡할 때 기공(氣孔, 기문)을 통해 체내에 흡입되어 치사하게 하는 방법이다. 이 때 사용하는 약제를 훈증제(fumigant)라 한다.
② 밀폐된 장소에서는 해충을 신속하고 완전 방제할 수 있다.
③ 잔효성이 없으므로 해충의 재 침입이 가능하다.
④ 효과가 좋은 것은 인축에 맹독성인 것이 많으므로 전문가가 작업한다.
⑤ 현재 훈증법이 쓰이는 곳은 다음과 같다.
㉮ 창고 : 장기간 보관중인 곡물, 직물, 목재 등의 해충을 방제하기 위해 사용한다.
㉯ 부두 : 노적한 원목의 해충을 방제하기 위해 사용한다.
㉰ 선박 : 쥐, 바퀴 방제에 사용한다.

06 유기인계 농약의 특징은?

① 만성독성을 일으킴 ② 급성독성을 일으킴 ③ 잔류성이 큼
④ 안정성이 강함 ⑤ 환경호르몬임

07 천연유기 살충제인 것은?

① 마라티온 ② 파라티온 ③ 다이아지논
④ 니코틴 ⑤ DDT

08 원체에 물을 섞어 사용하는 것은?

① 수화제 ② 유제 ③ 용제
④ 수용제 ⑤ 분제

해설 ① 수화제(水和劑, WP, w.d.p.) : 살충제 원체에 증량제(탈크, 규토, 고령토, 베트나이트)와 친수제 및 계면활성제를 가미한 분말이다(원체+증량제+친수제+계면활성제).
② 수용제(水溶劑, soluble powder, SP) : 수용성 원체에 물을 첨가하여 수용액(水溶液)을 만들어 살포한다(수용성+물)

09 어린이가 "강아지(개)"와 산책 후 집에 왔을 때 실내 잔류분무로 사용하는 것은?

① 분제 ② 입제 ③ 유제
④ 용제 ⑤ 수화제

해설 ① 분제
㉮ 분제 살포는 곤충의 접촉이 빈번한 장소에 잔효성 살충제 입자를 잔존시켜 장기간 살충효과를 내는 방법이다.
㉯ 진드기, 이, 벼룩, 바퀴, 독나방 등을 구제하기 위하여 사람의 옷, 가축, 애완동물의 몸, 곤충의 서식장소에 살포한다.
② 입제 : 입제 살포는 주로 모기의 유충을 방제하기 위하여 물에 뿌린다.

10 가열연막 작업에 관한 내용으로 옳지 않은 것은?

① 분사구 : 풍향쪽(풍향을 가로지르되) 30~40° 각도로 하향한다.
② 속도 : 휴대용은 1km/hr, 차량용은 8km/hr
③ 살포면적 : 휴대용은 1ha/hr, 차량용은 40ha/hr
④ 살포폭 : 휴대용은 5~10m, 차량용은 40m
⑤ 연무작업 : 새벽이 좋다.

해설 ① 가열연무(가열연막) : ①·②·③·⑤번 외
㉮ 분사구(노즐) : 풍향쪽(풍향을 가로지르되) 30~40° 각도로 하향한다.
㉯ 살포폭 : 휴대용은 5~10m, 차량용은 50m
② 극미량연무(ULV) 노즐 : 45° 각도로 상향(上向) 고정한다.

11 바퀴 방제방법 중 환경적 방제방법으로 옳은 것은?

① 발육억제제 이용 ② 유인제 이용 ③ 천적 이용
④ 서식처를 제거 ⑤ 살충제 이용

12 진드기의 특징으로 옳은 것은?

① 거미강 ② 바퀴강 ③ 지네강
④ 노래기강 ⑤ 곤충강

13 원충류의 질병은?

① 발진티푸스 ② 페스트 ③ 말라리아
④ 황열 ⑤ 일본뇌염

14 쥐가 옮기는 질병 중에서 병원체가 리케치아인 것은?

① 말라리아 ② 페스트 ③ 쯔쯔가무시병
④ 빌진티푸스 ⑤ 발진열

15 등에가 매개하는 질병으로 옳은 것은?

① 튜라레미아증 ② 페스트 ③ 사상충
④ 발진티푸스 ⑤ 발진열

해설 등에
① 주간활동성이고 특히 이른 아침과 오후 늦게 활발한 야간활동성인 종도 간혹 있다.
② 질병 : 로아사상충증(loiasis), 튜라레미아증를 매개한다.

16 불완전변태와 비교 시 완전변태의 특징으로 옳은 것은?

① 유충 과정이 있다. ② 번데기 과정이 있다.
③ 성충 과정이 있다. ④ 자충 과정이 있다.
⑤ 충란 과정이 있다.

해설 ① 불완전변태 : 알-유충-성충
② 완전변태 : 알-유충-번데기-성충

17 저작형 구기에 관한 내용으로 옳지 않은 것은?

① 저작형 구기에서는 두순 바로 밑에서 구부의 전면을 덮고 있는 부분의 상순이 있다.
② 상순 후방 양옆에 1쌍의 대악(큰턱)과 1쌍의 소악(작은턱)이 있다.
③ 구부의 후면을 덮고 있는 부분은 하순이다.
④ 소악과 하순에는 각각 부속지인 촉수를 가지고 있다.
⑤ 여러 구조의 중심부에는 혀의 하인두가 위치하고 그 부근에 타액선이 닫혀있다.

해설 ① 저작형 구기 : ①·②·③·④번, 여러 구조의 중심부에는 혀의 하인두가 위치하고 그 부근에 타액선이 열려 있다.
② 흡수형 구기 : 수액이나 혈액 등 액상의 식물을 섭취할 수 있게 변형되어 있어 가늘고 긴 주둥이를 형성한다.

18 모기가 흡혈하는 이유?

① 암모기는 체내 동물성 단백질을 공급하여 산란하기 위해 흡혈을 한다.
② 수컷은 체내 동물성 단백질을 공급위해 흡혈을 한다.
③ 유충은 성충이 되기 위해 흡혈을 한다.
④ 자충은 번데기가 되기 위해 흡혈을 한다.
⑤ 번데기가 우화를 위해 흡혈을 한다.

19 긴 호흡관을 가지며, 물속에서 잠깐 나오고 논에서 사는 모기유충은?

① 늪모기 ② 중국얼룩날개모기 ③ 숲모기
④ 작은빨간집모기 ⑤ 보통모기

해설 작은빨간집모기 유충의 특징
① 호흡관이 가늘고 길다.
② 주로 논, 늪, 호수, 고인 웅덩이 등 비교적 깨끗한 물에서 서식하나, 오염된 물에서도 발생 가능하다.
③ 수면에 각도를 갖고 매달린다.

20 머릿이와 몸이의 특징으로 옳은 것은?

① 암컷만 흡혈한다.
② 고온과 고습을 좋아한다.
③ 빛을 좋아한다.
④ 숙주 선택성이 엄격하다
⑤ 자충만 흡혈한다

해설 머릿이와 몸이
① 자충, 성충, 암·수 모두 흡혈한다.
② 고온과 고습에 부적당하다.
③ 빛을 싫어한다.
④ 숙주 선택성이 엄격하다.

21 이가 옮기는 질병 중에서 병원체가 리케치아인 것은?

① 말라리아
② 페스트
③ 쯔쯔가무시병
④ 발진티푸스
⑤ 발진열

22 다음 파리 중 구기의 모양이 다른 것은?

① 집파리
② 딸집파리
③ 아기집파리
④ 큰집파리
⑤ 침파리

23 양계장에 파리 방제 시 가장 효과적인 방법은?

① 훈증법
② 끈끈이 줄
③ 유문등
④ 살문등(殺蚊燈)
⑤ 트랩

24 여름철 물가 주위의 불빛에 집단으로 모이고 수명이 짧아 시체가 쌓여 주의가 불결하고 썩는 냄새가 나는 곤충은?

① 모래파리
② 깔따구
③ 등에모기
④ 호박벌
⑤ 하루살이

25 유충의 다리는 3쌍이고, 성충일 때는 다리가 4쌍인 것은?

① 진드기
② 가재
③ 지네
④ 게
⑤ 벼룩

해설 진드기 : 유충의 다리는 3쌍이고, 성충과 약충은 4쌍의 다리를 갖고 있다.

26 집먼지진드기를 제거하기 위한 방법으로 옳지 않은 것은?

① 카펫과 천으로 된 소파를 없앤다.
② 담요, 이블, 베개 등에 특수커버를 씌우거나 세탁기로 자주 세탁한다.
③ 가습기 사용을 금하고, 실내를 자주 환기시킨다.
④ 살진드기 약제로 처리한 카펫을 사용한다.
⑤ 적외선 처리를 한다.

27 다음 벼룩의 종류 중 즐치 벼룩인 것은?

① 개벼룩 ② 사람벼룩 ③ 모래벼룩
④ 좀닭벼룩 ⑤ 열대쥐벼룩

해설 ① 무즐치 벼룩(Combless flea) : 즐치를 갖고 있지 않는 벼룩으로, 사람벼룩, 모래벼룩, 좀닭벼룩, 열대쥐벼룩이 있다.
② 즐치벼룩(Combed flea) : 즐치를 갖고 있는 벼룩으로 위생상 중요한 것은 개벼룩(고양이벼룩), 유럽쥐벼룩, 장님쥐벼룩 등이 있다.

28 마을, 군부대 등 건물 주변의 잡초를 깨끗이 깎고, 구석구석 살충제 분무를 하고, 기피제를 옷에 처리하는 것은 무엇을 방제하기 위한 것인가?

① 털진드기 ② 여드름진드기 ③ 모낭진드기
④ 집먼지 진드기 ⑤ 먼지진드기

29 개미에 물렸을 때의 증상으로 옳은 것은?

① 간지럽다. ② 따갑다.
③ 심한통증과 발적현상, 자교에 의한 피부염 및 중앙에 수포가 발생한다.
④ 출혈이 발생한다. ⑤ 설사가 난다.

30 다음 "보기"의 내용으로 죽이는 것은?

- 혈액의 응고요인을 방해하여 혈액응고 능력을 상실하게 한다.
- 모세혈관을 파괴시켜 내부출혈이 계속되어 빈혈로 서서히 죽게 된다.

① 만성 살서제 ② 급성 살서제 ③ 독먹이
④ 2차 독성 ⑤ 살충제

해설 만성 살서제
① 1차적으로 혈액의 응고요인을 방해하여 혈액응고 능력을 상실하게 한다.
② 2차적으로 모세혈관을 파괴시켜 내부출혈이 계속되어 빈혈로 서서히 죽게 된다.

5 위생관계법령

01 **위생사 국가시험 실시 기간으로 옳은 것은?**

① 매년 1회 이상 ② 매년 2회 이상 ③ 6개월 1회 이상
④ 2년에 1회 이상 ⑤ 3년에 1회 이상

해설 공중위생관리법 제6조의2(위생사의 면허 등)

02 **위생사 시험을 볼 수 있는 사람은?**

① 합격이 무효처리된 후 2년이 경과한 자, 미성년자, 알코올중독자
② 합격이 무효처리된 후1년이 경과한 자 ③ 마약류중독자
④ 정신질환자 ⑤ 부정행위를 하여 시험 정지 기간에 있는 자

해설 공중위생관리법 제6조의2(위생사의 면허 등)

03 **제1급감염병부터 제3급감염병까지에 해당하는 감염병 중 보건복지부령으로 정하는 감염병이 발생한 경우에 "그 밖의 신고의무자"는 어떻게 하여야 하는가?**

① 의사, 치과의사 또는 한의사의 진단이나 검안을 요구하거나 해당 주소지를 관할하는 보건소장에게 신고하여야 한다.
② 시장에게 신고한다. ③ 보건복지부에 신고한다.
④ 시 · 도지사에게 신고한다. ⑤ 동사무소에 신고한다.

해설 감염병의 예방 및 관리에 관한 법률 제12조(그 밖의 신고의무자)

04 **보건복지부장관은 제1급감염병의 유행으로 그 예방 · 방역 및 치료에 필요한 의료 · 방역물품 중 보건복지부령으로 정하는 물품("의약외품등")의 급격한 가격상승 또는 공급부족으로 국민건강을 현저하게 저해할 우려가 있을 때에는 그 의약외품등의 수출이나 국외 반출을 금지할 수 있다. 다음 "보기" 중 보건복지부장관이 제1급감염병의 유행 시 수출을 금지할 수 있는 물품으로 조합된 것은?**

㉮ 「약사법」에 따른 의약외품에 해당하는 마스크
㉯ 「약사법」에 따른 의약외품에 해당하는 손 소독용 외용 소독제
㉰ 감염병 예방을 위하여 착용하는 보호장비
㉱ 그 밖에 제1급감염병의 예방 · 방역 및 치료에 필요한 물품으로서 보건복지부장관이 정하여 고시하는 물품

① ㉮, ㉯, ㉰ ② ㉮, ㉰ ③ ㉯, ㉱
④ ㉱ ⑤ ㉮, ㉯, ㉰, ㉱

해설 감염병예방법 제40조의3(수출금지 등), 감염병예방법 시행규칙 제31조의4(수출금지 등)

05 「식품위생법」상 영업에 종사하지 못하는 질병은?

㉮ 장티푸스	㉯ 파라티푸스	㉰ 세균성이질	㉱ 인플루엔자

① ㉮, ㉯, ㉰
② ㉮, ㉰
③ ㉯, ㉱
④ ㉱
⑤ ㉮, ㉯, ㉰, ㉱

해설 식품위생법 시행규칙 제50조(영업에 종사하지 못하는 질병의 종류)
영업에 종사하지 못하는 질병 : **피부병** 또는 그 밖의 **고름형성(화농성) 질환**, **A형간염**, **콜레라**, **장티푸스**, **파라티푸스**, **세균성이질**, **장출혈성대장균감염증**, **결핵(비감염성은 제외)**, **후천성면역결핍증**(성매개 감염병에 관한 건강진단을 받아야 하는 영업에 종사하는 사람만 해당함)

06 식품을 채취 · 제조 · 조리사들의 건강진단 기준은?

① 1개월
② 3개월
③ 6개월
④ 12개월(1년)
⑤ 2년

해설 식품위생분야 종사자 등의 건강진단 규칙 제2조(건강진단 항목 등) 식품 또는 식품첨가물을 채취 · 제조 · 가공 · 조리 · 저장 · 운반 · 판매 등에 직접 종사하는 자는 **장티푸스**, **파라티푸스**, **폐결핵**에 대해서 **1년마다 건강진단**을 받아야 한다.

07 판매를 목적으로 하는 식품 · 식품첨가물 · 기구 · 용기 · 포장에 관한 기준은 누가 정하는가?

① 식품의약품안전처장
② 시장 · 군수 · 구청장
③ 보건복지부장관
④ 시 · 도지사
⑤ 국립보건원장

해설 식품위생법 제14조(식품의 공전)

08 식품접객영업자의 준수사항 중 물수건에 대한 준수사항은?

① 알코올 소독한다.
② 약품 처리한다.
③ 건조시킨다.
④ 석탄산수로 처리한다.
⑤ 살균 · 소독제 열탕 자외선 등의 방법으로 소독한다.

해설 식품위생법 시행규칙 제57조(식품접객영업자 등의 준수사항) [별표 17] : **물수건**, **숟가락**, **젓가락**, **식기**, **찬기**, **도마**, **칼**, **행주**, 그 밖의 **주방용구**는 기구 등의 살균 · 소독제, **열탕**, **자외선살균** 또는 **전기살균**의 방법으로 소독한 것을 사용해야 한다

09 식품위생법」상 식품 등의 위해평가를 위한 위해요소가 아닌 것은?

① 트랜스지방
② 잔류농약
③ 중금속
④ 식중독 유발 세균
⑤ 잔류 동물용 의약품

해설 식품위생법 시행령 제4조(위해평가의 대상 등) ② 위해평가에서 평가하여야 할 위해요소는 다음 각 호의 요인으로 한다.
1. 잔류농약, 중금속, 식품첨가물, 잔류 동물용 의약품, 환경오염물질 및 제조·가공·조리과정에서 생성되는 물질 등 화학적 요인
2. 식품등의 형태 및 이물(異物) 등 물리적 요인
3. 식중독 유발 세균 등 미생물적 요인

10 HACCP(식품안전관리인증기준) 적용 식품들은?

㉮ 어묵	㉯ 냉동어류, 연체류 · 조미가공품
㉰ 냉동식품 중 피자류 · 만두류 · 면류	㉱ 빙과류 중 빙과

① ㉮, ㉯, ㉰ ② ㉮, ㉰ ③ ㉯, ㉱
④ ㉱ ⑤ ㉮, ㉯, ㉰, ㉱

해설 식품위생법 시행규칙 제62조(식품안전관리인증기준 대상 식품)
1. 수산가공식품류의 어육가공품류 중 어묵 · 어육소시지
2. 기타수산물가공품 중 냉동 어류 · 연체류 · 조미가공품
3. 냉동식품 중 피자류 · 만두류 · 면류
4. 과자류 · 빵류 또는 떡류 중 과자 · 캔디류 · 빵류 · 떡류
5. 빙과류 중 빙과
6. 음료류[다류(茶類) 및 커피류 제외]
7. 레토르트식품
8. 절임류 또는 조림류의 김치류 중 김치(배추를 주원료로 하여 절임, 양념혼합과정 등을 거쳐 이를 발효한 것이거나 발효시키지 아니한 것 또는 이를 가공한 것에 한함)
9. 코코아가공품 또는 초콜릿류 중 초콜릿류
10. 면류 중 유탕면 또는 곡분, 전분, 전분질원료 등을 주원료로 반죽하여 손이나 기계 따위로 면을 뽑아내거나 자른 국수로서 생면 · 숙면 · 건면
11. 특수용도식품
12. 즉석섭취 · 편의식품류 중 즉석섭취식품
12의2. 즉석섭취 · 편의식품류의 즉석조리식품 중 순대
13. 식품제조 · 가공업의영업소 중 전년도 총매출액이 100억 원 이상인 영업소에서 제조 · 가공하는 식품

11 먹는물 공동시설이란?

① 다수인이 먹는물을 말한다.
② 공동우물을 말한다.
③ 환경부장관이 정한 물을 말한다.
④ 나라에서 정한 물을 말한다.
⑤ 여러 사람에게 먹는물을 공급할 목적으로 개발하였거나 저절로 형성된 약수터 · 샘터 및 우물 등을 말한다.

해설 먹는물관리법 제3조(정의)

12 먹는물 수질감시원은 자격을 갖춘 공무원 중에서 임용한다. 이에 해당하는 자격증은?

㉮ 위생사	㉯ 수질환경기사	㉰ 위생시험사	㉱ 폐기물기사

① ㉮, ㉯, ㉰　② ㉮, ㉰　③ ㉯, ㉱
④ ㉱　⑤ ㉮, ㉯, ㉰, ㉱, ㉲

해설 먹는물관리법 시행령 제2조(먹는물 수질감시원)

13 수처리제 제조업을 하고자 하는 자는 누구에게 등록해야 하는가?

① 대통령　② 환경부장관　③ 보건복지부장관
④ 군수　⑤ 시 · 도지사

해설 먹는물관리법 제21조(영업의 허가 등)

14 먹는물의 수질기준 중 건강상 유해영향 무기물질의 기준이 아닌 것은?

① 시안　② 암모니아성 질소　③ 카드뮴
④ 수은　⑤ 과망간산칼륨

해설 먹는물 수질기준 및 검사 등에 관한 규칙 제2조(수질기준) [별표 1] : 과망간산칼륨은 심미적 인자이다.

15 폐기물의 정의에 포함되는 것은?

㉮ 연소재	㉯ 오니	㉰ 폐유	㉱ 폐산, 폐알칼리

① ㉮, ㉯, ㉰　② ㉮, ㉰　③ ㉯, ㉱
④ ㉱　⑤ ㉮, ㉯, ㉰, ㉱

해설 폐기물관리법 제2조(정의)

16 의료물폐기물 분류에 속하는 것은?

㉮ 인체조직 등의 적출물류	㉯ 실험동물의 사체류
㉰ 인체의 피 · 고름 · 배설물이 묻은 탈지면류	㉱ 손상성 폐기물(주삿바늘 등)

① ㉮, ㉯, ㉰　② ㉮, ㉰　③ ㉯, ㉱
④ ㉱　⑤ ㉮, ㉯, ㉰, ㉱

해설 폐기물관리법 시행령 제4조 [별표 2]

17 **의료폐기물의 이동은 누구에게 허가를 받아야 하는가?**

① 군수 ② 구청장 ③ 시장
④ 보건복지부장관 ⑤ 환경부장관

해설 폐기물관리법 제25조(폐기물처리업)

18 **지방자치단체에서 생활폐기물의 처리 수수료를 정할 수 있는 사람은?**

① 광역시장 ② 시 · 도지사
③ 환경부장관 ④ 도지사
⑤ 특별자치시장, 특별자치도지사, 시장 · 군수 · 구청장

해설 폐기물관리법 제14조(생활폐기물의 처리 등)
특별자치시장, 특별자치도지사, 시장 · 군수 · 구청장은 제1항에 따라 생활폐기물을 처리할 때에는 배출되는 생활폐기물의 종류, 양 등에 따라 **수수료를 징수**할 수 있다. 이 경우 **수수료**는 해당 지방자치단체의 **조례로** 정하는 바에 따라 폐기물 종량제(從量制) 봉투 또는 폐기물임을 표시하는 표지 등("이하 "**종량제 봉투** 등"으로 한다)을 판매하는 방법으로 징수한다.

19 **관할 구역의 음식물류 폐기물의 발생을 최대한 줄이고 발생한 음식물류 폐기물을 적정하게 처리하기 위하여 음식물류 폐기물 발생 억제 계획을 누가 몇 년마다 수립 · 시행하여야 하는가?**

① 환경부장관 – 10년
② 특별자치시장, 특별자치도지사, 시장 · 군수 · 구청장 – 5년
③ 도지사 – 10년
④ 도지사 – 5년
⑤ 시장 · 군수 · 구청장 – 10년

해설 폐기물관리법
법 제14조의3(음식물류 폐기물 발생 억제 계획의 수립 등) ① 특별자치시장, 특별자치도지사, 시장 · 군수 · 구청장은 관할 구역의 음식물류 폐기물(농산물류 · 수산물류 · 축산물류 폐기물을 포함)의 발생을 최대한 줄이고 발생한 음식물류 폐기물을 적정하게 처리하기 위하여 음식물류 폐기물 발생 억제 계획을 수립 · 시행하고, **매년** 그 추진성과를 **평가**하여야 한다.
규칙 제16조(음식물류 폐기물 발생 억제 계획의 수립주기 및 평가방법 등) ① 법 제14조의3제1항에 따른 **음식물류** 폐기물 **발생 억제 계획**의 수립주기는 **5년**으로 하되, 그 계획에는 연도별 세부 추진계획을 포함하여야 한다.

20 **특정공산품의 제조 · 수입 · 판매나 사용의 금지 또는 제한을 명할 수 있는 자는?**

① 시장 · 군수 · 구청장 ② 시 · 도지사 ③ 공공하수도관리청
④ 보건복지부장관 ⑤ 환경부장관

해설 하수도법 제33조(특정공산품의 사용제한 등)

21 개인하수처리시설의 관리기준 중 방류수의 수질을 자가측정하거나 측정대행업자가 측정하게 하고, 그 결과는 몇 년간 보관하여야 하는가?

① 1년 ② 2년 ③ 3년
④ 4년 ⑤ 5년

해설 하수도법 시행규칙 제33조(개인하수처리시설의 관리기준)

22 건물위생관리원이(건물위생관리업자가) 지녀야 할 도구가 아닌 것은?

① 지름 25cm 이상의 마루광택기를 2대 이상
② 진공청소기(집수 및 집진용)를 2대 이상
③ 안전벨트 · 안전모 및 로프
④ 먼지, 일산화탄소, 이산화탄소를 측정하는 측정장비
⑤ 자외선소독기

해설 공중위생관리법 제2조(정의) "건물위생관리업"이라 함은 공중이 이용하는 건축물 · 시설물등의 청결유지와 실내공기정화를 위한 청소등을 대행하는 영업을 말한다.
공중위생관리법 시행 규칙 [별표 1]
6. 건물위생관리업
가. 건축물 바닥을 닦고 광택을 내는 지름 25cm 이상의 마루광택기를 2대 이상 비치하여야 한다.
나. 진공청소기(집수 및 집진용)를 2대 이상 비치하여야 한다.
다. 업무수행에 필요한 안전벨트 · 안전모 및 로프를 갖추어야 한다.
라. 먼지, 일산화탄소, 이산화탄소를 측정하는 측정장비를 갖추어야 한다.

23 「공중위생관리법」 상 공중위생영업자의 위생교육 시간은?

① 1시간 ② 2시간 ③ 3시간
④ 6시간 ⑤ 8시간

해설 공중위생관리
(1) 법 제17조(위생교육)
① 공중위생영업자는 매년 위생교육을 받아야 한다.
② 제3조제1항 전단의 규정에 의하여 신고를 하고자 하는 자는 미리 위생교육을 받아야 한다. 다만, 보건복지부령으로 정하는 부득이한 사유로 미리 교육을 받을 수 없는 경우에는 영업개시 후 6개월 이내에 위생교육을 받을 수 있다.
(2) 시행규칙 제23조(위생교육)
① 법 제17조에 따른 위생교육은 집합교육과 온라인 교육을 병행하여 실시하되, 교육 시간은 3시간으로 한다.
② 위생교육의 내용은 「공중위생관리법」 및 관련 법규, 소양교육(친절 및 청결에 관한 사항을 포함한다), 기술교육, 그 밖에 공중위생에 관하여 필요한 내용으로 한다.
④ 법 제17조제1항 및 제2항에 따른 위생교육 대상자 중 보건복지부장관이 고시하는 도서 · 벽지지역에서 영업을 하고 있거나 하려는 자에 대하여는 제7항에 따른 교육교재를 배부하여 이를 익히고 활용하도록 함으로써 교육에 갈음할 수 있다.

⑧ 위생교육 실시단체의 장은 위생교육을 수료한 자에게 수료증을 교부하고, 교육실시 결과를 교육 후 1개월 이내에 시장 · 군수 · 구청장에게 통보하여야 하며, 수료증 교부대장 등 교육에 관한 기록을 2년 이상 보관 · 관리하여야 한다.

24 **냉 · 온수기설치 및 장소, 설치 대수는 누구에게 신고하는가?**

① 시장 · 군수 · 구청장　② 보건복지부장관　③ 해양수산부장관
④ 시 · 도지사　⑤ 환경부장관

해설 먹는물관리법 제8조의2(냉 · 온수기 또는 정수기의 설치 · 관리)

① 냉 · 온수기 설치 · 관리자 또는 정수기 설치 · 관리자는 환경부령으로 정하는 바에 따라 냉 · 온수기 또는 정수기의 설치 장소, 설치 대수 등을 시장 · 군수 · 구청장에게 신고하여야 한다. 신고한 사항 중 환경부령으로 정하는 중요한 사항을 변경하려는 때에도 또한 같다.

25 **공공하수처리시설, 분뇨처리시설 및 간이공공하수처리시설의 방류수 수질검사 기준 중 50~500세제곱미터 미만인 공공하수처리시설의 방류수 수질검사 횟수는?**

① 가동시 마다 1회 이상　② 매일 1회 이상　③ 주 1회 이상
④ 월 1회 이상　⑤ 월 2회 이상

해설 하수도 시행령 제15조(공공하수도의 운영 · 관리 기준 등)

③ 법 제19조제3항에 따른 공공하수처리시설 · 간이공공하수처리시설 또는 분뇨처리시설의 방류수 수질검사는 다음 각 호의 주기로 실시하여야 한다. 다만, 공공하수처리시설 방류수 수질검사의 항목 중 생태독성에 대한 검사는 월 1회 이상 실시하여야 한다.

1. 1일 처리용량이 500세제곱미터 이상인 공공하수처리시설 또는 100세제곱미터 이상인 분뇨처리시설 : 매일 1회 이상
2. 1일 처리용량이 50세제곱미터 이상 500세제곱미터 미만인 공공하수처리시설 또는 50세제곱미터 이상 100세제곱미터 미만인 분뇨처리시설 : 주 1회 이상
3. 1일 처리용량이 50세제곱미터 미만인 공공하수처리시설 또는 분뇨처리시설 : 월 1회 이상
4. 간이공공하수처리시설 : 가동 시마다 1회 이상

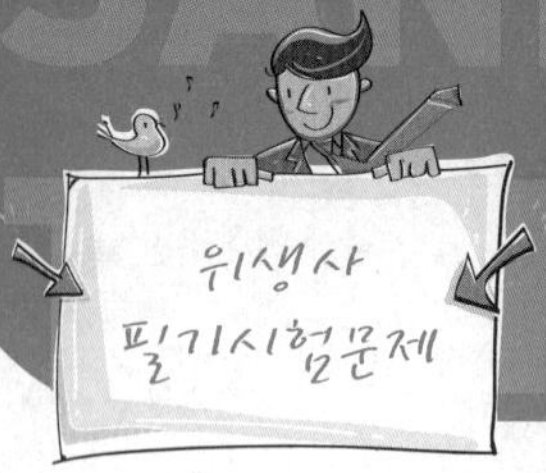

제5회 실전모의고사 정답

1 공중보건학

1. ④	2. ③	3. ⑤	4. ②	5. ⑤	6. ⑤	7. ①	8. ④	9. ⑤	10. ②
11. ④	12. ④	13. ⑤	14. ②	15. ②	16. ⑤	17. ②	18. ①	19. ③	20. ④
21. ①	22. ④	23. ④	24. ③	25. ④	26. ⑤	27. ④	28. ③	29. ④	30. ①
31. ⑤	32. ②	33. ④	34. ②	35. ②					

2 환경위생학

1. ①	2. ⑤	3. ④	4. ②	5. ③	6. ①	7. ④	8. ③	9. ②	10. ②
11. ②	12. ③	13. ③	14. ③	15. ②	16. ③	17. ②	18. ④	19. ⑤	20. ②
21. ①	22. ②	23. ②	24. ③	25. ⑤	26. ⑤	27. ②	28. ③	29. ③	30. ②
31. ③	32. ④	33. ②	34. ①	35. ⑤	36. ④	37. ②	38. ②	39. ⑤	40. ③
41. ②	42. ③	43. ⑤	44. ⑤	45. ⑤	46. ④	47. ①	48. ③	49. ②	50. ⑤

3 식품위생학

1. ①	2. ①	3. ①	4. ⑤	5. ②	6. ②	7. ②	8. ④	9. ①	10. ⑤
11. ①	12. ②	13. ⑤	14. ①	15. ③	16. ⑤	17. ①	18. ③	19. ②	20. ③
21. ④	22. ①	23. ①	24. ①	25. ②	26. ②	27. ①	28. ①	29. ③	30. ②
31. ②	32. ③	33. ①	34. ④	35. ①	36. ⑤	37. ③	38. ①	39. ⑤	40. ⑤

4 위생곤충학

1. ①	2. ②	3. ②	4. ③	5. ⑤	6. ②	7. ④	8. ④	9. ①	10. ④
11. ④	12. ①	13. ③	14. ⑤	15. ①	16. ②	17. ⑤	18. ①	19. ④	20. ④
21. ④	22. ⑤	23. ②	24. ②	25. ①	26. ⑤	27. ①	28. ①	29. ③	30. ①

5 위생관계법령

1. ①	2. ①	3. ①	4. ⑤	5. ①	6. ④	7. ①	8. ⑤	9. ①	10. ⑤
11. ⑤	12. ①	13. ⑤	14. ⑤	15. ⑤	16. ⑤	17. ⑤	18. ⑤	19. ②	20. ⑤
21. ③	22. ⑤	23. ③	24. ①	25. ③					

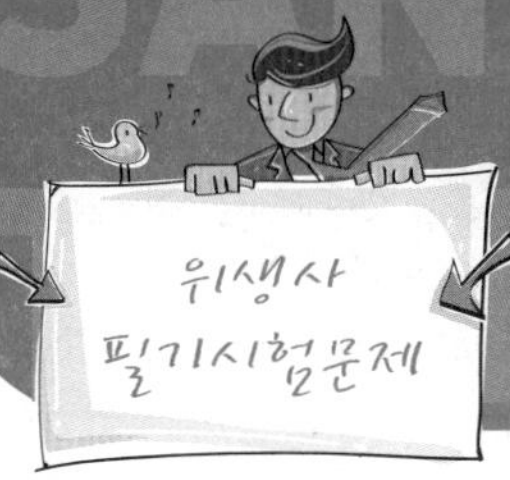

최종 실전모의고사

정답 334쪽

"최종 실전모의고사"는 가장 중요한 문제이기에 반드시 **숙지**하기 바람

1. 공중보건학

01 1차 보건의료의 필수적인 사업은?

① 만성질환자 관리
② 전문의약품 개발
③ 회복기환자의 방문간호
④ 장애방지를 위한 진단과 치료
⑤ 주요 감염병에 대한 예방접종

02 다음 설명과 관련된 것은?

> • 건강결정요인을 생물학적 요인, 환경적 요인, 생활양식, 보건의료체계로 나누었다.
> • 생활양식의 변화와 환경의 개선이 건강 문제 해결을 위한 보다 중요한 요인임을 강조하였다.

① 알마아타 선언
② 교토 의정서
③ 오타와 헌장
④ 라론드 보고서
⑤ 파리 협정

해설 건강과 질병 발생의 모형(건강과 보건)

(1) 생의학적 모형
① 질병은 육체라는 기계의 고장이고, 의사는 기계를 고치는 기술자의 역할을 할 뿐이다.
② 생의학적 모형에서의 병인론은 단일 병인론으로 특정 질병은 특정한 세균이나 화학물질에 의해 질병이 발생한다. – (특정 병인설)
③ 육체와 정신은 별개이다(심신 이원론(二元論)).

(2) 생태학적 모형
① 건강은 병인, 숙주, 환경 3가지 요소에 의해 결정되며, 이들 3요소에 의해 평형을 이루었을 때 건강이 유지되는 것으로 정의하였다.
② 환경요인을 지렛대 받침으로 양끝에 병원체와 숙주를 위치하여 질병을 설명한 모형이다.
③ 복잡한 환경을 강조한 모형이다.

(3) 사회 · 생태학적 모형
① 생태학적 모형에 개인의 행태를 더한 것으로, 개인의 행태(사회적, 심리적, 행태적 요인)를 강조한 모형이다.
② 질병의 발생에 영향을 주는 것은 개인의 행태, 숙주, 환경이다.

(4) 총체적 모형(전인적 모형)

① 건강에 영향을 미치는 여러 요인들을 다 고려하여 총체적으로 건강관리를 해야 한다는 것으로, 생활습관(여가활동, 소비패턴, 식생활습관 등)을 강조한 모형이다.

② 건강은 개인의 생활습관, 인체생리(유전소인), 환경, 보건의료체계 등 4인자에 의해 결정된다고 주장한 모형이다.

③ 라론데의 주장에 의하면 건강은 개인의 생활습관(생활양식 : 50%), 인체생리(유전소인 : 20%), 환경(20%), 보건의료체계(10%) 등 4인자에 의해 결정된다.

03 인간집단에서 발생하는 질병의 자연사를 역학적인 변수에 따라 사실 그대로 정리하고 요약하는 역학은?

① 기술역학 ② 분석역학 ③ 실험역학
④ 임상역학 ⑤ 작전역학

04 가설을 증명하기 위하여 관찰을 통해 특정 요인과 특정 질병 간의 인과관계를 알아낼 수 있도록 설계된 2단계 역학은?

① 기술역학 ② 분석역학 ③ 작전역학
④ 환경역학 ⑤ 이론역학

05 희귀 질병이나 잠복기가 긴 질병의 원인을 비교적 짧은 기간에 밝히는 데 적합한 역학 연구방법은?

① 기술 연구 ② 단면 연구 ③ 전향성 연구
④ 코호트 연구 ⑤ 환자-대조군 연구

06 처음으로 "Omran(옴란)"에 의해 소개된 것이며, 이 역학은 보건의료서비스를 포함한 지역사회서비스의 운영에 관한 계통적 연구를 의미하는 역학이다. 다음 중 옳은 것은?

① 기술역학 ② 분석역학 ③ 실험역학
④ 이론역학 ⑤ 작전역학

07 병원체가 원충류인 것은?

① 임질 ② 발진열 ③ 폴리오
④ 말라리아 ⑤ 록키산홍반열

08 자연수동면역이 획득되는 경우는?

① 예방접종 ② 모유 수유 ③ 항독소 투여
④ 질병에의 이환 ⑤ 감마글로불린 주사

09 출생 후 4주 이내에 예방접종을 해야 하는 감염병은?

① 결핵 ② 파상풍 ③ A형간염
④ 디프테리아 ⑤ 유행성이하선염

10 발열과 전신에 홍반성 발진이 생기며, 예방하기 위해 MMR백신을 접종하는 감염병은?

① 홍역 ② 백일해 ③ 말라리아
④ 장티푸스 ⑤ 세균성이질

11 질병 발생 양상이 2~3년을 주기로 반복되어 유행하는 역학적 현상은?

① 순환 변화 ② 단기 변화 ③ 추세 변화
④ 장기 변화 ⑤ 불규칙 변화

12 절지동물의 다리나 체표면에 묻은 병원체가 아무런 변화 없이 그대로 옮겨지는 방식은?

① 직접 전파 ② 경란형 전파 ③ 기계적 전파
④ 생물학적 전파 ⑤ 비활성매개체 전파

13 생물테러감염병 또는 치명률이 높거나 집단 발생의 우려가 커서 발생 또는 유행 즉시 신고하여야 하고, 음압격리와 같은 높은 수준의 격리가 필요한 감염병에 해당하는 것은?

① 레지오넬라증 ② 비브리오패혈증 ③ 보툴리눔독소증
④ 후천성면역결핍증 ⑤ 장출혈성대장균감염증

14 질병관리청장이 고시한 생물테러감염병은?

① 탄저 ② 황열 ③ 뎅기열
④ 콜레라 ⑤ 브루셀라증

15 다음 설명과 관련된 감염병은?

- 동절기에 빈발하는 급성호흡기계감염병이다.
- 항원변이가 생겨 면역력이 없는 집단에 대규모 유행을 일으킬 수 있기 때문에 국제적인 감시가 필요하다.

① 폴리오 ② A간염 ③ 파라티푸스
④ 인플루엔자 ⑤ 아니사키스

16 만성질환의 역학적 특성은?

① 잠복기간이 짧다.
② 직접적인 원인이 존재한다.
③ 질병의 발생 시점이 분명하다.
④ 질병 발생과 질병 경과가 일치한다.
⑤ 연령이 증가함에 따라 유병률이 증가한다.

17 다음 설명의 만성질환은?

• 아무런 증상이 없다가 어느 날 갑자기 생명을 위협하기 때문에 '침묵의 살인자'라고도 한다. • 어떤 현성질병으로 취급하기보다는 이로 인해 유발될 질병의 사전 예방을 위한 지표로써 의미가 크다. • 뇌졸중, 신장장애, 동맥경화, 망막장애가 주요 병발증이다.

① 암
② 고혈압
③ 뇌전증
④ 당뇨병
⑤ 부정맥

18 노인의 기능 상태를 평가하기 위한 '도구적 일상생활 수행 능력(Instrumental Activities of Daily Living : IADL)'에 해당하는 항목은?

① 옷 입기
② 식사하기
③ 세수하기
④ 화장실 가기
⑤ 교통수단 이용하기

해설 OECD국가의 노인 기능지표

(1) 일상생활 수행동작(ADL ; activities of daily living)이 어려운 노인
① 옷 갈아입기(옷 챙겨 입기)
② 세수 · 양치질하기, 머리 감기
③ 목욕하기
④ 식사하기
⑤ 화장실 이용하기
⑥ 대소변 조절
⑦ 누웠다 일어나 방문 밖으로 나오기

(2) 수단적(도구적)인 일상생활 수행동작(IADL ; instrumental activities of daily living)이 어려운 노인
① 머리빗질, 손톱 · 발톱 깎기, 면도 · 화장하기
② 집안일, 청소하기, 빨래하기, 물건 사기, 전화 받기
③ 식사 준비하기(음식 재료를 준비하여 요리하고 밥상 차리기)
④ 걸어서 가까운 거리 외출하기
⑤ 교통수단 이용하여 먼 거리 외출하기
⑥ 금전관리(통장, 용돈, 재산관리)
⑦ 약 복용하기로 설정

19 부족 시 야맹증, 안구건조증 등을 유발하는 비타민은?

① A ② D ③ E
④ F ⑤ K

20 뇌졸중의 위험인자 중 조절이 가능한 것은?

① 연령 ② 흡연 ③ 성별
④ 인종 ⑤ 가족력

21 「정신건강증진 및 정신질환자복지서비스 지원에 관한 법률」상 기초정신건강복지센터를 설치□운영할 수 있는 자는?

① 행정안전부장관 ② 보건복지부장관 ③ 시 · 도지사
④ 시장 · 군수 · 구청장 ⑤ 보건소장

22 3차 성비(sex ratio)는?

① 태아의 성비 ② 출생 시의 성비 ③ 수태 시의 성비
④ 결혼 시의 성비 ⑤ 현재 인구의 성비

23 0~14세 인구에 대한 65세 이상 인구의 백분율로 산출하는 보건지표는?

① 부양비 ② 노년부양비 ③ 노령화지수
④ 비례사망지수 ⑤ 유소년부양비

24 조선시대 감염병 환자의 치료를 담당했던 기관은?

① 약전 ② 활인서 ③ 상약국
④ 의학원 ⑤ 전의감

25 「지역보건법」상 보건소 설치 기준의 (　　)에 들어갈 말로 옳은 것은?

지역주민의 건강을 증진하고 질병을 예방 · 관리하기 위하여 (　　)에 1개소의 보건소를 설치한다.

① 특별시 · 광역시 ② 시 · 도 ③ 시 · 군 · 구
④ 읍 · 면 ⑤ 리 · 동

26 「지역보건법」상 병원의 요건을 갖춘 보건소가 사용할 수 있는 명칭은?

① 보건지소 ② 보건진료소 ③ 보건의료원
④ 보건진료원 ⑤ 건강생활지원센터

27 사회보험에 해당하는 것은?

① 의료급여 ② 재해구호 ③ 국민건강보험
④ 노인복지서비스 ⑤ 국민기초생활보장

28 산업재해예방 및 산업안전보건정책을 담당하는 중앙행정기관은?

① 교육부 ② 환경부 ③ 고용노동부
④ 보건복지부 ⑤ 행정안전부

29 환경 관련 국제 협력 및 조정, 지구 환경의 감시, 환경 관련 지식 발전 등의 역할을 수행하는 국제기구는?

① ILO ② FAO ③ WTO
④ UNEP ⑤ UNICEF

30 의료인 면허제도로 인해 나타나는 보건의료서비스의 사회 · 경제적인 특성은?

① 공급의 독점성 ② 수요의 불확실성
③ 외부 효과의 존재 ④ 노동집약적인 성격
⑤ 소비재와 투자재의 혼재

31 코로나바이러스감염증-19(COVID-19)와 같은 급성 감염병이 유행할 때 국민들에게 신속하게 보건교육을 하기에 좋은 대중접촉방법은?

① 강의 ② 세미나 ③ 워크숍
④ 가정방문 ⑤ 텔레비전 방송

32 지역사회에 미치는 파급 효과가 크며 지속력이 높은 보건교육은?

① 가정보건교육 ② 성인보건교육 ③ 직장보건교육
④ 학교보건교육 ⑤ 환자보건교육

33 「교육환경 보호에 관한 법률」상 교육환경 보호구역을 설정 · 고시하여야 하는 자는?

① 시장 ② 교육감 ③ 학교장
④ 보건소장 ⑤ 교육부장관

34 보건통계에서 대푯값에 해당하는 것은?

① 범위 ② 변이계수 ③ 산술평균
④ 평균편차 ⑤ 표준편차

35 보통사망률(crude death rate) 산출 시 분자에 해당하는 것은?

① 연앙인구 ② 총 인구수 ③ 모성사망자수
④ 연간 총 사망자수 ⑤ 50세 이상 사망자수

2 환경위생학

01 산소에 비해 헤모글로빈과의 결합력이 250~300배 정도 높아 혈액의 산소운반 능력을 감소시키는 기체상 물질은?

① 암모니아 ② 아산화질소 ③ 이산화탄소
④ 이황화탄소 ⑤ 일산화탄소

02 실내에서 0.5m/s 이하의 기류를 측정할 수 있는 기구는?

① 건구온도계 ② 습구온도계 ③ 자기온도계
④ 카타온도계 ⑤ 흑구온도계

03 카타(kata) 냉각력은?

① 외부 환경에 의한 의복의 기후조절량
② 환기할 때 수증기와 함께 배출되는 총열량
③ 기습, 기류가 작용하여 인체가 느끼는 불쾌감
④ 쾌적함이 느껴지도록 냉각하는 데 필요한 시간
⑤ 기온, 기습, 기류의 종합적인 작용에 의한 인체표면의 체열발산량

04 인체에서 체열발산 비율이 가장 큰 것은?

① 날숨 ② 대소변 ③ 폐포에서의 증발
④ 피부에서의 증발 ⑤ 피부에서의 복사와 전도

05 자외선에 대한 설명으로 옳은 것은?

① 열선으로 불린다. ② 비타민D 형성에 관여한다.
③ 가시광선보다 파장이 길다. ④ 인체의 피부온도를 상승시킨다.
⑤ 일사병의 직접적인 원인으로 작용한다.

06 다중이용시설의 실내공기질 유지기준 물질은?

① 오존 ② 아황산가스 ③ 이산화질소
④ 일산화질소 ⑤ 포름알데히드

07 지하공간의 실내공기질을 관리하기 위하여, 벽의 균열이나 지하수의 누수 여부를 확인해야 하는 오염물질은?

① 라돈 ② 미세먼지 ③ 일산화탄소
④ 이산화질소 ⑤ 포름알데히드

08 실내환경에서의 생물학적 유해인자는?

① 고열 ② 소음 ③ 자외선
④ 집먼지진드기 ⑤ 비전리방사선

09 미생물을 살균하여 물과 공기의 자정작용에 기여하는 태양복사에너지는?

① 감마선 ② 엑스선 ③ 자외선
④ 초음파 ⑤ 가시광선

10 대류권에서 고도가 100m 상승함에 따라 낮아지는 기온은?

① 0.12℃ ② 0.65℃ ③ 2.52℃
④ 3.55℃ ⑤ 4.56℃

11 인체에 유해한 자외선을 흡수하는 오존층이 있는 대기권역은?

① 열권 ② 대류권 ③ 성층권
④ 외기권 ⑤ 중간권

12 여름철 도시지역에서 광화학 반응에 의해 생성되는 2차 대기오염물질은?

① 벤젠 ② 암모니아 ③ 알데히드
④ 이산화황 ⑤ 황화수소

13 용접작업 중 금속의 증기가 응축되어 발생하는 고체 입자는?

① 훈연(fume) ② 매연(smoke) ③ 미스트(mist)
④ 스모그(smog) ⑤ 에어로졸(aerosol)

14 탄소화합물이 불완전 연소될 때 발생하는 입경 1μm 이상인 입자상 물질은?

① 안개(fog) ② 검댕(soot) ③ 증기(vapor)
④ 미스트(mist) ⑤ 에어로졸(aerosol)

15 역사적인 대기오염 사건에서 공통적으로 나타나는 기상 조건은?

① 고기압 ② 저기압 ③ 기온역전
④ 눈이 온 후 ⑤ 비가 온 후

16 로스앤젤레스 스모그(L.A.smog) 사건에 대한 설명으로 옳은 것은?

① 기온역전 : 복사역전
② 발생원인 : 석유연소
③ 발생시기 : 겨울철 새벽
④ 기상조건 : 90% 이상의 습도
⑤ 주요 원인물질 : 황산화물과 매연

17 지구온난화를 일으키는 대표적인 온실 가스는?

① H_2 ② N_2 ③ CO
④ CO_2 ⑤ SO_2

18 대기오염 배출시설에서 황산화물의 처리방법으로 옳은 것은?

① 굴뚝의 높이를 낮춘다. ② 세정집진장치를 설치한다.
③ 중력집진장치를 설치한다. ④ 원심력집진장치를 설치한다.
⑤ 처리시설에 산성물질을 주입한다.

19 일반적인 정수처리 과정으로 옳은 것은?

① 소독 → 침사 → 침전 → 여과
② 여과 → 소독 → 침사 → 침전
③ 여과 → 침전 → 침사 → 소독
④ 침사 → 여과 → 소독 → 침전
⑤ 침사 → 침전 → 여과 → 소독

20 원수를 두꺼운 모래층에 통과시켜 부유물을 제거하는 공정은?

① 부상
② 소독
③ 여과
④ 응집
⑤ 중화

21 여과지 면적이 1,000m²이고 하루 처리량이 25,000m³일 때 여과속도는?

① 5m/일
② 25m/일
③ 50m/일
④ 100m/일
⑤ 150m/일

22 상수의 염소소독에서 살균력이 가장 강한 것은?

① OCl^-
② $HOCl$
③ NCl_3
④ $NHCl_2$
⑤ NH_2Cl

23 발암성 물질로 알려진 염소소독 부산물은?

① 톨루엔
② 에틸벤젠
③ 파라티온
④ 다이아지논
⑤ 트리할로메탄

24 수질오염원 중 점오염원은?

① 도로
② 산지
③ 축사
④ 해안
⑤ 농경지

25 물의 경도를 낮추기 위해 연수화 과정에서 제거해야 하는 물질은?

① 불소
② 아연
③ 칼슘
④ 크롬
⑤ 알루미늄

26 수질오염현상 중 부영양화에 대한 설명으로 옳은 것은?

① 투명도가 높아진다.
② 용존산소가 증가한다.
③ 수온이 낮을 때 발생한다.
④ 영양물질이 부족할 때 발생한다.
⑤ 식물성 플랑크톤의 수가 증가한다.

27 질소, 인 등 영양물질이 다량 함유된 하수가 바다로 유입되어 나타나는 것은?

① 기화현상 ② 대류현상 ③ 역전현상
④ 적조현상 ⑤ 전도현상

28 수질오염에 의한 미나마타병의 원인물질은?

① 납 ② 벤젠 ③ 크롬
④ 카드뮴 ⑤ 유기수은

29 폐수 중 유기화합물의 화학적산소요구량(COD)을 측정할 때 사용하는 산화제는?

① 과산화수소(H_2O_2) ② 황산제일철($FeSO_4$)
③ 과망간산칼륨($KMnO_4$) ④ 황산마그네슘($MgSO_4$)
⑤ 황산알루미늄(($Al2(SO_4)_3$)

30 하수의 물리적 자정작용은?

① 산화 ② 식균 ③ 중화
④ 침전 ⑤ 환원

31 하수처리 시 침사지의 설치 목적은?

① 토사류 제거 ② 부유성 슬러지 농축
③ 용존성 무기물 제거 ④ 용존성 유기물 제거
⑤ 응집성 물질 약품처리

32 폐수의 생물학적 처리법은?

① 부상분리법 ② 살수여상법 ③ 약품처리법
④ 중력침전법 ⑤ 흡착처리법

33 폐수의 슬러지 처리 순서로 옳은 것은?

① 개량 → 농축 → 건조 → 탈수 → 소각
② 건조 → 농축 → 개량 → 소각 → 탈수
③ 농축 → 개량 → 탈수 → 건조 → 소각
④ 소각 → 탈수 → 건조 → 농축 → 개량
⑤ 탈수 → 건조 → 개량 → 소각 → 농축

34 「폐기물관리법」상 지정폐기물은?

① 폐석면 ② 폐의류 ③ 폐우유팩
④ 폐유리병 ⑤ 폐알루미늄캔

35 「폐기물관리법」상 의료폐기물을 수집 · 운반하는 차량의 색상은?

① 흰색 ② 검은색 ③ 노란색
④ 빨간색 ⑤ 파란색

36 의료폐기물의 수집, 운반 및 보관 처리기준에 관한 설명으로 옳은 것은?

① 보관창고는 주 1회 이상 약물소독을 한다.
② 보관창고의 구조는 밖에서 볼 수 있어야 한다.
③ 운반차량은 5~10℃의 냉장시설을 갖추어야 한다.
④ 전용용기는 보건복지부장관이 검사한 용기를 사용한다.
⑤ 의료폐기물의 종류를 표기할 때에는 양이 가장 적은 것으로 한다.

해설 폐기물관리법 시행규칙 : **보관창고**, 보관장소 및 **냉장시설**은 **주 1회 이상** 약물소독의 방법으로 **소독**한다.

37 「폐기물관리법」상 폐기물관리 원칙의 우선순위로 옳은 것은?

① 재활용 → 매립 → 소각 → 발생억제 → 재사용
② 재활용 → 재사용 → 소각 → 발생억제 → 매립
③ 발생억제 → 매립 → 재활용 → 재사용 → 소각
④ 발생억제 → 재사용 → 재활용 → 소각 → 매립
⑤ 발생억제 → 매립 → 재활용 → 소각 → 재사용

38 폐기물 소각법의 장점으로 옳은 것은?

① 건설비 및 유지비가 높다.
② 소각장 부지 선정이 용이하다.
③ 정상운전 시 숙련기술이 요구된다.
④ 폐열을 회수하여 재이용이 가능하다.
⑤ 저온연소 시 다이옥신이 발생할 수 있다.

39 폐기물의 부피를 줄여 매립지의 사용 기간을 늘리는 전처리 방법은?

① 분별 ② 선별 ③ 압축
④ 중화 ⑤ 퇴비화

40 비전리방사선에 해당하는 것은?

① 감마선 ② 베타선 ③ 알파선
④ 엑스선 ⑤ 가시광선

41 전리방사선에 대해 감수성이 가장 높은 인체 부위는?

① 골수 ② 근육 ③ 신경
④ 피부 ⑤ 지방조직

42 레이노병(Raynaud's disease)이 발생하기 쉬운 신체 부위는?

① 등 ② 목 ③ 어깨
④ 허리 ⑤ 손가락

43 고온다습한 작업장의 근로자에게 나타날 수 있는 직업병은?

① 규폐증 ② 면폐증 ③ 열중증
④ 잠함병 ⑤ 참호족

44 내분비계교란물질이 수용체 결합부위를 차단함으로써 정상호르몬이 수용체에 접근하는 것을 막아 기능을 발휘하지 못하도록 하는 것은?

① 모방작용 ② 봉쇄작용 ③ 유사작용
④ 촉발작용 ⑤ 흡수작용

해설 (1) 환경호르몬(내분비교란물질)

OECD에서는 내분비기능에 변화를 일으켜 생체 또는 그 자손의 건강에 위해한 영향을 나타내는 외인성 물질을 말한다. 특히 2세를 만드는 생식기관에 주로 작용해 기형과 불임 및 암을 일으키고 뇌의 성적 행동을 관장하는 부분에 영향을 주어 생식행동에 이상을 일으켜 차세대의 행동에 이상을 초래하게 되며 신체의 면역도 크게 떨어뜨려 사망을 초래하는 것으로 알려졌다.

(2) 내분비교란물질의 작용기전

내분비교란물질은 동물의 체내로 들어가면 세포 내에 있는 호르몬이나 호르몬 수용체의 작용을 다양하게 교란하여 이상적인 반응을 초래한다. 특히 성호르몬의 기능을 교란시키는 작용이 강하게 나타난다. 내분비교란물질은 신체의 면역이나 신경계에도 영향을 미친다.

정상호르몬의 기능이상을 초래하여 면역시스템이 정산적인 기능을 할 수 없게 되어 저항력이 떨어지게 된다. 내분비교란의 작용기전은 4가지로 나눌 수 있다.

① 모방작용(mimics)

내분비교란물질은 마치 정상호르몬인 것처럼 호르몬 수용체와 결합하여 세포반응을 일으킨다. 예 약용 합성물질인 DES

② 차단작용(blocking, 봉쇄작용)

㉮ 내분비장애물질이 호르몬 수용체의 결합 부위를 봉쇄함으로써 정상호르몬이 수용체에 접근하는 것을 막아 내분비계가 기능을 발휘하지 못하도록 한다.

㉯ 그 자체로는 세포반응을 유발하지 않으면서, 자연 호르몬과 결합할 수용체를 막아 버림으로써 자연 호르몬의 기능을 마비시킨다. 그 결과 생명체의 기능 유지에 필요한 자연호르몬의 작용을 감소하게 하여 피해를 준다. 예 DDT

③ 방아쇠작용
내분비계 장애물질이 수용체와 반응함으로써 정상적인 호르몬 작용에서는 일어나지 않는 세포분열이나 생체 내에서 다른 물질의 대사와 합성 등의 변화를 유발한다. 예 다이옥신

④ 간접작용
수용체와 직접 결합하지 않고, 간접적으로 호르몬이 합성, 저장, 배설, 분비, 이동 등의 과정에 작용하여 정상적인 내분비기능을 방해한다. 예 PCB

(3) 환경호르몬 종류
① 유아용 젖병, 식품포장 랩 : 비스페놀A, 노닐페놀
② 플라스틱 장난감, 염화폴리바이닐 필름 : 디에틸헥실 프로탈레이트
③ 컵라면 용기 : 스틸렌 다이드 또는 트리머

45 물리적 장벽을 이용하여 작업자의 유해물질 노출량을 줄이는 방법은?

① 격리　② 교육　③ 대치
④ 조정　⑤ 환기

46 주택의 자연조명에서 방바닥 면적에 대한 창의 크기로 적절한 비율은?

① 1~3%　② 4~7%　③ 8~10%
④ 11~13%　⑤ 14~20%

47 실내에서 안정 시 쾌적함을 느낄 수 있는 의복기후는?

① 0~10℃　② 11~13℃　③ 21~25℃
④ 31~33℃　⑤ 41~45℃

해설 의복기후(clothing climate)
① 의복기후란 한서에서도 적당한 의복을 입음으로써 외부의 기온과 관계없이 언제나 일정하게 형성하게 되어 있는 기후를 말한다.
② 외부 기온이 25℃ 이하인 경우, 적당히 착용한 의복과 체표면과의 사이는 이른바 의복기후를 형성해 31~33℃, 습도 40~60%로 조절된다.

48 미생물의 발육을 저지 또는 정지하는 방법은?

① 멸균　② 방부　③ 분해
④ 세척　⑤ 소독

49 **소독제가 갖추어야 할 조건으로 옳은 것은?**

① 안정성이 없을 것
② 부식성이 있을 것
③ 물에 잘 녹지 않을 것
④ 석탄산계수가 높을 것
⑤ 인체에 미치는 독성이 높을 것

50 **세균에 오염된 의복의 소독방법으로 옳은 것은?**

① DDT로 소독
② 가시광선으로 살균
③ 121.5℃에서 1분 공기소독
④ 세제가 없이 냉수로 손세탁
⑤ 100℃ 물에서 30분 열탕소독

3 식품위생학

01 **세계보건기구(WHO)의 식품위생에 대한 정의에서 (　　) 안에 들어갈 내용은?**

식품위생이란 식품의 생육, 생산, 제조에서부터 최종적으로 사람에게 섭취되기까지의 모든 단계에 있어서 식품의(　　), 건전성 및 완전무결성을 확보하기 위한 모든 수단을 말한다.

① 기능성
② 기호성
③ 보건성
④ 안전성
⑤ 영양성

02 **부패의 정의로 옳은 것은?**

① 비타민이 분해되어 저분자 물질이 되는 것
② 지방이 공기 중의 산소에 의해 변질되는 것
③ 단백질이 혐기적인 조건에서 미생물에 의해 변질되는 것
④ 탄수화물이 미생물의 작용을 받아 알코올을 생성하는 것
⑤ 무기질이 수소이온농도(pH)의 변화에 의해서 변질되는 것

03 **미생물의 발육에 필요한 최저 수분활성도(AW)가 높은 순으로 옳은 것은?**

① 곰팡이 〉 세균 〉 효모
② 세균 〉 효모 〉 곰팡이
③ 효모 〉 세균 〉 곰팡이
④ 세균 〉 곰팡이 〉 효모
⑤ 곰팡이 〉 효모 〉 세균

04 3~5%의 식염에서 잘 발육하는 식중독균은?

① Bacillus cereus
② Escherichia coli
③ Salmonella Enteritidis
④ Clostridium botulinum
⑤ Vibrio parahaemolyticus

05 다음의 설명에 해당하는 화학적 소독제는?

> • 계면활성제의 일종이다.
> • 제4급 암모늄염의 유도체이다.
> • 세척력은 약하나 살균력이 강하다.

① 역성비누 ② 에틸알코올 ③ 염소화합물
④ 요오드화합물 ⑤ 크레졸비누액

06 다음의 설명에 해당하는 물리적 소독법은?

> • 살균의 잔류효과가 없다.
> • 살균효과가 표면에 한정된다.
> • 비가열처리 살균이다.

① 간헐멸균 ② 건열멸균 ③ 자비살균
④ 자외선조사 ⑤ 고압증기멸균

07 다음의 설명에 해당하는 미생물 속은?

> • 그람양성의 호기성 또는 통성혐기성 간균이다.
> • 내열성 포자를 형성한다.
> • 단백질과 전분의 분해력이 강해 쌀밥, 어육제품 등의 부패 원인균이다.

① Bacillus ② Salmonella ③ Escherichia
④ Micrococcus ⑤ Pseudomonas

08 다음의 설명에 해당하는 곰팡이 속은?

- 누룩곰팡이 또는 국균이라고 부른다.
- 아플라톡신을 생산하는 균주가 있다.

① Mucor ② Fusarium ③ Rhizopus
④ Penicillium ⑤ Aspergillus

09 등푸른 생선의 알레르기 식중독 원인 물질은?

① 테트라민(tetramine) ② 히스타민(histamine)
③ 무스카린(muscarine) ④ 뉴로톡신(neurotoxin)
⑤ 에르고톡신(ergotoxin)

10 다음의 설명에 해당하는 식중독균은?

- 화농균이다.
- 내열성 독소 생성균이다.
- 그람양성의 비운동성 통성혐기성균이다.

① Vibrio cholerae ② Escherichia coli
③ Clostridium botulinum ④ Listeria monocytogenes
⑤ Staphylococcus aureus

11 다음 〈보기〉의 설명에 해당하는 식중독균은?

- 나선형 간균이다.
- 수백 정도의 소량 균수로도 식중독을 유발한다.
- Guillain-Barre Syndrome 증상을 동반할 수 있다.

① Morganella morganii ② Salmonella Enteritidis
③ Campylobacter jejuni ④ Cronobacter sakazakii
⑤ Pathogenic Escherichia coli

해설 캄필로박터제주니(Campylobacter jejuni)식중독
③ 증상 : 캄필로박터 제주니 균에 감염된 후 균의 지질다당류에 대하여 만들어진 항체가 말초신경의 강글리오시드와 교차 반응하여 신경조직과 말초신경계를 손상시켜. . .

12 포자형성균으로, 가열조리 후에도 식품에 증식하기 쉬운 식중독균은?

① Vibrio vulnificus
② Campylobacter jejuni
③ Clostridium perfringens
④ Listeria monocytogenes
⑤ Salmonella Typhimurium

13 저온조건 및 진공포장 상태에서도 증식이 가능한 식중독균은?

① Bacillus subtilis
② Escherichia coli
③ Clostridium botulinum
④ Yersinia enterocolitica
⑤ Vibrio parahaemolyticus

해설 여시니아 식중독(Yersinia enterocolitica)
① 형태 : Gram음성, 간균, 1~수십개의 편모, 협막이 없고, 통성혐기성균이다.
② 발육최적온도(적온도)는 25~30℃이며, 0~5℃에서도 증식이 가능하다.

14 복어중독의 원인 독소는?

① 리시닌(ricinine)
② 리코린(lycorine)
③ 베네루핀(venerupin)
④ 에르고톡신(ergotoxin)
⑤ 테트로도톡신(tetrodotoxin)

15 유독화된 섭조개에 의한 식중독 독소는?

① 듀린(dhurrin)
② 테물린(temuline)
③ 삭시톡신(saxitoxin)
④ 프타퀼로시드(ptaquiloside)
⑤ 아마니타톡신(amanitatoxin)

16 발아된 감자의 자연독 성분은?

① 리신(ricin)
② 솔라닌(solanine)
③ 고시폴(gossypol)
④ 시큐톡신(cicutoxin)
⑤ 아미그달린(amygdalin)

17 황변미독으로, 신경장애를 일으키는 것은?

① 제랄레논(zearalenone)
② 에르고타민(ergotamine)
③ 루테오스카이린(luteoskyrin)
④ 아이슬란디톡신(islanditoxin)
⑤ 시트레오비리딘(citreoviridin)

18 붉은곰팡이 속이 생산하는 독소는?

① 파툴린(patulin)
② 푸모니신(fumonisin)
③ 루브라톡신(rubratoxin)
④ 오크라톡신(ochratoxin)
⑤ 스테리그마토시스틴(sterigmatocystin)

19 다음 중 적조생물 가운데 "온도감각이상"의 증상을 나타내는 독소는?

① 삭시톡신(saxitoxin)
② 테트라민(tetramine)
③ 베네루핀(venerupin)
④ 시구아톡신(ciguatoxin)
⑤ 오카다산(okadaic acid)

20 내인성 위해요소가 포함되어 있는 식품은?

① 덜 익은 매실
② 숯불에 탄 쇠고기
③ 맥각이 혼입된 보리
④ 가열 처리한 튀김유지
⑤ 농약이 묻어 있는 채소

21 식품의 외인성 위해요소는?

① 버섯독
② 복어독
③ 잔류농약
④ 니트로사민
⑤ 지질과산화물

22 콜린에스터라아제(cholinesterase) 저해제로 독성이 강한 유기인제 농약은?

① BHC ② DDT ③ aldrin
④ nissol ⑤ parathion

23 식품안전관리인증기준(HACCP)에서 화학적 위해요소는?

① 기생충 ② 유리조각 ③ 살균소독제
④ 살모넬라균 ⑤ 간염바이러스

24 발생 또는 유행 즉시 신고해야 하는 감염병은?

① 콜레라 ② A형간염 ③ 장티푸스
④ 디프테리아 ⑤ 세균성이질

25 바이러스성 경구감염병은?

① 성홍열 ② 콜레라 ③ 장티푸스
④ 브루셀라증 ⑤ 유행성 간염

26 다음의 설명에 해당하는 경구감염병은?

• 원인균이 Shigella dysenteriae이다. • 38~39℃의 고열을 일으키며 변에 혈액과 고름이 섞여 나온다.

① 콜레라 ② 폴리오 ③ B형간염
④ 세균성이질 ⑤ 파라티푸스

27 장티푸스의 원인균은?

① Salmonella Typhi ② Staphylococcus aureus
③ Listeria monocytogenes ④ Vibrio parahaemolyticus
⑤ Pseudomonas fluorescens

28 인수공통감염병은?

① 결핵 ② 이질 ③ 콜레라
④ 장티푸스 ⑤ 급성회백수염

29 다음의 설명에 해당하는 기생충은?

> • 채소류를 통하여 감염된다.
> • 경구와 경피를 통하여 감염된다.
> • 경구감염으로 채독증(菜毒症)을 일으킨다.

① 요충 ② 편충 ③ 회충
④ 무구조충 ⑤ 십이지장충

30 광절열두조충의 제1중간숙주는?

① 가재 ② 참게 ③ 개구리
④ 담수어 ⑤ 물벼룩

31 육류의 섭취로 감염될 수 있는 기생충은?

① 회충 ② 요충 ③ 편충
④ 선모충 ⑤ 동양모양선충

32 이타이이타이병의 원인 중금속은?

① 구리 ② 수은 ③ 크롬
④ 카드뮴 ⑤ 알루미늄

33 시험물질의 독성을 반수치사량(LD_{50})으로 표시하는 것은?

① 발암성시험 ② 급성독성시험
③ 면역독성시험 ④ 변이원성시험
⑤ 생식독성시험

34 식품의 안전성을 평가하기 위해 최대무작용량을 결정하는 독성시험은?

① 번식시험 ② 만성독성시험
③ 유전독성시험 ④ 최기형성시험
⑤ 아급성독성시험

해설 "무영향관찰용량/농도"란 : 만성독성 등 노출량–반응시험에서 노출집단과 적절한 무처리 집단 간 악영향의 빈도나 심각성이 통계적으로 또는 생물학적으로 유의한 차이가 없는 노출량 또는 노출농도를 말한다.

35 보존료로 사용되는 식품첨가물은?

① 아질산나트륨
② 초산비닐수지
③ 프로피온산나트륨
④ 글리세린지방산에스테르
⑤ 카복시메틸셀룰로스칼슘

36 식품의 기호성을 향상시키기 위해 사용하는 식품첨가물은?

① 감미료
② 보존료
③ 소포제
④ 추출제
⑤ 피막제

37 밀가루 개량제로 옳은 것은?

① 과산화수소
② 안식향산나트륨
③ 차아염소산나트륨
④ 과산화벤조일(희석)
⑤ 데히드로초산나트륨

38 식품의 형태를 유지하기 위해 원료가 용기에 붙는 것을 방지하여 분리하기 쉽도록 하는 식품첨가물은?

① 강화제
② 이형제
③ 유화제
④ 발색제
⑤ 팽창제

39 식품안전관리인증기준(HACCP)의 7원칙 중 다음의 설명에 해당하는 것은?

> • 기기 고장 시 즉시 작업 중단 및 수리를 의뢰한다.
> • 가열 온도 및 시간 이탈 시 해당 제품을 즉시 재가열한다.
> • 이탈에 대한 원인 규명 및 재발을 방지하기 위한 방법을 정한다.

① 한계기준 설정
② 중요관리점 결정
③ 개선조치방법 수립
④ 모니터링 체계 확립
⑤ 검증절차 및 방법 수립

40 유전자변형식품을 개발하는 방법은?

① 스와브법
② 이온교환법
③ 발광분광법
④ 아그로박테리움법
⑤ 크로마토그래피법

4 위생곤충학

01 곤충의 가해 방법 중 간접적인 피해에 해당하는 것은?

① 기계적 외상
② 독성물질의 주입
③ 독성물질의 주입
④ 국부적 알레르기 반응
⑤ 병원체의 인체 내 주입

02 모기 유충의 방제방법 중 물리적 방법으로 옳은 것은?

① 웅덩이 매립
② 유문등 이용
③ 발생원에 살충제 입제 살포
④ 잠자리 약충을 자연계에 방사
⑤ 잔류성 유기염소계 살충제 사용

03 위생곤충이 매개하는 리케치아(rickettsia)성 질병은?

① 황열
② 뎅기열
③ 발진열
④ 일본뇌염
⑤ 파파타시열

04 위생곤충은 크게 질병매개곤충과 뉴슨스(nuisance)로 분류한다. 깔따구의 피해 현상으로 옳은 것은?

① 불쾌감을 준다.
② 피부를 물어뜯어 아프다.
③ 2차적 세균감염을 유발한다.
④ 침으로 공격하여 따끔거린다.
⑤ 날개의 독극모가 붉은 반점을 만든다.

05 다음 〈보기〉의 (   )안에 들어갈 내용으로 옳은 것은?

> • (   )는 현재 방역용 살충제로 가장 적당하다고 인정되는 살충제이다.
> • (   )는 속효성이 있고, 잔류성이 없어, 실내 · 항공기내의 공간살포용으로 적합하다.

① 무기 살충제
② 유기인계 살충제
③ 유기염소계 살충제
④ 카바메이트계 살충제
⑤ 피레스로이드계 살충제

06 살충제와 함께 사용되는 효력증강제(synergist)는?

① 카바릴(Carbaryl)
② 나프탈렌(Naphthalene)
③ 디엘드린(Dieldrin)
④ 다이아지논(Diazinon)
⑤ 썰폭사이드(Sulfoxide)

07 **위생곤충에 대한 기피제(repellent)로 옳은 것은?**

① 쎄사민(Sesamin) ② 메소프렌(Methoprene)
③ 썰폭사이드(Sulfoxide) ④ 아카리나스린(Acarinathrin)
⑤ 벤질벤조에이트(Benzyl benzoate)

08 **모기가 벽면에 앉는 습성을 이용하는 방제방법으로 옳은 것은?**

① 에어로졸 ② 가열연막법 ③ 잔류분무법
④ 극미량연무법 ⑤ 유문등이용법

09 **액체 전자모기향의 살충작용은?**

① 훈증 ② 가열연막 ③ 공간분무
④ 에어로졸 ⑤ 잔류분무

10 **살충제 원체(technical grade)에 증량제와 친수제 및 계면활성제를 혼합하여 잔류분무에 사용하는 제제는?**

① 분제(dust) ② 용제(solution)
③ 유제(emulsifiable concentrate) ④ 입제(granule)
⑤ 수화제(water dispersible powder)

11 **살서제를 청색이나 흑색으로 착색하는 이유는?**

① 쥐의 경계심을 낮춘다. ② 먹이의 맛을 좋게 한다.
③ 쥐의 살서효과를 높인다. ④ 쥐의 유인효과를 높인다.
⑤ 사람의 중독사고를 예방한다.

12 **살충제 감수성과 저항성 시험에서 LC_{50}이 의미하는 것은?**

① 사람과 가축을 비교하기 위한 독성 비율
② 공시동물의 50%를 치사시킬 수 있는 살충제 농도
③ 공시동물의 50%를 치사시킬 수 있는 살충제의 양
④ 일정 공간에 살포한 살충제의 사용량이 50g이라는 뜻
⑤ 일정 공간에 살포한 살충제의 희석농도가 50%라는 의미

13 위생곤충의 완전변태를 결정하는 발육 단계는?

① 알 ② 성충 ③ 유충
④ 자충 ⑤ 번데기

14 거미강(Arachnida)에 속하는 것은?

① 가재 ② 벼룩 ③ 전갈
④ 지네 ⑤ 파리

15 빈대는 분류학상 어느 목(Order)에 속하는가?

① 나비목(Order Lepidoptera)
② 파리목(Order Diptera)
③ 메뚜기목(Order Orthoptera)
④ 노린재목(Order Hemiptera)
⑤ 딱정벌레목(Order Coleoptera)

16 위생곤충의 소화과정에서 역행을 방지하는 기관은?

① 맹낭 ② 소낭 ③ 인두
④ 전위 ⑤ 회장

17 가주성 바퀴의 생태 습성으로 옳은 것은?

① 편식성 ② 군서습성 ③ 완전변태
④ 주간활동성 ⑤ 옥외 서식습성

18 모기가 겨울철 대형건물 내에서 활동하는 경우 발생원이 될 수 있는 곳은?

① 옥상 ② 화분 ③ 발코니
④ 지하정화조 ⑤ 옥외배수로

19 모기가 매개하는 질병은?

① 라임병 ② 발진열 ③ 사상충증
④ 샤가스병 ⑤ 바베시아증

20 집파리의 구기(mouth part)가 먹이의 형태에 따라 변형되는 부위는?

① 순판(labellum)
② 큰턱(mandible)
③ 윗입술(labrum)
④ 하인두(hypopharynx)
⑤ 전구치(prestomal teeth)

21 다음 중 흡혈성 파리는?

① 금파리
② 집파리
③ 침파리
④ 검정파리
⑤ 딸집파리

22 다음 〈보기〉의 특징이 있는 파리에 해당하는 것은?

• 흉부 순판에는 흑색종선이 3개 있다. • 촉각극모는 단모이고, 유충은 각 체절에 육질돌기가 있다. • 음식물에 앉는 빈도는 낮으며, 특히 인분(변)을 좋아한다. • 비상할 때 공중의 한지점에서 꼼짝 않고 정지하는 습성이 있다.

① 쉬파리
② 집파리
③ 털파리
④ 딸집파리
⑤ 검정파리

23 체체파리에 의해 매개되는 질병은?

① 홍역
② 콜레라
③ 말라리아
④ 장티푸스
⑤ 아프리카수면병

24 이(louse)의 입 구조에서 타액선과 연결되어 흡혈한 혈액을 위(gut)로 보내는 것은?

① 밑마디(cardo)
② 배자침(1st stylet)
③ 중자침(2nd stylet)
④ 복자침(3rd stylet)
⑤ 아랫입술수염(labial palp)

25 다음 내용은 벼룩의 특징을 설명한 것이다. 옳은 것은?

① 개벼룩 – 협즐치는 있으나 전흉즐치는 없다.
② 사람벼룩 – 협즐치와 전흉즐치가 모두 있다.
③ 장님벼룩 – 전흉즐치와 협즐치가 없다.
④ 유럽쥐벼룩 – 협즐치는 있으나 전흉즐치는 없다.
⑤ 열대쥐벼룩 – 즐치는 없으며 중흉복판에 중흉측선이 있다.

26 다음 중 약충과 성충은 자유생활을 하고, 유충시기만 포유동물에 기생하며 흡혈하는 진드기는?

① 옴진드기
② 털진드기
③ 참진드기
④ 먼지진드기
⑤ 물렁진드기

27 라임병(lyme disease)을 전파하는 매개체는?

① 벼룩
② 빈대
③ 털진드기
④ 참진드기
⑤ 흡혈노린재

28 독나방 유충이 발생하는 장소를 확인하기 위해 조사해야 하는 곳은?

① 거실
② 정원숲
③ 정화조
④ 지하실
⑤ 하수구

29 독침으로 사람에게 피해를 입히는 위생곤충은?

① 각다귀
② 반날개
③ 침개미
④ 큰집파리
⑤ 청색하늘소붙이

30 국내에서 서식하는 절대 우점종인 들쥐 중 1976년 세계 최초로 한타바이러스(Hantavirus)가 분리된 쥐는?

① 곰쥐
② 갈밭쥐
③ 두더지
④ 등줄쥐
⑤ 시궁쥐

5 위생관계법령

01 「공중위생관리법」상 공중위생영업이 아닌 것은?

① 이용업
② 세탁업
③ 미용업
④ 휴게소영업
⑤ 건물위생관리업

해설 공중위생관리법 제2조(정의)

02 「공중위생관리법」상 위생사의 업무 범위가 아닌 것은?

① 감염병의 예방 및 방역대책
② 음료수의 처리 및 위생관리
③ 쓰레기, 분뇨, 하수, 그 밖의 폐기물처리
④ 공중위생영업소, 공중이용시설 및 위생용품의 위생관리
⑤ 식품 · 식품첨가물과 이에 관련된 기구 · 용기에 관한 위생관리

해설 공중위생관리법 제8조의2(위생사의 업무 범위)

03 「공중위생관리법」상 위생사의 면허취소 처분을 위해 청문을 실시하는 사람은?

① 시 · 도지사
② 질병관리청장
③ 보건복지부장관
④ 국립보건연구원장
⑤ 한국보건의료인국가시험원장

해설 공중위생관리법 제12조(청문)

04 「공중위생관리법」상 '같은 명칭의 사용금지' 규정을 위반하여, 위생사라는 명칭을 사용한 자에 대한 벌칙은?

① 100만원 이하의 과태료
② 200만원 이하의 과태료
③ 300만원 이하의 과태료
④ 400만원 이하의 과태료
⑤ 500만원 이하의 과태료

해설 공중위생관리법 제22조(과태료)

05 「공중위생관리법」상 목욕장 목욕물의 수질기준 중 원수의 과망간산칼륨 소비량은?

① 10mg/l 이하 ② 20mg/l 이하 ③ 30mg/l 이하
④ 40mg/l 이하 ⑤ 50mg/l 이하

해설 "위생사 필기시험문제" 환경위생학 참고

06 「식품위생법」상 판매를 목적으로 하는 식품 또는 식품첨가물의기준과 규격에 대해 식품의약품안전처장이 정하여 고시하는 사항이 아닌 것은?

① 성분에 관한 규격 ② 가격에 관한 기준
③ 사용 방법에 관한 기준 ④ 제조 방법에 관한 기준
⑤ 조리 방법에 관한 기준

해설 식품위생법 제7조(식품 또는 식품첨가물에 관한 기준 및 규격)

07 「식품위생법」상 ( ) 안에 해당되는 것은?

유전자변형식품등의 안전성 심사를 위해 설치하는 안전성심사위원회 위원의 임기는 ( )년으로 한다. 다만, 공무원인위원의 임기는 해당 직에 재직하는 기간, 보궐위원의 임기는 전임위원의 남은 기간으로 한다.

① 1 ② 2 ③ 3
④ 4 ⑤ 5

해설 식품위생법 법 제18조(유전자변형식품등의 안전성 심사 등)

08 「식품위생법」상 식품위생감시원을 두지 않는 곳은?

① 보건복지부 ② 특별자치도 ③ 특별시 · 광역시
④ 식품의약품안전처 ⑤ 시 · 군 · 구(자치구)

해설 식품위생법 제32조(식품위생감시원)

09 「식품위생법」상 집단급식소를 설치 · 운영하려는 자는 이를 누구에게 신고해야 하는가?

① 질병관리청장 ② 식품의약품안전처장
③ 지방식품의약품안전청장 ④ 시 · 도 보건환경연구원장
⑤ 특별자치시장 · 특별자치도지사 · 시장 · 군수 · 구청장

해설 식품위생법 제86조(식중독에 관한 조사 보고)

10 「식품위생법」상 위해평가에서 평가하여야 할 위해요소 중 화학적 요인이 아닌 것은?

① 중금속 ② 잔류농약
③ 환경오염물질 ④ 식품등의 이물(異物)
⑤ 잔류 동물용 의약품

해설 식품위생법 시행령 제4조(위해평가의 대상 등)

11 「식품위생법」상 식품의약품안전처장의 허가를 받아야 할 업종은?

① 단란주점영업 ② 유흥주점영업
③ 식품조사처리업 ④ 식품첨가물제조업
⑤ 식품제조 · 가공업

해설 식품위생법 시행령 제23조(허가를 받아야 하는 영업 및 허가관청)

12 「식품위생법」상 식품안전관리인증기준 대상 식품이 아닌 것은?

① 레토르트식품 ② 빙과류 중 빙과
③ 어육가공품 중 어묵 ④ 냉동식품 중 피자류
⑤ 다류(茶類) 및 커피류

해설 식품위생법 시행규칙 제62조(식품안전관리인증기준 대상 식품)

13 「감염병의 예방 및 관리에 관한 법률」상 제1급감염병은?

① 결핵 ② 백일해
③ 파상풍 ④ 말라리아
⑤ 신종감염병증후군

해설 감염병예방법 제2조(정의)

14 「감염병의 예방 및 관리에 관한 법률」상 전파가능성을 고려하여 감염병의 발생 또는 유행 시 24시간 이내에 신고하여야 하고, 격리가 필요한 감염병은?

① 제1급감염병 ② 제2급감염병
③ 제3급감염병 ④ 제4급감염병
⑤ 기생충감염병

해설 감염병예방법 제2조(정의)

15 「감염병의 예방 및 관리에 관한 법률」상 질병관리청장은 감염병의 예방 및 관리에 관한 기본계획을 몇 년마다 수립 · 시행하여야 하는가?

① 1년
② 2년
③ 3년
④ 4년
⑤ 5년

해설 감염병예방법 제7조(감염병 예방 및 관리 계획의 수립 등)

16 「감염병의 예방 및 관리에 관한 법률」상 감염병관리위원회가 심의하는 내용이 아닌 것은?

① 기본계획의 수립
② 감염병 관련 의료 제공
③ 감염병병원체의 보유허가
④ 감염병에 관한 조사 및 연구
⑤ 감염병의 예방 · 관리 등에 관한 지식 보급

해설 감염병예방법 제9조(감염병관리위원회)

17 「감염병의 예방 및 관리에 관한 법률」상 필수예방접종을 실시하여야 하는 질병이 아닌 것은?

① 인플루엔자
② 일본뇌염
③ 백일해
④ 요충증
⑤ 홍역

해설 감염병예방법 제24조(필수예방접종)

18 「감염병의 예방 및 관리에 관한 법률」상 질병관리청장 및 시 · 도지사가 실시하는 실태조사 중 '감염병 실태조사'에 포함되어야 할 사항이 아닌 것은?

① 의료기관의 감염관리체계
② 감염병환자등의 임상적 증상 및 경과
③ 감염병환자등의 연령별 · 성별 · 지역별 분포
④ 감염병환자등의 진단 · 검사처방 등 진료정보
⑤ 감염병의 진료 및 연구와 관련된 인력 · 시설 및 장비

해설 감염병예방법시행규칙 제15조(실태조사의 방법 및 절차 등)

19 「먹는물관리법」상 먹는물관련영업이 아닌 것은?

① 지표수 제조업
② 정수기 제조업
③ 수처리제 제조업
④ 먹는샘물 제조업
⑤ 먹는염지하수 제조업

해설 먹는물관리법 제3조(정의)

20 「먹는물관리법」상 샘물등의 개발 허가의 유효 기간은?

① 3년
② 5년
③ 8년
④ 10년
⑤ 12년

해설 먹는물관리법 제12조(샘물등의 개발허가의 유효 기간)

21 「먹는물관리법」상 먹는샘물제조업의 영업허가권자는?

① 식품의약품안전처장
② 시장 · 군수 · 구청장
③ 질병관리청장
④ 시 · 도지사
⑤ 국무총리

해설 먹는물관리법 제21조(영업의 허가 등)

22 「먹는물관리법」상 (　　) 안에 해당되는 것은?

1일 취수능력 (　　)톤 이상의 샘물을 개발하려는 자는 시 · 도지사의 허가를 받아야 한다.

① 50
② 100
③ 150
④ 200
⑤ 300

해설 먹는물관리법 시행령 제3조(샘물개발허가대상)

23 「먹는물관리법」상 먹는물 수질검사기관이 아닌 것은?

① 국립환경과학원
② 지방식품의약품안전청
③ 시 · 도 보건환경연구원
④ 유역환경청 또는 지방환경청
⑤ 특별시 · 광역시의 상수도연구소 · 수질검사소

해설 먹는물관리법 시행규칙 제35조(검사기관의 지정)

24 「폐기물관리법」상 환경부장관이 폐기물 시험 · 분석 전문기관으로 지정할 수 있는 곳은?

① 한국환경공단 ② 한국수자원공사
③ 한국농어촌공사 ④ 한국폐기물협회
⑤ 폐기물처리공제조합

해설 폐기물관리법 제17조의2(폐기물분석전문기관의 지정)

25 「하수도법」상 용어 정의 중 "수거식 화장실에서 수거되는 액체성 또는 고체성의 오염물질"을 무엇이라 하는가?

① 하수 ② 분뇨
③ 중수도 ④ 축산폐수
⑤ 생활폐기물

해설 하수도법 제2조(정의)

이 책의 내용변경과 개정법령은
홈페이지(www.crownbook.co.kr) 학습자료실을 참고하기 바람

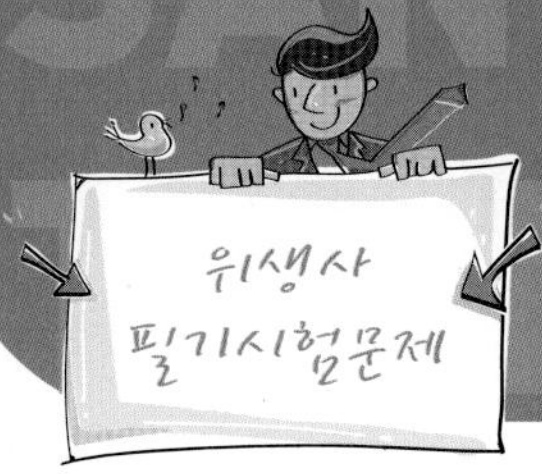

최종 실전모의고사 정답

1 공중보건학

1 ⑤	2 ④	3 ①	4 ②	5 ⑤	6 ⑤	7 ④	8 ②	9 ①	10 ①
11 ①	12 ③	13 ③	14 ①	15 ④	16 ⑤	17 ②	18 ⑤	19 ①	20 ②
21 ④	22 ⑤	23 ③	24 ②	25 ③	26 ③	27 ③	28 ③	29 ④	30 ①
31 ⑤	32 ④	33 ②	34 ③	35 ④					

2 환경위생학

1 ⑤	2 ④	3 ⑤	4 ⑤	5 ②	6 ⑤	7 ①	8 ④	9 ③	10 ②
11 ③	12 ③	13 ①	14 ②	15 ③	16 ②	17 ④	18 ②	19 ⑤	20 ③
21 ②	22 ②	23 ⑤	24 ③	25 ③	26 ⑤	27 ④	28 ⑤	29 ③	30 ④
31 ①	32 ②	33 ③	34 ①	35 ①	36 ①	37 ④	38 ④	39 ③	40 ⑤
41 ①	42 ⑤	43 ③	44 ②	45 ①	46 ⑤	47 ④	48 ②	49 ④	50 ⑤

3 식품위생학

1 ④	2 ③	3 ②	4 ⑤	5 ①	6 ④	7 ①	8 ⑤	9 ②	10 ⑤
11 ③	12 ③	13 ④	14 ⑤	15 ③	16 ②	17 ⑤	18 ②	19 ④	20 ①
21 ③	22 ⑤	23 ③	24 ④	25 ⑤	26 ④	27 ①	28 ①	29 ⑤	30 ⑤
31 ④	32 ④	33 ②	34 ②	35 ③	36 ①	37 ④	38 ②	39 ③	40 ④

4 위생곤충학

1 ⑤	2 ①	3 ③	4 ①	5 ⑤	6 ⑤	7 ⑤	8 ③	9 ①	10 ⑤
11 ⑤	12 ②	13 ⑤	14 ③	15 ④	16 ④	17 ②	18 ④	19 ③	20 ①
21 ③	22 ④	23 ⑤	24 ③	25 ⑤	26 ②	27 ④	28 ②	29 ③	30 ④

5 위생관계법령

1 ④	2 ①	3 ③	4 ①	5 ①	6 ②	7 ②	8 ①	9 ⑤	10 ④
11 ③	12 ⑤	13 ⑤	14 ②	15 ⑤	16 ③	17 ④	18 ①	19 ①	20 ②
21 ④	22 ⑤	23 ②	24 ①	25 ②					

한국보건의료인 국가시험원 최근 출제경향에 따른 최신판!!

위생사

필기실기문제

한권으로 합격하기

실기편

대한민국 국가대표 브랜드
국가자격 시험문제 전문출판
에듀크라운 국가자격시험문제 전문출판
크라운출판사 국가자격시험문제 전문출판 http://www.crownbook.co.kr

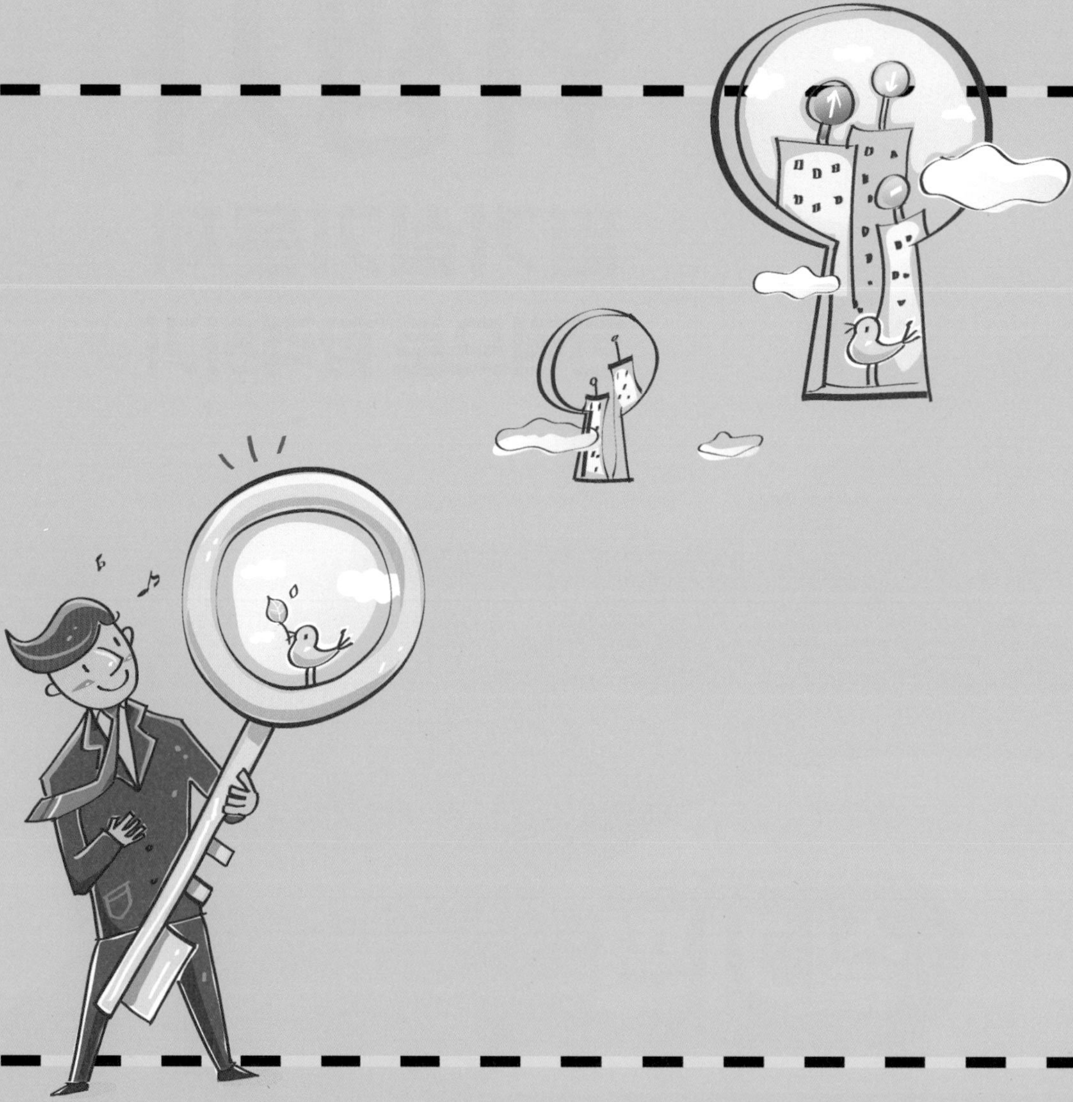

PART 3 실전모의고사 실기

제1회 실전모의고사

제2회 실전모의고사

제3회 실전모의고사

제4회 실전모의고사

제5회 실전모의고사

최 종 실전모의고사

제1회 실전모의고사

01 다음 그림은 카타온도계이다. 상부눈금(A)는 몇 도인가?

① 85℉
② 90℉
③ 95℉
④ 100℉
⑤ 110℉

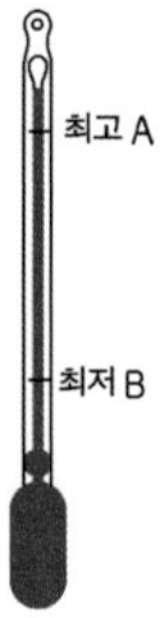

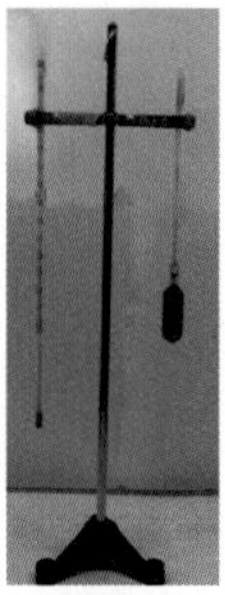

[카타온도계 사진]

해설
카타온도계 : 최상눈금 100℉, 최하눈금 95℉

02 다음 그림은 상의를 입었을 때의 감각온도 도표이다. 감각온도 19℃에서의 쾌적기류는?

① 0.5m/sec
② 1m/sec
③ 1.5m/sec
④ 2m/sec
⑤ 3m/sec

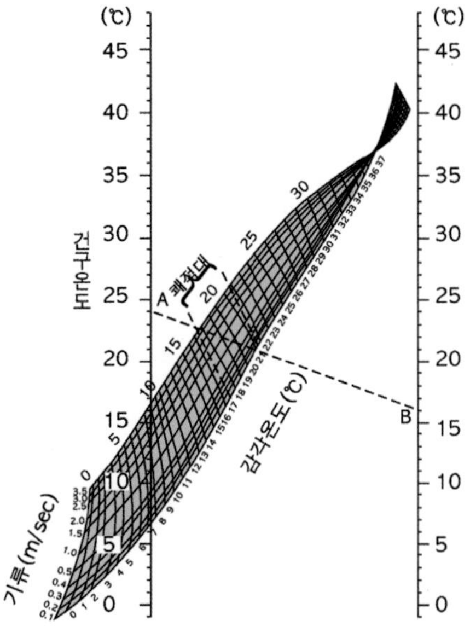

03 새집증후군의 원인이 되며, 알레르기, 두통 등을 일으키는 물질은?

① 폼알데하이드 ② 이산화탄소(CO_2) ③ 석면
④ 먼지 ⑤ 납

해설 폼알데하이드 : 신축건물 입주 시 두통, 알레르기 등을 일으키는 물질이며, 접착제 등에서 많이 배출되는 물질이다.
※ 폼알데하이드=포름알데히드

04 다음 그림의 기구 명칭은 무엇인가?

① 휴대용 조도계
② 일광계
③ 소음계
④ 진동계
⑤ 온도

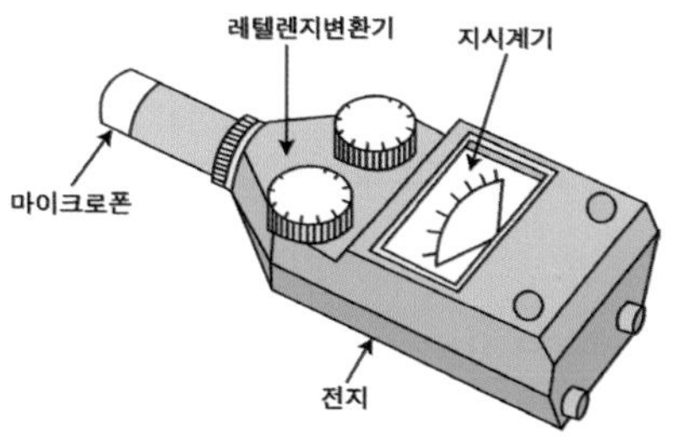

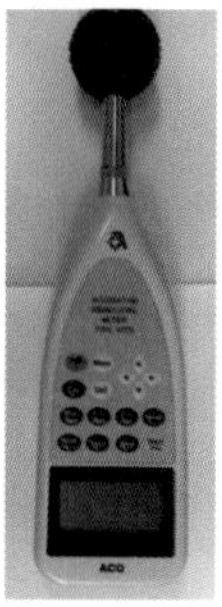

[사진]

05 다음 그림과 같은 구성도를 가진 기기는 환경오염물질을 측정하는 데 쓰인다. 이 기기의 명칭은 무엇인가?

① 가스크로마토그래피법
② 흡광광도법
③ 원자흡광광도법
④ 적외선분석법
⑤ 자외선법

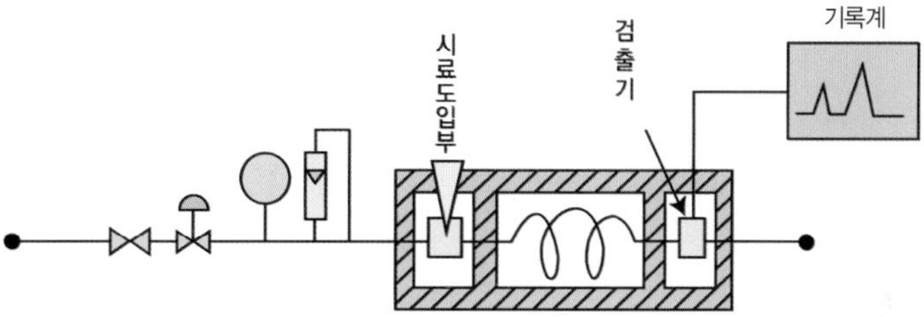

06 다음 그림은 무슨 계통도인가?

① 가스크로마토그래피법
② 흡광광도법
③ 원자흡광광도법
④ 적외선분석법
⑤ 자외선법

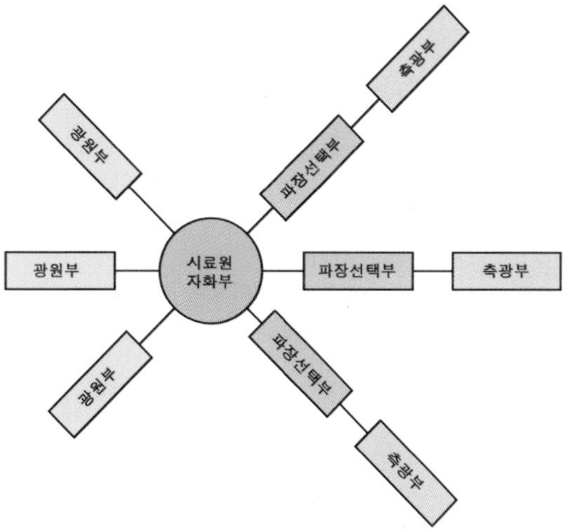

07 부유분진 및 비산 먼지를 측정 시 사용되는 장치는?

① 하이볼륨 에어 샘플러 ② 로볼륨 에어 샘플러 ③ 앤덜슨 에어 샘플러
④ 데포지 게이지 ⑤ pH 미터기

해설 하이볼륨 에어 샘플러법(Hihg Volume Air Sampler법) : 비산 또는 부유하는 먼지를 하이볼륨 에어 샘플러를 사용하여 여과지 위에 포집하여 중량 농도를 구하는 방법이다.

08 Deposit gauge를 이용하여 강하분진 측정 시 단위는?

① g/km² · month ② ton/km² · month
③ ton/km² · 2month ④ ton/km² · day
⑤ mg/km² · hr

해설 데포지 게이지

① 데포지 게이지(Deposit gauge) 병에는 증류수 100~200ml를 넣는다.
② 강하분진을 측정하며, 단위는 ton/km² · month이다.

09 COD란 수중에 있는 (　　)을(를) 산화제($KNnO_4$, $K_2Cr_2O_7$)를 이용하여 측정하는 것으로 유기물이 산화되는 데 요하는 산소량을 ppm으로 나타낸 것이다. (　　) 안에 들어갈 말은?

① 유기물 ② 하수 ③ 무기물
④ 폐수 ⑤ 오수

해설 화학적 산소 요구량(COD ; Chemical Oxygen Demand)란 수중에 있는 유기물을 산화제($KMnO_4$, $K_2Cr_2O_7$)를 이용하여 측정하는 것으로 유기물이 산화되는 데 요하는 산소량을 ppm으로 나타낸 것이다.

10 다음은 폐수의 부유물질 시험에 관한 기구 및 온도를 나열한 것이다. 틀린 것은?

① 유리섬유여지(GF/C) ② 건조기 온도 : 105~110℃
③ 건조기 온도 : 120~130℃ ④ 황산 데시케이터
⑤ 활성탄

해설 유리섬유여지(GF/C)를 105~110℃의 건조기 안에서 2시간 건조시켜 황산 데시케이터에 넣고 방랭하고 항량으로 하여 무게를 단다.

11 다음 기기의 명칭은 무엇인가?

① 불소 증류장치
② 질소 증류장치
③ 시안 증류장치
④ 비화수소 발생장치
⑤ 납측정장치

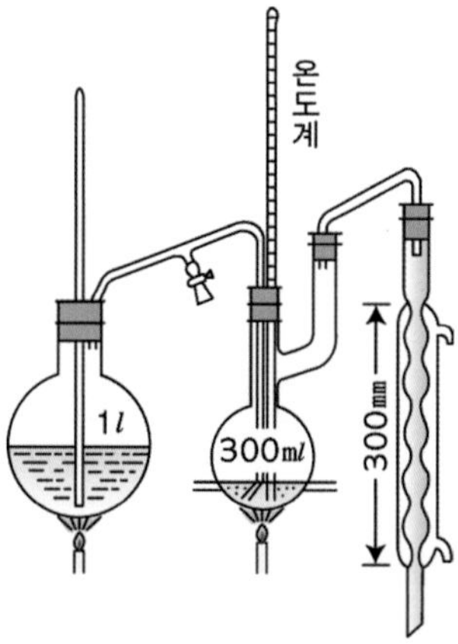

12 조리원의 개인위생에 관한 내용이다. 틀린 것은?

① 손에 반지 끼는 것을 금한다.
② 위생복, 위생모 등을 착용한다.
③ 평상복을 깨끗이 입고 조리한다.
④ 손톱을 짧게 자른다.
⑤ 마스크를 착용한다.

해설 식품 취급자의 개인위생 : ①·②·④번 외
① 조리 전 손을 깨끗이 씻고 손 소독을 한다(손 소독에는 역성비누가 좋다).
② 화농성질환자, 소화기계감염병환자 등은 조리를 금한다.

13 곰팡이의 상대습도와 수분함량은 어느 점이 맞는가?

① A
② B
③ C
④ D
⑤ A ~ D

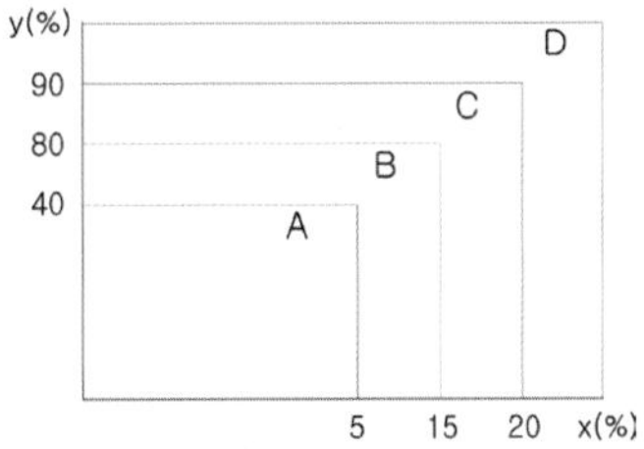

해설 식품의 수분활성 · 수분함량과 미생물의 증식

수분활성(Aw)	수분함량
대부분의 곰팡이 : 0.8	15%
내건성 곰팡이 : 0.65	10%

곰팡이 증식 : 상대습도 80%, 수분함량 15%

$A_w = \frac{RH}{100}$ A_w : 수분활성, RH : 상대습도

$0.8 = \frac{RH}{100}$ ∴ RH = 80%

14 아포를 형성하는 균은?

① 보툴리누스균
② 장염비브리오균
③ 대장균
④ 살모넬라균
⑤ 포도상구균

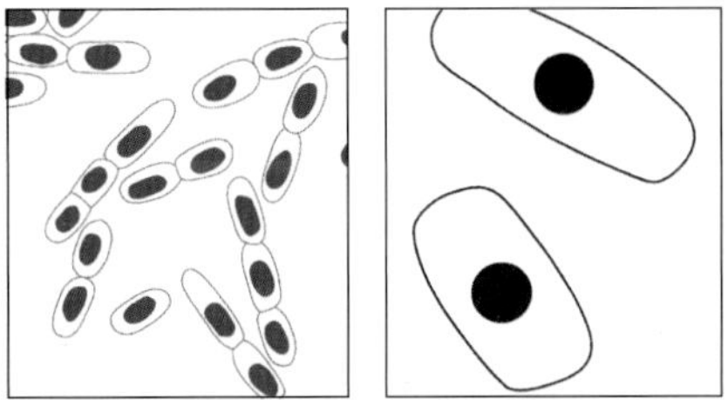

15 다음 (　　)의 내용은?

세균성이질균은 Cram염색시키면 색깔이 (　　), 아포와 협막이 없다.

① 탈색되며
② 머물러 있으며
③ 변화가 없으며
④ 크리스털 바이올렛이 되며
⑤ 변하며

해설 ① 세균성이질균 : Gram음성, 간균, 호기성, 운동성이 없고, **아포와 협막**을 갖지 않는다.
② 그람염색법 : 그람양성균은 염색한 세균을 알코올 같은 탈색제로 탈색하여도 크리스털 바이올렛 또는 메틸 바이올렛-요오드 복합물이 세포 속에 그대로 머물러 있게 된다. 반대로 **그람음성균**은 염색한 후 알코올에 의해 **완전히 탈색**된다.

16 다음 그림 중 독미나리와 관계 있는 독소는?

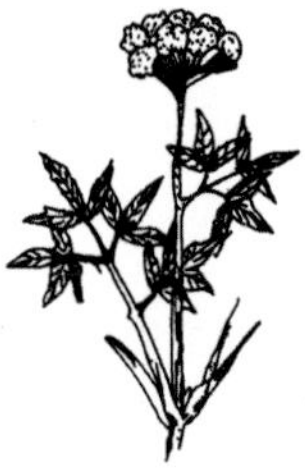
[독미나리]

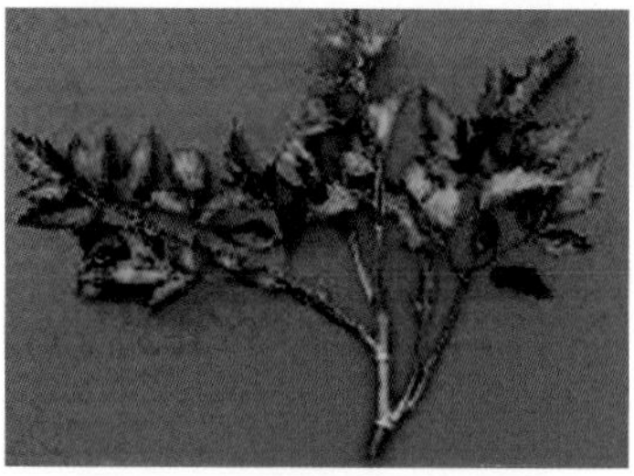
[미나리]

① Cicutoxin
② Solanine
③ Muscarin
④ Gossypol
⑤ Saxitoxin

해설 Cicutoxin : 독미나리, Solanine : 감자, 독버섯 : Muscarin, Gossypol : 면신류(목화씨), Saxitoxin : 대합조개, 섭조개, 홍합

17 제1 중간숙주가 다슬기인 것은?

① 아니사키스
② 폐디스토마
③ 간디스토마
④ 편충
⑤ 회충

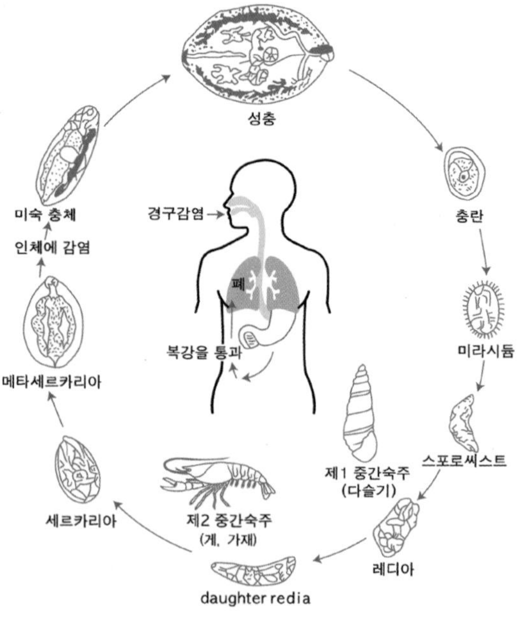

18 담수어와 물벼룩을 중간숙주로 생활을 하는 기생충은 어느 것인가?

① 회충
② 편충
③ 유구조충
④ 광절열두조충
⑤ 페디스토마

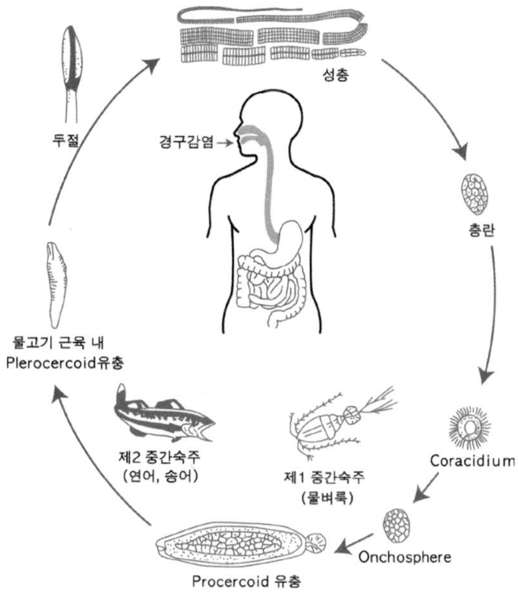

해설 광절열두조충 : 제1 중간숙주 → 물벼룩,
제2 중간숙주 → 민물고기(연어, 송어, 숭어)

19 다음 그림은 미생물 실험에 이용되는 기구이다. 이 기구의 이름은 무엇인가?

① Petri dish
② Messcylinder
③ Flask
④ Incubator
⑤ glass

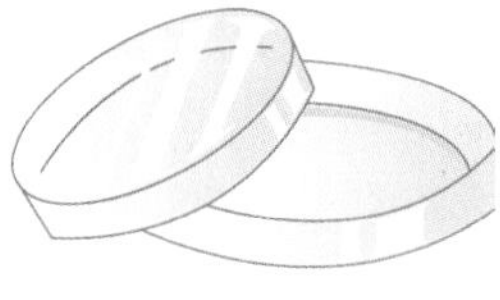

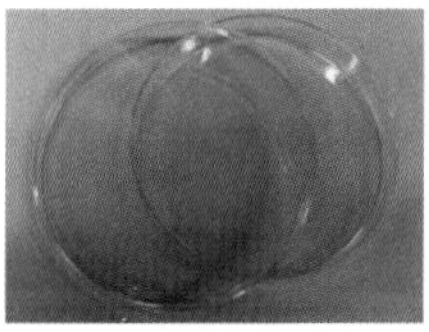
[사진]

해설 Petri dish : 세균 배양용의 뚜껑이 있는 얕은 유리 또는 플라스틱으로 만든 투명한 접시이다.

20 우유의 결핵균 살균온도 도표 범위는?

① (1) ~ (2)
② (3) ~ (4)
③ (4) ~ (5)
④ (5)
⑤ (1) ~ (5)

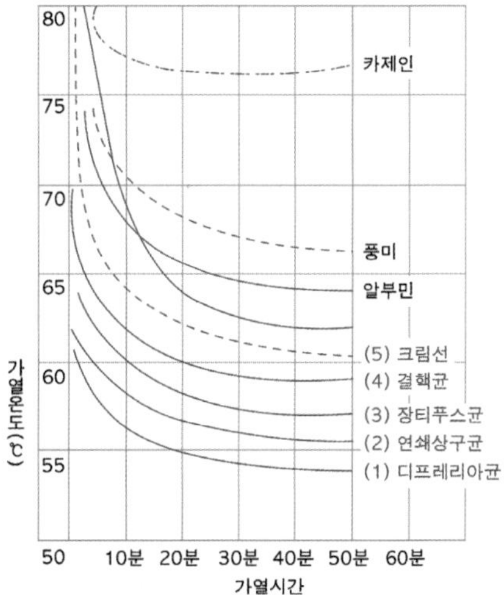

해설 North 도표

① North 도표란 저온살균일 때의 온도와 시간과의 관계를 나타낸 것이다.
② North 도표에 나타나 있는 크림선(cream line) 형성 저지선(沮止線)과 결핵균이 사멸하는 선과의 사이에 있는 중간대(neutral zone)의 범위에서의 온도와 시간과의 관련성을 선택하는 것이 이상적인 살균온도이다.

21 다음 그림은 어떤 모기를 보여주는가?

① 토고숲모기
② 중국얼룩날개모기
③ 작은빨간집모기
④ 늪모기
⑤ 왕모기

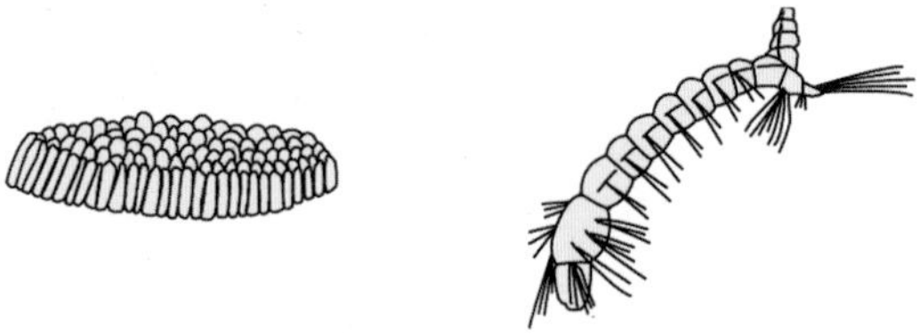

22 바퀴의 촉각형태는?

① 편상　　② 곤봉상　　③ 주수상
④ 저치상　　⑤ 즐치상

해설 바퀴의 두부
① 두부는 역삼각형이고 작다.
② Y자형의 두 개 선이 있다.
③ 촉각은 길고 편상이며, 100절 이상이다.
④ 구기 : 저작형이다.

23 저작형 구기를 갖고 있는 것은?

① 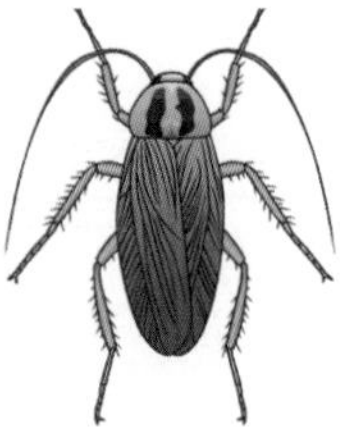
② 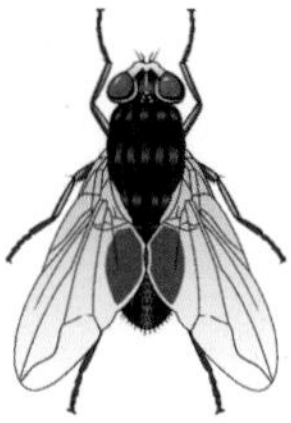
③ 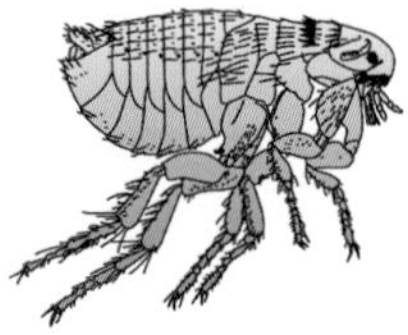
④ 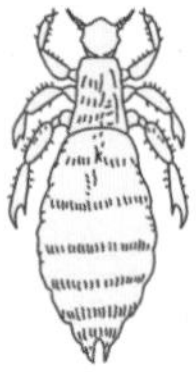
⑤ 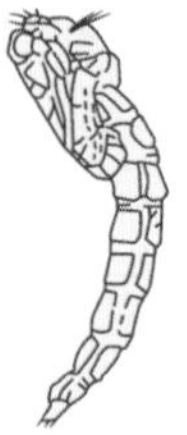

해설
㉠-바퀴(저작형 구기), ㉡-파리(스펀지형 구기), ㉢-벼룩(흡수형 구기), ㉣-이(흡혈에 적합한 구기)

24 그림에서 욕반은 어디를 가르키는가?

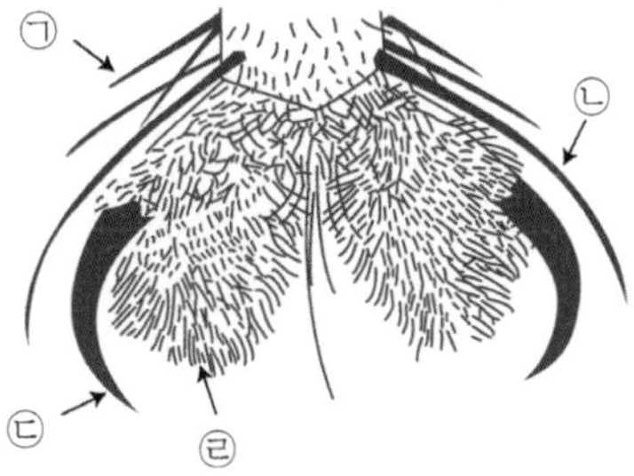

① ㉠
② ㉡
③ ㉢
④ ㉣
⑤ ㉠~㉡

해설

부절(跗節)의 말단에는 1쌍의 발톱, **1쌍의 욕반**(褥盤, pulvillus) 및 1개의 조간반이 있다.
㉢-발톱, ㉣-욕반

25 다음은 어느 곤충의 생활사인가?

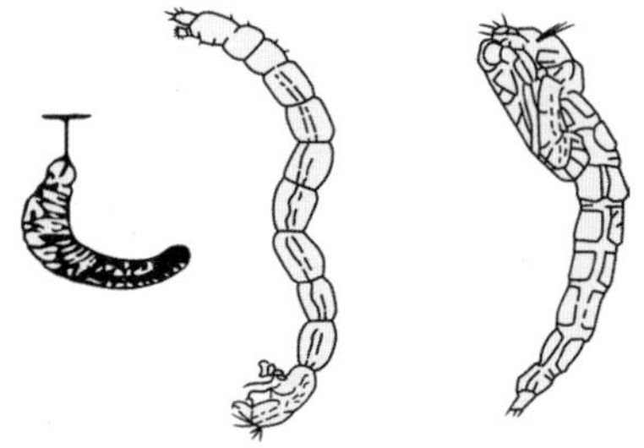

① 먹파리
② 곱추(먹)파리
③ 깔따구
④ 등에모기
⑤ 모기

해설

① 위의 그림은 **깔따구** 미성숙시기의 형태이다.
② 왼쪽부터 **난괴**, **유충**(측면), **번데기**(측면)이다.

26 학질모기아과의 알 형태는 어느 것인가?

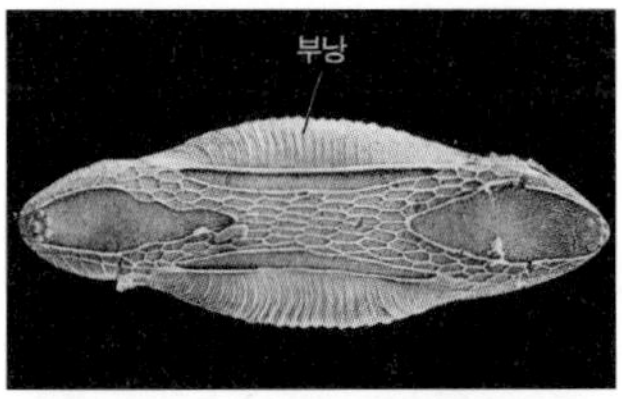

①

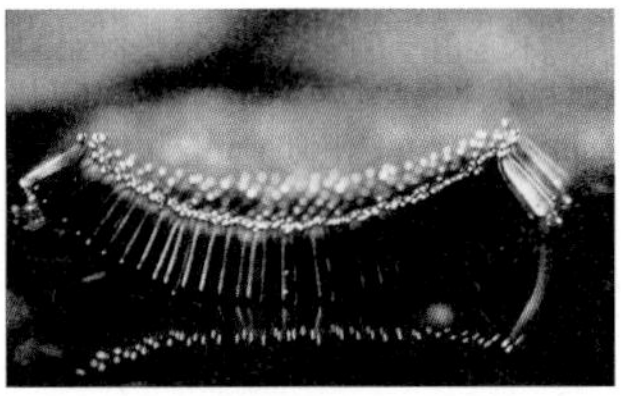

②

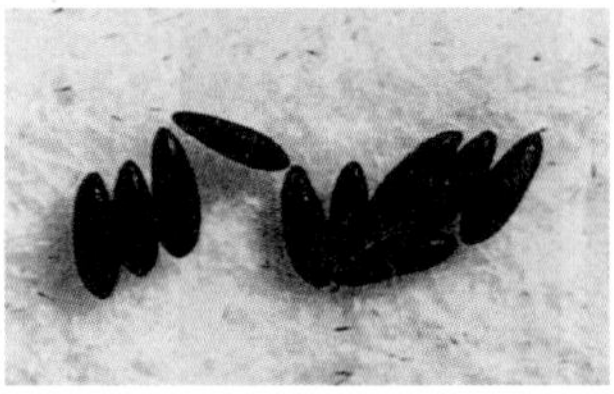

③

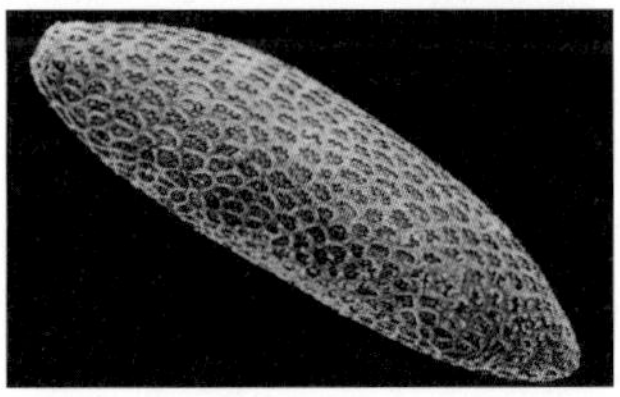

④

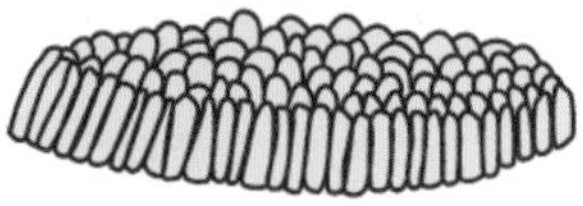

⑤

해설

① 학질모기아과(얼룩날개모기속, Anopheles)의 알
② 집모기속(Culex)의 알
③ 숲모기속(Aedes)의 알(현미경사진)
④ 숲모기속(Aedes)의 알(전자현미경사진)

27 다음 그림에서 털진드기 유충은 어느 것인가?

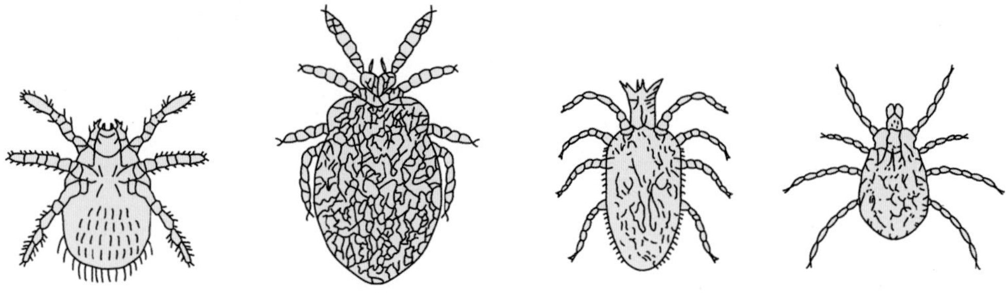

㉠ ㉡ ㉢ ㉣

① ㉠ ② ㉡ ③ ㉢
④ ㉣ ⑤ ㉠, ㉣

해설 털진드기 유충

① 유충은 다리가 3쌍이며, 몸과 다리에 잔털이 분지(分枝)하여 있는 극모(棘毛)를 다수 갖고 있다.
② 유충은 2~3일 숙주의 피부에 붙어 충분한 조직액(흡혈)을 섭취한 후 떨어져 흙 속에 숨는다.

28 그림의 형태적 특징을 갖는 쥐는 다음 중 어느 것인가?

① 시궁쥐
② 지붕쥐(곰쥐)
③ 생쥐
④ 등줄쥐
⑤ 들쥐

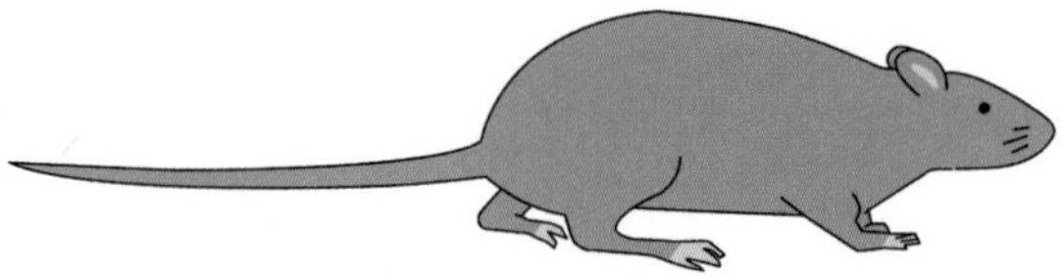

해설 쥐의 형태적 특징

① 시궁쥐 : 꼬리길이가 16~20cm로 두동장(19~25cm)보다 짧거나 같은 것이 곰쥐와 구별되는 특징이다.
② 곰쥐(지붕쥐, 집쥐) : 꼬리길이가 250mm로 두동장(145~200mm)보다 긴 것이 시궁쥐와 구별되는 특징이다.
③ 생쥐 : 꼬리길이와 두동장(80~100mm)과 비슷하다.
④ 등줄쥐 : 검은줄이 머리 위로부터 꼬리의 기부(基部)까지 있다(등에 종(縱)으로 검은줄이 나 있다).

29 다음 그림의 기구 명칭은 무엇인가?

① 자기온도계
② 아우구스트 건습계
③ 자기습도계
④ 아스만통풍습도계
⑤ 습도계

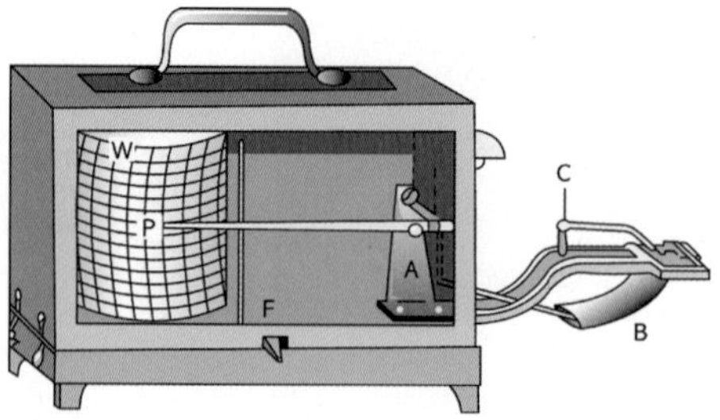

해설 자기온도계의 구성

(A) 지지대, (B) bourdon관, (C) 조절나사, (F) pen누르개, (P) pen, (W) 회전원통

30 CO를 검지관법으로 측정 시 색깔변화는?

① 청색 → 황색
② 황색 → 청색
③ 황색 → 검은색
④ 청색 → 무색
⑤ 녹색 → 무색

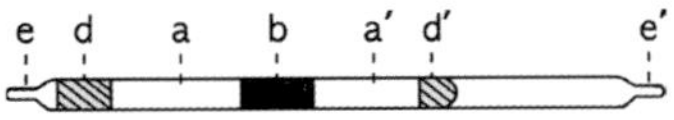

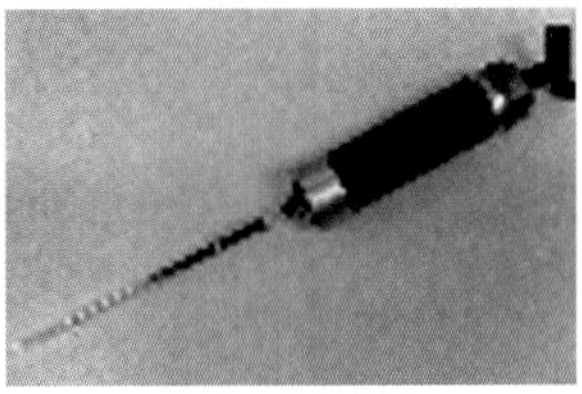
[검지관 사진]

해설

① CO의 검지관법
㉮ 측정원리 : 실리카겔에 황산파라듐과 몰리브덴산 암모늄을 흡착시켜 **황색**으로 된 검지제가 CO에 의해 **몰리브덴이 청색이** 되는 것으로 CO의 양에 대응해서 변색한다.
㉯ 검지관 : 안지름 약 4mm, 길이 약 150mm의 유리관에 길이 약 30mm의 실리카겔층 a(백색), 약 15mm의 검지제층 b(황색) 및 25mm의 실리카겔층 a'(백색)를 순서대로 충전하여 충전층의 양끝을 솜으로 막아 d · d'로 고정하고 유리관의 양끝 e · e'를 녹여서 봉한 것이다.
② CO_2 검지관법의 측정원리 : 검체가스를 송입하면 검지관층(**청자색**)이 입구로부터 차차 **엷은 보라색**으로 변색되어 어느 길이의 층을 나타낸다 (CO_2에 의하여 검지제는 pH의 변화를 받아 **청자색이 엷은 보라색**으로 된다).

31 다음 구성은 무엇을 측정하는 구성도인가?

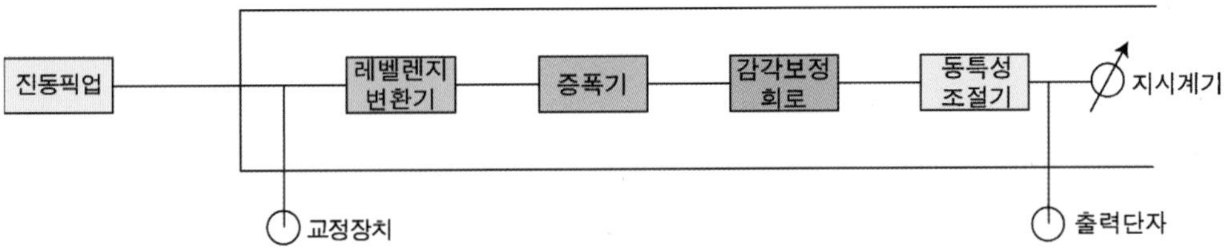

① 진동
② 소음
③ 가스
④ 먼지
⑤ 조도

해설

위의 구성도는 **진동레벨의 구성**(진동레벨의 기본구조)이다.

32 음료수 색도 표준액 제조 시 (　　) 안에 들어갈 말은?

염화백금산칼륨 2.49g → (　　) 2g → 염산 200ml

① 염화칼슘
② 황산
③ 염화코발트
④ 질산
⑤ 칼슘

해설

색도 표준액 : 염화백금산칼륨 2.49g과 **염화코발트**(6수염) **2g**을 **염산 200ml**에 녹이고 증류수를 넣어 **1l**로 한다(이 용액은 색도 1,000도에 상당한다).

33 염소이온 검사시 엷은 주홍색까지 사용되는 적정 시약은?

① 질산은($AgNO_3$) ② 과망간산칼륨 ③ 황산
④ 염산(HCl) ⑤ 요오드

해설

① **염소이온 검사시약** : K_2CrO_4(크롬산칼륨) 50g을 증류수 약 200ml에 녹이고 적색 침전이 생길 때까지 **질산은($AgNO_3$)** 시약을 넣어 여과 후 여과액에 증류수를 넣어 전량 1,000ml로 만든다.

② 염소이온의 측정원리 : 지시약으로 가해진 K_2CrO_4(크롬산칼륨)의 존재 하에서 **질산은($AgNO_3$)으로 적정하여 미주홍색**이 나타나면 이 점을 적정의 종말점으로 한다.

34 암모니아성질소 측정방법에 쓰이는 시약은?

① 니트로프루싯나트륨 ② EDTA ③ 중크롬산칼륨
④ 티오황산나트륨 ⑤ 암모니아

해설 암모니아성질소의 흡광광도법(인도페놀법)

① 측정원리 : 암모늄이온이 차아염소산의 공존아래에서 페놀과 반응하여 생성하는 인도페놀의 청색을 630nm에서 측정하는 방법이다.

② 시험방법 : 50ml 용량플라스크에 시료 적당량(암모니아성질소로서 0.04mg 이하 함유)을 취한다. → 나트륨페놀라이트용액 10ml와 **니트로프루싯나트륨** 1ml를 넣고 조용히 섞는다. → **차아염소산나트륨용액** 5ml를 넣은 다음 조용히 섞는다. → 20~25℃로 하여 30분간 방치한다. → 630nm에서 흡광도를 측정한다.

35 다음 그림에서 수중 생활을 하는 것은?

① ㉠~㉡까지
② ㉡~㉢까지
③ ㉢~㉣까지
④ ㉠~㉣까지
⑤ ㉠~㉢까지

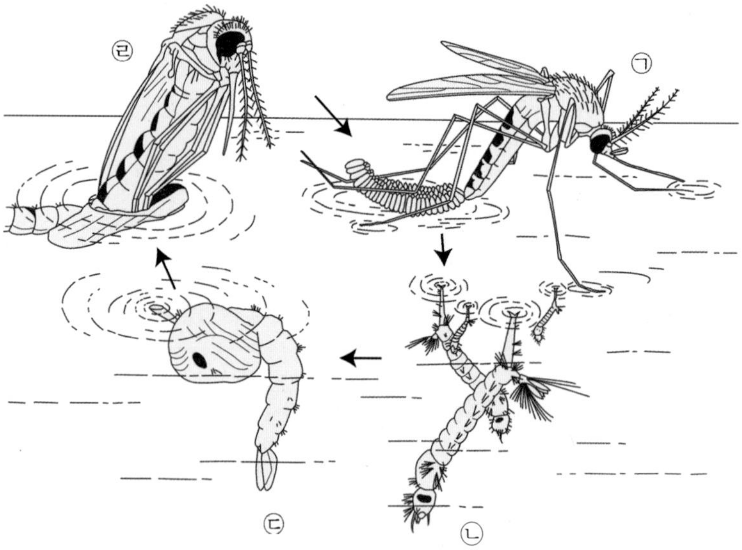

해설

① 모기의 생활사(집모기속) : ㉠ **성충**(암컷)의 산란, ㉡ 알에서 부화한 크고 작은 **유충들**, ㉢ 수면에서 호흡하고 있는 **번데기**, ㉣ 번데기에서 우화하는 **성충**

② **모기유충은 수서생활**(水棲生活)을 하며, 모기유충을 장구벌레라 한다.

③ 모기의 **번데기는 수서생활**을 하는데, 다른 곤충의 번데기와는 다르게 **활발하게** 움직인다.

36 쓰레기더미에서 파리유충의 서식지는?

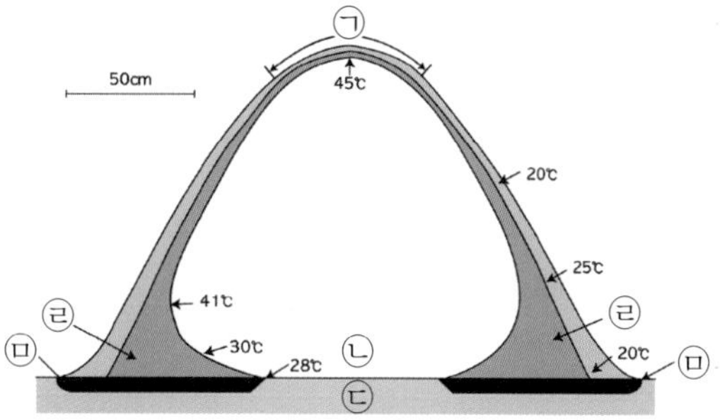

① ㉠
② ㉡
③ ㉢
④ ㉣
⑤ ㉠~㉣

해설

퇴비더미에서의 파리유충(구더기)이 서식하는 곳 : ㉠-온도가 너무 높아서 유충 서식이 부적당한 곳, ㉡-지상, ㉢-흙, ㉣-유충의 주 서식 장소, ㉤-흙이 부드러워 유충이 파고 들어갈 수 있는 곳

37 사람이의 생식공은?

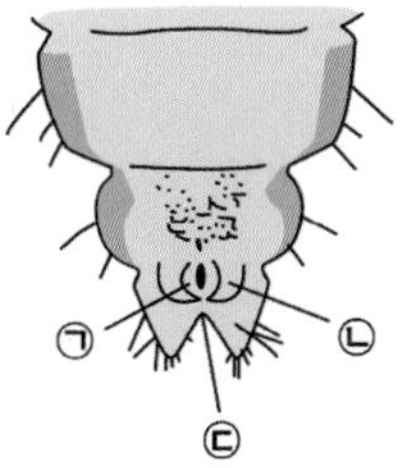

① ㉠
② ㉡
③ ㉢
④ ㉠~㉢
⑤ ㉠~㉡

해설 이(암컷)의 복부 말단 : ㉠-생식공, ㉡-생식각, ㉢-항문

38 베레제기관의 역할은?

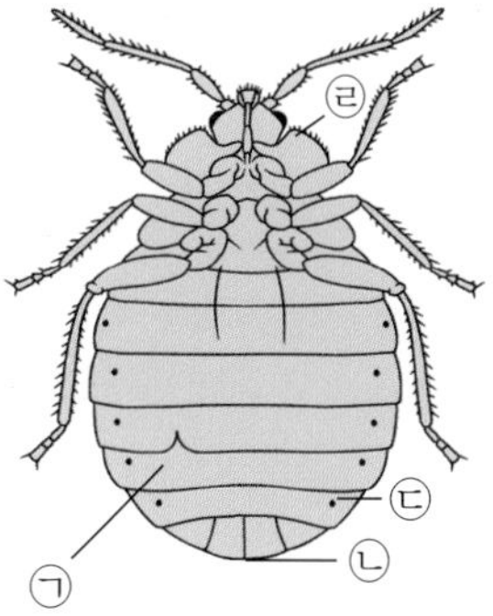

① 신경기관
② 호흡기관
③ 생식기관
④ 배설기관
⑤ 소화기관

해설

① 빈대의 암컷(복면) : ㉠ 베레제기관, ㉡ 항문, ㉢ 제6복판, ㉣ 주둥이
② 빈대의 암컷은 제4복판에 각질로 된 홈(nick)이 있어서 교미공(copulatory)을 형성하는데 그 속에 베레제기관(Berlese organ)이 있다. 이 기관은 정자를 일시 보관하는 장소로 빈대의 특징이다.

39 독나방을 쫓고 나서 부었다가 가라앉는 원인은?

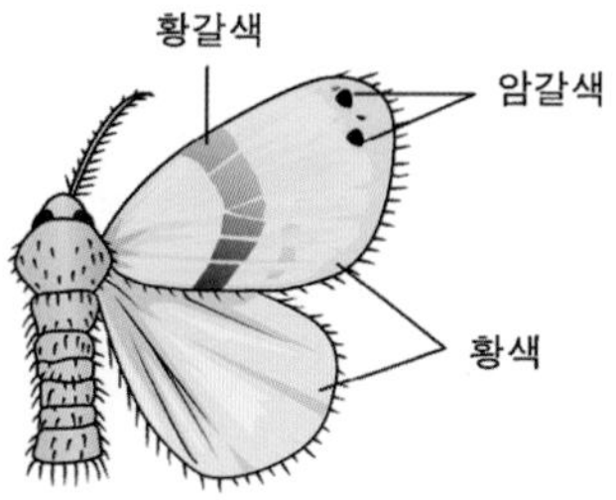

① 곤충의 극모
② 곤충의 날개
③ 곤충의 독모
④ 곤충의 촉각
⑤ 곤충의 촉수

해설

독나방 : 독모(毒毛)가 복부 털에 부착되어 있으며 접촉하면 피부염을 유발한다.

40 **다음 그림은 어느 벼룩의 형태를 나타낸 것인가?**

① 사람벼룩
② 쥐벼룩
③ 고양이벼룩
④ 모래벼룩
⑤ 진드기

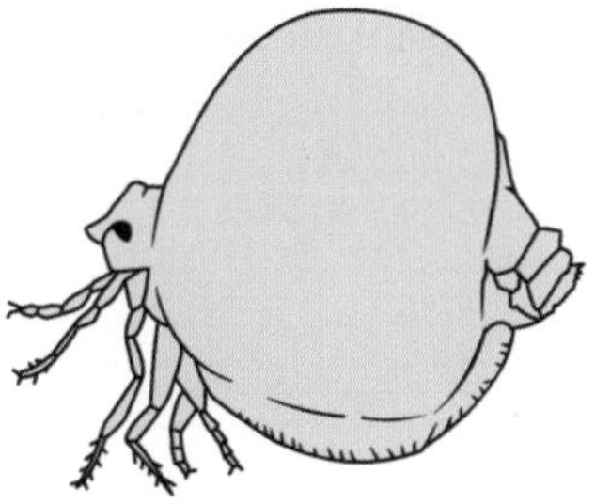

[산란 직전의 암컷]

제1회 실전모의고사

01	02	03	04	05	06	07	08	09	10
④	③	①	③	①	③	①	②	①	③
11	12	13	14	15	16	17	18	19	20
①	③	②	①	①	①	②	④	①	③
21	22	23	24	25	26	27	28	29	30
③	①	①	④	③	①	①	①	①	②
31	32	33	34	35	36	37	38	39	40
①	③	①	①	②	④	①	③	③	④

제2회 실전모의고사

01 다음 그림의 기구 명칭은 무엇인가?

① 자기온도계
② 아우구스트 건습계
③ 자기습도계
④ 아스만 통풍습도계
⑤ 습구온도계

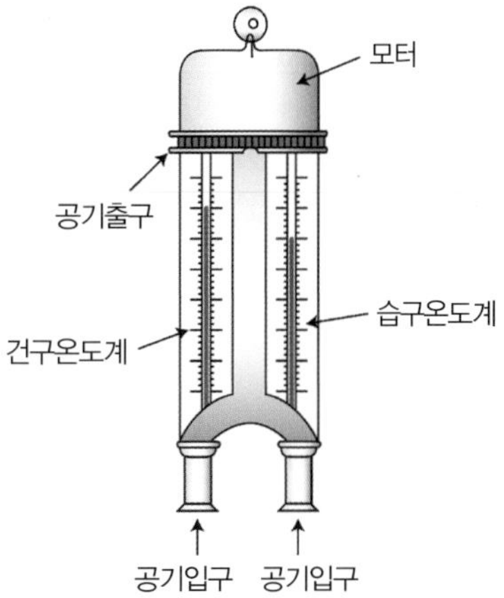

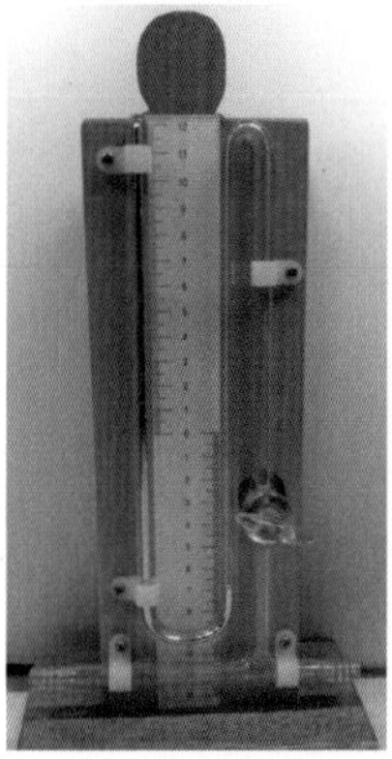
[사진]

2 다음 그림은 수은기압계이다. 이 기구로 측정할 수 있는 것은?

① 기압
② 수은
③ 수은과 기압
④ 기류
⑤ 온도

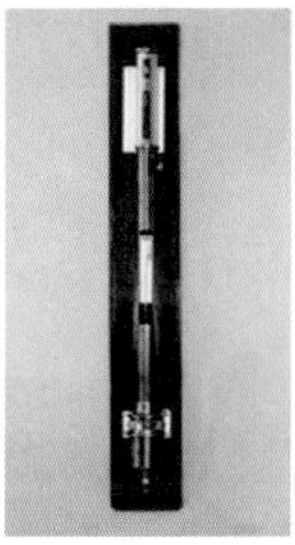
[단위 : mmHg]

3 살충제의 설명서에 다음과 같은 표시가 있을 경우 해당 살충제를 취급하는 옳은 방법은?

> ㉮ 살충제 창고임을 표시한 곳에 저독성 살충제와 함께 보관해도 된다.
> ㉯ 방역용으로 사용하지 않는다.
> ㉰ 수송은 별도로 실시한다.
> ㉱ 맛만 보더라도 치사시킬 수 있으므로 주의 깊게 취급한다.

① ㉮, ㉯, ㉰　② ㉮, ㉯, ㉱　③ ㉮, ㉰, ㉱
④ ㉯, ㉰, ㉱　⑤ ㉮, ㉯

04 그림은 청감보정회로의 A, B, C 특성곡선인데 음의 세기보다 감각에 대한 특성을 나타낸 것은 어느 곡선인가?

① B곡선, C곡선
② B곡선
③ C곡선
④ A곡선
⑤ A ~ C곡선

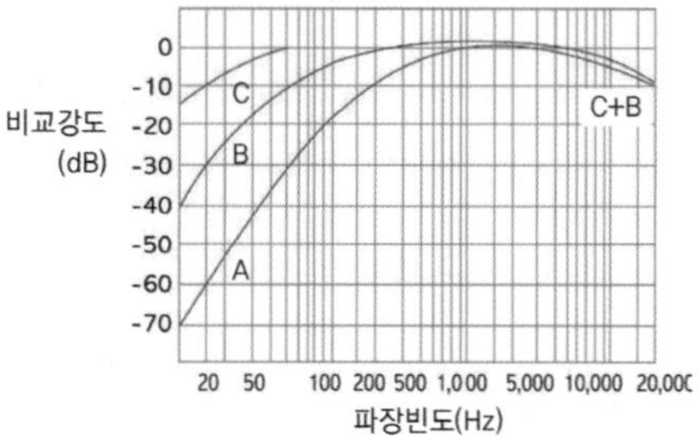

해설 청감보정회로의 사용방법

① A곡선은 소리의 세기보다 감각에 대한 특성을 나타낸 것이다.
② C곡선은 녹음을 하는 경우에 사용한다.
③ B곡선은 별로 사용하지 않는다.

05 흡광광도법으로 측정할 수 없는 것은?

① 비소 ② 구리 ③ 경도
④ 페놀 ⑤ 납

해설

① 비소 측정법 : 원자흡광광도법, 흡광광도법(디에틸디티오카르바민산은법), 유도결합플라스마 발광광도법
② 구리 측정법 : 원자흡광광도법, 흡광광도법(디에틸디티오카르바민산법), 유도결합플라스마 발광광도법
③ 경도측정법 : EDTA법(disodium ethylene diamine tetra acetic acid)
④ 페놀류 측정법 : 흡광광도법(4-아미노안티피린법)

06 다음 중 가스크로마토그래프법의 운반가스로 흔히 사용되는 것은?

① 질소 ② 산소 ③ 알곤
④ 탄산가스 ⑤ 비소

해설 가스크로마토그래프법에 사용되는 검출기별 운반가스(Carrier Gas)의 종류

① TCD : 99.8% 이상의 H_2나 He
② FID : 99.8% 이상의 N_2나 He
③ ECD : 99.8% 이상의 He
④ FPD : 99.99% 이상의 N_2나 99.8% 이상의 He(헬륨)

07 환경오염 공정 시험법에 가스크로마토그래프법에 의한 측정이 가능한 오염물질로만 구성되어 있는 것은?

① NOx, SOx, HCl ② Pb, Cu, Cd ③ 벤젠, 페놀, CS_2
④ SOx, Pb, 벤젠 ⑤ 납, 구리

해설

가스크로마토그래프법 분석에 사용되는 검출기는 각각 그 목적에 따라 다음과 같다.
① ECD(전자 포획형 검출기) : 유기할로겐화합물, 니트로겐화합물, 유기금속화합물
② FID(수소염이온화 검출기) : 페놀, 일산화탄소
③ FPD(염광광도 검출기) : 인, 유황 화합물
※ FID : 탄수화물에 고감도이고, 일반적으로 많이 쓰인다.

08 일반세균수 결과 1,649로 나타났다. 균수 계산이 옳게 된 것은?

① 1,747 ② 1,750 ③ 1,600
④ 1,800 ⑤ 1,900

해설

균수 계산의 결과를 나타내는데는 1ml 중의 집락수가 상위로부터 3개 이상의 유효숫자를 함유되지 않게 계산한다. 예를 들어보면 다음과 같다(단, 99 이하는 그대로 기재한다).

142 : 140 145 : 150
2,849 : 2,800 2,850 : 2,900

09 다음 내용은 대장균군의 정성시험 순서이다. 대장균군의 확정시험을 실시하고자 할 때 사용되는 배지로 알맞은 것은?

추정시험 → 확정시험 → 완전시험

① LB배지 ② BGLB 배지 ③ 젖당배지
④ 유당배지 ⑤ 한천배지

10 그림과 같은 유당부이온 발효관에서 양성관 수의 표시가맞게 된 것은?

① 4/5 2/5 0/5 (4-2-0)
② 3/5 1/5 0/5 (3-1-0)
③ 3/5 1/5 5/5 (3-1-5)
④ 3/5 4/5 5/5 (3-4-5)
⑤ 2/5 4/5 5/5 (2-4-5)

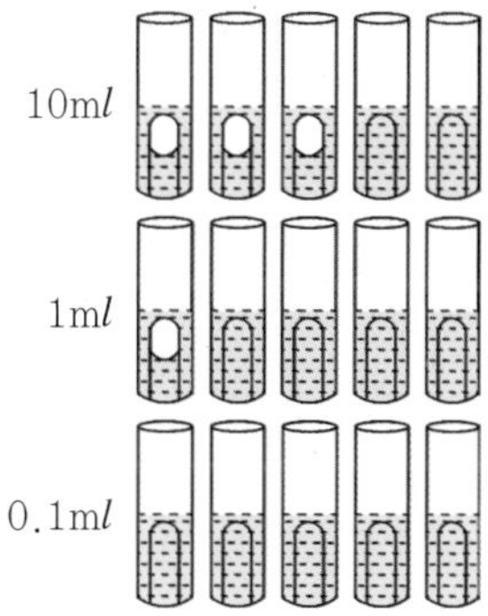

11 다음 그림은 무엇을 하는 기구인가?

① 증류
② 침전
③ 적정
④ 혼합
⑤ pH

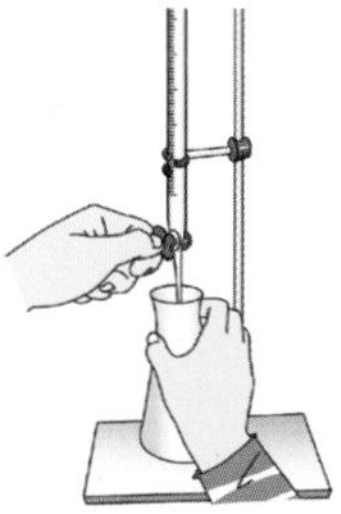

해설

적정 : 어떤 성분을 정량하고자 할 때 목적성분과 반응하는 어떤 표준용액을 시료용액에 떨어뜨려 종말점까지 소비된 부피를 측정하는 시험조작을 적정이라 한다.

12 악취 측정법에서 강한 악취란?

① 2도　② 3도　③ 4도
④ 5도　⑤ 6도

해설 직접관능법에 의한 악취 측정

① 측정 원리
악취가 발생하는 부지 경계선이나 피해 지점에서 취기 강도가 가장 높은 지점을 선정하여 건강한 사람의 후각을 이용하여 악취의 취기 강도를 측정하는 방법이다.

② 시험 방법
㉮ 악취 판정자 : 조사 대상 지역에 거주하지 않는 후각이 정상적인 사람 5인 이상을 선정한다.
㉯ 악취 조사 담당자는 풍향, 풍속, 지형을 고려하여 악취의 분포 정도를 사전에 충분히 조사 후 악취 강도가 가장 높은 악취 발생 현장의 부지 경계선이나 피해 지점을 측정 장소로 지정한다.

③ 악취 판정표 : 악취도는 6단계(0도, 1도, 2도, 3도, 4도, 5도)로 구분한다.

④ 판정 방법
㉮ 판정자가 감지한 악취도 중 판정자의 다수가 감지한 악취도로 한다.
㉯ 2도 이하 적합, 3도 이상 부적합

⑤ 악취 판정도 : 0도(무취), 1도(감지 취기), 2도(보통 취기), 3도(강한 취기), 4도(극심한 취기), 5도(참기 어려운 취기)

13 다음 중 통조림 표시기준에 속하지 않는 것은?

① 원료명
② 제조원(제조회사)
③ 제조일
④ 제조방법
⑤ 판매원

해설

① 통조림 제품에는 제품명, 식품의 유형, 내용량, 원료명 및 함량, 제조원, 판매원, 유통기간(제조일) 등을 기재해야 한다.
② 제조방법은 기재하지 아니한다.

14 다음 그림은 편모를 기준으로 분류한 것이다. 단모균은?

① ㉠
② ㉡
③ ㉢
④ ㉣
⑤ ㉠~㉡

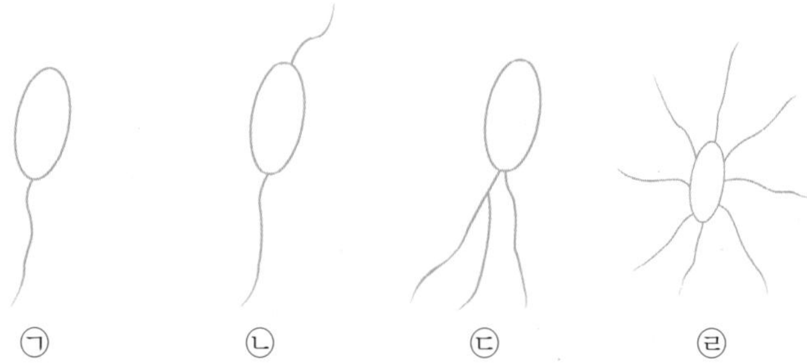

해설

㉠-단모균, ㉡-양모균, ㉢-속모균(총모군), ㉣-주모균

15 다음 그림 중 사람벼룩의 두부는 어느 것인가?

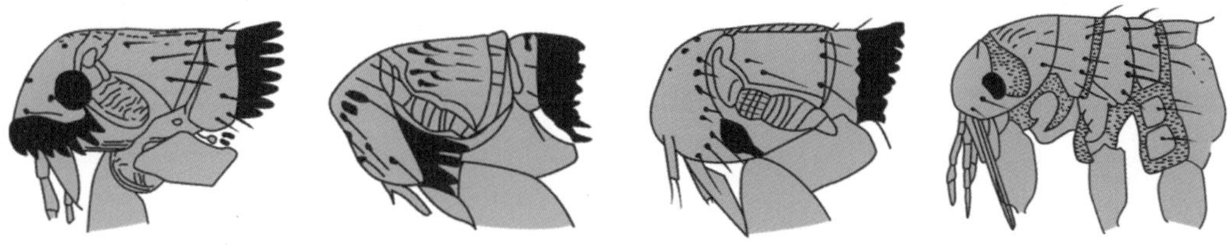

㉠ ㉡ ㉢ ㉣

① ㉠　　② ㉡　　③ ㉢
④ ㉣　　⑤ ㉠~㉡

해설 람벼룩 : 중흉복판에 중흉측선이 없어 열대쥐벼룩과 쉽게 구별된다.

16 다음 그림은 어느 기생충의 생활사를 나타낸 것인가?

① 회충
② 간흡충
③ 요충
④ 편충
⑤ 유구조충

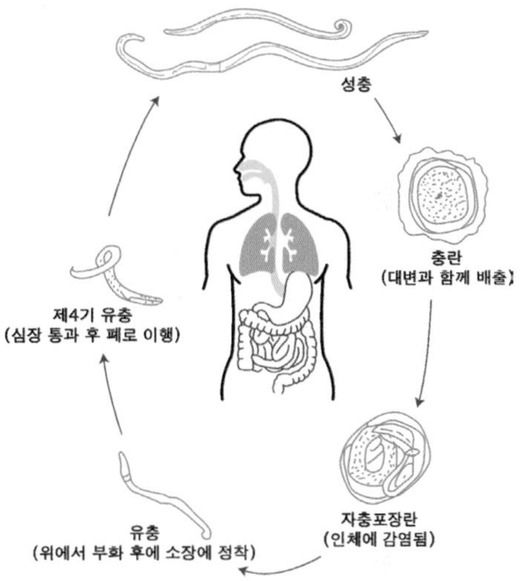

17 다음 그림의 기생충은 스카치 테이프법을 이용하여 검사한다. 이 기생충은 어떤 기생충을 말하는가?

① 회충
② 요충
③ 십이지장충
④ 선모충
⑤ 편충

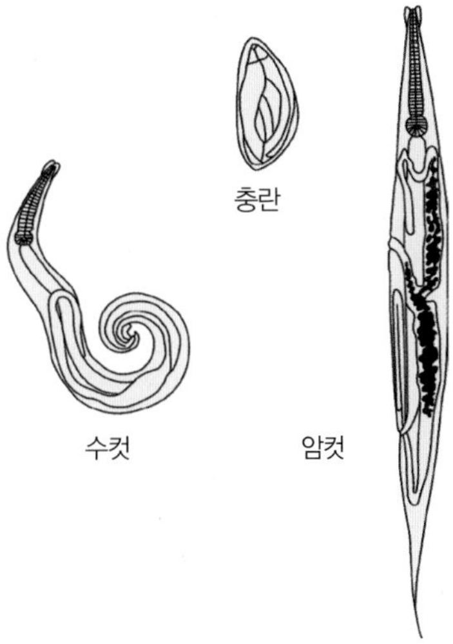

18 다음 그림에서 세균의 초기 부패 증식기는?

① ㉠　② ㉡
③ ㉢　④ ㉣
⑤ ㉠~㉡

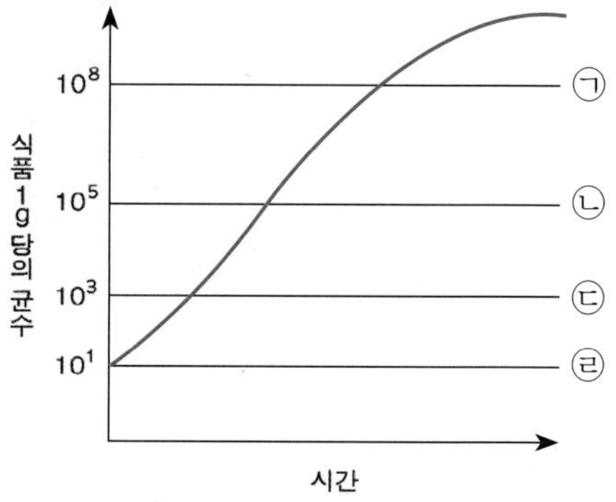

해설

식품의 초기 부패 : 10^8/g(10^7/g) 이상

19 다음 기구에 ㉠은 무엇인가?

① 광전지
② 스위치
③ 나사
④ 단위
⑤ 조도

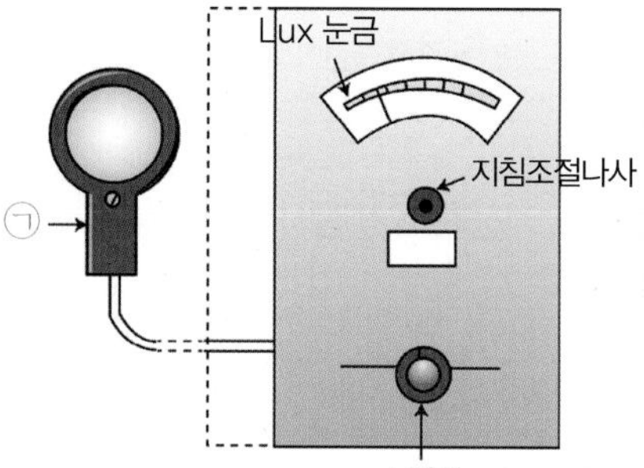

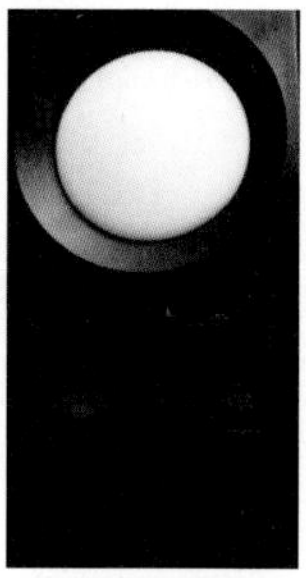

[조도계 사진]

20 다음 중 고압증기멸균기를 사용하는 것은 어느 것인가?

① 주사기
② 초자기구
③ 백금이
④ 도마
⑤ 식기

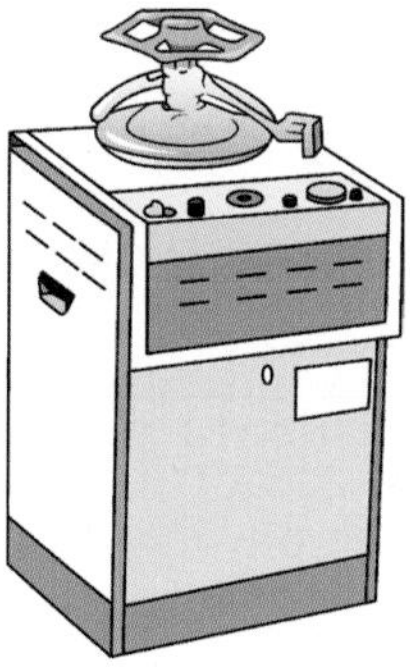

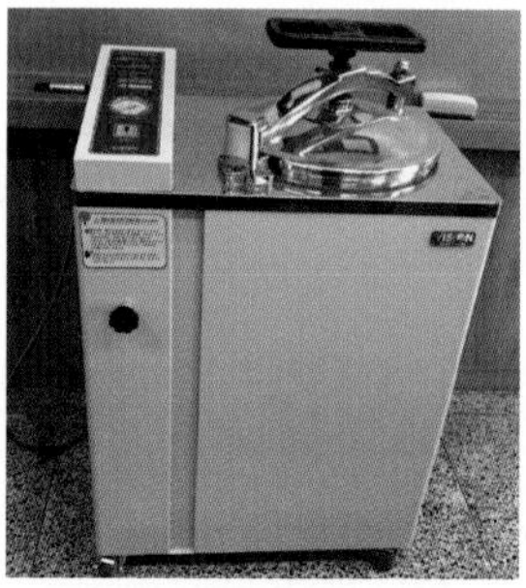

[고압증기멸균기 사진]

해설

① 고압증기멸균법
　㉮ 고압증기멸균법은 Autoclave에서 121℃, 15Lb, 20분간 실시한다.
　㉯ 아포형성균의 멸균에 사용된다.
　㉰ 사용 : 초자기구, 의류, 고무제품, 자기류, 가스 및 약액 등에 사용된다.
② 화염멸균법 : 알코올램프, 가스버너 등을 이용하여 백금이, 유리 등의 소독에 이용한다.
③ 자비멸균법(자비소독법) : 식기 및 도마, 주사기, 의류, 도자기 등에 이용한다.

21 **창문의 방충망 눈금의 크기는?**

① 10mesh ② 20mesh ③ 30mesh
④ 40mesh ⑤ 50mesh

해설
방충망 눈금의 크기는 30mesh 크기가 좋다.

22 **다음 그림은 벽면과 바닥을 나타낸 것이다. 식품공정의 시설위생에 준하여 볼 때 가장 이상적으로 생각되는 직경은 몇 cm인가?**

① 5cm
② 10cm
③ 15cm
④ 20cm
⑤ 25cm

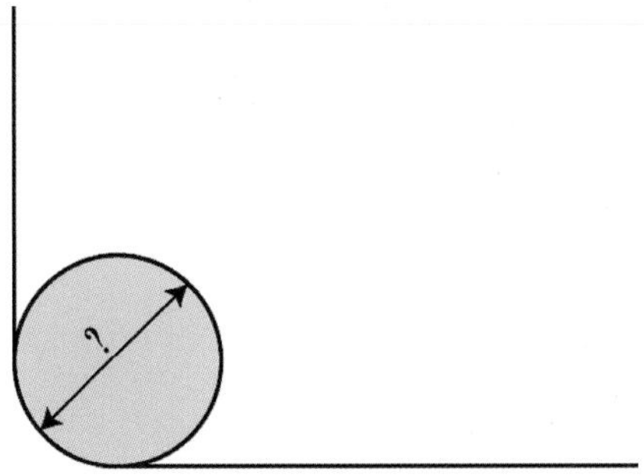

해설
벽과 바닥의 교차는 둥근 구조로 직경은 5cm로 한다.

23 **다음 그림에서 바른 것으로만 연결된 것을 찾아라.**

① ㉠
② ㉡
③ ㉢
④ ㉣
⑤ ㉡, ㉣

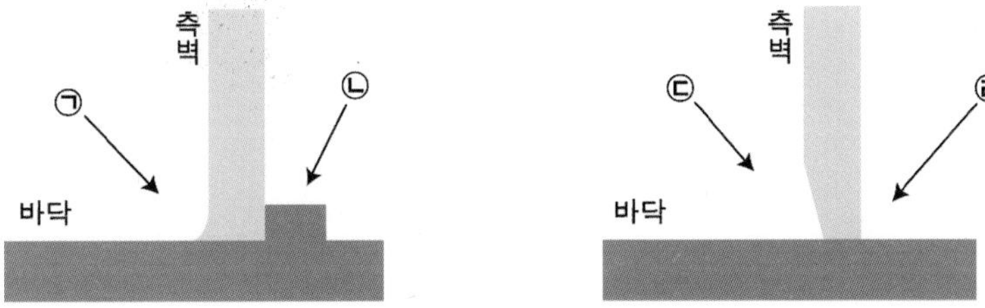

24 **벽면에 부착된 창의 경사각은?**

① 30°
② 40°
③ 50°
④ 60°
⑤ 70°

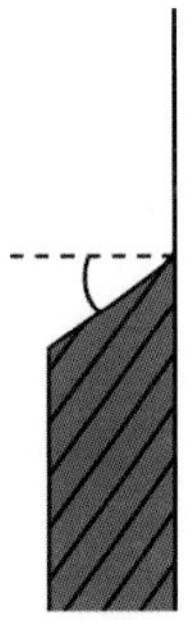

해설
창문이 얇을 경우 경사도는 50° 정도로 한다.

25 **수도꼭지는 물이 넘쳐 흐르는 높이(만수면)에서 몇 cm 이상 떨어져야 하는가?**

① 5cm
② 10cm
③ 7cm
④ 14cm
⑤ 15cm

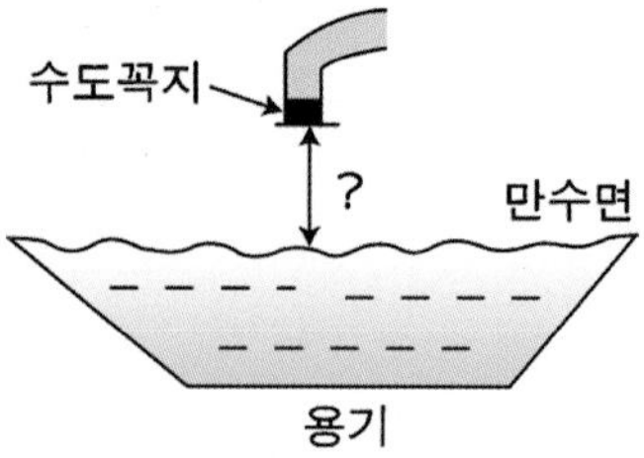

해설

수도꼭지는 물이 넘쳐 흐르는 높이(만수면)에서 7cm 이상 떨어져야 한다.

26 **다음 그림은 곤충의 다리를 나타낸 것이다. 경절의 위치는?**

① ㉠ ② ㉢
③ ㉣ ④ ㉤
⑤ ㉠, ㉢

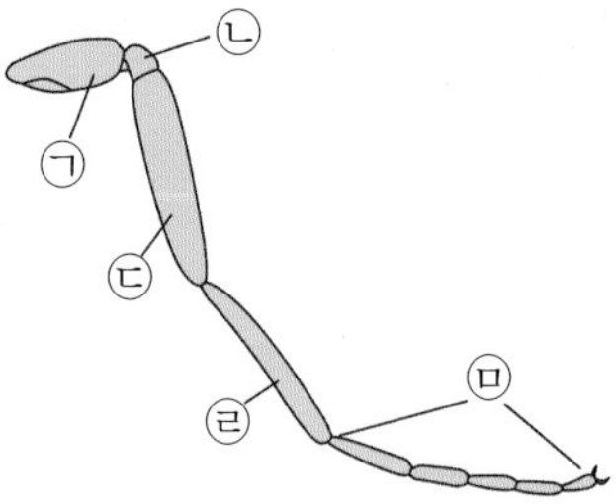

해설

곤충의 다리 : ㉠-기절, ㉡-전절, ㉢-퇴절, ㉣-경절, ㉤-부절

27 **그림은 어느 바퀴를 나타낸 것인가?**

① 이질바퀴
② 독일바퀴
③ 먹바퀴
④ 일본바퀴
⑤ 검정바퀴

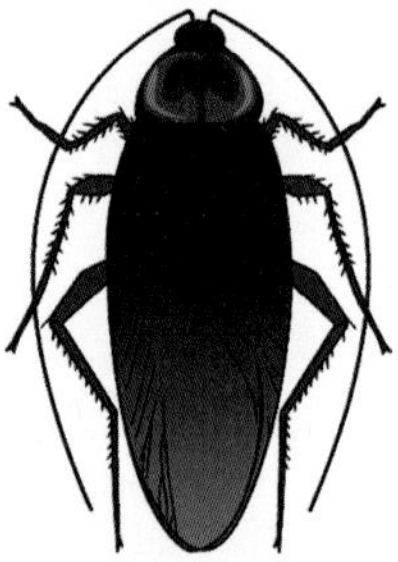

해설

① 이질바퀴 : 주가성 바퀴 중 가장 크고 흉배판에 흰 윤상의 무늬가 있다.
② 독일바퀴 : 주가성 바퀴 중 가장 작으며 갈색의 흉배판에 두 개의 검은 줄(종대)이 있다.
③ 먹바퀴 : 이질바퀴보다 약간 작으며 흉배판에는 무늬가 없고 암갈색이다.

28 **그림은 사면발이 외부형태이다. ㉠~㉣의 명칭이 맞게 된 것은?**

① 촉각-전각-기문-축융돌기
② 촉각-기문-축융돌기-전각
③ 촉각-전각-축융돌기-기문
④ 축융돌기-촉각-전각-기문
⑤ 전각-촉각-기문-축융돌기

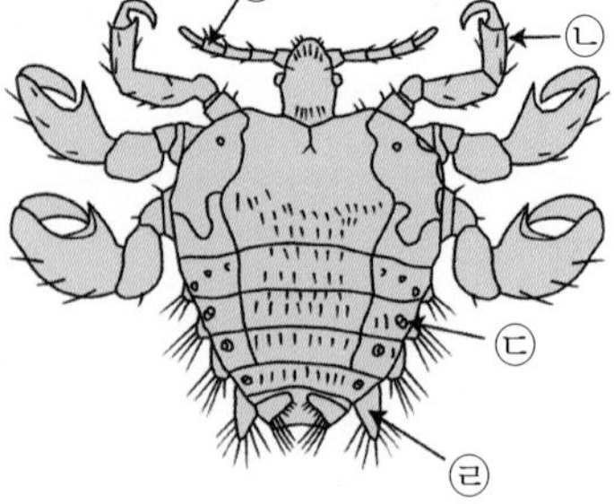

해설

사면발이 : ㉠-촉발, ㉡-전각, ㉢-기문, ㉣-축융돌기

29 다음 그림 ㉠~㉣ 중에서 평균곤은?

① ㉠　　② ㉡
③ ㉢　　④ ㉣
⑤ ㉠, ㉢

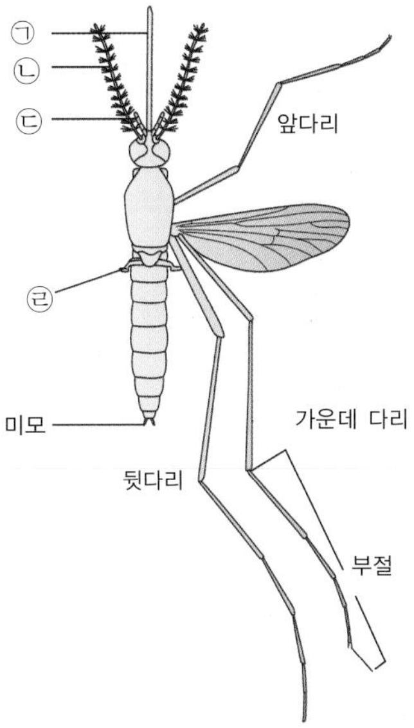

해설 모기의 암컷 형태
㉠-주둥이, ㉡-촉각, ㉢-촉수, ㉣-평균곤

30 다음 그림은 어떤 모기의 알(Egg)인가?

① 숲모기
② 집모기
③ 얼룩날개모기
④ 늪모기
⑤ 왕모기

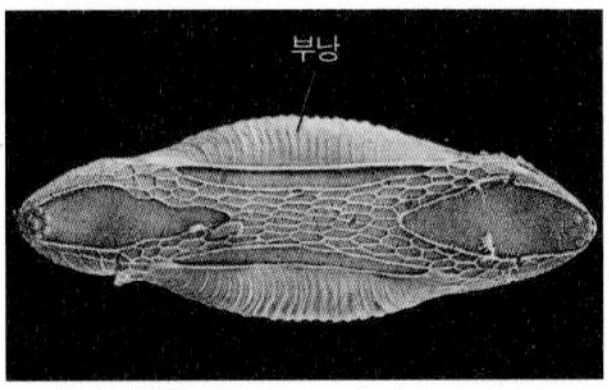

해설
그림은 얼룩날개모기속 알의 전자현미경 사진이다.
학질모기아과와 보통모기아과의 알의 특징
① 학질모기아과(얼룩날개모기속, Anopheles)의 알은 하나씩 낱개로 산란하는데 방추형이고 좌우에 공기주머니인 부낭(浮囊, Float)을 갖고 있으며 수면에 뜬다.
② 보통보기아과의 알은 각 속(屬)에 따라 다소 다르나, 대체로 포탄형이고 모두 부낭(Float)이 없으므로 쉽게 구별된다.
　㉮ 집모기속(Culex)의 알은 서로 맞붙어서 난괴(卵塊, Egg Raft)를 형성하므로 물에 뜬다.
　㉯ 숲모기속(Aedes)의 알은 낱개로 흩어지므로 물밑으로 가라앉는다.
　㉰ 늪모기속(Mansonia)의 알은 한쪽에 가시모양의 돌기가 있다.

31 다음 그림은 무슨 파리인가?

① 모래파리
② 쉬파리
③ 집파리
④ 체체파리
⑤ 아기집파리

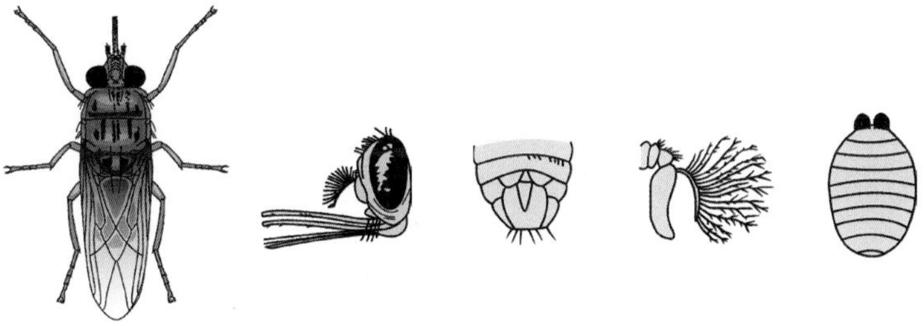

해설 파리 성충의 형태적 특징
① 집파리 : 중형(6~9mm)이고, 전체적으로 진한 회색 빛을 띠는 파리이다.
② 침파리 : 집파리와 같은 크기의 흑회색 파리이며, 흉부에 4개의 흑색 종대(縱帶)가 있다.
③ 쉬파리 : 중형 내지 대형(8~15mm)의 회색 파리로서, 중흉배판(中胸背板)에 3개의 흑색 종대(縱帶)가 있으며, 복부엔 바둑판 모양의 무늬를 갖고 있다.
④ 체체파리 : 중형(6~15mm)의 황갈색 내지 흑갈색의 파리로, 주둥이는 흡혈성이며 전방으로 길게 돌출하고 있어 다른 파리와 구별하기 쉽다.

32 그림과 같은 생활사를 갖는 위생해충은?

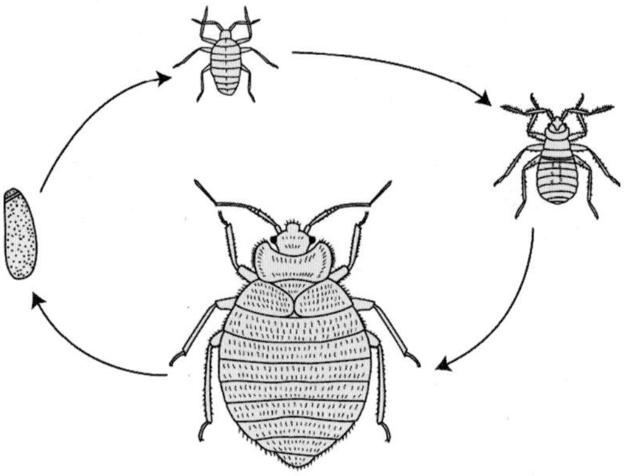

① 벼룩
② 빈대
③ 바퀴
④ 파리
⑤ 이

해설

① 불완전변태
  ㉮ 발육단계 : 알-유충-성충
  ㉯ 종류 : 이, 바퀴, 빈대, 진드기 등
② 완전변태
  ㉮ 발육단계 : 알-유충-번데기-성충
  ㉯ 종류 : 모기, 파리, 벼룩, 나방, 등에 등

33 그림과 같은 형태적 특징을 갖는 쥐는?

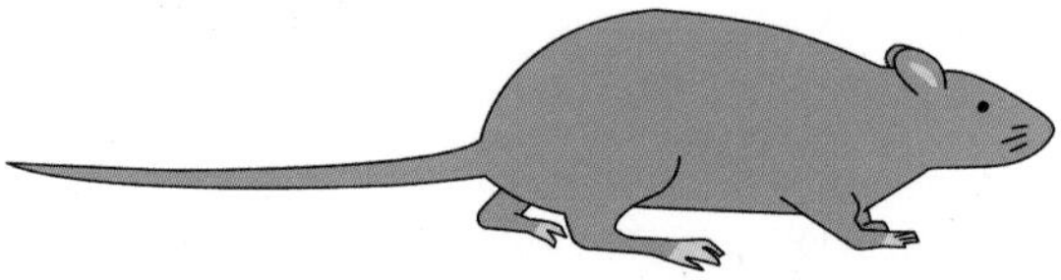

① 들쥐
② 곰쥐(지붕쥐, 집쥐)
③ 시궁쥐
④ 등줄쥐
⑤ 들쥐

34 다음 그림은 무엇의 침입을 방지하기 위한 구조물인가?

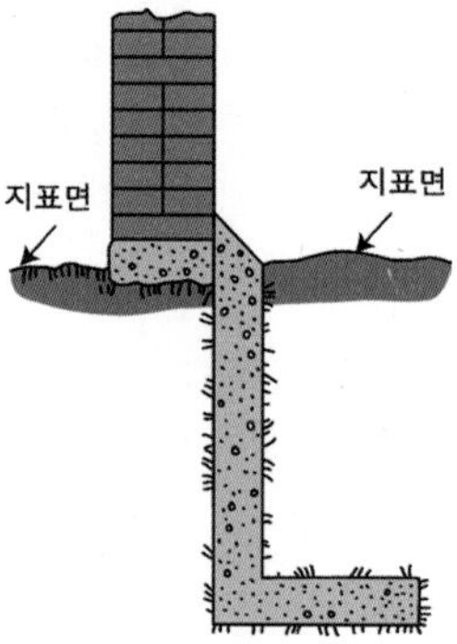

① 바퀴
② 파리
③ 독나방
④ 쥐
⑤ 모기

35 야외에서 활동 시 영향을 미치는 곤충은?

① 등에　② 벼룩　③ 빈대
④ 바퀴　⑤ 이

해설

등에와 보건 : 등에는 흡혈성이며, 로아사상충(Loa loa)을 매개하여 **로아사상충증**(Loiasis)을 일으키며, 지역에 따라서는 야외에서 활동하는 노동력을 크게 방해하기도 한다.

36 다음 그림의 명칭은 무엇인가?

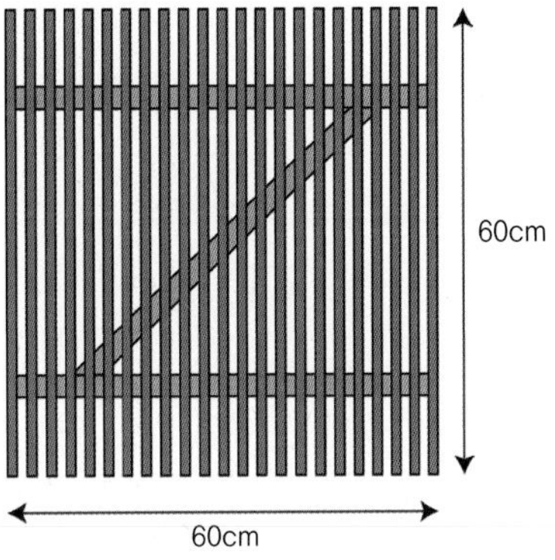

① 모기밀도조사
② 모기의 채집
③ 파리의 밀도조사
④ 파리격자
⑤ 바퀴격자

해설

① 그림은 파리격자이다.
② 파리격자(Fly Grill) : 시장, 주택가 기타 장소에 파리의 밀도를 조사할 때는 나무로 만든 파리격자를 놓고 일정시간 안에 격자에 앉는 파리의 수를 세면 된다. 밀도가 높은 곳에서는 1~2분 정도 적을 때는 5~10분으로 연장하고 비교할 때는 분당 개체수로 환산한다.

37 다음 그림은 베레스원추통이다. 이 채집도구로 채집할 수 있는 곤충은?

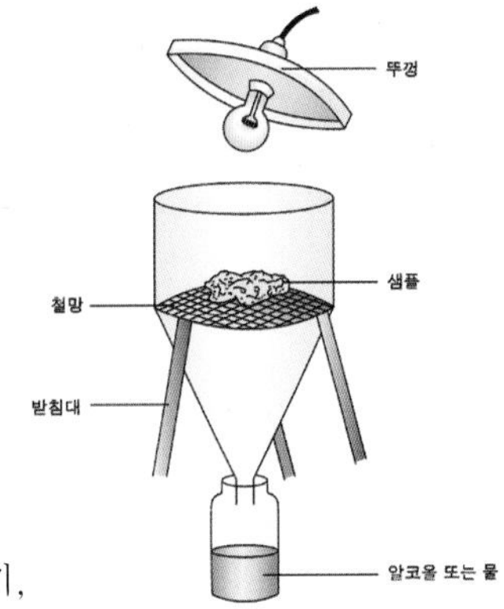

① 진드기, 벼룩
② 진드기, 바퀴
③ 빈대, 벼룩
④ 이, 빈대
⑤ 모기, 파리

해설

베레스원추통 : 쥐나 새의 둥지 또는 쥐구멍 주변의 흙을 긁어 플라스틱 백에 넣어 실험실로 가져와서 베레스원추통의 철망 위에 올려놓는다. 전등을 켜 놓으면 진드기, 벼룩, 기타 곤충의 성충과 유충이 빛과 열을 피하여 밑으로 내려와 알코올 병에 떨어진다.

38 다음 그림에서 모기유충의 채집기구는 어느 것인가?

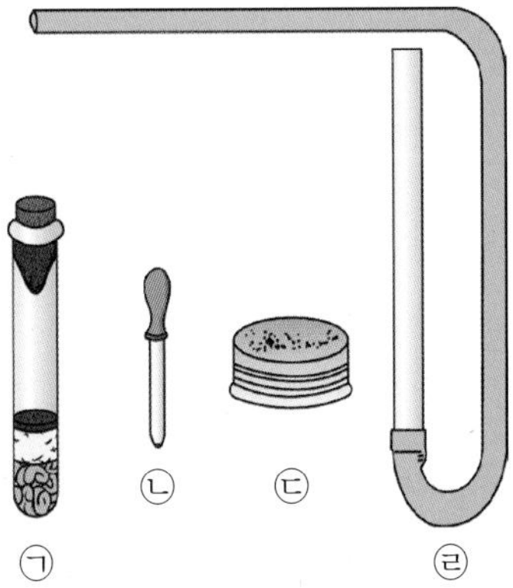

① ㉠
② ㉡
③ ㉢
④ ㉣
⑤ ㉠~㉣

해설

① 위생곤충의 채집기구 : ㉠ – 클로로포름관, ㉡ – 스포이드
② 모기유충 채집 : 가정용 국자로 물을 떠서 유충이 발견되면 스포이드로 채집병에 옮긴다.

39 개미의 특성이 아닌 것은?

① 집주변이나 목조건물에서 자주 발견된다.
② 사람을 물어 피부염(발적 현상, 수포)을 야기한다.
③ 먹이의 습성은 잡식성이다.
④ 숙주특이성이 있다.
⑤ 부식 중인 유기물질을 섭취한다.

해설 개미의 특성
① 먹이의 습성은 잡식성이며 소형동물을 포식하거나 부식 중인 유기물질을 섭취한다.
② 사람은 피크닉, 들이나 숲에서 작업할 때 물리면 심한 통증과 발적현상 및 수포 등을 수반한다.

40 다음 그림은 호수의 어떠한 현상을 나타낸 것인가?

① 성층현상
② 전도현상
③ 자정작용
④ 부영양화
⑤ 순환현상

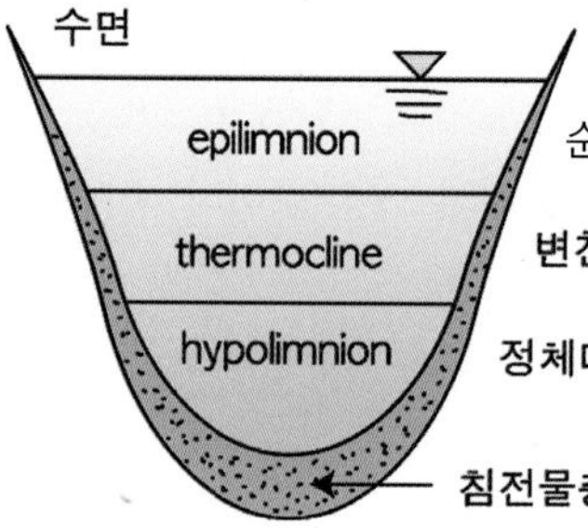

제2회 실전모의고사

01	02	03	04	05	06	07	08	09	10
④	①	④	④	③	①	③	③	②	②
11	12	13	14	15	16	17	18	19	20
③	②	④	①	④	①	②	①	①	②
21	22	23	24	25	26	27	28	29	30
③	①	①	③	③	③	①	①	④	③
31	32	33	34	35	36	37	38	39	40
④	②	③	④	①	④	①	②	④	①

제3회 실전모의고사

01 옆의 기구는 무엇을 측정하는 기구인가?

① 온도
② 기습
③ 바람
④ 복사열
⑤ 조도

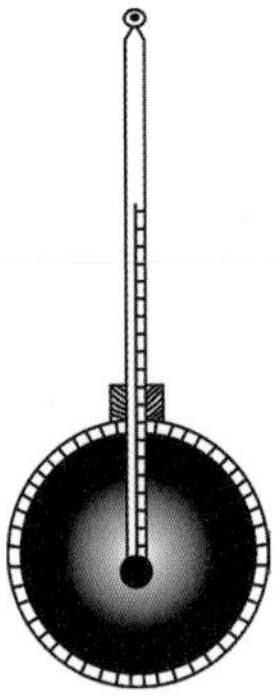

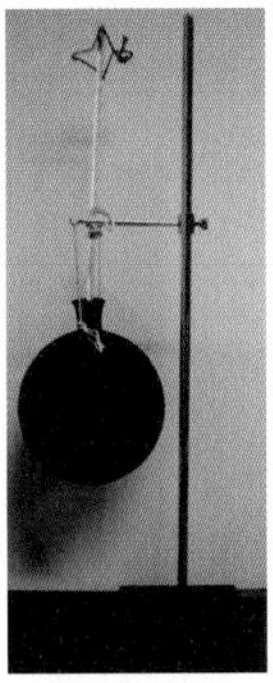

[흑구온도계 사진]

02 휘발성 유기물질의 측정방법은?

① 가스크로마토그래피법
② 원자흡광도법
③ 하이볼륨에어샘플러법
④ 데포지게이지법
⑤ pH 측정법

해설

가스크로마토그래피법(Gas Chromatography ; G.C)의 원리 : 이 법은 적당한 방법으로 전 처리한 시료를 운반 가스에 의하여 크로마토관 내에 전개시켜 분리되는 각 성분의 크로마토그램을 이용하여 목적 성분을 분석하는 방법으로 **유기화합물에 대한 정성(定性) 및 정량(定量) 분석에 이용한다.**

03 흡광광도법에 의한 납의 측정 파장은?

① 280nm
② 520nm
③ 600nm
④ 700nm
⑤ 800nm

해설 납의 측정방법

① **원자흡광광도법의 측정원리** : 정량범위는 사용하는 장치 및 측정조건에 따라 다르나 283.3nm에서 1~20mg/l이고, 표준편차율은 10~2%이다. 이 방법에 따라 시험할 경우 유효측정농도는 0.04mg/l 이상으로 한다.
② **흡광광도법(디티존법)의 측정원리** : 납이온이 시안화칼륨 공존하에 알칼리성에서 디티존과 반응하여 생성하는 납 디티존착염을 사염화탄소로 추출하고 과잉의 디티존을 시안화칼륨용액으로 씻은 다음 납착염의 흡광도를 **520nm에서 측정하는 방법이다.**
정량범위는 0.001~0.04mg이고, 표준편차율은 10~3%이다.

04 폐수 중에 함유된 성분을 측정하기 위하여 원자흡광광도법을 이용하는 것은?

① 유기인 ② PCB ③ 납
④ 알킬수은 ⑤ 유기인, 납

해설

① 원자흡광광도법 : 기저상태의 원자증기층에 특유 파장의 빛의 흡수가 일어나는 성질을 이용한 것으로 원자에 의한 빛의 흡수정도는 원자증기밀도에 비례한다.
② 납 : 원자흡광광도법, 흡광광도법, 유도결합플라스마 발광광도법
③ 유기인, PCB, 알킬수은 : 가스크로마토그래피법

05 다음 그림은 강하분진을 측정하는 기구이다. 기구의 명칭과 강하분진 측정 시 이끼방지를 위하여 포집병(E)에 사용하는 물질은?

① 하이볼륨에어샘플러–황산알루미늄
② 데포지게이지–황산알루미늄
③ 로볼륨에어샘플러–황산동
④ 데포지게이지–황산동
⑤ 로볼륨에어샘플러–황산동

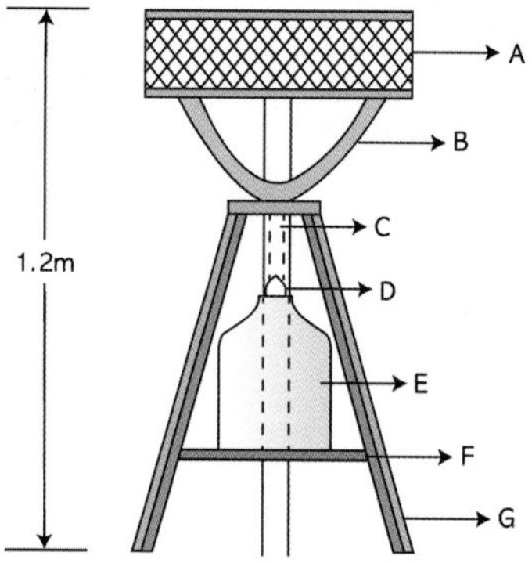

A : 철망(조류 접근 방지용)
B : 포집깔대기
C : 고무관
D : 역립깔대기
E : 포집병
F : 나무받침(두께 약 1/2 inch)
G : 받침대

해설

포집병에는 강하분진 시 이끼 발생을 막기 위하여 $CuSO_4$를 첨가한다.

06 실내공기질 측정 시 폼알데하이드(HCHO)의 측정방법은?

① 오존처리법 ② 흡착법
③ 흡수법 ④ 2, 4–DNPH 유도체화 분석법
⑤ 폼알데하이드측정법

해설 포름알데히드(폼알데하이드)의 분석 방법

① 2, 4–DNPH 유도체화 분석법(주 시험방법) : 측정대상 실내공기의 일정량을 채취하여 2, 4–다이나이트로페닐하이드라진(2, 4–DNPH ; 2, 4–Dinitro phenyl hydrazine)으로 유도체화한 후, 이 2, 4–DNPH 유도체화를 고성능액체크로마토그래픽(HPLC)에 주입하여 자외선흡광검출기의 흡수파장 369nm에서 검출되는 크로마토그램의 높이 또는 면적 등으로 포름알데히드의 농도를 구한다.
② 크로모트로프산 분석법

07 COD 측정방법 중 산성 COD법의 종말점 색은 무슨 색인가?

① 적색 ② 푸른색 ③ 엷은 홍색
④ 무색 ⑤ 청색

해설

① 산성 100℃에서 과망간산칼륨에 의한 화학적 산소요구량
㉮ 이 방법은 염소이온(Cl^-)이 2,000mg/l 이하인 반응시료(100mg)에 적용하는 것으로서 과망간산칼륨용액을 사용하여 엷은 홍색이 될 때까지 적정한다.
㉯ 측정순서 : 300ml 둥근 플라스크에 시료 적당량을 취함 → 황산(H_2SO_4) → 과망간산칼륨($KMnO_4$) → 수산나트륨(NaC_2O_4) → 과망간산칼륨($KMnO_4$)으로 엷은 홍색이 될 때까지 적정한다.
② 알칼리성 100℃에서 과망간산칼륨에 의한 화학적 산소요구량
㉮ 이 방법은 염소이온(Cl^-)이 2,000mg/l 이상인 시료에 적용하는 것으로서 티오황산나트륨용액(NaS_2O_3)으로 무색이 될 때까지 적정한다.
㉯ 측정순서 : 300ml 둥근 플라스크에 시료 적당량을 취함 → 수산화나트륨(NaOH)과 과망간산칼륨($KMnO_4$) → 요오드화칼륨(KI) → 전분용액 → 티오황산나트륨용액(NaS_2O_3)으로 무색이 될 때까지 적정한다.
③ 중크롬산칼륨에 의한 화학적 산소요구량 : 0.025N-황산제일철암모늄액을 사용하여 액의 색이 청록색에서 적갈색으로 변할 때까지 적정한다.

08 DO 측정과 관계없는 시약은 어느 것인가?

① NaS_2O_3 ② $MnSO_4$ ③ NaOH-KI-NaN_3
④ 오르도-톨루딘용액 ⑤ 전분액, 황산

해설 오르도-톨루딘용액은 잔류염소 측정 시 사용한다.

09 EDTA 적정 시 색의 변화는?

① 적자색 ② 노란색 ③ 청색
④ 무색 ⑤ 홍색

해설

경도의 측정 : 시료(100ml) → 시안화칼륨시약 수 방울 + 염화마그네슘용액 1ml + 암모니아완충액 2ml → EBT 4 ~ 5방울 → 0.01M EDTA 측정 → 적자색(종말점)

10 K_2CrO_4과 $AgNO_3$ 반응은 무엇을 측정하는 것인가?

① 경도 ② BOD ③ 염소이온
④ COD ⑤ DO

해설

염소이온의 분석 : 시료(100ml) → 크롬산칼륨(K_2CrO_4)용액 0.2ml → 0.01N 질산은($AgNO_3$) 시액 → 엷은 등색(종말점)

11 대장균군 확정시험에서 EMB 한천배지에 어떤 색의 집락(colony)이 나타나면 양성이라 할 수있는가?

① 백색의 집락 ② 금속광택의 청동색
③ 홍색 집락 ④ 흑색의 집락
⑤ 녹색집락

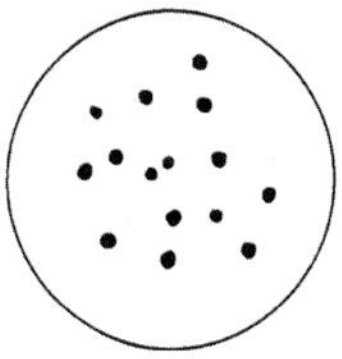

12 아래 그림은 경구감염병을 나타낸 것이다. 그림의 특징을 설명한 것은?

① 살모넬라균 : 주모균
② 비브리오콜레라균 : 단모균, 콤마형 간균
③ 웰치균 : 간균
④ 보툴리누스균 : 주모균, 아포형성
⑤ 포도상구균 : 주모균

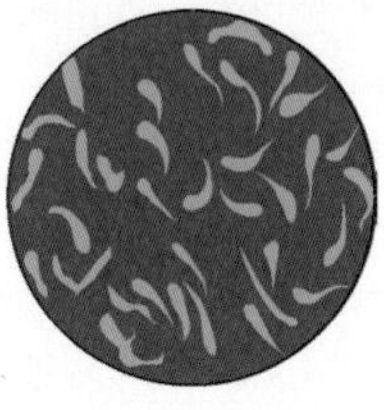
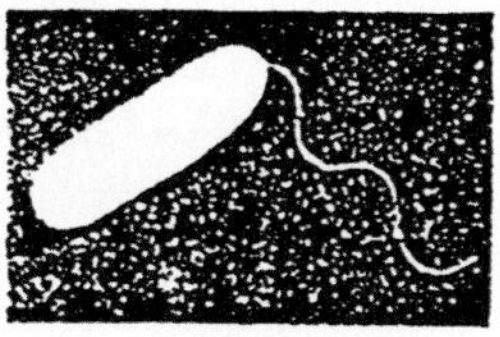

해설 비브리오콜레라균 : 단모균, 콤마형 간균

13 그람음성 · 간균이며 점토성 혈변을 배설하며, 예방백신이 <u>없는</u> 것은?

① 살모넬라균
② 비브리오균
③ 쉬겔라균
④ 장티푸스균
⑤ 포도상구균

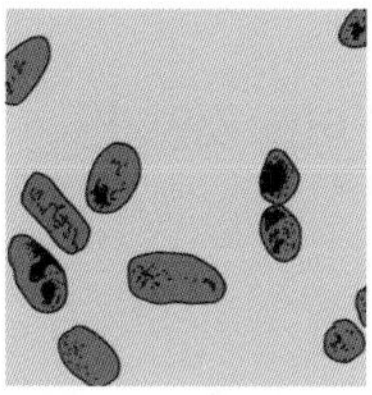
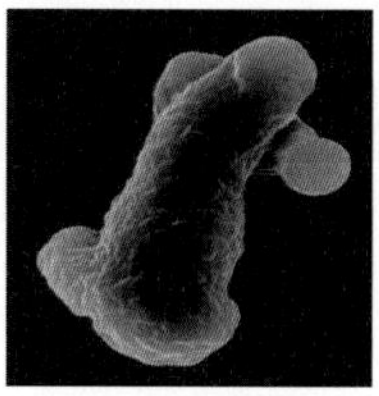

해설 세균성이질(Bacillary dysentery)

① 병원체 : Shigella dysenteriae(세균)
② 원인균의 형태 : Gram음성, 간균, 호기성, 운동이 없고, 아포와 협막을 만들지 않는다.
③ 증상 : 발열, 오심, 구토, 복통, 위경련, 설사 등이며 혈변을 배설하기도 한다.

14 다음 그림은 어느 기생충의 cycle(생활사)를 나타낸 것인가?

① 편충
② 요충
③ 간흡충
④ 회충
⑤ 선모충

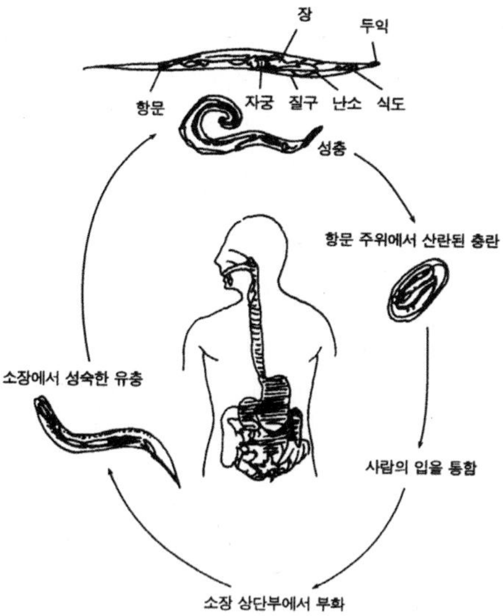

15 다음 그림은 어느 기생충의 생활사를 나타낸 것인가?

① 간디스토마(간흡충)
② 폐디스토마(폐흡충)
③ 무구조충
④ 광절열두조충
⑤ 유구조충

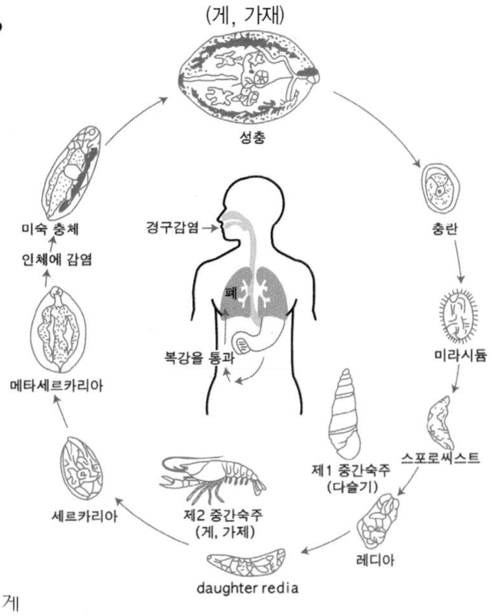

해설
폐디스토마 : 제1 중간숙주 → 다슬기, 제2 중간숙주 → 가재 · 게

16 다음 그림은 세균집락기이다. 측정할 수 있는 것은?

① 일반세균측정
② 바이러스
③ 파리 수
④ 모기 수
⑤ 바퀴 수

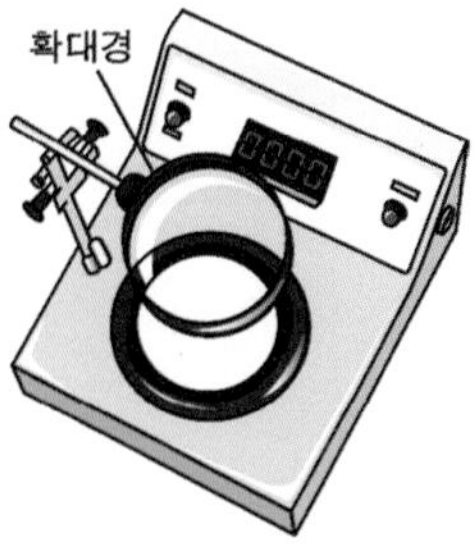

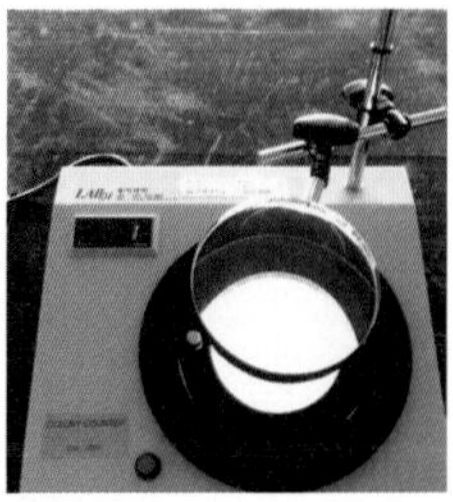

[Colony counter 사진]

17 위상차현미경으로 측정 가능한 것은?

① 총부유세균
② 경도
③ 염소
④ 질소
⑤ 암모니아

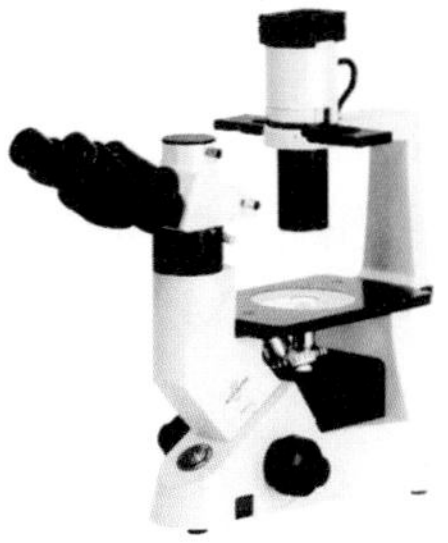

18 그림의 고온고압멸균기를 이용할 때의 온도, 압력 및 시간은?

① 121℃, 1Lb, 5분간
② 121℃, 5Lb, 10분간
③ 121℃, 10Lb, 20분간
④ 121℃, 15Lb, 20분간
⑤ 131℃, 15Lb, 20분간

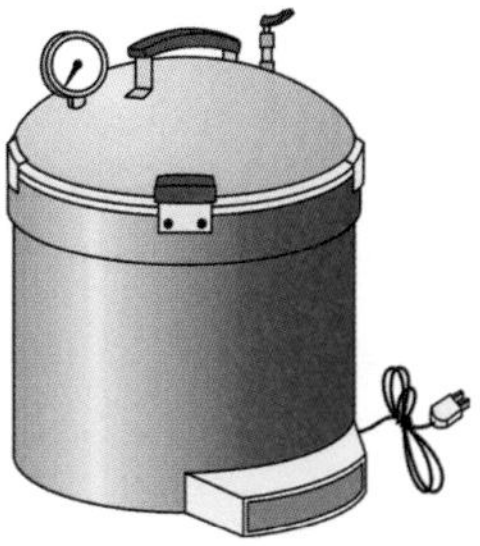

해설 고온고압멸균기 : Autoclave에서 121℃, 15Lb, 20분간

19 다음 그림은 North 곡선이다. 이 곡선과 관계있는 것은 어느 것인가?

① 장티푸스균
② 결핵균
③ 음식
④ 유산균
⑤ 이질균

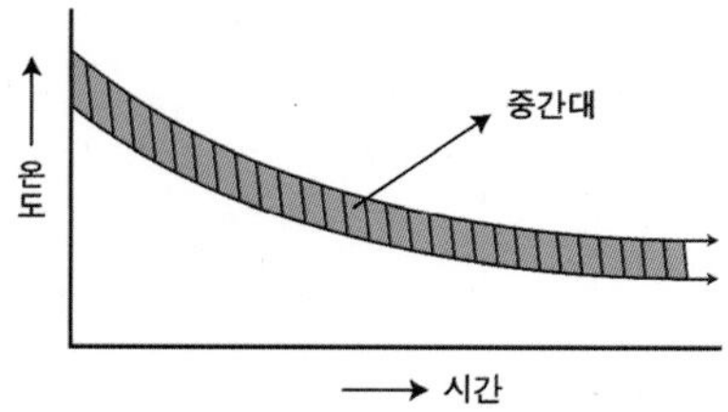

해설

North 곡선 : 우유의 저온살균 시 온도와 시간과의 관계를 나타낸 것이며, 결핵균 사멸과 관계를 나타낸 것이다.

20 식품위생 시설의 바닥은 배수를 위해 경사를 두어야 한다. 표준구배(경사)는 어떻게 하여야 하는가?

① 1~2cm
② 2~4cm
③ 5~6cm
④ 6cm 이상
⑤ 7cm

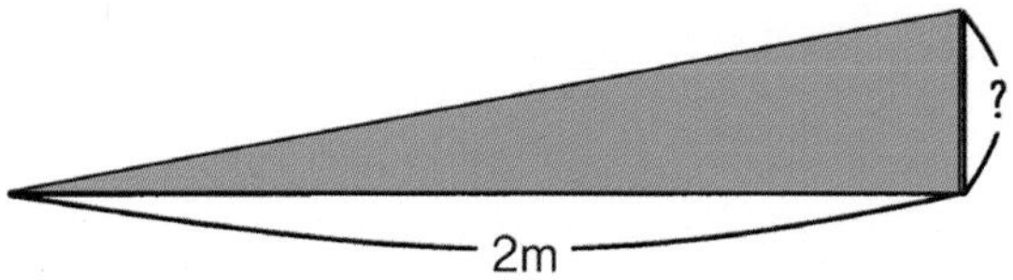

21 부엌 · 화장실 등의 벽은 바닥으로부터 적어도 몇 m까지 내수성 자재로 쌓아야 하는가?

① ㉠
② ㉡
③ ㉢
④ ㉣
⑤ ㉠, ㉡

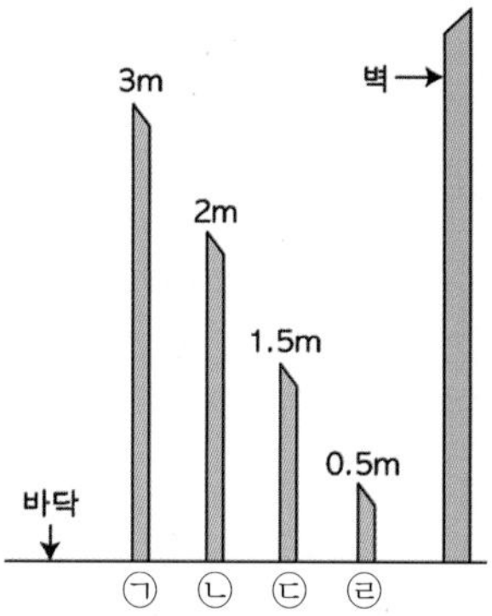

22 다음 그림은 평판한천배지의 접종법을 나타낸 것이다. 접종순서가 바르게 된 것은?

① ㉠ → ㉡ → ㉢ → ㉣
② ㉠ → ㉡ → ㉣ → ㉢
③ ㉡ → ㉢ → ㉠ → ㉣
④ ㉣ → ㉢ → ㉡ → ㉠
⑤ ㉣ → ㉠ → ㉢ → ㉡

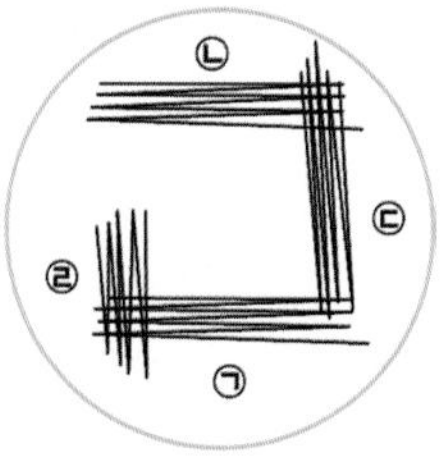

해설 접종법 순서는 다음과 같다.

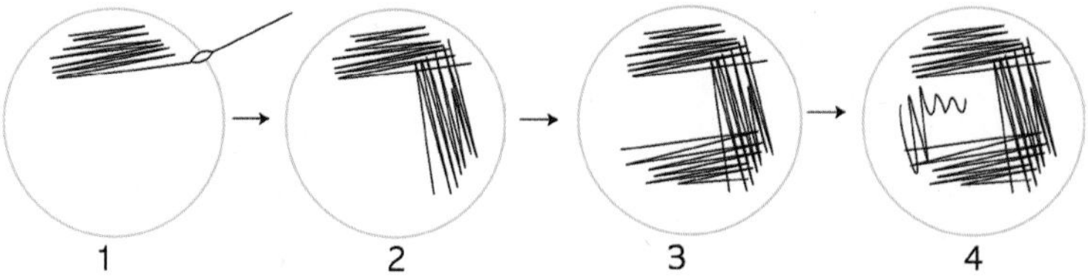

23 파리목 곤충의 촉각 중 장각아목(모기)은?

㉠
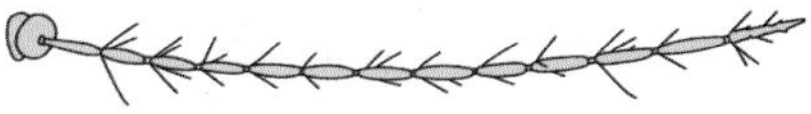

㉡
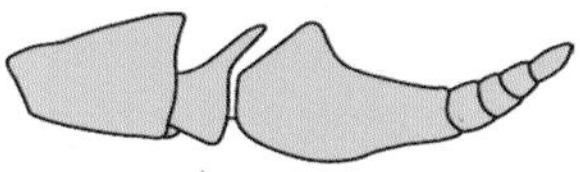

㉢
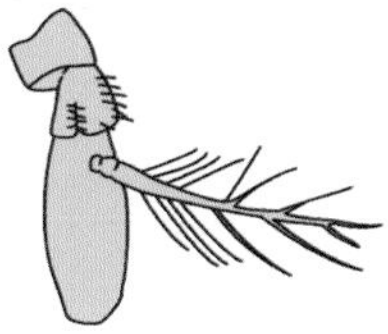

㉣
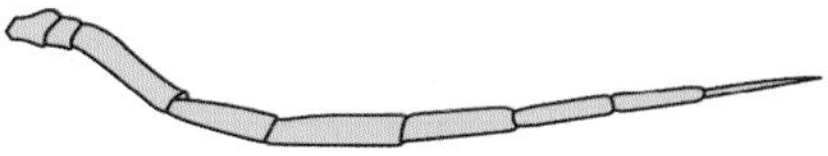

① ㉠ ② ㉡ ③ ㉢
④ ㉣ ⑤ ㉠, ㉣

해설 곤충의 촉각

① 파리목 곤충의 촉각 : ㉠-장각아목(모기), ㉡-단각아목(등에), ㉢-환봉아목(집파리)
② ㉣-편상(바퀴)

24 페스트 전파에 가장 중요한 매개역할을 하는 벼룩은?

① 유럽벼룩 ② 열대쥐벼룩 ③ 개벼룩
④ 모래벼룩 ⑤ 사람벼룩

해설

페스트(흑사병) 전파에 가장 중요한 매개종은 **열대쥐벼룩**이고, **발진열 전파** 매개종은 **열대쥐벼룩**과 **유렵쥐벼룩**이다.

① 사람벼룩 : 흑사병 전파에 부분적으로 관여하고 있지만 역학적으로 중요성은 없다.
② 모래벼룩 : 우리나라에 기생하지 않는다.
③ 좀닭벼룩 : 사람에게 기생하는 예는 드물다.
④ **열대쥐벼룩 : 세계적으로 널리** 분포되어 있고, **흑사병, 발진열** 등 **질병매개에 가장 중요한** 매개역할을 하는 종이다.
⑤ 개벼룩, 고양이벼룩 : 개와 고양이에 기생, 사람도 공격하기도 한다.
⑥ 장님쥐벼룩 : 생쥐에게 높은 밀도로 기생, 사람은 드물게 흡혈한다.
⑦ **유럽쥐벼룩 : 흑사병과 발진열** 전파에 **중요한 역할**을 한다.

25 그림 중에서 ㉡의 앉은 자세로 휴식하는 모기는?

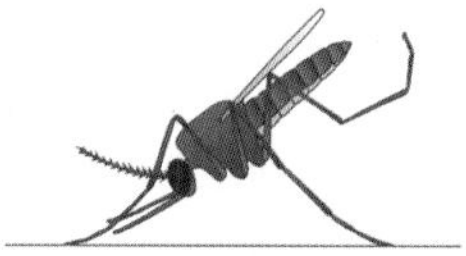
㉠

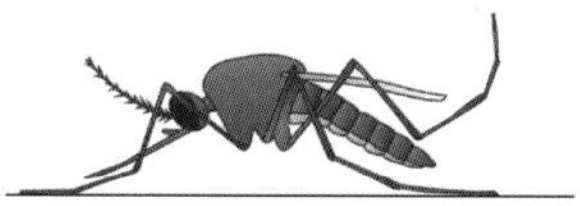
㉡

① 보통모기 ② 학질모기 ③ 숲모기
④ 늪모기 ⑤ 왕모기

해설 모기의 휴식

① 말라리아모기(중국얼룩날개모기) : 성충(45~90도를 유지하면 휴식), 유충(수평으로 뜬다, 정상모가 있음)
② 일본뇌염모기(작은빨간집모기) : 성충(수평으로 휴식), 유충(수면에 각도를 갖고 매달린다)

26 논, 개울에 알을 산란하는 모기는?

① 작은빨간집모기
② 중국얼룩날개모기
③ 숲모기
④ 늪모기
⑤ 왕모기

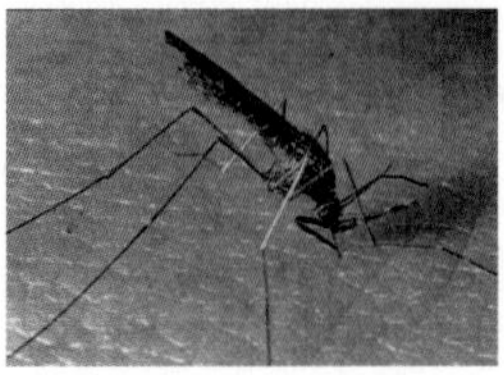
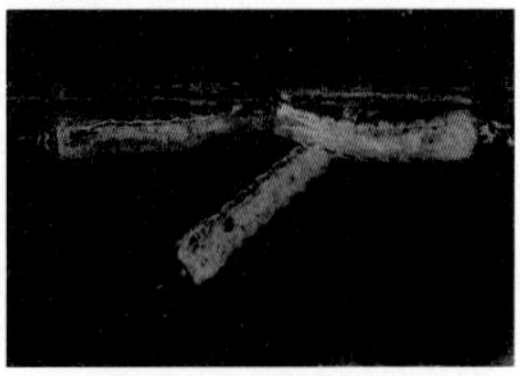

해설

중국얼룩날개모기(말라리아모기=학질모기)의 유충 : 수면에 평형으로 복면을 대고 휴식한다.

27 다음 그림은 어떤 파리의 두부인가?

① 집파리
② 침파리
③ 체체파리
④ 쉬파리
⑤ 딸집파리

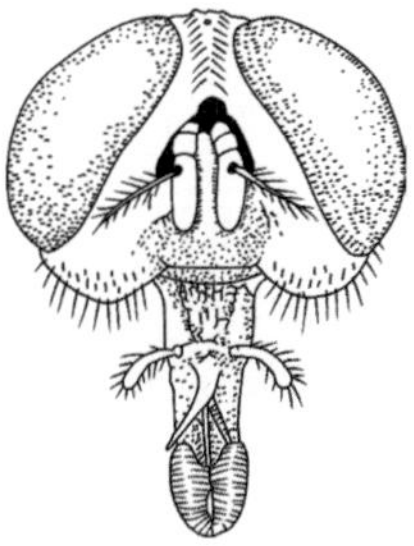

28 다음 그림은 어떤 파리 유충의 후기문인가?

① 침파리
② 큰집파리
③ 집파리
④ 검정파리
⑤ 아기집파리

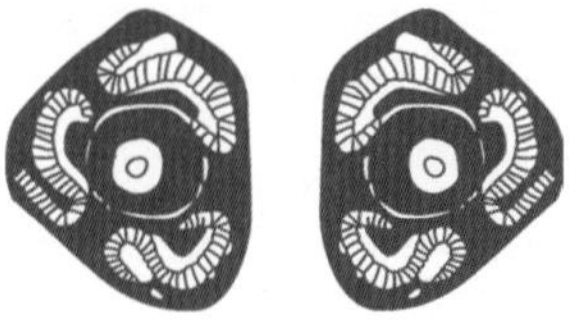

해설

침파리 : 후기문은 소형이고 대체로 원형이고 2개가 서로 떨어져 있다. 기문판은 흑색이고 기문륜은 불명하다. 3개의 기공은 S자형이고 빈약하게 발달된 중주는 기문판의 중앙에 위치한다.

29 다음 그림은 파리를 나타낸 것이다. 어떤 파리인가?

① 집파리
② 곱추파리
③ 딸파리
④ 침파리
⑤ 쉬파리

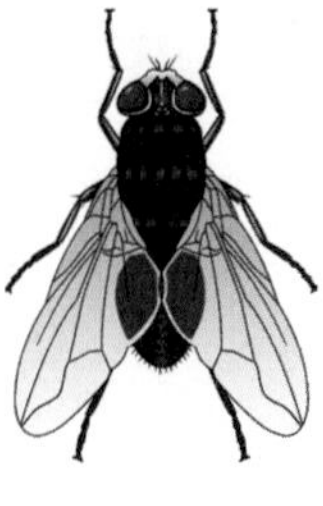

해설 집파리

① 중형(6~9mm)이고, 전체적으로 진한 회색빛을 띠는 파리이다.
② 날개 : 시맥은 제4종맥이 예리하게 굴곡되어 제3종맥과 근접된 위치에서 끝난다.

30 **다음 그림은 파리 성충이다. 명칭은?**

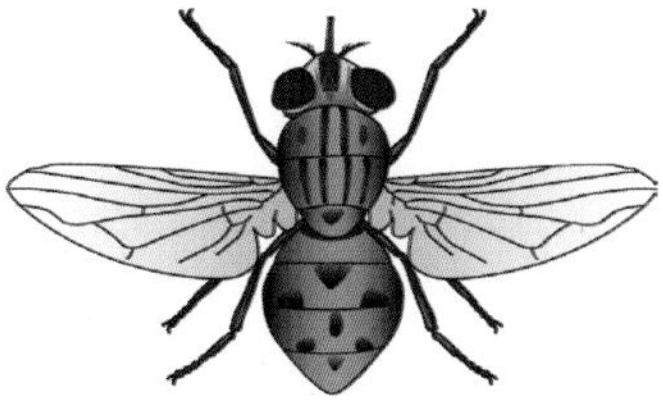

① 침파리
② 집파리
③ 체체파리
④ 쉬파리
⑤ 곱추파리

해설 침파리 : 집파리와 같은 크기의 흑회색 파리이며, 흉부에 4개의 흑색 종대(縱帶)가 있다.

31 **다음 그림은 집파리가 먹이를 섭취할 때 작용하는 순판과 전구치의 4가지형을 나타낸 것이다. 긁는형과 직접섭취형의 명칭이 맞게 연결된 것은?**

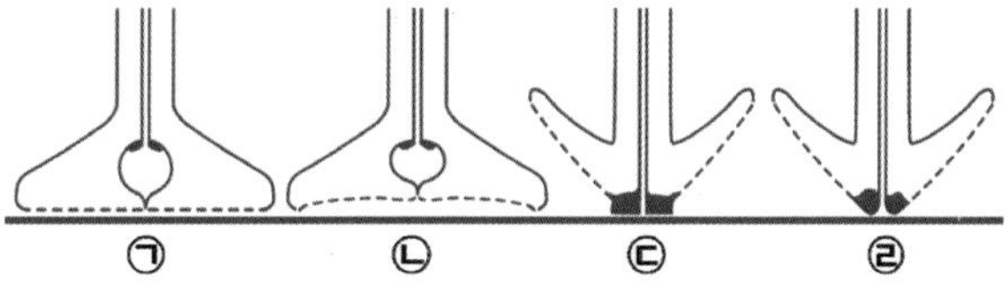

① ㉠-긁는형, ㉡-직접섭취형
② ㉢-긁는형, ㉣-직접섭취형
③ ㉠-긁는형, ㉣-직접섭취형
④ ㉡-긁는형, ㉢-직접섭취형
⑤ ㉠-흡수형, ㉡-긁는형

해설

집파리가 먹이를 섭취할 때 작용하는 순판과 전구치의 4가지형 : ㉠-흡수형, ㉡-컵형, ㉢-긁는형, ㉣-직접섭취형

32 **그림은 어느 빈대의 전흉배판인가?**

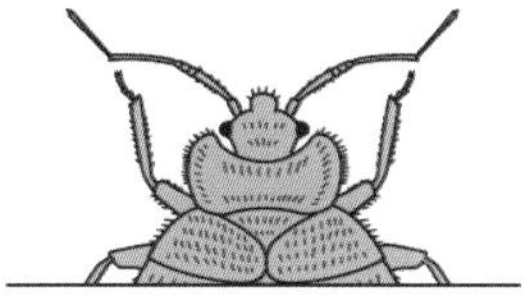

① 빈대
② 개빈대
③ 열대빈대
④ 쥐빈대
⑤ 바퀴

해설

빈대과에는 많은 종이 있는데 인가에 서식하며, 사람을 흡혈하는 빈대는 빈대와 반날개빈대가 있는데, 이 2종은 전흉배판의 형태적 특징이 있다.

33 **촉각은 따뜻한 공기의 흐름을 감지하는 감각기관으로 숙주의 존재 및 방향을 찾아내는 기관이다. 다음 그림의 명칭은?**

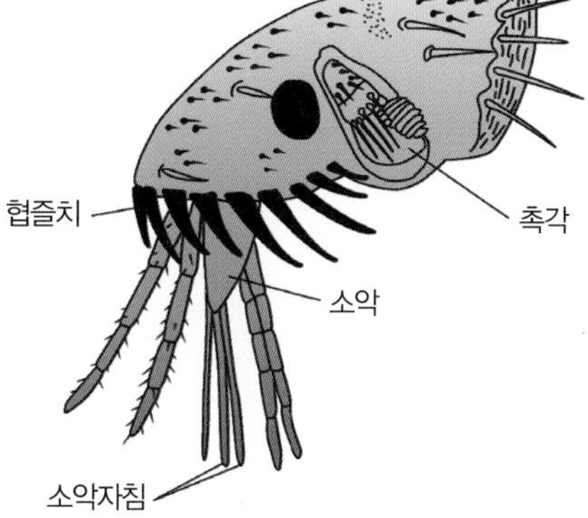

① 등에
② 진드기
③ 빈대
④ 벼룩
⑤ 바퀴

34 그림은 어떤 벼룩 암컷의 형태인가?

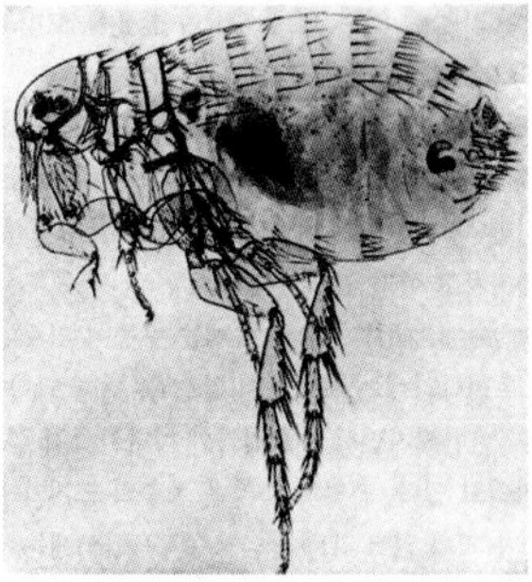

① 유럽벼룩
② 열대쥐벼룩
③ 개벼룩
④ 모래벼룩
⑤ 사람벼룩

해설

열대쥐벼룩 : 중흉복판의 가운데를 종(從)으로 그어진 중흉측선이 있다.

35 독나방 구조별 ㉠~㉤의 설명은?

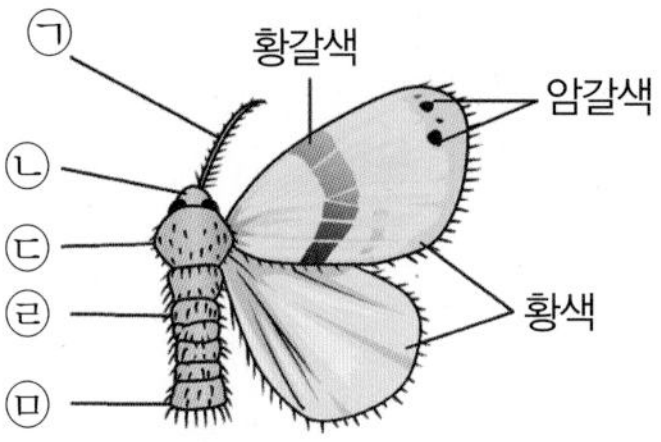

① 촉각(더듬이) – 두부(머리) – 흉부(가슴) – 미방모 – 복부
② 두부(머리) – 촉각(더듬이) – 흉부(가슴) – 복부(배) – 미방모
③ 촉각(더듬이) – 두부(머리) – 흉부(가슴) – 복부(배) – 미방모
④ 촉각(더듬이) – 두부(머리) – 복부(배) – 미방모 – 흉부
⑤ 촉수 – 두부 – 흉부 – 미방모 – 복부

해설

독나방의 형태 : ㉠ 촉각(더듬이), ㉡ 두부(머리), ㉢ 흉부(가슴), ㉣ 복부(배), ㉤ 미방모

36 다음 그림은 어떤 곤충인가?

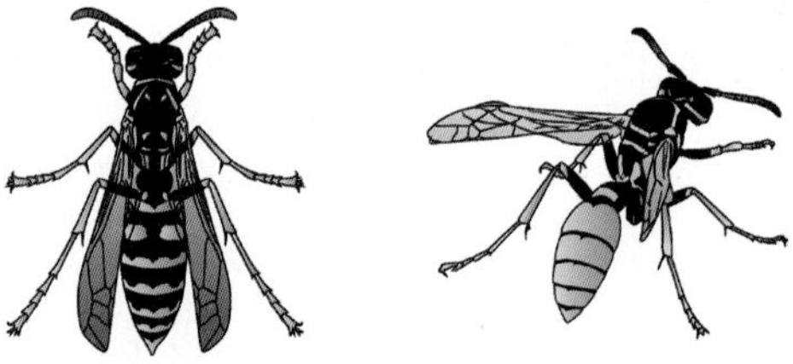

① 파리 ② 나방 ③ 등에
④ 말벌 ⑤ 침파리

37 그림 ㉠과 ㉡의 진드기 형태에서 ⓐ는?

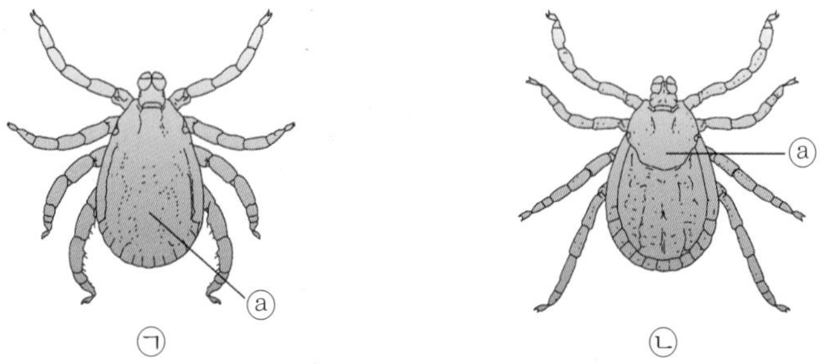

① 의두 ② 순판 ③ 기문
④ 협각 ⑤ 복부

38 다음 그림은 어떤 진드기의 산란하는 모습인가?

① 물렁진드기
② 참드기
③ 모낭진드기
④ 옴진드기
⑤ 털진드기

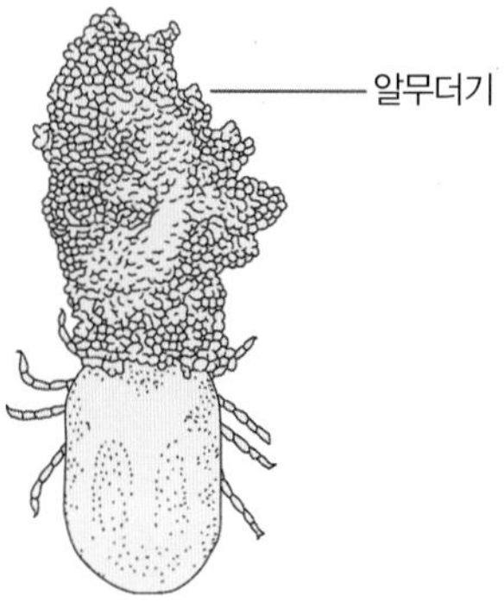

해설 산란하는 참진드기 모습이다.

39 그림은 전깃줄이나 빨랫줄을 타고 다니는 쥐의 모습이다. 이 쥐의 명칭은?

① 곰쥐(지붕쥐)
② 등줄쥐
③ 시궁쥐
④ 들쥐
⑤ 애급쥐

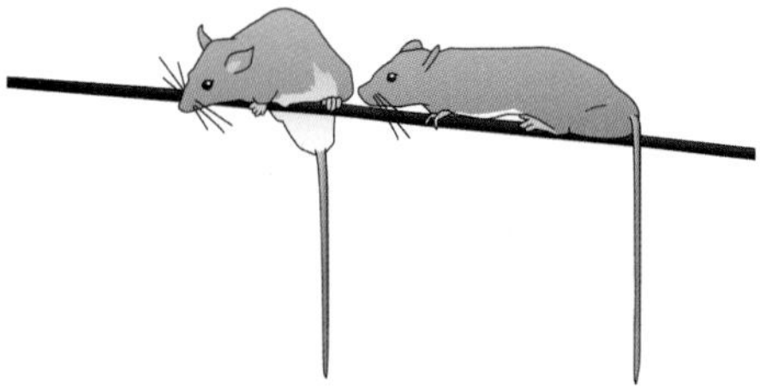

해설 곰쥐, 생쥐 : 전깃줄이나 빨랫줄을 타고 이동한다.

40 다음 그림은 바퀴의 복부말단부를 나타낸 것이다. C의 명칭은?

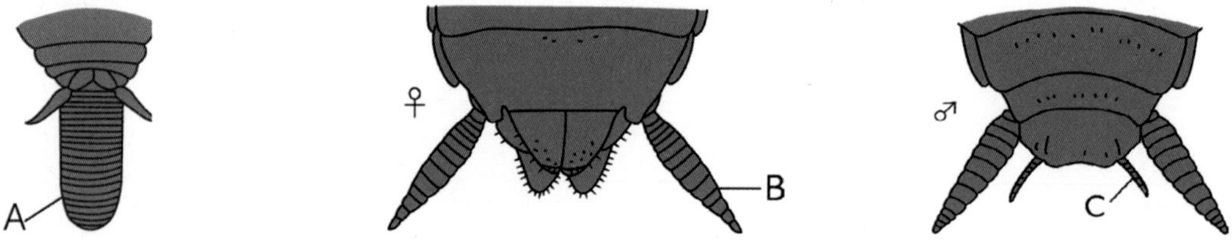

① 난협 ② 미모 ③ 미돌기
④ 복부 ⑤ 촉각

해설 A–독일바퀴의 난협, B–미모, C–미돌기

제3회 실전모의고사

01	02	03	04	05	06	07	08	09	10
④	①	②	③	④	④	③	④	①	③
11	12	13	14	15	16	17	18	19	20
②	②	③	②	②	①	①	④	②	②
21	22	23	24	25	26	27	28	29	30
③	③	①	②	①	②	①	①	①	①
31	32	33	34	35	36	37	38	39	40
②	①	④	②	③	④	②	②	①	③

제4회 실전모의고사

01 다음 그림 중 ㉢의 명칭은?

① 건구온도
② 습구온도
③ 기류
④ 감각온도
⑤ 쾌감대

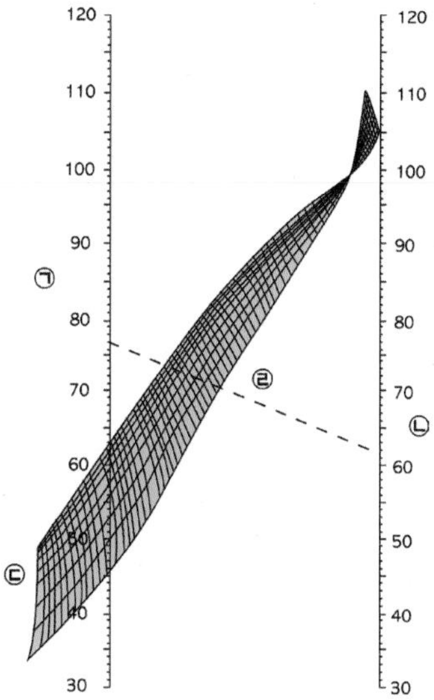

해설

㉠-건구온도, ㉡-습구온도 ㉢-기류

02 다음 그림은 소음을 측정하기 위한 준비이다. 소음 측정시 소음계의 위치는 지면에서 몇 m 위에 설치하여야 하는가?

① 0.5m
② 1.2m
③ 2.0m
④ 3.0m
⑤ 5.0m

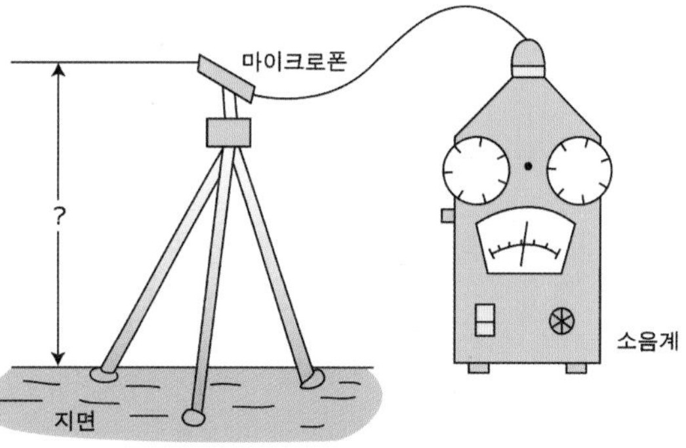

03 아래 그림은 광전지조도계의 일부를 나타낸 것이다. 그림에서 ㉣번은 무엇인가?

① 유리판
② 금속의 얇은 막
③ Se(셀렌)
④ 철판
⑤ 나무

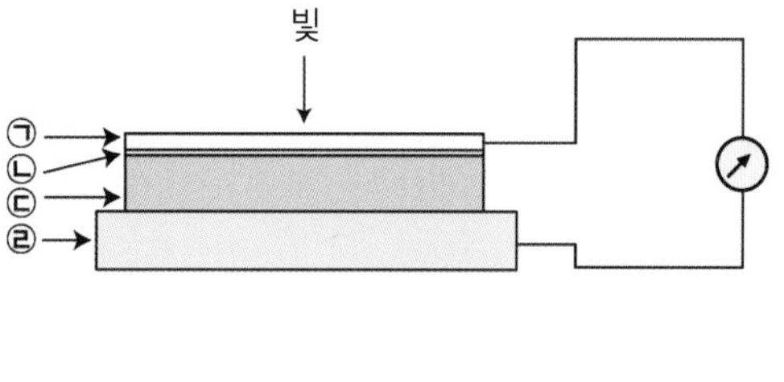

해설

㉠ 유리판, ㉡ 금속의 얇은 막, ㉢ Se(셀렌), ㉣ 철판

04 일산화탄소(CO)를 측정할 수 있는 방법은?

① EDTA법
② 로볼륨에어 샘플러법
③ 하이볼륨에어 샘플러법
④ 데포지게이지법
⑤ 비분산적외선분석법

해설 일산화탄소의 비분산적외선분석법 : 일산화탄소의 적외선 영역에서 흡광도를 이용하여 측정한다.

[참고]

일산화탄소(CO)

① 분석방법의 종류 : 비분산적외선분석법, 정전위전해법, 가스크로마토그래프법

② 비분산적외선분석법

㉮ 비분산 적외선 분석계를 이용해서 일산화탄소 농도를 구하는 것이다.

㉯ 적외선 분석계 구성 : 광원(적외선광원) 회전섹터, 광화학필터, 시료셀, 비교셀(기준셀), 검출기(적외선검출기), 증폭기, 지시계

㉠ 검출기 : 일산화탄소로 봉입한다.

㉡ 비교셀(기준셀) : 비교셀은 시료셀과 동일한 모양을 가지며 아르곤 또는 질소와 같은 불활성 기체를 봉입한다. 즉 적외선 흡수가 일어나지 않는 가스(질소, 아르곤 등)로 봉입한다.

05 페놀을 측정하는 방법은?

① 흡광광도법(4-아미노안티피린법)
② 자외선법
③ 유도결합플라스마
④ 적외선법
⑤ EDTA법

06 "니트로프루시드나트륨" 시약으로 측정할 수 있는 물질은?

① 페놀
② 이산화탄소
③ 암모니아성질소
④ 일산화탄소
⑤ 경도

해설 암모니아성질소 분석방법의 종류

① 인도페놀법

측정원리(시험방법) : 분석용 시료용액에 페놀-니트로프루시드나트륨용액과 차아염소산나트륨 용액을 가하고 암모늄이온과 반응하여 생성하는 인도페놀류의 흡광도(630nm)를 측정하여 암모니아를 정량 한다.

② 중화적정법

07 다음 그림으로 측정할 수 있는 것은?

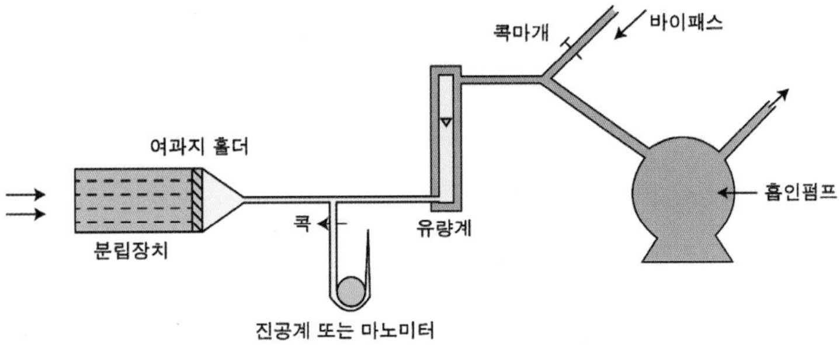

① 강하먼지 ② 미세먼지 ③ 매연
④ 가스상 물질 ⑤ 악취

08 "섬광셀"로 측정할 수 있는 물질은?

① 페놀 ② 라돈 ③ 암모니아성질소
④ 일산화탄소 ⑤ 경도

09 진동의 크기를 나타내는 단위는?

① dB(A) ② dB(B) ③ dB(C)
④ dB(D) ⑤ dB(V)

10 다음 그림으로 측정할 수 있는 것은?

① 총질소 ② SS
③ 암모니아성질소 ④ COD
⑤ DO

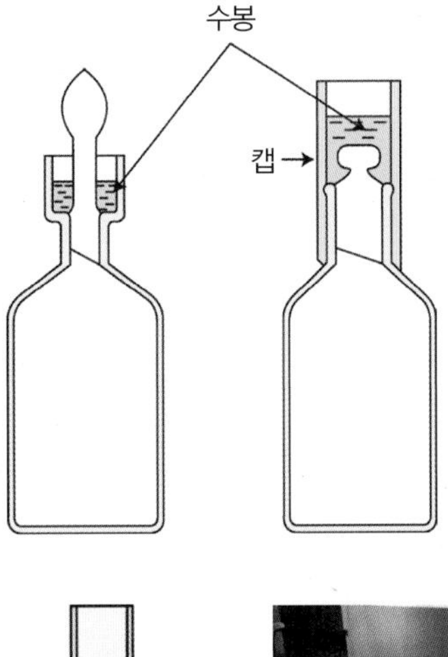

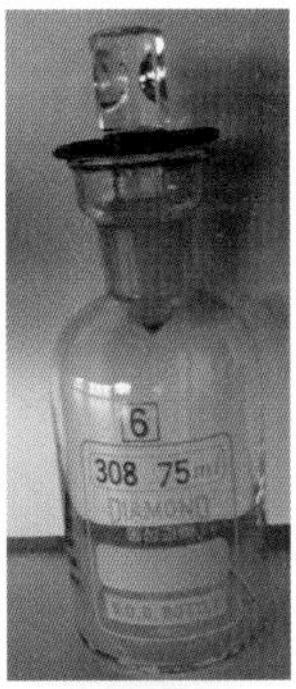

[BOD병 사진]

11 다음 기구는 무엇을 실험하기 위한 장치인가?

① BOD
② COD
③ DO
④ SS
⑤ CO

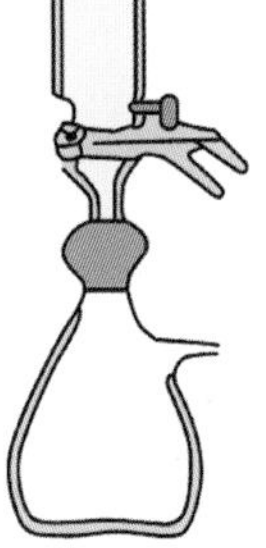

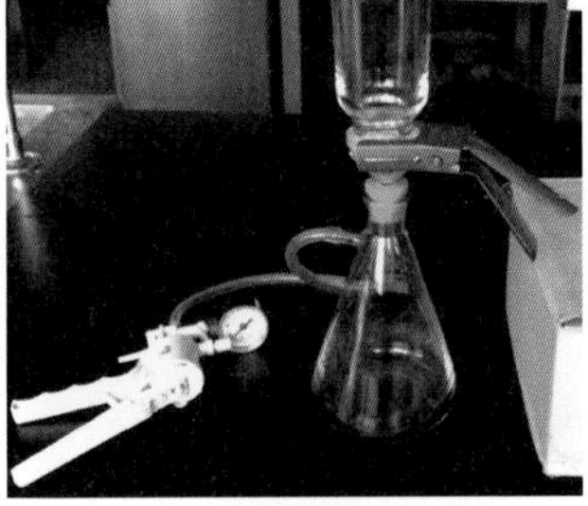

[사진]

12 대장균의 정량시험에서 확정시험에 사용되는 배지는?

① LB ② BGLB ③ 젖당배지
④ 일반배지 ⑤ MPN

13 금속광택의 청동색으로 검출하는 것은?

① DO ② BOD ③ 대장균
④ 디프테리아 ⑤ 불소

14 다음 그림으로 측정 가능한 것은?

① 곰팡이
② 먼지
③ 바이러스
④ 대장균
⑤ 가스

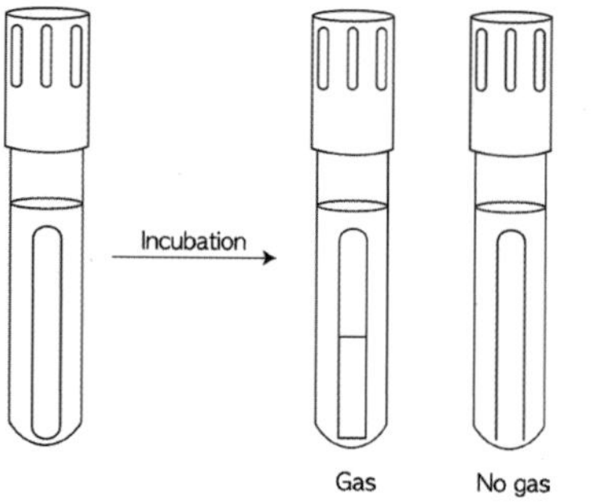

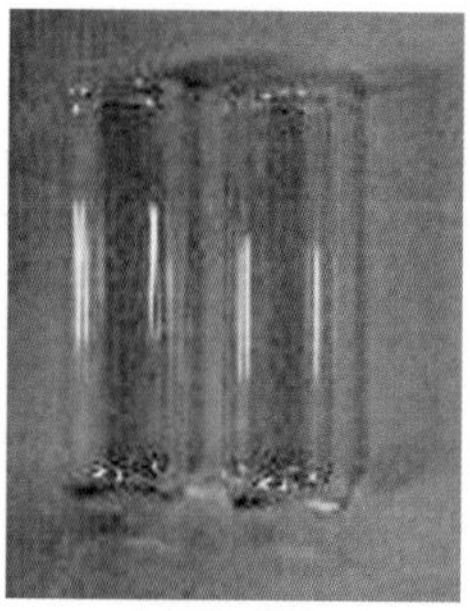

[듀람관 사진]

15 불소검사를 위해 시료를 채취할 때 사용되는 채취병은?

① 유리용기 ② 비닐용기 ③ 폴리에틸린 용기
④ 유리섬유지 ⑤ 도자기

16 다음의 그림에 속하는 식중독은?

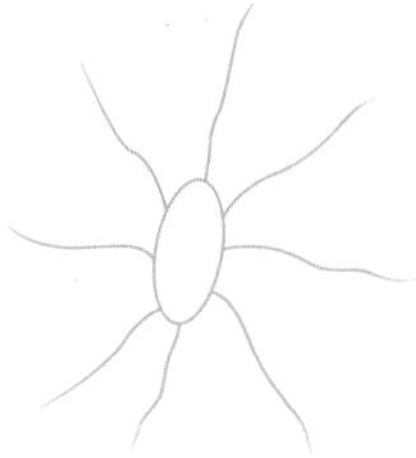

① 살모넬라 식중독 ② 콜레라균 식중독
③ 노로바이러스 식중독 ④ 비브리오 식중독
⑤ 포도상구균 식중독

해설 편모의 종류

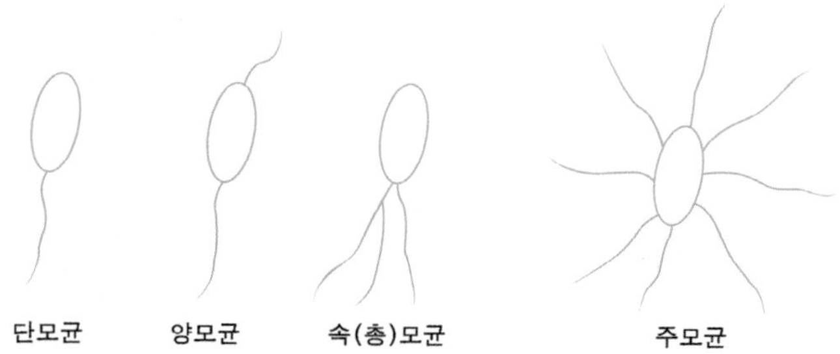

17 주방에 쓰이는 재질로 맞는 것은?

① 폼알데하이드 ② 스테인리스 ③ 토기
④ 플라스틱 ⑤ 폴리에틸렌

해설

식품취급시설 중 식품과 직접 접촉하는 부분은 위생적인 내수성재질(스테인리스 · 알루미늄 · 에프알피 · 테프론 등)로서 씻기 쉬우며, 열탕 · 증기 · 살균제 등으로 소독 · 살균이 가능한 것이어야 한다.

18 다음 그림은 어느 곤충을 나타낸 것이며 ㉠, ㉡의 명칭은?

① 모기-배유영모군-복유영쇄모
② 파리-호흡관모-기문
③ 모기-호흡관모-미새
④ 모기-배유영모군-미새
⑤ 파리-호흡관모-미새

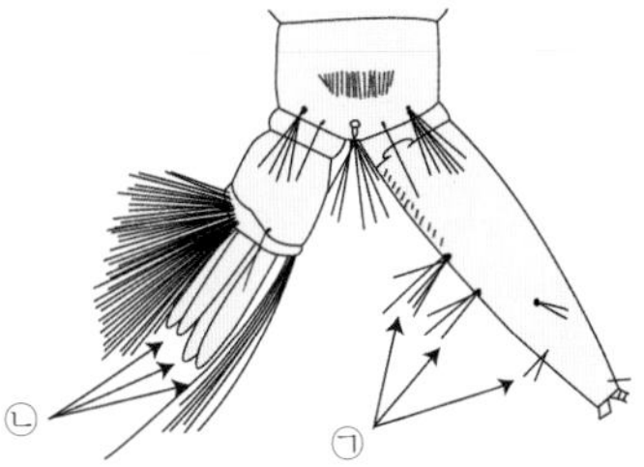

19 아래 그림은 모기의 알을 나타낸 것이다. 집모기 알은?

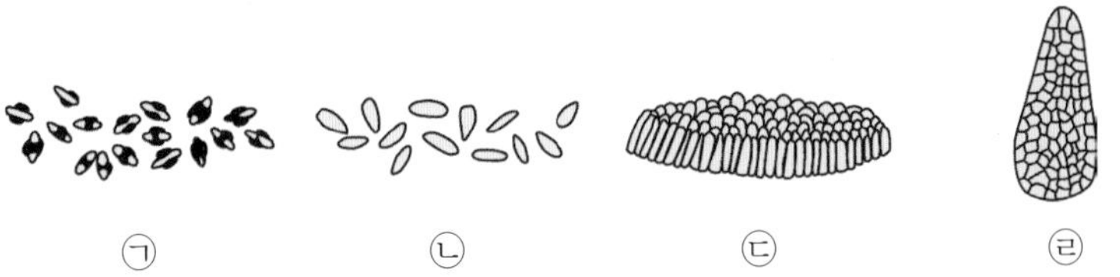

① ㉠ ② ㉡ ③ ㉢
④ ㉣ ⑤ ㉠~㉣

해설

집모기의 알 : 여러 개의 알을 서로 맞붙어서 낳아 뗏목(난괴, 卵塊, egg raft)처럼 뜬다.

20 다음 그림은 어떤 질병에 감염된 것이며, 매개곤충은 어느 것인가?

① 일본뇌염병-모기
② 말라리아병-모기
③ 사상충병-모기
④ 사상충병-벼룩
⑤ 사상충병-진드기

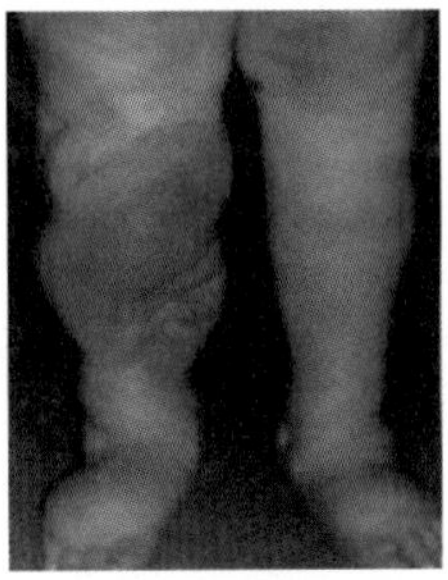

21 다음 그림에서 집파리의 날개는 어느 것인가?

① ㉠
② ㉡
③ ㉢
④ ㉣
⑤ ㉠, ㉣

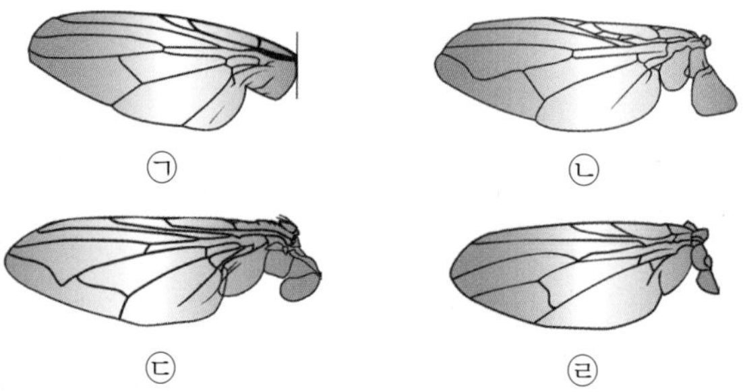

해설

파리의 날개 : ㉠-큰집파리, ㉡-집파리, ㉢-검정파리, ㉣-딸집파리

① 집파리 : 시맥은 제4종맥이 예리하게 굴곡되어 제3종맥과 근접된 위치에서 끝난다.
② 딸집파리 : 시맥 중 제4종맥이 굴곡되지 않고 제3종맥과 떨어진 위치에서 끝난다.
③ 큰집파리 : 시맥 중 제4종맥이 심하게 굴곡되어 있지 않아 구별이 용이하다.
④ 검정파리 : 검정파리과를 정확히 분류하는 것은 실제로 어렵다. 날개의 시맥이나 촉각의 형태 등은 다른 과(科)의 파리와 공통적인 특징을 갖고 있다.
⑤ 체체파리 : 한 쌍의 긴 날개는 복부의 끝을 훨씬 넘어서고 있으며 체체파리 특유의 시맥을 갖고 있다.

22 이상적인 우유의 살균 온도범위인 중간대의 범위는?

① 크림형성저지선과 결핵균 사멸 사이
② 크림형성저지선과 장티푸스균 사멸 사이
③ 알부민과 결핵균 사멸 사이
④ 크림형성저지선과 포도상구균 사멸 사이
⑤ 장티푸스균과 결핵균 사멸 사이

23 다음 시험 중에서 ㉠은 무엇을 알아보기 위한 것인가?

① CO_2 가스 생성
② 액체 생성
③ 고체 생성
④ 오염물질 생성
⑤ 젖당 생성

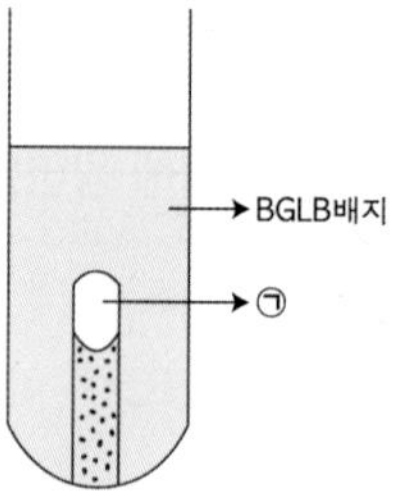

24 페스트(흑사병) 균이 증식하는 기관은?

① ㉠
② ㉡
③ ㉢
④ ㉣
⑤ ㉠~㉢

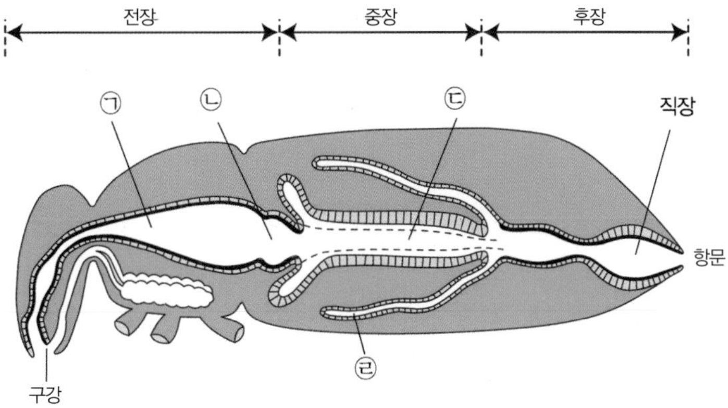

⊕ 해설

① 곤충의 소화 및 배설기관 : ㉠-소장, ㉡-전위, ㉢-위, ㉣-말피기관
② 병원체가 증식하는 곳
　㉮ 흑사병(페스트) : 전위
　㉯ 뇌염 · 황열 : 위
　㉰ 말라리아 : 위 외벽
　㉱ 사상충 : 흉부 근육

25 다음 촉각의 곤충은?

① 모기　　② 파리
③ 등에　　④ 바퀴
⑤ 쉬파리

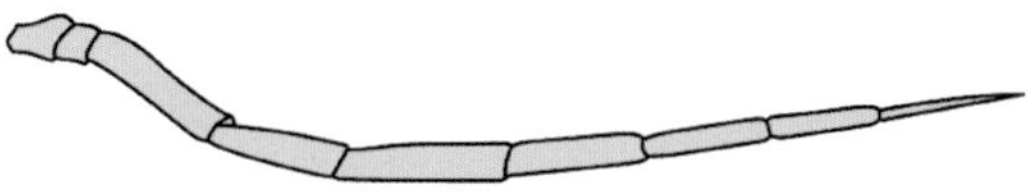

26 다음의 구조를 가지고 있는 곤충은?

① 모기
② 머릿이
③ 사면발이
④ 바퀴
⑤ 쉬파리

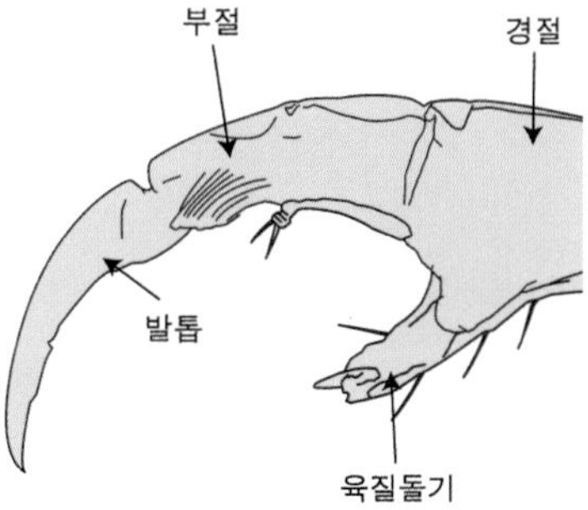

27 학질모기아과와 보통모기아과의 "알"을 비교한 것이다. 틀린 것은?

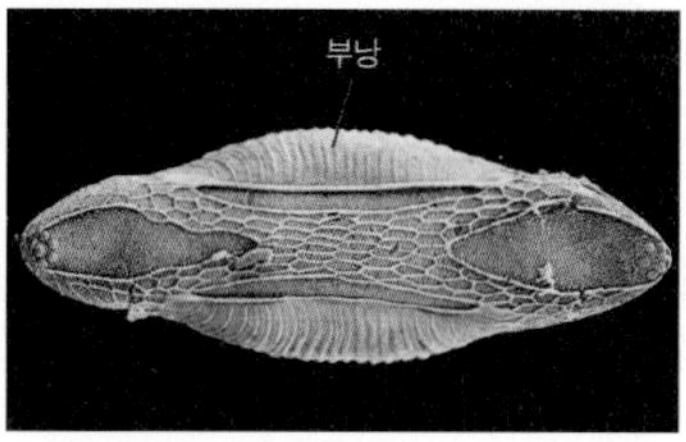

㉠

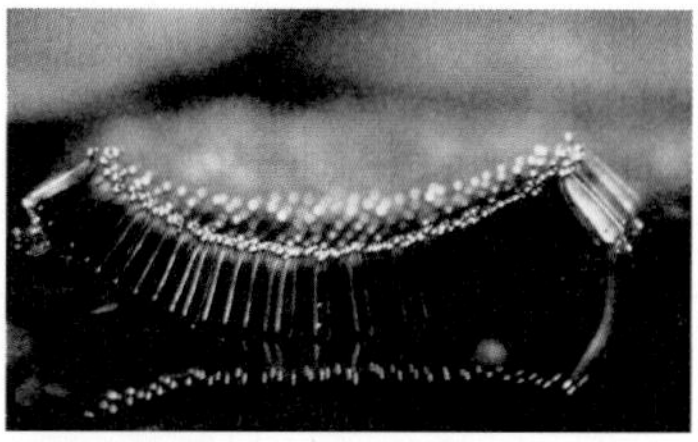
㉡

① "㉠"은 학질모기아과-낱개로 산란
② "㉠"은 학질모기아과-방추형, 부낭이 있음
③ "㉡"은 보통모기아과-집모기속-난괴형성
④ "㉡"은 보통모기아과-부낭이 없음
⑤ "㉠"은 보통모기아과-부낭이 있음, "㉡"은 학질모기아과-낱개로 산란

28 그림은 모기의 성충이다. ㉠의 명칭은?

① 촉수　② 주둥이
③ 촉각　④ 순판
⑤ 두부

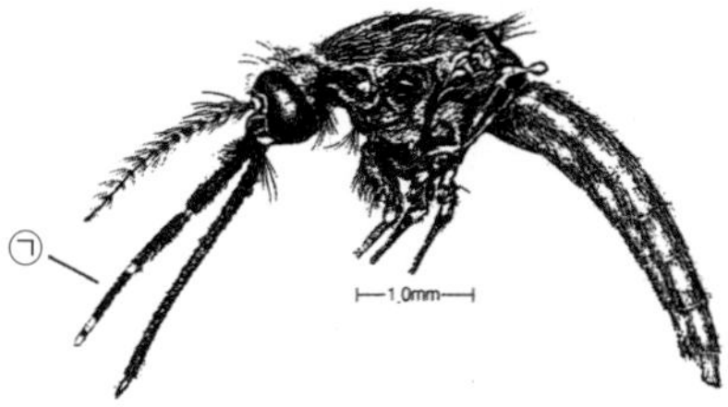

29 모기유충 방제로 가장 효과적인 것은?

① 방충망 설치　② 잔류분무　③ 유문등 이용
④ 천적이용　⑤ 모기장 사용

30 다음 곤충의 특징은?

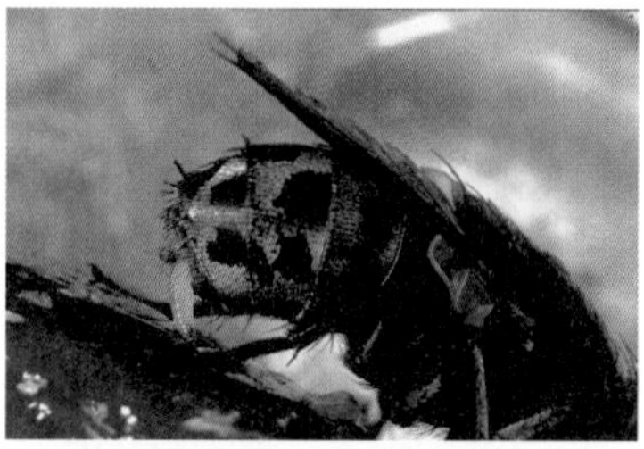

① 후기문　② 항문　③ 2령기 유충
④ 복부　⑤ 1령기 유충이 생식소공(genital orifice)을 통해 배출

31 다음 그림은 어느 진드기인가?

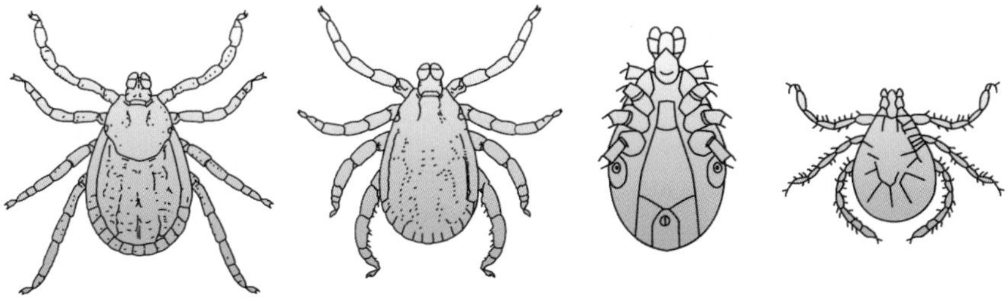

① 여드름(모낭) 진드기 ② 털진드기 ③ 큰진드기
④ 참진드기 ⑤ 집먼지 진드기

32 그림에서 빈대 특유의 반시초(Hemelytron)는 어느 부위를 말하는가?

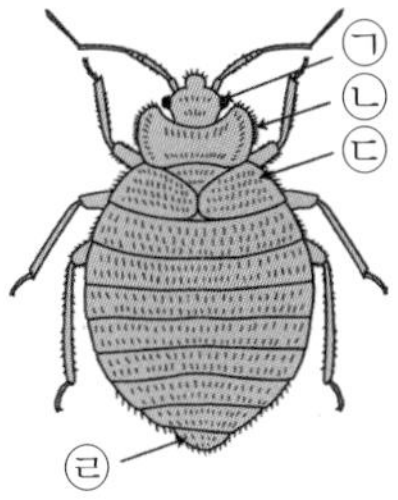

① ㉠ ② ㉡
③ ㉢ ④ ㉣
⑤ ㉠, ㉡

해설 빈대의 성충 수컷(배면)
㉠-눈, ㉡-전흉배판, ㉢-반시초, ㉣-음경

33 그림에서 ㉡의 명칭은?

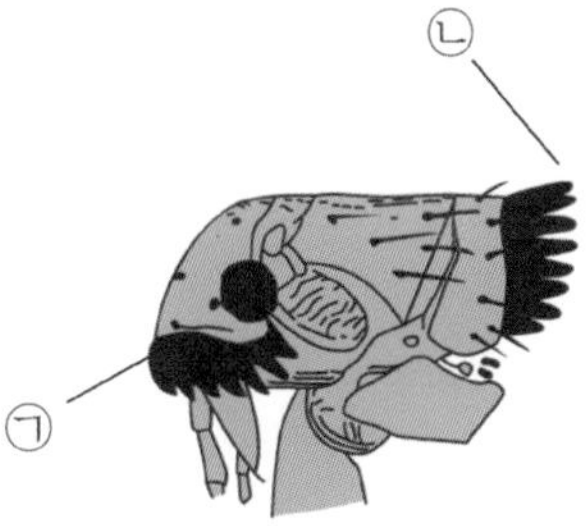

① 촉수 ② 협즐치
③ 중흉측선 ④ 전흉즐치
⑤ 촉각

해설 ㉠-협즐치, ㉡-전흉즐치

34 다음과 같은 특징을 갖고 있는 바퀴는?

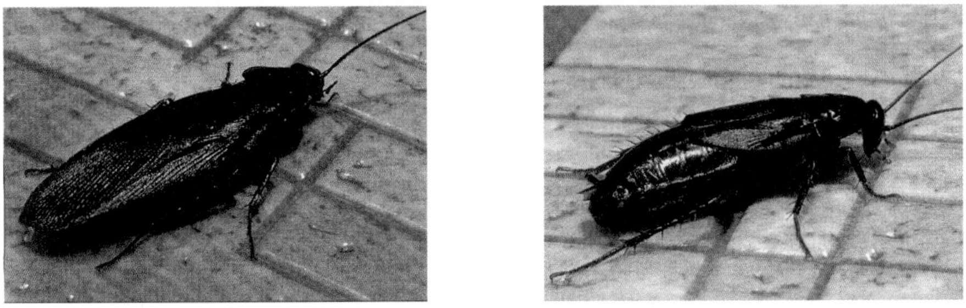

㉠ ㉡

수컷의 날개-복부 끝보다 길다.　암컷의 날개-복부 반만 덮는다.
전흉배판-약간 오목볼록형이다.

① 경도바퀴　② 독일바퀴　③ 이질바퀴
④ 집바퀴　⑤ 먹바퀴

해설 집바퀴 성충

㉠은 수컷의 날개-복부 끝보다 길다. ㉡은 암컷의 날개-복부 반만 덮는다.

35 다음 곤충은 페스트와 발진열을 매개하는 데 중요한 역할을 한다. 이 곤충의 명칭은?

① 고양이벼룩
② 열대쥐벼룩
③ 개벼룩
④ 닭벼룩
⑤ 사람벼룩

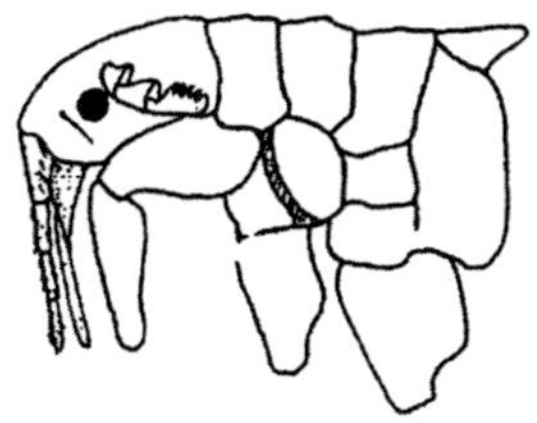

해설

열대쥐벼룩 : 무즐치 벼룩이며, 중흉복판의 가운데를 종(從)으로 그어진 중흉측선이 있다.

36 다음과 같은 형태를 가지고 있는 곤충은?

① 청색하늘소붙이
② 나방
③ 등에
④ 말벌
⑤ 개미

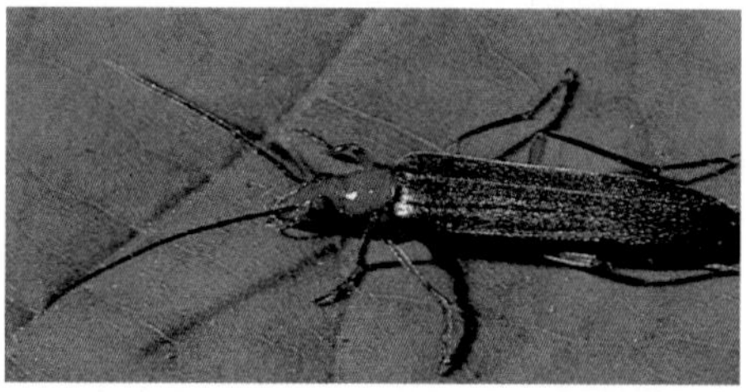

해설

청색하늘소붙이 : 하늘소붙이과에 속하는 딱정벌레로 체장이 약 13mm, 몸이 가늘고 몸은 등황색이고 시초(翅鞘)는 광택성이 있는 암녹색(暗綠色)이다.

37 다음 그림은 진드기를 나타낸 것이다. 이 진드기의 명칭은?

① 모낭진드기　② 옴진드기
③ 털진드기　④ 참진드기
⑤ 물렁진드기

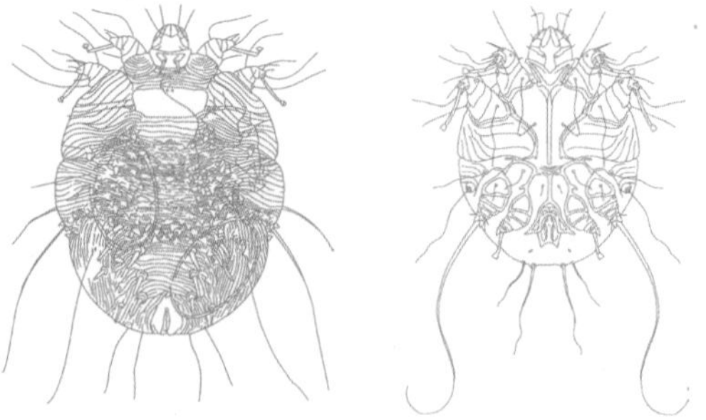

㉠　㉡

해설

① 옴진드기 성충 : ㉠-암컷, ㉡-수컷
② 옴진드기의 다리는 짧고 뭉뚝하며 암컷은 앞쪽 2쌍의 다리 부절에 나 있는 병절 끝에 흡반(吸盤)이 있으며, 수컷은 제1각, 제2각 및 제4각에 모두 병절과 흡반이 있고 제3각의 부절 끝에는 긴털이 있다.

38 **그림과 같은 분(糞)을 배설하는 쥐는?**

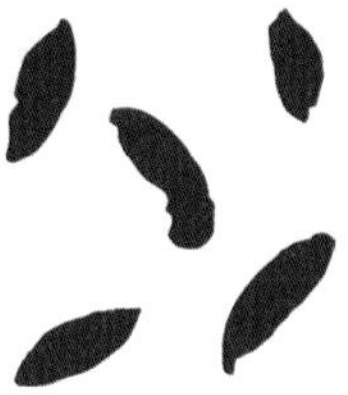

① 지붕쥐 ② 시궁쥐
③ 집쥐 ④ 등줄쥐
⑤ 생쥐

해설 쥐의 분(糞)의 특징
① **시궁쥐** : 길이 2cm정도로 대형이며, 끝이 약간 뾰족하게 끊어져 있다.
② **곰쥐** : 1.3~1.5cm로 약간작고, 끝이 원형이다.
③ **생쥐** : 길이 3~4mm로 소형이며, 쉽게 구별된다.

39 **다음 그림으로 방제할 수 있는 것은?**

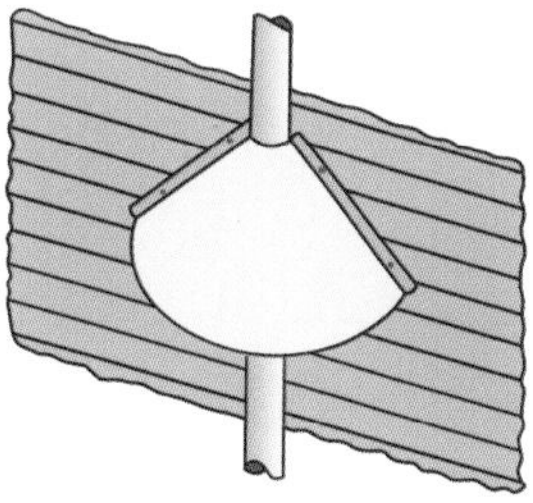

① 쥐 방제
② 바퀴 방제
③ 파리 방제
④ 고양이 방제
⑤ 모기 방제

40 **다음은 분사구(노즐)의 그림이다. 노즐의 명칭은?**

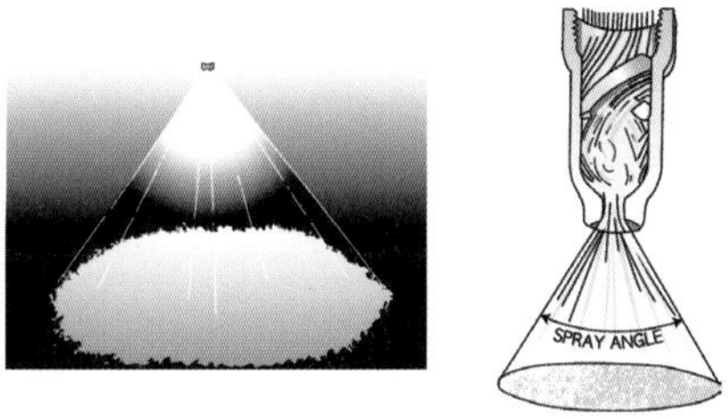

① 수직형
② 부채형
③ 직선형
④ 공중형
⑤ 원추형

제4회 실전모의고사

01	02	03	04	05	06	07	08	09	10
③	②	④	⑤	①	③	②	②	⑤	⑤
11	12	13	14	15	16	17	18	19	20
④	②	③	④	③	①	②	③	③	③
21	22	23	24	25	26	27	28	29	30
②	①	①	②	④	②	⑤	①	④	⑤
31	32	33	34	35	36	37	38	39	40
④	③	④	④	②	①	②	②	①	⑤

제5회 실전모의고사

01 건구온도와 습구온도로 구할 수 있는 것은?

① 불쾌지수 ② 감각온도 ③ 외기온도
④ 기류 ⑤ 습구온도

해설 불쾌지수=(건구온도+습구온도)℃×0.72+40.6

02 기류가 1.5m/sec일 때의 감각온도는?

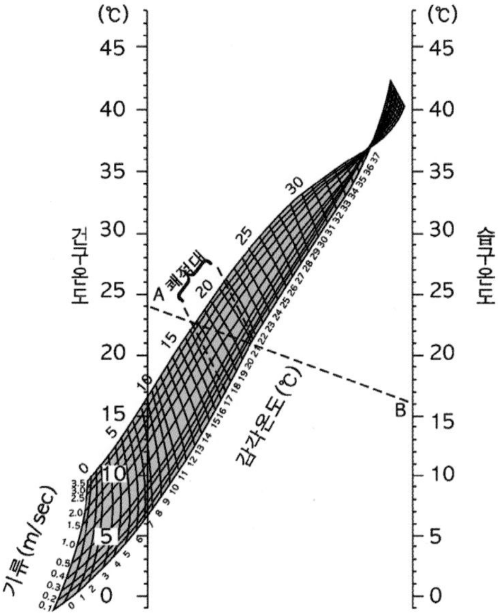

① 15℃
② 19℃
③ 25℃
④ 30℃
⑤ 35℃

03 다음 그림 중 A의 역할은?

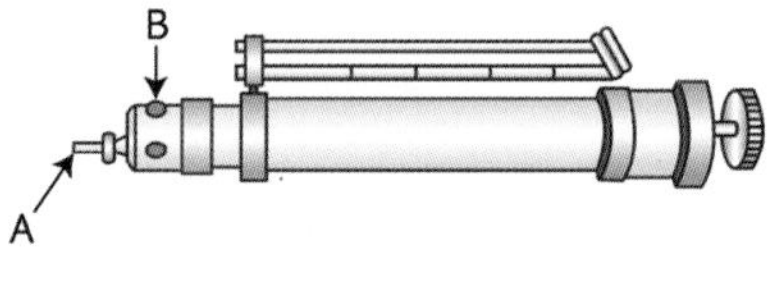

① 가스채취구 ② 검지관 연결구
③ 핸들 ④ 피스톤자루
⑤ 공기주입구

해설 A-검지관 연결구, B-가스채취구

04 다음 그림의 장치로 모을 수 있는 것은?

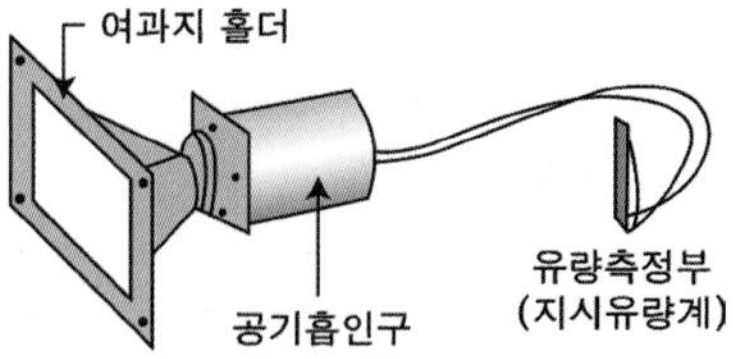

① 총먼지 ② 부유먼지
③ 강하먼지 ④ 아황산가스
⑤ 이산화탄소

05 아래 그림에서 용존산소(DO) 곡선은 어느 것인가?

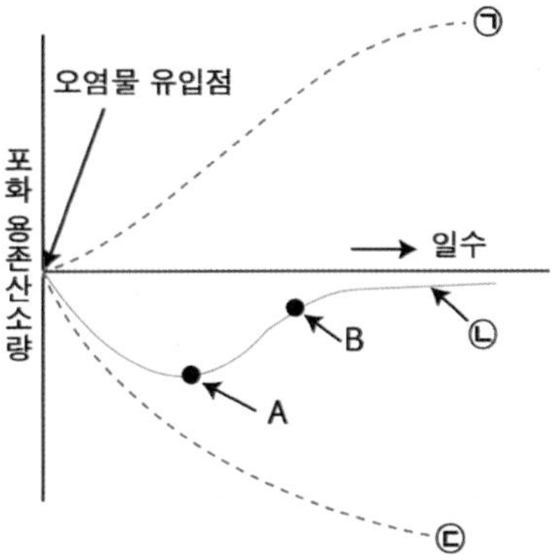

① ㉠
② ㉡
③ ㉢
④ ㉠~㉢
⑤ ㉠~㉡

해설

㉡번 : 용존산소곡선
㉢번 : 재폭기가 없을 때의 산소소비곡선

06 불소검사를 위해 시료를 채취할 때 사용되는 채취병은?

① 유리용기
② 비닐용기
③ 폴리에틸린 용기
④ 유리섬유지
⑤ 플라스틱용기

해설

① 폴리에틸린 용기 : 불소
② 유리용기 : 노르말헥산추출물질, 페놀류, 유기인, PCB, 분원성대장균군, 휘발성저급탄화수소

07 그림은 개각과 입사각의 그림이다. 실내의 적절한 조명을 위해 개각은 몇 도로 하는가?

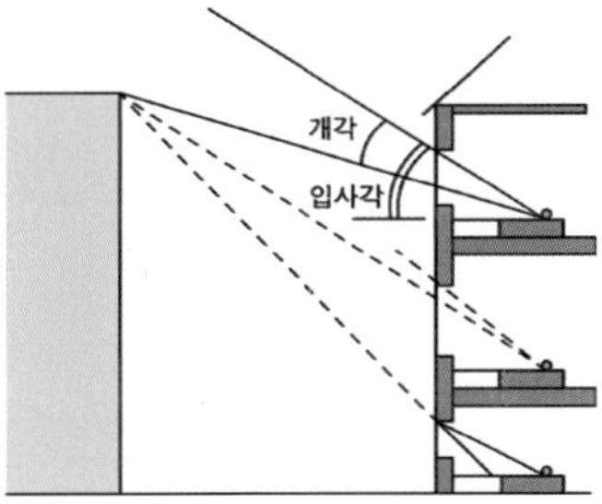

① 4~5°
② 10~15°
③ 15~20°
④ 27~28°
⑤ 28~30°

08 정화조의 처리 순서가 맞게 된 것은?

① 부패조 → 예비여과조 → 산화조 → 소독조
② 부패조 → 예비여과조 → 소독조 → 산화조
③ 예비여과조 → 산화조 → 소독조 → 부패조
④ 예비여과조 → 산화조 →부패조 → 소독조
⑤ 소독조 → 부패조 → 예비여과조 → 산화조

09 다음 그림의 명칭은 무엇인가?

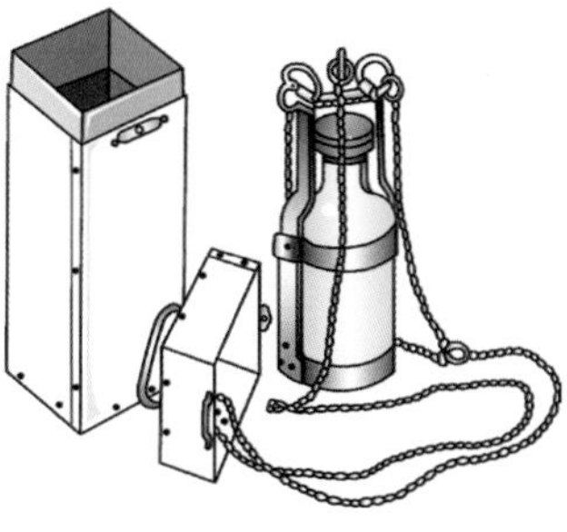

① COD 측정기
② SS 측정기
③ 하이드로 채수기
④ DO 측정기
⑤ BOD 측정기

10 국제표준기구(ISO)가 채택한 전신진동에 대한 인체폭로의 한계 주파수(Hz) 영역은?

① 0.1 ~ 0.8Hz　　② 0.1 ~ 8Hz　　③ 1 ~ 80Hz
④ 4,000Hz　　⑤ 4KHz

해설 국제표준기구(ISO)가 채택한 **전신진동**에 대한 인체폭로의 한계는 1 ~ 80Hz이다.

11 다음 그림은 무엇을 측정하는 기구인가?

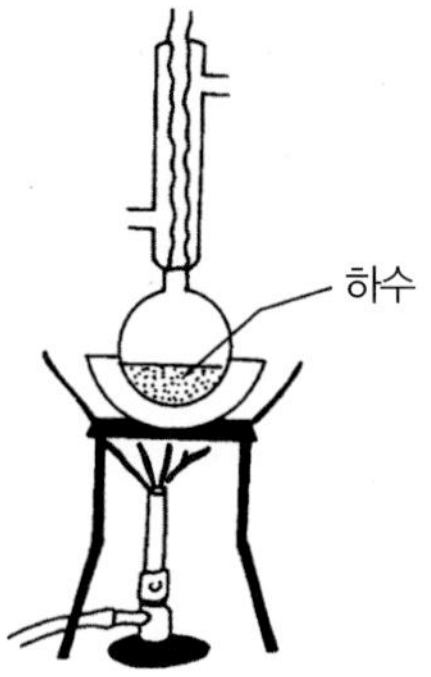

① DO
② NO_3
③ COD
④ SS
⑤ BOD

12 대장균군 추정시험에는 어떤 배지가 필요한가?

① EMB 배지　　② Lactose broth　　③ Nutrient broth
④ Nutrient agar　　⑤ 한천배지

해설 Lactose broth(젖당배지)

13 다음은 생물학적 처리 공정도이다. 2차 처리는 어느 부분을 말하는가?

스크린 →	침사지 →	1차 침전기 →	포기조 →	2차 침전지 →	소독 →	방류
㉠	㉡	㉢	㉣	㉤	㉥	㉦

① ㉠ ~ ㉦　　② ㉠ ~ ㉡　　③ ㉠ ~ ㉢
④ ㉣ ~ ㉤　　⑤ ㉢ ~ ㉦

해설

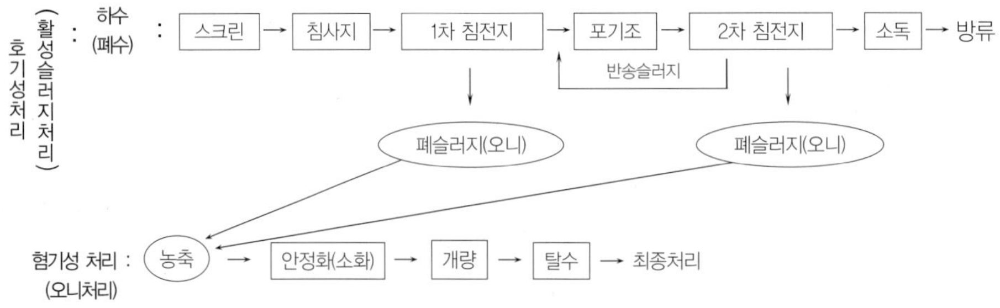

① 1차 처리(물리적 처리 = 예비처리 = 전처리) : 스크린~1차 침전지
② 2차 처리(생물학적 처리 = 본처리) : 포기조~2차 침전지
※ 활성슬러지 처리공정의 순서는 바뀌지 않고 처리수의 종류에 따라 거치지 않는 공정이 있을 수 있다.

14 휘발성유기화합물(VOC)를 측정할 수 있는 방법은?

① 데포지게이지법
② 원자흡광도법
③ 흡광도법
④ 가스크로마토그래피법(G.C)
⑤ 하이볼륨에어 샘플러법

15 pH의 범위가 아닌 것은?

① pH 1
② pH 3
③ pH 7
④ pH 14
⑤ pH 15

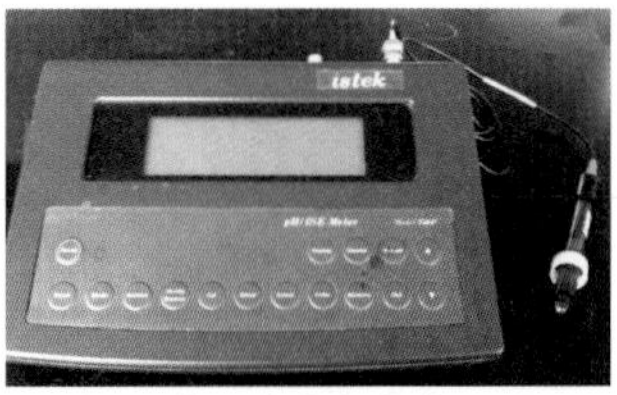
[pH미터기 사진]

16 먹는물에서 "다이아지논"이 높게 나왔다. 원인은?

① 농약
② 대장균
③ 바이러스
④ 곰팡이
⑤ 세균

17 단란주점에서 객장 안에 칸막이를 설치할 경우 칸막이의 높이는 몇 m로 하여야 하는가?

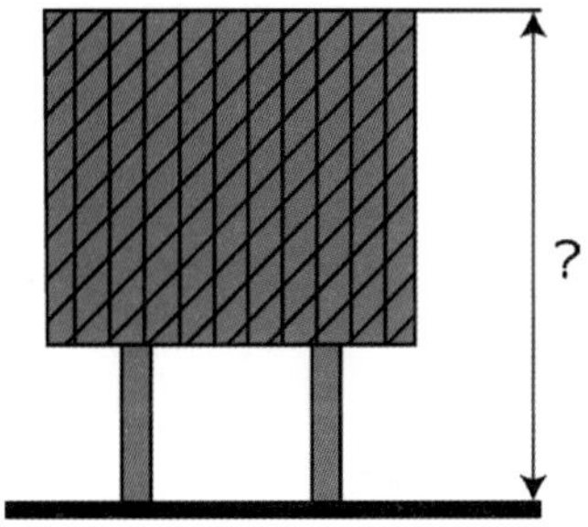

① 0.5m 미만
② 1.5m 이상
③ 1.5m 미만
④ 2.0m 이하
⑤ 3.0m 이하

해설

단란주점 영업시 고려사항 : 객장 안에는 1.5m 미만의 칸막이를 설치할 수 있다. 이 경우 2면 이상을 완전히 차단하지 아니하여야 하고, 다른 객석에서 내부가 서로 보이도록 하여야 한다.

18 다음 그림에서 "C"에 들어가는 식품의 종류는?

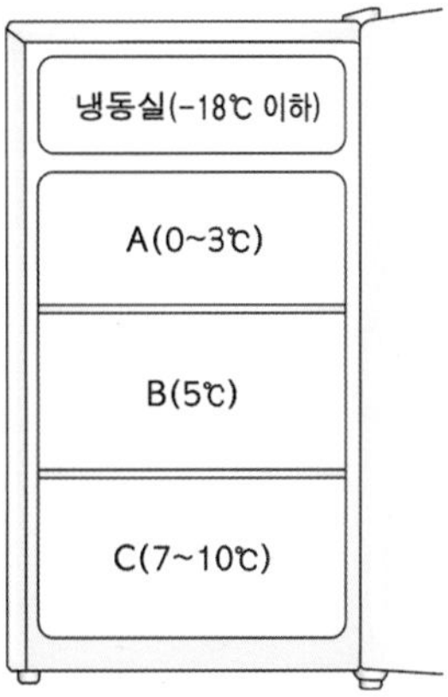

① 육류, 어류
② 유지가공품
③ 과채류
④ 건어물류
⑤ 음료류

19 **다음 내용 중에서 신선한 어류의 조건에 해당하지 않는 것은?**

① 눈의 빛깔은 청정하다.
② 아가미의 색은 선홍색이다.
③ 항문은 열려 있다.
④ 육질은 탄력이 있다.
⑤ 비늘 상태는 광택이 난다.

20 **손에 상처를 입어 염증이 생긴 식품취급자가 조리를 할 때 나타날 수 있는 식중독 현상은?**

① 비브리오 식중독
② 살모넬라 식중독
③ 보툴리누스 식중독
④ 포도상구균 식중독
⑤ 장염비브리오 식중독

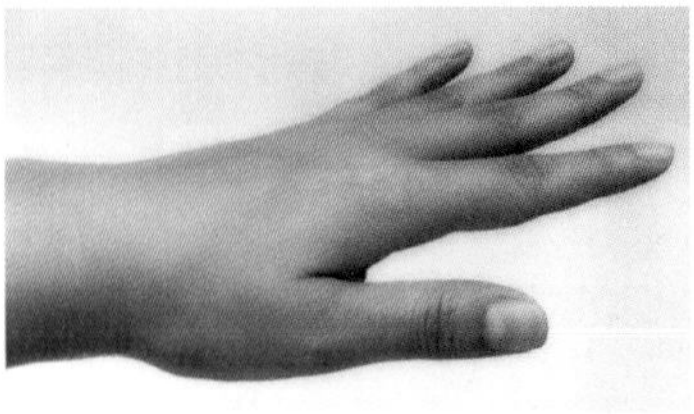

21 **다음 그림이 갖고 있는 독소의 성분은 어느 것인가?**

① Tetrodotoxin
② Solanine
③ Muscarin
④ Saxitoxin
⑤ Venerupin

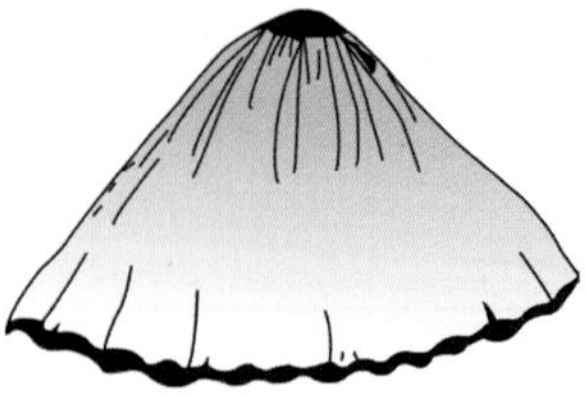

[섭조개]

해설

① 대합조개, 섭조개, 홍합 : 삭시톡신(Saxitoxin)
② 모시조개, 바지락조개, 굴 : 베네루핀(Venerupin)

22 **채소밭을 맨발로 걸어갈 때 감염되기 쉬운 기생충은 어느 것인가?**

① 선모충
② 요충
③ 편충
④ 구충
⑤ 회충

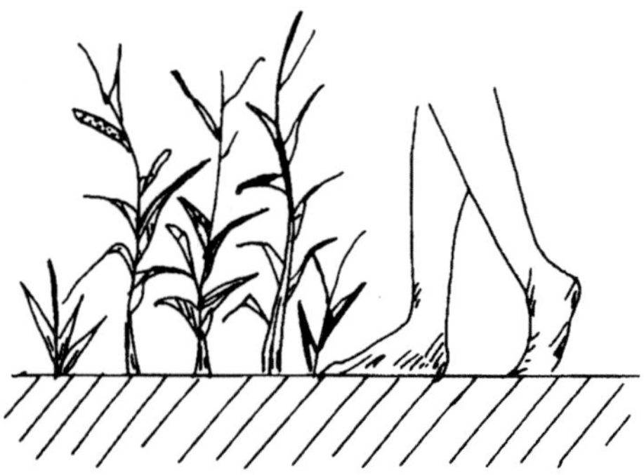

해설

구충 : 피부감염(경피감염)

23 식중독을 일으키는 세균 중 그림과 같이 편모가 하나인 세균은?

① 황색포도상균
② 살모넬라균
③ 장염비브리오균
④ 병원성대장균
⑤ 보툴리누스균

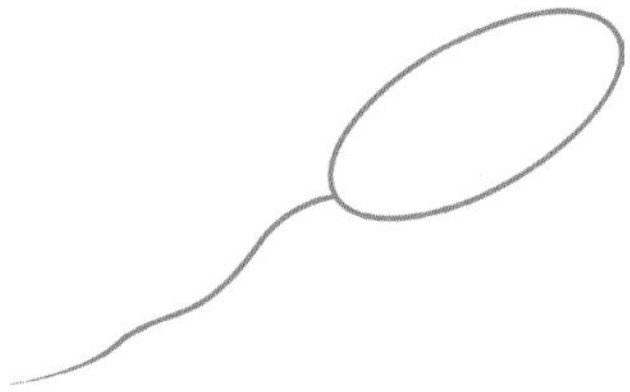

해설

황색포도상균-무편모, 살모넬라균-주모균, 장염비브리오균-단모균, 병원성대장균-주모균

24 우유 응고여부를 판정하는 시약은?

① 에탄올 ② 오존 ③ 요오드
④ 산소 ⑤ 황산

25 다음 그림은 11% 식염수(NaCl)에 계란을 담근 것이다. 가장 신선한 것은 어느 것인가?

① ㉠
② ㉡
③ ㉢
④ ㉣
⑤ ㉠~㉡

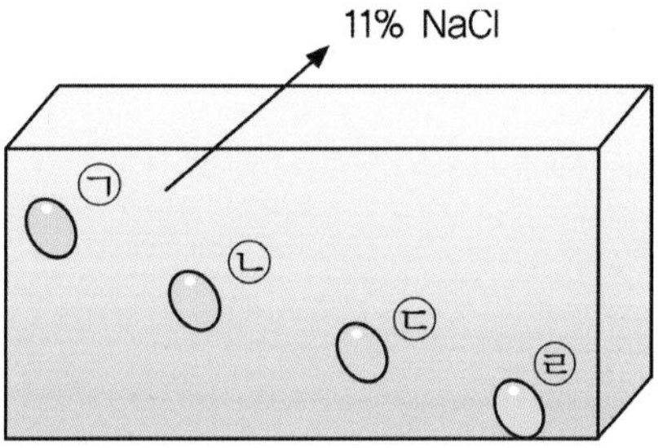

26 다음 그림과 관계있는 기생충은?

① 간흡충
② 회충
③ 유구조충
④ 구충
⑤ 광절열두조충

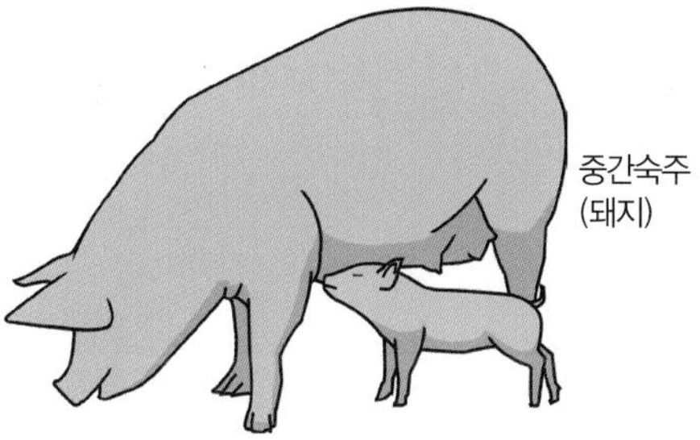

27 다음 세균의 형태는 곤봉상태이다. 그림에 해당하는 균은 어느 것인가?

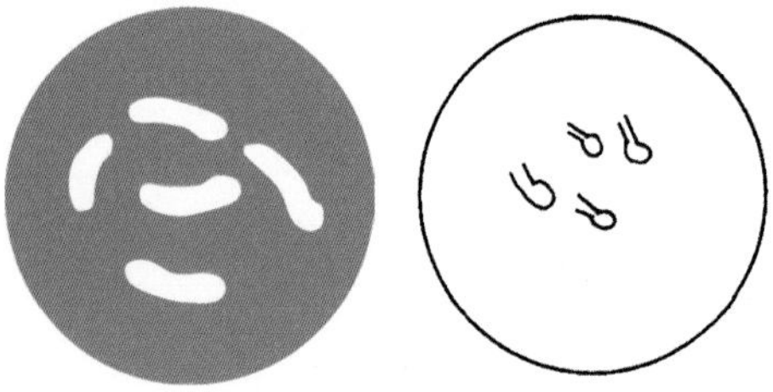

① 디프테리아
② 이질균
③ 포도상구균
④ 비브리오균
⑤ 홍역균

해설

① 디프테리아균 : 곤봉형 간균
② 디프테리아균은 곤봉상, 수지상, 과립상의 여러 형이 있다.

28 건열멸균기에 넣지 말아야 할 것은?

① 플라스틱류 ② 초자기구 ③ 도자기
④ 배지 ⑤ 유리 제품

해설

건열멸균 : 유리제품, 금속성, 도자기제품 등의 기구류를 멸균하는 데 사용된다.

29 쓰레기장의 파리방제에 사용되는 입자의 크기는?

① 10～15μm ② 20～30μm ③ 25～30μm
④ 50～100μm ⑤ 30～40μm

해설 미스트(mist)

① 분사되는 살충제 입자가 50～100인 경우를 미스트라 한다.
② 모기, 독나방유충, 파리, 진드기, 벼룩 등의 방제를 위해 풀숲, 늪, 공원, 쓰레기처리장 등에 살포하고, 모기발생장소에 살포하면 성충과 유충을 동시에 방제할 수 있다.

30 유문등으로 방제 가능한 것은?

① 나방 ② 파리 ③ 바퀴
④ 벼룩 ⑤ 빈대

해설

독나방의 방제 : 독나방은 강한 추광성(趨光性)이 있어 전등빛에 유인되어 실내로 들어온다. 독나방을 손으로 잡거나, 쳐서 죽이는 것은 독모를 사방에 흩어지게 하므로 위험하다. 따라서 실내에 침입하였거나 벽에 앉아 있을 때에는 전등을 끄고 밖을 밝게 하여 옥외로 유인하거나 물에 적신 휴지로 덮어서 잡는다.

31 벌초나 등산 시 쏘여서 치사하는 것은?

① 호박벌 ② 땅벌 ③ 등에
④ 파리 ⑤ 왕모기

해설

① 우리나라에서는 주로 말벌, 장수말벌, 털보말벌, 땅벌 등이 전국에서 인체에 피해를 주며, 특히 땅벌에 쏘이는 경우가 많다.
② 8월 또는 9월에 땅벌의 둥지를 잘못 건드리면 집단공격을 받아 사망한 예도 있다.
③ 독침은 산란관이 변형된 것이기 때문에 암컷만 가지고 있다.

32 다음은 어느 바퀴의 난협(egg capsule)인가?

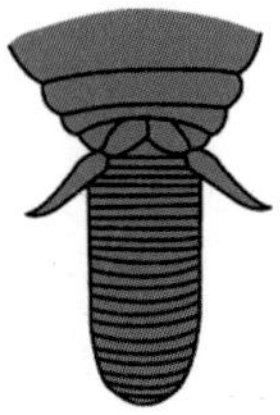

① 독일바퀴
② 먹바퀴
③ 미국바퀴
④ 이질바퀴
⑤ 검정바퀴

해설

난협을 달고 있는 독일바퀴의 복부말단부위(복면)이다.

33 다음 그림의 알은 어느 곤충을 나타낸 것인가?

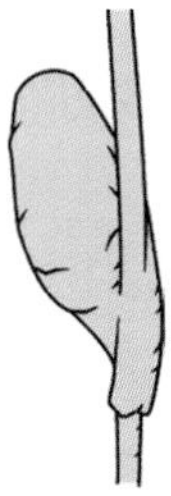

① 머릿니
② 쥐벼룩
③ 빈대
④ 독일바퀴
⑤ 독나방

34 그림은 어떤 파리의 유충인가?

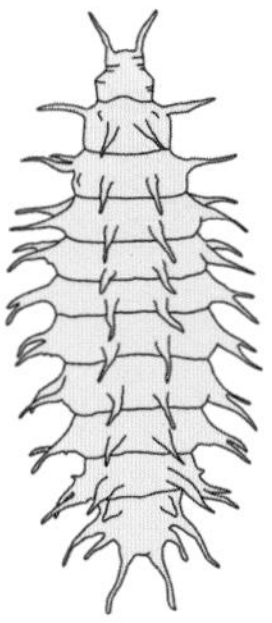

① 집파리
② 딸집파리(아기집파리)
③ 큰집파리
④ 체체파리
⑤ 쉬파리

해설 딸집파리(아기집파리)의 유충

① 특유한 형태를 하고 있어 쉽게 구별할 수 있다.
② 길이가 5~6mm의 난형(卵形)으로 상하 편평(扁平)하다.
③ 딸집파리의 유충은 각 체절에 현저하게 돌출되어 있는 여러 쌍의 육질돌기(肉質突起)가 있다.

35 다음 그림은 무슨 일을 하는 장면인가?

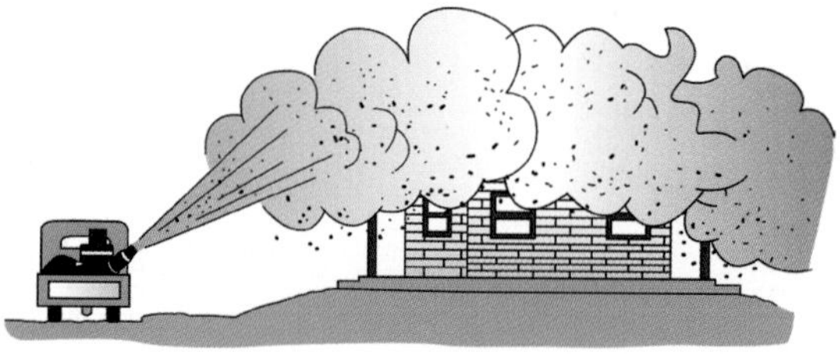

① 잔류분무
② 공간연무
③ 극미량 연무
④ 훈증연무
⑤ 가열연무

해설 극미량 연무 : 노즐을 45° 각도로 상향 고정한다.

36 싱크대 부분이나 좁은 틈에 사용되는 분무(노즐)형태는?

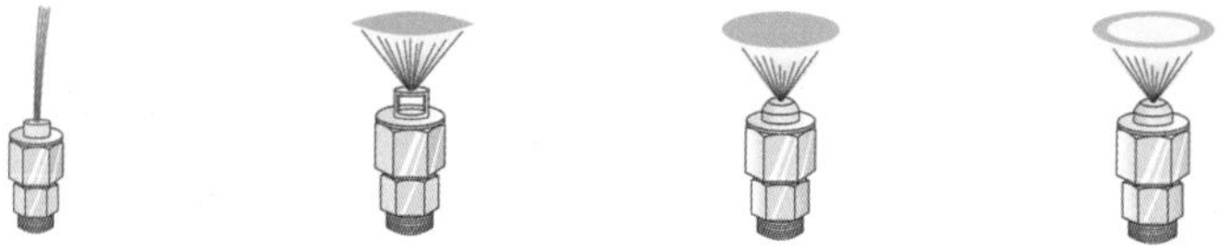

해설 노즐의 종류
①번-직선형 : 해충(바퀴 등)이 숨어 있는 좁은 공간 깊숙이 분사할 때 사용한다.
②번-부채형, ③번-원추형, ④번-공중원추형

37 무즐치 벼룩은 어느 것인가?

① 유럽쥐벼룩 ② 열대쥐벼룩 ③ 개벼룩
④ 장님쥐벼룩 ⑤ 고양이 벼룩

해설
① 무즐치 벼룩 : 사람벼룩, 모래벼룩, 좀닭벼룩, 열대쥐벼룩
② 즐치벼룩 : 개벼룩, 고양이벼룩, 장님쥐벼룩, 유럽쥐벼룩

38 다음 그림은 곤충 외피의 구조를 나타낸 것이다.
표피층을 생성하는 층은?

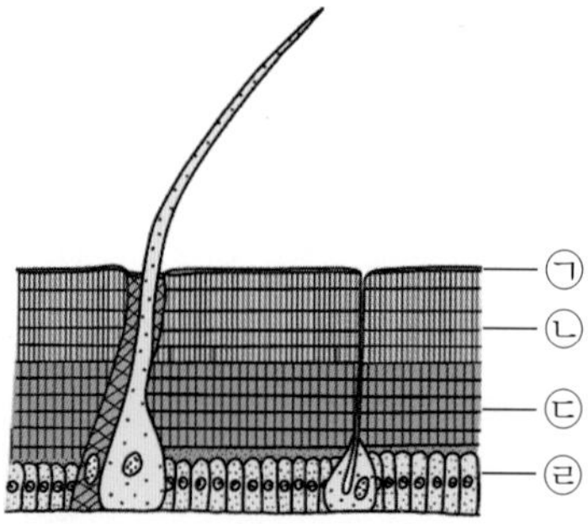

① ㉠
② ㉡
③ ㉢
④ ㉣
⑤ ㉠~㉣

해설
① 곤충의 외피구조 : ㉠-외표피, ㉡-외원표피, ㉢-내원표피, ㉣-진피층
② 진피층 : 진피세포(epitherial cell)로 형성되어 있는데 표피층을 생성하며 일부는 변형되어 극모(satae) 등을 형성하는 조모세포(造毛細胞, trichogen)로 되어 있다.

39 다음 그림은 어떤 변태를 보여주는가?

① 완전변태
② 불완전변태
③ 무변태
④ 점변태
⑤ 총변태

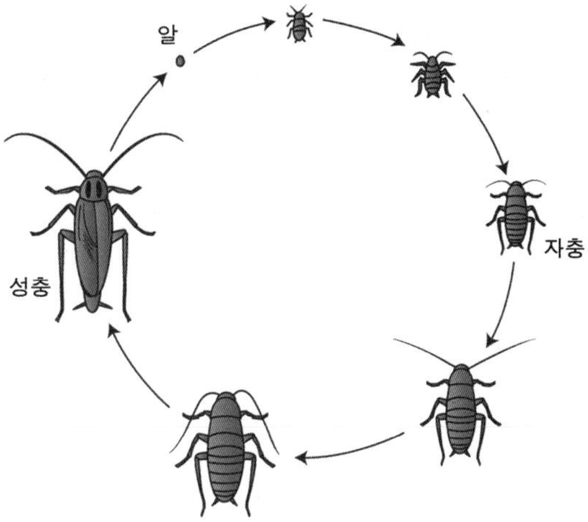

해설

① 불완전변태
㉮ 발육단계 : 알-유충-성충
㉯ 종류 : 이, 바퀴, 빈대, 진드기 등
② 완전변태
㉮ 발육단계 : 알-유충-번데기-성충
㉯ 종류 : 모기, 파리, 벼룩, 나방, 등에 등

40 다음 그림과 같은 주둥이를 가지고 있으며 흡혈하지 않는 모기는?

① 집모기과
② 학질모기아과
③ 왕모기아과
④ 숲모기아과
⑤ 작은빨간집모기

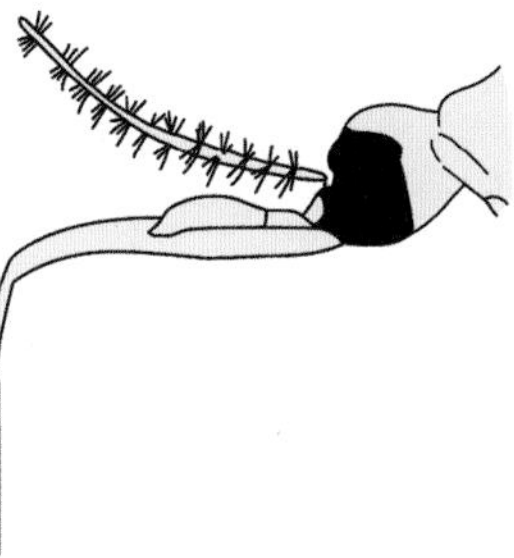

〈참고〉 변경된 내용은 "크라운출판사 홈페이지(www.crownbook.com) ⇒ 학습자료실"을 참고하기 바람

제5회 실전모의고사

01	02	03	04	05	06	07	08	09	10
①	②	②	②	②	③	①	①	③	③
11	12	13	14	15	16	17	18	19	20
③	②	④	④	⑤	①	③	③	③	④
21	22	23	24	25	26	27	28	29	30
④	④	③	①	④	③	①	④	④	①
31	32	33	34	35	36	37	38	39	40
②	①	①	②	③	①	②	④	②	③

최종 실전모의고사

> ※ 유의사항
> ① 1번부터 40번까지 관련된 **그림**및 **사진**은 **40번 문제**의 **하단**에 **편집**되어 있음
> ② 그림 및 사진을 보고 문제를 풀기 바람

01 **용액 100g 중 성분용량(ml)을 백분율로 표시하는 기호로 옳은 것은?**

① V/V% ② V/W% ③ W/W%
④ ppm% ⑤ ppb%

해설

① 용액 100ml 중의 성분용량(ml)을 표시할 때의 백분율 : V/V%
② 용액 100g 중 성분용량(ml)을 표시할 때의 백분율 : V/W%

02 **다음 중 폐암을 유발하는 석면을 측정하는 시험방법으로 옳은 것은?**

① 자외선 형광법 ② 위상차현미경
③ 비분산 적외선 분석법 ④ 가스크로마토그래프법
⑤ 원자흡광광도법

03 **온열인자 중 다음 기구 T′로 측정할 수 있는 것은?**

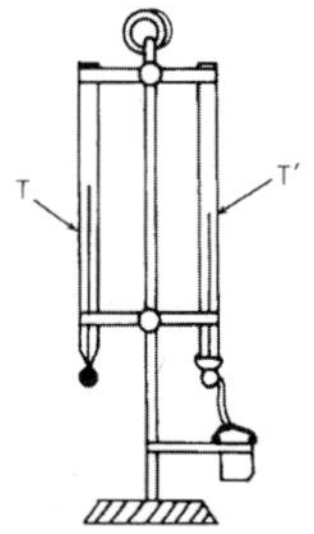

① 기온
② 기습
③ 수온
④ 복사열
⑤ 기류

04 **다음의 기기를 사용하여 공기 중에 있는 PM-10을 측정하는 방법으로 옳은 것은?**

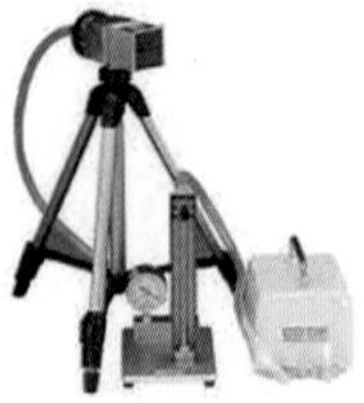

① 광투과법
② 광형광법
③ 고용량 공기포집법
④ 흡광광도법
⑤ 저용량 공기포집법

해설

로볼륨에어샘플러법 : 10μm 이하(미세먼지)의 입자상 물질을 포집하는 데 이용된다.

05 "음"이 진행하는 방향과 수직이 되는 단위면적을 단위시간에 통과하는 음의 에너지를 나타내는 것은?

① 변위 ② 진폭 ③ 파장
④ 주파수 ⑤ 음의 세기

해설

① 변위(displacement) : 위치의 변화량, 물체가 위치를 바꿈 또는 그 크기나 방향을 나타내는 양
② 진폭(amplitude) : 진동하는 물체에서, 그 정지한 위치에서 진동의 좌우 극점에 이르기까지의 변위를 진폭이라 한다. 단위는 길이 또는 각도로 나타낸다.
③ 파장(wavelength) : 1주기(cycle) 동안에 음압이 전파된 거리를 파장이라 한다. 단위는 m 또는 cm를 사용한다.
④ 주파수(frequency) : 전파나 음파 등이 1초 동안 진동하는 횟수를 말하며, 고주파와 저주파의 두 가지가 있으며, 단위는 Hz(헤르츠)를 사용한다.
⑤ 음의 세기(sound intensity)
㉮ 음의 세기는 음이 나아가는 방향에 대해서 직각인 단위면적을 통해 단위시간에 흐르는 소리에너지를 말한다. 단위는 W/cm^2로 또는 W/m^2로 표현한다.
㉯ 음의 세기는 음파의 진행 방향에 직각인 단위면적을 1초 동안 통과하는 에너지양으로 나타낸다.

06 "사진 6"의 소음계는 측정자의 몸에서 최소 몇 m 이상 떨어져야 하는가?

① 0.4m ② 0.5m ③ 0.8m
④ 0.9m ⑤ 1.5m

07 다음의 기기로 측정할 수 있는 항목으로 옳은 것은?

① 염소농도
② 오존
③ 색도
④ 탁도
⑤ pH(수소이온농도)

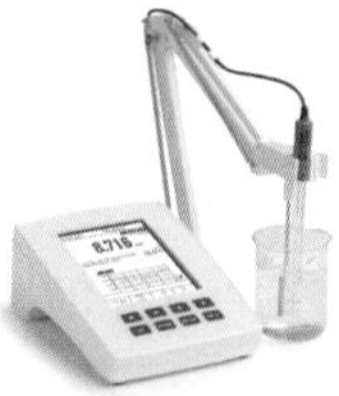

08 「대기오염공정시험기준」상 다음의 원자흡수분광광도계(AAS)로 측정할 수 있는 물질은?

① 구리
② 농약
③ 유기염소계농약
④ 색도
⑤ 계면활성제

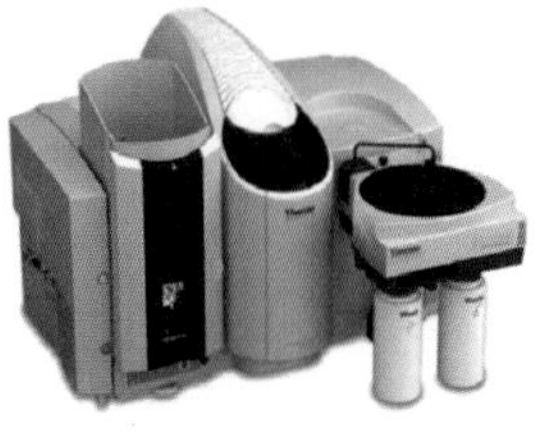

해설 환경대기 중 금속화합물

(1) 목적

대기 중의 금속 측정의 주된 목적은 유해성 금속 성분에 대한 위해도 평가로써 주로 호흡을 통해 인체에 노출되며, 이 경우, 주요 측정 대상 금속은 니켈, 비소, 수은, 카드뮴, 크롬, 구리 등과 같은 발암성 금속 성분과 납, 아연 등이 포함된다. 또한 나트륨, 칼슘, 규소 등과 같은 항목은 인체의 위해성은 없으나 먼지 오염의 제어를 위해 모니터링되기도 한다. 대기 중 부유먼지에 함유된 금속에 대한 정확한 측정 결과는 대기질 관리를 위한 정책 수립의 기본 자료로써 활용된다.

(2) 적용 가능한 시험방법

대기 중 금속분석을 위한 시료는 적절한 방법으로 전처리하여 기기 분석을 실시한다. 금속별로 사용되는 기기분석 방법은 표 1과 같으며, 원자흡수분광법을 주시험방법으로 한다. 원자흡수분광법, 유도결합플라스마 원자발광분광법, 자외선/가시선 분광법의 정량 범위 및 방법검출한계는 항목별 시험방법에 제시되어 있다.

09 다음 폐수처리 방법 중 화학적 처리 방법으로 옳은 것은?

① 침강법　　② 부상법　　③ 소화법
④ 활성슬러지법　　⑤ 이온교환법

10 「먹는물공정시험기준」상 먹는물의 저온일반세균 측정에서 즉시 시험할 수 없는 경우 시료를 보관할 때의 온도와 최대 보존시간은?

① 4℃, 24시간　　② 5℃, 24시간　　③ 15℃, 12시간
④ 16℃, 16시간　　⑤ 20℃, 13시간

해설

먹는물수질공정시험기준 중 저온일반세균-평판집락법

시료 채취 및 관리 : 멸균된 시료용기를 사용하여 무균적으로 시료를 채취하고 즉시 시험하여야 한다. 즉시 시험할 수 없는 경우에는 빛이 차단된 4℃ 냉장 보관 상태에서 24시간 이내에 시험하여야 한다.

11 "그림 11"은 경도를 측정하는 기구이다. 경도의 단위로 옳은 것은?

① cm/m^3　　② mg/l　　③ m/Sm^3
④ mg/m^2　　⑤ $\mu l/l$

12 하수처리는 물리적 · 화학적 · 생물학적 처리로 분류한다. 다음 하수처리의 계통도 ㉠~㉤ 중 물리적 처리의 구간으로 옳은 것은?

① ㉠
② ㉡
③ ㉢
④ ㉣
⑤ ㉤

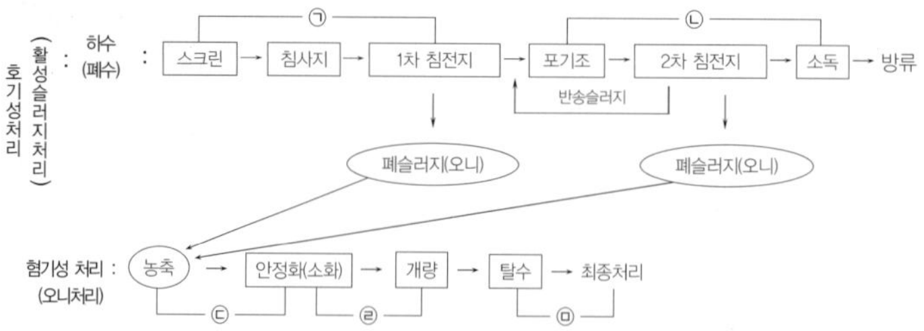

13 「수질오염공정시험기준」상 하천수의 DO를 적정법으로 측정할 때 종말점에서 나타나는 색의 변화로 옳은 것은?

① 청색 → 황색 ② 무색 → 홍색 ③ 청색 → 무색
④ 청색 → 홍색 ⑤ 적색 → 청색

14 다음의 기구로 채취할 수 있는 것은?

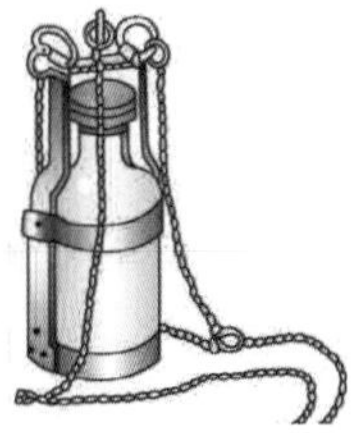

① 물 ② 토양
③ 폐기물 ④ 우유
⑤ 공기

15 다음 보기의 (   ) 안에 들어갈 내용으로 옳은 것은?

「식품위생법」상 조리장에는 주방용 식기류를 소독하기 위한 (   ) 또는 전기살균 소독기를 설치하여야 한다.

① 적외선 ② 감마선 ③ 알파선
④ 자외선 ⑤ 가시광선

16 식품의 부패 판정 중 화학적 검사방법으로 옳은 것은?

① 관능검사 ② 세균수검사 ③ 점도 측정
④ 색도 측정 ⑤ pH 측정

17 다음 중 손 소독에 효과적인 역성비누의 성분으로 옳은 것은?

① 4급 암모늄염 ② 오존화합물 ③ 지방족화합물
④ 요드화합물 ⑤ 단백질화합물

18 다음 우유 살균의 North 도표에서 화살표 ㉠은 어떤 균을 사멸하는 것인가?

① 대장균
② 결핵균
③ 장티푸스균
④ 연쇄상구균
⑤ 디프테리아균

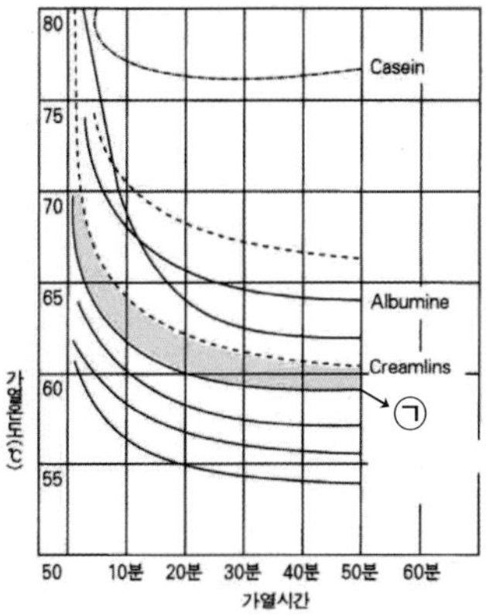

19 다음 소독방법 중 비가열 멸균법에 해당하는 것은?

① 화염멸균　② 자비멸균　③ 습열멸균
④ 고압증기멸균　⑤ 방사선조사멸균

20 다음 중 피펫 등 유리기구의 멸균에 사용되는 방법으로 옳은 것은?

① 건열멸균법　② 방사선멸균법　③ 저온살균법
④ 고온살균법　⑤ 초고온살균법

21 편모는 운동성을 나타낸다. 다음의 사진과 같이 주모성 편모를 가진 식중독균으로 옳은 것은?

① 콜레라균
② 장구균
③ 살모넬라균
④ 포도상구균
⑤ 장염비브리오균

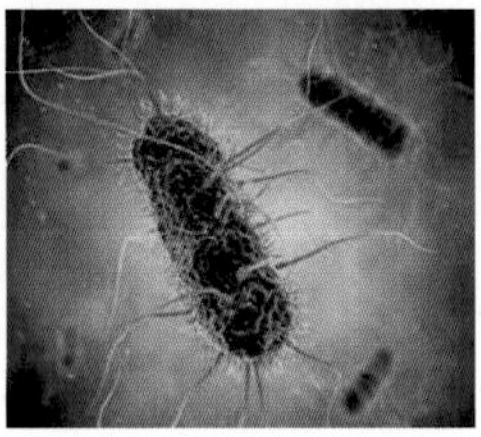

22 살모넬라균을 그람염색시 나타나는 색으로 옳은 것은?

① 황색　② 흑색　③ 적색
④ 보라색　⑤ 녹색

23 세균에 의한 식중독 중 다음 사진의 식중독균이 생산하는 독소는?

① 시큐톡신(cicutoxin)
② 고시풀(gossypol)
③ 테트로도톡신(tetrodotoxin)
④ 엔테로톡신(enterotoxin)
⑤ 뉴로톡신(neurotoxin)

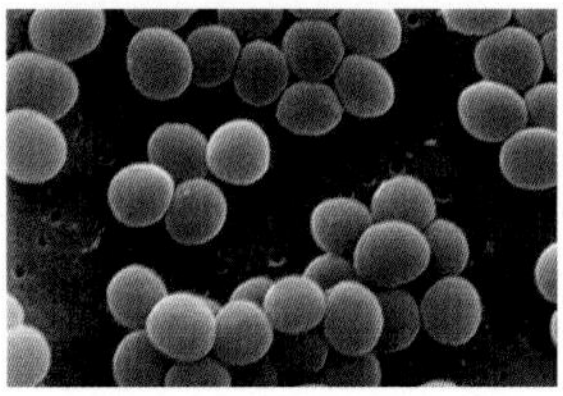

24 다음 〈보기〉에 해당하는 기생충으로 옳은 것은?

> • 감염 : 사람에게 감염은 고양이의 분변(우시스트(Oocyst)가 섞인)에 오염된 음식물이나 돼지고기 생식에 의해 감염
> • 감염 : 개, 고양이의 배설물에 오염된 식품을 섭취할 때 감염
> • 증상 : 오한, 두통, 발열, 폐염, 초생아는 뇌수막염, 소아는 뇌염 등
> • 증상 : 임신초기에 선천적으로 감염 된 태아는 사망, 유산, 조산, 기형 등을 유발

① 톡소플라스마　② 페디스토마　③ 아메리카구충
④ 동양모양선충　⑤ 간디스토마

25 사진과 같이 편모가 없는 균으로 옳은 것은?

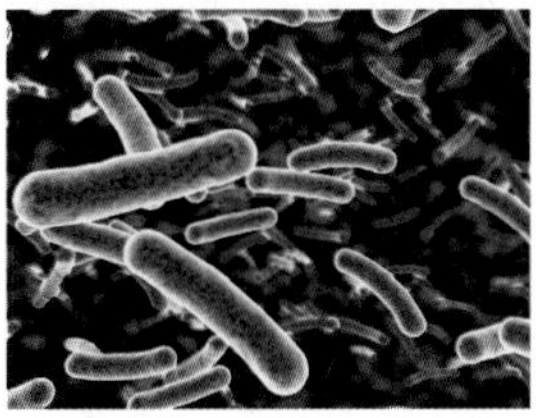

① 장염비브리오균
② 캠필로박터균
③ 세균성이질균
④ 장티푸스균
⑤ 여시니아균

해설
세균성이질균 : Gram음성, 간균, 호기성이며 운동성이 없고, 아포와 협막을 갖지 않는다.

26 다음 그림은 어느 기생충의 생활사를 나타낸 것인가?

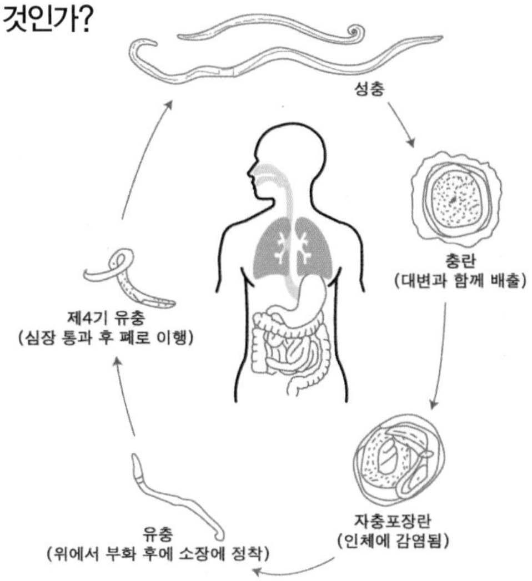

① 회충
② 간흡충
③ 요충
④ 편충
⑤ 구충

해설
회충의 형태 : 암컷은 길쭉하고,
수컷은 후단이 복측으로 말려 있다.
※ "위생사 실기시험문제"
제3장 식품위생학, 식품과 감염병, 회충 그림 참고

27 식품을 제조 · 가공하는 시설의 작업장 내벽은 바닥으로부터 몇 미터까지 밝은색의 내수성 설비로 해야 하는가?

① 1m ② 1.5m ③ 2m
④ 2.5m ⑤ 3m

28 아포를 형성하는 인수공통감염병 중 피부 상처, 호흡기 등으로 침입하는질병으로 옳은 것은?

① 파상열 ② 탄저균 ③ 뇌염균
④ 돼지단독균 ⑤ 병원성 대장균

29 곤충의 촉각은 분류학상 중요하다. "그림 29" 곤충의 촉각 형태로 옳은 것은?

① 곤봉상 ② 편상 ③ 사상
④ 새엽상 ⑤ 즐치상

30 "그림 30"의 "○로 표시한 부분"에서 군무를 하며 암컷과 교미를 하는 곤충으로 옳은 것은?

① 파리
② 벌
③ 모기
④ 나방
⑤ 등에

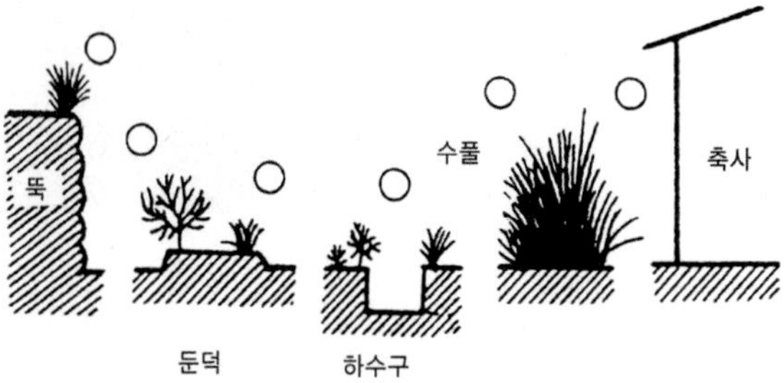

31 다음의 사진은 뎅기열을 매개한다. 모기의 명칭으로 옳은 것은?

① 숲모기
② 작은빨간집모기
③ 흰줄숲모기
④ 중국얼룩날개모기
⑤ 왕모기

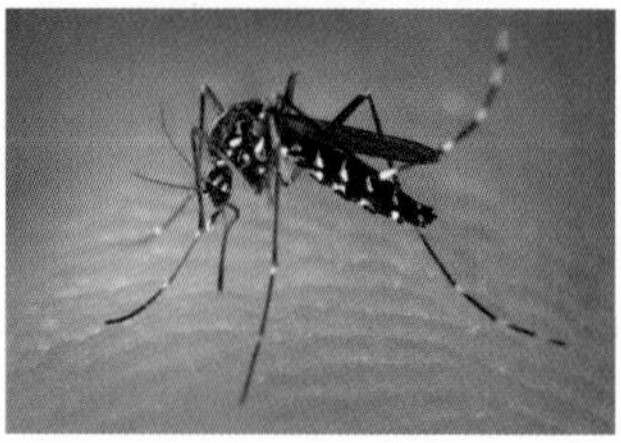

32 "그림 32"의 곤충은 소화기계 전파에 중요한 매개체 역할을 한다. 욕반이 있는 위치로 옳은 것은?

① A　② B　③ C
④ D　⑤ E

33 다음 곤충은 사람에게 2차적 세균성 감염을 유발한다. 그림의 위생곤충으로 옳은 것은?

① 진드기
② 몸이
③ 등에
④ 거미
⑤ 사면발이

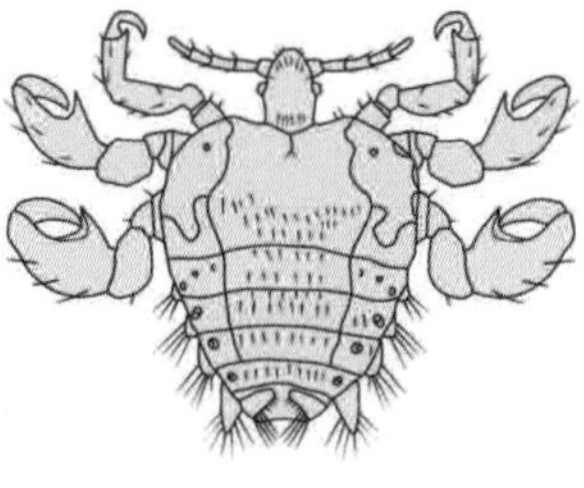

34 다음 그림은 어느 곤충의 알(egg)인가?

① 모기
② 등에
③ 파리
④ 빈대
⑤ 바퀴

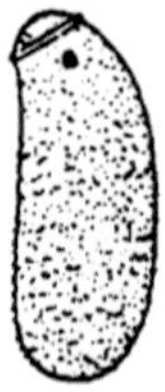

35 다음 그림의 쥐는 살서제를 이용하여 구제한다. 쥐를 숙주로 하는 위생곤충으로 옳은 것은?

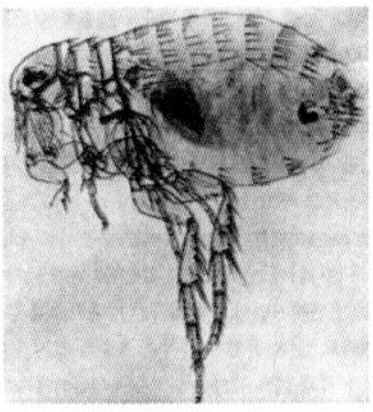

① 쥐며느리
② 벼룩
③ 이
④ 바퀴
⑤ 모기

36 독나방은 독모(100μm)를 갖고 있다. 다음의 사진 중 독나방의 성충으로 옳은 것은?

①
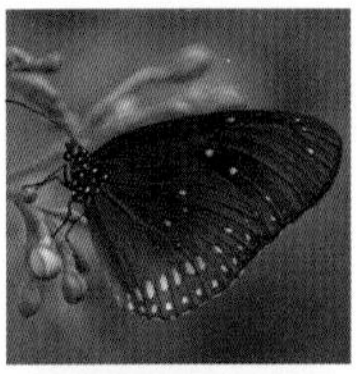
②
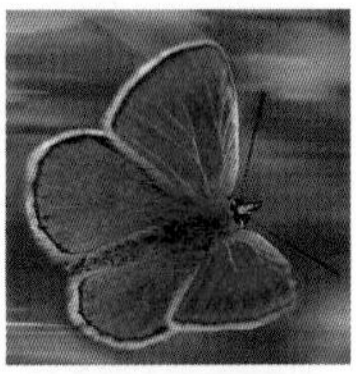
③
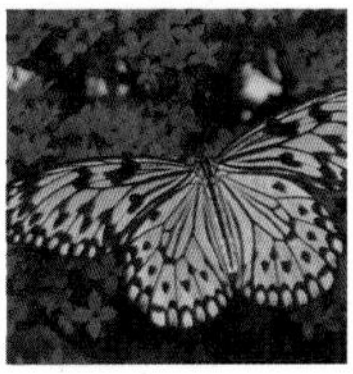
④
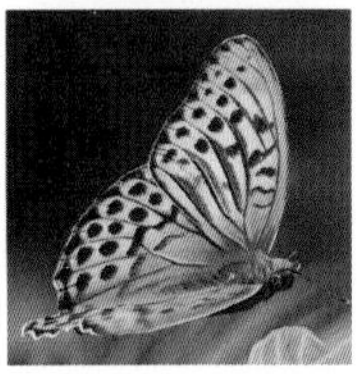
⑤
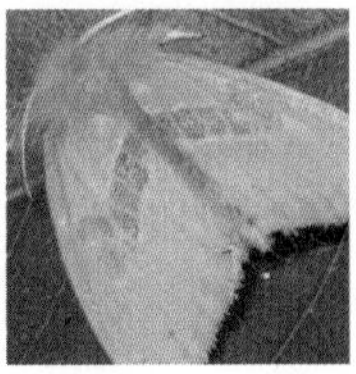

37 개미에 물리면 심한 통증과 발적현상을 수반한다. "사진 37"에 제시된 개미의 방제방법으로 옳은 것은?

① 공간살포 ② 훈증법 ③ 독먹이법
④ 트랩법 ⑤ 도포제법

38 진드기목은 4아목으로 분류한다. 다음 그림의 진드기가 속하는 아목으로 옳은 것은?

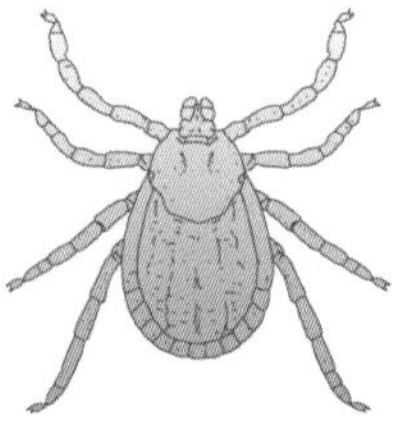

① 당기문아목
② 무기문아목
③ 전기문아목
④ 중기문아목
⑤ 후기문아목

해설
참진드기는 후기문아목에 속한다.

39 **다음 사진 속 동물을 생물학적 방제방법을 이용할 때 천적으로 옳은 것은?**

① 고니
② 노루
③ 족제비
④ 고라니
⑤ 오리

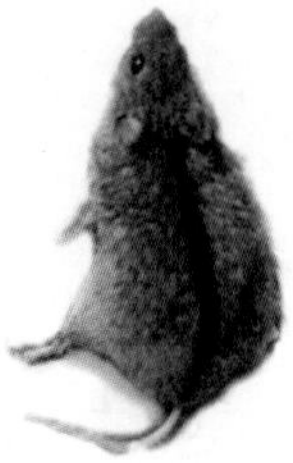

해설

들쥐(등줄쥐)의 천적 : 족제비, 개, 고양이, 말똥가리, 부엉이, 뱀 등

40 **다음 사진은 실내에서 위생곤충을 방제하는 모습이다. 방제방법으로 옳은 것은?**

① 잔류분무법
② 가열살균법
③ 훈연법
④ 가열연무법
⑤ 공간살포법

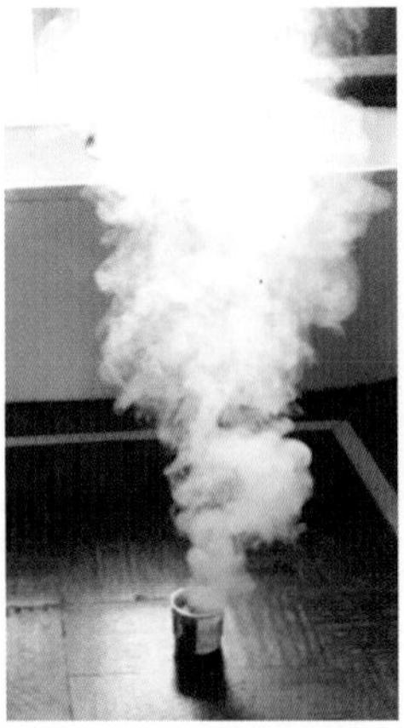

최종 실전모의고사 그림

아래의 그림은 **1번부터 40번**에 해당하는 **그림**을 수록한 것임

그림 6

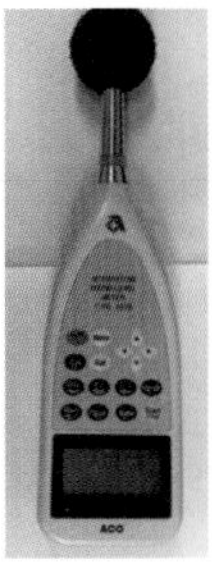

그림 11

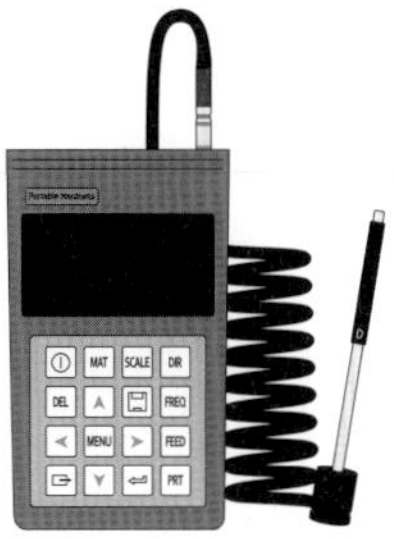

그림 29

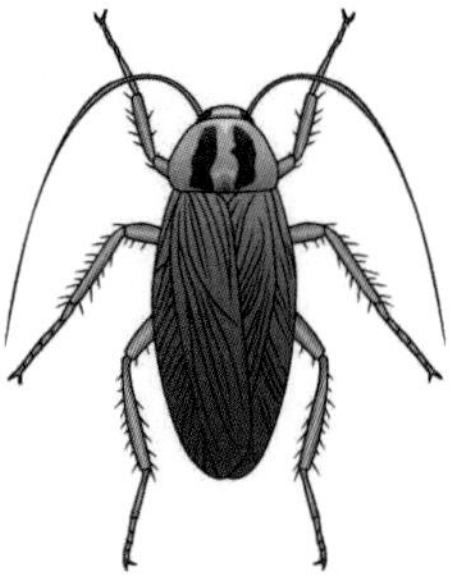

그림 30

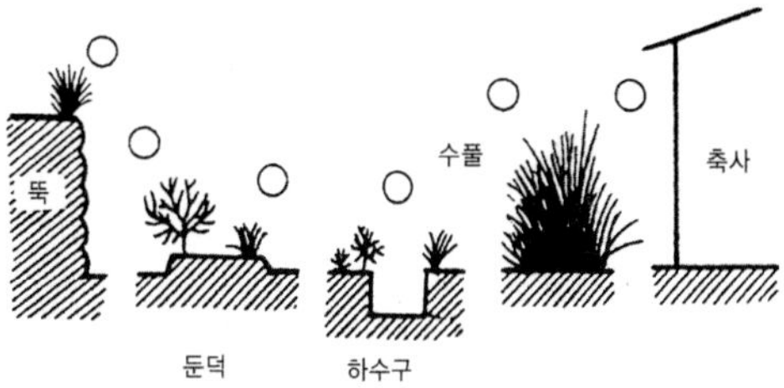

그림 32

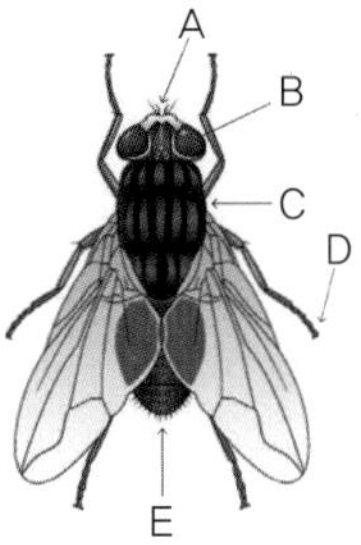

그림 37

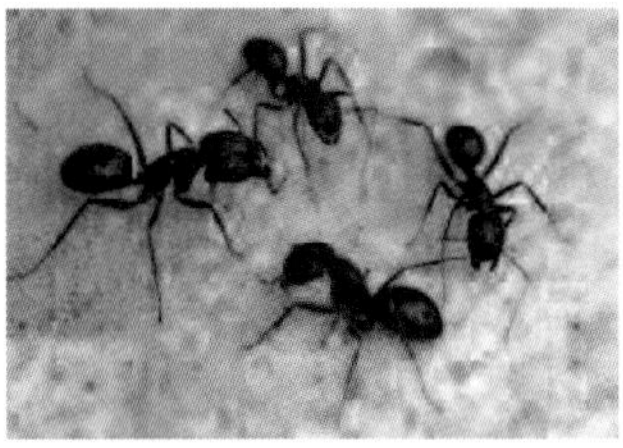

최종 실전모의고사

01	02	03	04	05	06	07	08	09	10
②	②	②	⑤	⑤	②	⑤	①	⑤	①
11	12	13	14	15	16	17	18	19	20
②	①	③	①	④	⑤	①	②	⑤	①
21	22	23	24	25	26	27	28	29	30
③	③	④	①	③	①	②	②	②	③
31	32	33	34	35	36	37	38	39	40
③	④	⑤	④	②	⑤	③	⑤	③	③

위생사 필기실기문제 한권으로 합격하기

발 행 일 2024년 6월 1일 개정12판 1쇄 인쇄
2024년 6월 15일 개정12판 1쇄 발행

저자협의 인지생략

저　　자 하재남

발 행 처 크라운출판사 http://www.crownbook.com

발 행 인 李尙原

신고번호 제 300-2007-143호

주　　소 서울시 종로구 율곡로13길 21

공 급 처 (02) 765-4787, 1566-5937

전　　화 (02) 745-0311~3

팩　　스 (02) 743-2688, 02) 741-3231

홈페이지 www.crownbook.co.kr

I S B N 978-89-406-4807-0 / 13510

특별판매정가 29,000원

이 도서의 문의를 편집부(02-6430-7007)로 연락주시면 친절하게 응답해 드립니다.